高职高专系列教材

中医药学概论

ZHONGYI YAOXUE GAILUN

刘兰泉　王笑丹　主编

 化学工业出版社

·北京·

内 容 简 介

《中医药学概论》共分三篇，包括绪论、阴阳五行学说、精气血津液与藏象、经络、病因与病机、中医诊断疾病的方法、中医常用辨证方法、预防与治则；中药基础知识、常用中药、方剂基础知识、常用中成药以及实训。

本书对中医药学基本理论及应用进行了系统而详细的阐述，以实训项目为载体锻炼学生课程实践能力，坚定文化自信，贯彻落实党的二十大报告精神；并采用二维码形式配备了大量视频资源以丰富教材的内容。

《中医药学概论》可作为高职高专类院校药品生产技术、中药制药技术、药品检测技术等专业的专业基础课教材，也可作相关专业中医药知识的选修课教材，还可供中医药学及相关行业工作者、科研工作者学习、培训及参考使用。

图书在版编目（CIP）数据

中医药学概论/刘兰泉，王笑丹主编．—北京：化学工业出版社，2020.11　（2025.1重印）
ISBN 978-7-122-37958-0

Ⅰ.①中⋯　Ⅱ.①刘⋯②王⋯　Ⅲ.①中国医药学-高等职业教育-教材　Ⅳ.①R2

中国版本图书馆CIP数据核字（2020）第218609号

责任编辑：章梦婕　李植峰　迟　蕾　　　　装帧设计：史利平
责任校对：王佳伟

出版发行：化学工业出版社（北京市东城区青年湖南街13号　邮政编码100011）
印　　装：河北延风印务有限公司
787mm×1092mm　1/16　印张19¾　字数502千字　2025年1月北京第1版第4次印刷

购书咨询：010-64518888　　　　　　　　售后服务：010-64518899
网　　址：http://www.cip.com.cn
凡购买本书，如有缺损质量问题，本社销售中心负责调换。

定　价：59.80元　　　　　　　　　　　　　　　　　　版权所有　违者必究

《中医药学概论》编审人员

主　编　刘兰泉　王笑丹

副主编　冯敬骞　杨成前

编　者　（按姓名汉语拼音顺序排列）

　　　　窦　强（黑龙江省中医药科学院）

　　　　冯敬骞（衢州职业技术学院）

　　　　贾　晗（重庆三峡医药高等专科学校）

　　　　刘兰泉（重庆工业职业技术学院）

　　　　尚　磊（黑龙江职业学院）

　　　　王笑丹（广东食品药品职业学院）

　　　　徐　静（黑龙江职业学院）

　　　　杨成前（重庆市药物种植研究所）

　　　　易　墁（重庆工业职业技术学院）

主　审　李英翔（重庆市九龙坡区第二人民医院）

前　言

"中医药学概论"是高职高专类院校药品生产技术、药品检测技术及其他相关专业的专业基础课。根据国务院《国家职业教育改革实施方案》精神，本书在编写过程中紧密结合了当前职业教育教学改革和相关教材建设的实际需要，将培养高素质技能型专门人才作为编写的指导原则，贯彻落实党的二十大报告精神，坚定文化自信，促进中医药传承创新发展。同以往同类教材相比，本教材具有如下特点：

一是本教材的编写按照"够用、适用"课程建设原则和高职大学生职业能力培养的要求，分上、中、下三篇，具体包括中医、中药相关基础知识及实训等。教材既注重了知识体系的完整性、系统性，又在实训内容上进行了创新设计。

二是本教材每个部分均配备了教师授课视频等资源，丰富了教材内容，创新了教材形式，为不断探索和完善高等职业教育教材提供了参考和借鉴。

三是本教材在内容的选取上，充分考虑了相关职业资格鉴定的需要。教材的基本内容力争做到"双证融通"，体现了高等职业教育的类型特点。本教材编写队伍均为一线教师和中医中药研究机构专家，注重教材内容和职业岗位能力要求的匹配性。

四是本教材重视学生创新技能培养，体现了以服务为宗旨、以就业为导向、以能力为本位的人才培养模式，并按照专业岗位需求进行编写，在实训内容设置方面注重理论与实践相结合，激发学生的动手能力、创新能力和学以致用的积极主动性，培养学生的创新技能和素质。

本书各章节的编写分工如下：前言、第一章（刘兰泉）；第二章（王笑丹）；第三章（徐静）；第四章（王笑丹）；第五章（冯敬骞）；第六章（徐静）；第七章（窦强）；第八章（冯敬骞）；第九章第一节（杨成前），第九章第二节（冯敬骞），第九章第三、四节及其他内容（贾晗）；第十章第一、二、三、四节（贾晗），第十章第五、六、七、八节（易嫚），第十章第九～十八节及其他内容（尚磊）；第十一章（窦强）；第十二章（冯敬骞）。实训一（冯敬骞）；实训二（徐静）。视频1、2、8、15（刘兰泉）；视频3、5（王笑丹）；视频4、7（徐静）；视频6、9（冯敬骞）；视频10、11、12、13（贾晗）；视频14（易嫚）。全书由刘兰泉教授统稿，由李英翔老师审阅。

本教材在编写过程中参考了有关专著和文献，在此向相关作者致以敬意和感激，也感谢笔者所在单位的领导和同事对本书编写工作提供的大量无私帮助和支持，并对参与视频制作的程远清、魏颖老师表示感谢。

本教材在编写结构、内容及形式等方面做了一次探索，加之中医药学概论涉及的学科门类广泛，更因笔者的水平有限，书中难免存在疏漏或不足，恳切希望同行和广大读者不吝指正。

刘兰泉、王笑丹

目 录

上篇 中医篇

第一章 绪论 — 2
- 第一节 中医药学发展概况 — 2
  - 一、中医学的形成和发展 — 2
  - 二、中药学的起源和发展 — 4
- 第二节 中医学的基本特点 — 6
  - 一、整体观念 — 6
  - 二、辨证论治 — 8

第二章 阴阳五行学说 — 11
- 第一节 阴阳学说 — 11
  - 一、阴阳的概念 — 11
  - 二、阴阳学说的基本内容 — 12
  - 三、阴阳学说的应用 — 14
- 第二节 五行学说 — 17
  - 一、五行的概念 — 17
  - 二、五行学说的基本内容 — 18

第三章 精气血津液与藏象 — 23
- 第一节 精气血津液 — 23
  - 一、精与气 — 24
  - 二、血 — 27
  - 三、津液 — 27
  - 四、气、血、津液的相互关系 — 28
- 第二节 藏象 — 30
  - 一、五脏 — 31
  - 二、六腑 — 46
  - 三、奇恒之腑 — 49
  - 四、脏腑之间的关系 — 52

第四章 经络 — 59
- 第一节 概述 — 59
  - 一、经络的概念 — 59
  - 二、经络系统的组成 — 60
- 第二节 十二正经 — 62
  - 一、十二正经概念、表里属络关系及分布 — 62
  - 二、十二正经的走向与交接规律 — 63
  - 三、十二正经的气血流注 — 64
- 第三节 奇经八脉 — 64
  - 一、奇经八脉的概念 — 64

二、奇经八脉的走向与分布 ·· 64
　　　三、奇经八脉的生理功能 ·· 64
　第四节　经别、经筋、皮部及别络 ··· 65
　　　一、十二经别 ·· 65
　　　二、十二经筋 ·· 66
　　　三、十二皮部 ·· 66
　　　四、十五别络 ·· 66
　第五节　经络的作用及临床应用 ··· 67
　　　一、经络的作用 ·· 67
　　　二、经络的临床应用 ·· 67

第五章　病因与病机 —— 70
　第一节　病因 ··· 70
　　　一、病因概述 ·· 70
　　　二、外感病因的主要内容 ·· 71
　　　三、内伤病因的主要内容 ·· 72
　　　四、继发病因的主要内容 ·· 74
　第二节　病机 ··· 75
　　　一、邪正盛衰 ·· 75
　　　二、阴阳失调 ·· 76

第六章　中医诊断疾病的方法 —— 80
　第一节　望诊 ··· 80
　　　一、望神 ··· 81
　　　二、望色 ··· 81
　　　三、望形态 ·· 83
　　　四、望舌 ··· 84
　第二节　闻诊 ··· 86
　　　一、听声音 ·· 87
　　　二、嗅气味 ·· 88
　第三节　问诊 ··· 89
　　　一、问寒热 ·· 89
　　　二、问汗 ··· 90
　　　三、问疼痛 ·· 91
　　　四、问饮食口味 ·· 93
　　　五、问二便 ·· 95
　　　六、问睡眠 ·· 96
　　　七、问经带 ·· 96
　第四节　切诊 ··· 97
　　　一、脉诊 ··· 97
　　　二、按诊 ··· 100

第七章　中医常用辨证方法 —— 102
　第一节　八纲辨证 ··· 103
　　　一、表里 ··· 103
　　　二、寒热 ··· 103
　　　三、虚实 ··· 104

		四、阴阳 ……………………………………………………	105
	第二节	气血津液辨证 …………………………………………………	106
		一、气病辨证 ……………………………………………………	106
		二、血病辨证 ……………………………………………………	107
		三、气血同病辨证 ………………………………………………	107
		四、津液病辨证 …………………………………………………	108
	第三节	脏腑辨证 ………………………………………………………	109
		一、心与小肠病辨证 ……………………………………………	109
		二、肺与大肠病辨证 ……………………………………………	110
		三、脾与胃病辨证 ………………………………………………	111
		四、肝与胆病辨证 ………………………………………………	113
		五、肾与膀胱病辨证 ……………………………………………	114
		六、脏腑兼病辨证 ………………………………………………	115
	第四节	外感病辨证 ……………………………………………………	116
		一、六经辨证 ……………………………………………………	116
		二、卫气营血辨证 ………………………………………………	116
		三、三焦辨证 ……………………………………………………	117

第八章　预防与治则 — 119

第一节	预防 ……………………………………………………………	119
	一、未病先防 ……………………………………………………	119
	二、既病防变 ……………………………………………………	120
第二节	治则 ……………………………………………………………	121
	一、治病求本 ……………………………………………………	121
	二、扶正祛邪 ……………………………………………………	123
	三、调整阴阳 ……………………………………………………	124
	四、三因制宜 ……………………………………………………	124

中篇　中药篇

第九章　中药基础知识 — 128

第一节	中药的产地与采制 ……………………………………………	128
	一、中药产地 ……………………………………………………	128
	二、中药采制 ……………………………………………………	129
第二节	中药药性理论 …………………………………………………	131
	一、四气 …………………………………………………………	131
	二、五味 …………………………………………………………	132
	三、升降浮沉 ……………………………………………………	134
	四、归经 …………………………………………………………	135
	五、有毒与无毒 …………………………………………………	136
第三节	中药的配伍与禁忌 ……………………………………………	137
	一、配伍 …………………………………………………………	138
	二、用药禁忌 ……………………………………………………	138
第四节	中药的用量用法 ………………………………………………	139
	一、中药的用量 …………………………………………………	139
	二、中药的用法 …………………………………………………	140

第十章 常用中药 — 142

第一节 解表药 — 142
一、辛温解表药 — 143
二、辛凉解表药 — 146

第二节 清热药 — 149
一、清热泻火药 — 149
二、清热燥湿药 — 151
三、清热凉血药 — 153
四、清热解毒药 — 155
五、清虚热药 — 157

第三节 泻下药 — 157
一、攻下药 — 158
二、润下药 — 159
三、峻下逐水药 — 160

第四节 祛湿药 — 160
一、祛风湿药 — 160
二、芳香化湿药 — 162
三、利水渗湿药 — 164

第五节 温里药 — 167

第六节 理气药 — 169

第七节 消食药 — 172

第八节 驱虫药 — 174

第九节 止血药 — 176
一、凉血止血药 — 177
二、化瘀止血药 — 178
三、收敛止血药 — 179
四、温经止血药 — 180

第十节 活血化瘀药 — 181

第十一节 补虚药 — 186
一、补气药 — 186
二、补血药 — 190
三、补阴药 — 192
四、补阳药 — 195

第十二节 化痰止咳平喘药 — 197
一、温化寒痰药 — 198
二、清化热痰药 — 200
三、止咳平喘药 — 202

第十三节 安神药 — 203
一、养心安神药 — 204
二、重镇安神药 — 205

第十四节 开窍药 — 205

第十五节 平肝息风药 — 207
一、平抑肝阳药 — 208
二、息风止痉药 — 209

第十六节　收涩药	212
第十七节　涌吐药	214
第十八节　攻毒杀虫去腐敛疮药	215

第十一章　方剂基础知识　　221
第一节　方剂与治法　　221
    一、方剂与治法的关系　　221
    二、常用治法　　222
第二节　方剂的组成与变化　　223
    一、方剂的组成　　223
    二、方剂的变化　　224
第三节　剂型与用法　　224
    一、剂型　　225
    二、方剂的用法　　226
第四节　常用方剂　　226
    一、解表剂　　226
    二、泻下剂　　228
    三、和解剂　　230
    四、清热剂　　232
    五、温里剂　　233
    六、补益剂　　234
    七、固涩剂　　236
    八、安神剂　　236
    九、开窍剂　　237
    十、理气剂　　238
    十一、理血剂　　239
    十二、治风剂　　240
    十三、治燥剂　　241
    十四、祛湿剂　　241
    十五、祛痰剂　　242
    十六、消食剂　　242
    十七、驱虫剂　　243
    十八、涌吐剂　　243

第十二章　常用中成药　　247
第一节　内科常用中成药　　247
    一、解表剂　　247
    二、祛暑剂　　249
    三、表里双解剂　　250
    四、泻下剂　　251
    五、清热剂　　252
    六、温里剂　　254
    七、祛痰剂　　255
    八、止咳平喘剂　　256
    九、开窍剂　　258
    十、固涩剂　　259

　　　　十一、补虚剂 ··· 260
　　　　十二、安神剂 ··· 264
　　　　十三、和解剂 ··· 265
　　　　十四、理气剂 ··· 265
　　　　十五、活血剂 ··· 266
　　　　十六、止血剂 ··· 269
　　　　十七、消导剂 ··· 270
　　　　十八、治风剂 ··· 270
　　　　十九、祛湿剂 ··· 272
　　　　二十、蠲痹剂 ··· 274
　　第二节 外科常用中成药 ··· 276
　　　　一、清解消疮剂（治疮疡剂） ······························ 276
　　　　二、清解收敛剂（治烧伤剂） ······························ 277
　　　　三、散结消核剂（治瘰核乳癖剂） ······················· 277
　　　　四、清肠消痔剂（治痔肿剂） ······························ 278
　　　　五、祛风止痒剂（治疹痒剂） ······························ 278
　　　　六、接骨疗伤剂 ··· 278
　　第三节 妇科常用中成药 ··· 279
　　　　一、调经剂 ··· 280
　　　　二、止带剂 ··· 282
　　　　三、产后康复剂 ··· 282
　　　　四、活血消癥剂 ··· 283
　　第四节 儿科常用中成药 ··· 283
　　　　一、解表剂 ··· 284
　　　　二、清热剂（清热解毒消肿剂） ··························· 284
　　　　三、止泻剂 ··· 284
　　　　四、消导剂 ··· 285
　　　　五、止咳喘剂（清宣降气化痰剂） ························ 286
　　　　六、补虚剂（益气养阴剂） ································· 286
　　　　七、镇惊息风剂（治急惊剂） ······························ 287
　　第五节 五官科常用中成药 ······································ 287
　　　　一、清热剂 ··· 287
　　　　二、扶正剂 ··· 288
　　　　三、治耳聋耳鸣剂 ·· 289
　　　　四、治鼻衄鼻渊剂 ·· 289
　　　　五、治咽肿声哑剂 ·· 290
　　　　六、清解消肿剂（治口疮剂） ······························ 291

下篇　实训篇

实训一　中医脏腑功能的判定 ——————————— 294
实训二　望舌方法训练及常见舌象的识别 ——————— 296
参考答案 ———————————————————— 298
索引 —————————————————————— 301
参考文献 ———————————————————— 306

上篇

中医篇

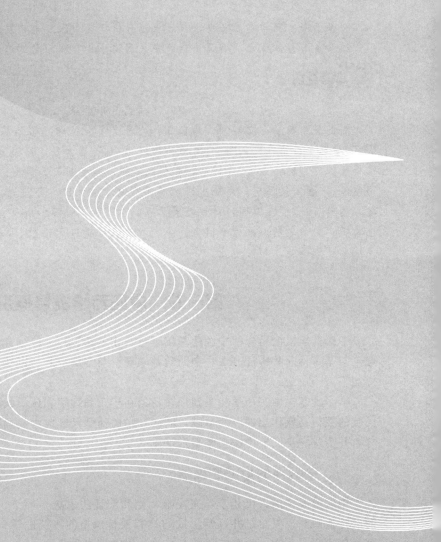

第一章

绪论

知识目标

1. 了解中医药发展历史概况,掌握中医学不同历史发展阶段的主要成果。
2. 掌握中医理论体系的两大基本特点,即整体观念和辨证论治。

能力目标

1. 基于中医药学发展历史,具备正确分析把握中医药未来发展趋势的判断能力。
2. 具备用整体观念、辨证论治等中医理论分析具体问题的能力。

课堂互动

扁鹊见齐桓公

扁鹊见蔡桓公,立有间,扁鹊曰:"君有疾在腠理,不治将恐深。"桓侯曰:"寡人无疾。"扁鹊出,桓侯曰:"医之好治不病以为功。"居十日,扁鹊复见曰:"君之病在肌肤,不治将益深。"桓侯不应。扁鹊出,桓侯又不悦。居十日,扁鹊复见曰:"君之病在肠胃,不治将益深。"桓侯又不应。扁鹊出,桓侯又不悦。居十日,扁鹊望桓侯而还走。桓侯故使人问之,扁鹊曰:"疾在腠理,汤熨之所及也;在肌肤,针石之所及也;在肠胃,火齐之所及也;在骨髓,司命之所属,无奈何也。今在骨髓,臣是以无请也。"居五日,桓侯体痛,使人索扁鹊,已逃秦矣,桓侯遂死。

第一节 中医药学发展概况

中医药学概论是介绍中医药基础理论及相关知识的一门综合课程,主要包括中医学基础理论与基本诊断和辨证方法、中药学基础理论与常用中药,以及方剂学基本知识与常用代表方剂。

学习、掌握中医药学相关知识,目的在于正确理解和认识我国数千年来传统医药为中华民族的繁衍昌盛作出的巨大贡献,同时,中医药学已经成为我国传统文化的一个重要组成部分,并为进一步发展中医药学奠定基础。

一、中医学的形成和发展

中医学是中国人民几千年来在唯物论和辩证法思想指导下,通过长期的医疗实践,反复总结并逐渐形成的具有独特风格的传统医学科学,是研究人体生理、病理、疾病的诊断与防治,以及养生康复的科学。

视频1:中医学的形成和发展

1. 中医学理论体系的形成

中医学理论体系是以中国古代的唯物论和辩证法思想,即元气论和阴阳五行学说为哲学基础,以整体观念为指导思想,以脏腑经络为核心,以辨证论治为特点的中国特有的医学理论体系。

先秦至汉末,是中医学理论体系的形成时期。中医学理论体系形成的标志是《黄帝内经》的问世。《黄帝内经》与张仲景的《伤寒杂病论》分别奠定了中医学的基本理论和辨证论治的理论基础。《黄帝内经》《伤寒杂病论》《神农本草经》《难经》被历代医家奉为"四大经典",由此形成了中医学独特的理论体系。

《黄帝内经》简称《内经》,大约成书于春秋战国至汉末,由《素问》《灵枢》两部分构成,集医学论述162篇,具体内容包括藏象、经络、病因、病机、诊法、辨证、治则、针灸等。同时,还对阴阳、五行等一系列重要思想进行了深入分析,奠定了中医学的理论基础。例如在血液循环方面,提出"心主血脉"的观点,认识到血液在脉管"流行不止,环周不休",比英国哈维在公元1628年发现人体血液循环早1000年以上。

《伤寒杂病论》是第一部中医学辨证论治专著,由东汉末年张仲景著。全书由《伤寒论》《金匮要略》两部分构成,《伤寒论》系统阐述了外感风寒病的发病原因、临床表现、诊断等;《金匮要略》系统阐述了内科、妇科等40多种疾病的病因病机、方药等。《伤寒杂病论》被誉为"方书之祖",为中医临床医学的发展奠定了基础。

《神农本草经》是中医学最早的药物学专著,大约成书于汉魏。全书共收载药物365种,对药物的四气五味、有毒无毒、配伍及服用方法等均有详细论述。如书中所载黄连治痢、麻黄平喘等均验之有效。这也是世界药物学上的最早记载。

《难经》据传是由秦越人所著的一部重要医学典籍,成书于汉代。该书从生理、病理、诊断等方面解释了《黄帝内经》的一些疑难问题,并补充其不足,完善了《黄帝内经》的理论体系,使中医理论有了新的发展。

2. 中医理论体系的发展

中医理论体系的发展,是随着中国社会文化科学技术的发展而发展的,历代医家和人民群众在长期与疾病斗争的实践中,从不同角度深度丰富和发展了中医学理论体系。

(1) 魏晋隋唐时期　晋代王叔和著的《脉经》是我国第一部脉学专著,丰富了脉学的基本知识和理论,首次把病脉归纳为浮、洪、滑、数、促、沉、伏、实、微等24种,使脉学系统化、体系化。皇甫谧的《针灸甲乙经》,是我国第一部针灸学专著,主要包括针灸基础知识和针灸的临床运用等内容,其中对针灸禁忌以及禁穴等都进行了详细的记载,极大地发展了经络和针灸治疗的理论和方法。隋代巢元方著的《诸病源候论》是我国第一部病因病理以及症候学专著,记载了内、外、妇、儿、骨伤等多科病证,尤其是记载的"拔牙"等外科手术,还开创了我国乃至世界外科史的先河。唐代孙思邈著的《千金要方》是我国中医学最早的临床百科全书,开创了脏腑分类方剂的先河,提出了"大医精诚"的医德理念,该书还流传至国外,推广了早期的中医学发展。唐代王焘著的《外台秘要》是一部综合性医书,记载了历代有关名方,是研究唐以前方剂的重要考察资料。

(2) 宋金元时期　这一历史时期,中医学涌现出了大量的学术流派,中医学术讨论蔚然成风,促进了中医学理论的极大发展。宋代陈言著《三因极一病证方论》,认为"医事之要,无出三因""倘识三因,病无余蕴",提出了著名的"三因学说"。宋代钱乙著的《小儿药证直诀》是一部中医儿科专著,确立了中医儿科的诊疗体系,堪为"幼科之鼻祖"。《太平圣惠方》载方 16834 首，《圣济总录》全书共收载药方约 2 万首，理论与经验相统一，内容极为丰富。金元时期出现了以刘完素、张从正、李东垣、朱震亨为代表的中医学四大流派，被称为"金元四大家"。刘完素著《素问玄机原病式》《黄帝素问宣明论方》等，以火热立论，用药以寒凉为主，被称为寒凉派，其治疗热性病的系列学说，对中医学发展产生深刻影响，对温病学派的形成也有着重要影响；张从正著《儒门事亲》等，认为病由邪生，故治病主要以汗、吐、下三法攻邪祛病，被称为攻下派，其学说为温病学提供了宝贵的理论与实践基础；李东垣著《脾胃论》等，提出了"内伤脾胃，百病由生"的中医思想，治疗以补益脾胃为主，被称为补土派，其学说对中医脾胃病及其治疗方法有着重要影响；朱震亨著《格致余论》等，提出"相火论""阳有余阴不足论"等医学理论，治病多以滋阴降火为主，被称为滋阴派，其学说对明清中医学的发展有深刻影响。

(3) 明清时期　明代楼英著的《医学纲目》一部宏大的综合性医书，是李时珍编撰医药巨著《本草纲目》的重要参考图书。明代王肯堂著《六科证治准绳》，在综述外科疾病的病因病机、诊断治疗等的基础上，还提出"医家十要"等医德规范。明代朱橚、滕硕、刘醇等编《普济方》，载方 61739 首，是我国历史上最大的一部方剂书籍，临床上可据病查方。明代张介宾著《景岳全书》，强调人体命门的重要性，为温补学派的代表人物。明代吴有性著《温疫论》，开创了我国传染病学研究，提出"疠气"学说，是传染病学史上的一个伟大创举。清代吴谦等编著的《医宗金鉴》是综合性中医医书，为习医者提供了极大方便。清代叶桂著《温热论》，创建了卫气管血辨证方法和辨舌齿等的诊断方法。清代吴瑭著《温病条辨》，阐明"三焦辨证"等重要学说，建立起了温病学的完整理论体系。

鸦片战争以来，西方医学大量传入中国，推动了中西医学体系的融合发展，逐渐形成中西医汇通派。清末唐宗海著《中西汇通医书五种》，认为中医、西医各有长处，提倡中西医学融合发展；朱沛文著《华洋脏象约纂》，主张"中西参照"；张锡纯著《医学衷中参西录》，主张中西药合用，开中药、西药并用之先河。

(4) 近现代时期　中华人民共和国成立后，在整理和研究历代医学文献的基础上，涌现出了大量的中医学特色专著、教材及相关研究成果。国家将"中西医并重""实现中医学现代化"纳入宪法，为中医学的发展提供了法律保障。中医及其理论体系以显著的疗效、独有的民族特色、独特的诊断方法、系统的理论体系屹立于世界医学之林，已经是全人类的共同财富。可以预见，随着研究工作的深化，中医学理论必将进一步发扬光大，必将能更好地为中国人民和世界人民的福祉做出新贡献。

二、中药学的起源和发展

中药是中医用以防治疾病、养生保健的主要物质，是中医理、学、方、药的重要组成部分。几千年来，中药为中华民族的繁衍昌盛和人类的健康作出了不可磨灭的贡献。

视频 2：中药学的起源和发展

1. 中药的概念

清代末期，在"医士"考试的试卷中出现了"中药"的名称。如在上海举行的"南洋大臣特考"（1909 年 4 月）。其中试题之一："问，中药辨气味，西药辨质，质与气味分别何如？"。近代名医张锡纯著《医学衷中参西录》，书中明确提出了"中药""西药"的概念及其区别。可见，在 20 世纪初，"中药"一词已正式成为我国传统药物的称谓。当然，这一时期中药概念已经与《神农本草经》中"中药一百二十种为臣……本中经"的药物分类术语，在内涵及外延上都发生了很大的积极变化。

所谓中药，是指在中医药理论指导下，用于防治疾病及医疗保健的药物的总称，包括中药材、中药饮片、中成药、中药配方颗粒、中药提取物等。广义的"中药"泛指中华民族传统用药，还包括民族药及民间草药。第三次中药资源普查表明，我国有中药资源品种12807种，包括药用植物11146种、药用动物1581种、药用矿物80种。

2. 中药学的概念

所谓中药学，是研究中药的基本理论和中药来源、产地、采集、炮制、性能、功效及临床应用等一切与中药有关知识的一门学科。

3. 中药的起源与发展

中药的应用和发展，如同祖国医学的发展一样，经历了数千年的实践探索过程。原始时期，人们在生产生活过程中，由于采集植物和狩猎，逐渐懂得食用动植物可能产生的影响，包括药物反应乃至中毒甚至死亡，促使人们对食用动植物有所识别选择。当时，人们没有"药"的概念，只是在采拾、狩猎的实践中，发现哪些动植物是可以食用的、是有益的；而另外还有一些是不可食用的、是有害的。人们在生活中食用了某些动植物等引起呕吐、腹泻等疾病。同时，生病的人们，食用了某些动植物，病情会缓解甚至消除。甚至用石块等物品顶住身体上的疼痛部位，来缓解病痛。这些实践经验的积累，使人们懂得了某些物品可以解除身体上的某些病痛，因此，简单的药物及砭石针刺等的使用，就成了中药的萌芽。"神农尝百草""一日而遇七十毒"等传说就生动形象地概括了我国早期药物知识萌芽的实践。这也是"药食同源"概念的起源。中药以起源于植物的居多，故又称"草本""草药"。

随着文字的创造使用，药物知识也由最早的口耳相传发展到文字记载。数千年前的钟鼎文中，已经就有"药"字出现。在中华民族漫长的社会演替过程中，先秦时期就已有不少关于药物的文字记载。《诗经》中记载的动植物就多达300多种，战国时期的《山海经》也记载了100余种药物的实用方法。

（1）先秦两汉时期 《周礼·天官》云："医师掌医之政令，聚毒药以共（供）医事"。《周易》无妄卦，象曰："无妄之疾，勿药有喜""无妄之药，不可试也"。《礼记》云："医不三世，不服其药"。在这些典籍中，不仅出现了药和毒药的概念，还提出了谨慎用药的理念。

西汉时期，本草学已经初具雏形，产生了药物学专著。现存最早的中药学专著《神农本草经》全书共三卷，记载的药物疗效很多至今仍有效，总结了汉之前中药学的知识和实践，对本草学的发展产生了深远影响，初步构建了传统药物理论体系，为中药学的发展奠定了坚实基础。

这一时期，"外科鼻祖"华佗著《青囊经》等已失传，首创的"麻沸散"因施行外科手术而被载入史册。

（2）魏晋隋唐时期 这一时期，中药及中药学都有了很大的发展，本草专著大量出现，如《吴普本草》《徐之才药对》等。陶弘景著《神农本草经集注》，书中记载了很多采收、炮制、鉴别等方面的理论与实践经验，全面收集整理了古代药物学的相关知识，集中反映了当时的主要药学成就。

唐代苏敬、李绩等著《新修本草》，成为我国历史上第一部官修本草，药典学价值极高，收载药物844种，图文并茂，后传入日本，影响极为深远。孟诜著的《食疗本草》是食物药治病专著，也是世界上现存最早的食疗专著。李珣著《海药本草》，记载外来药如槟榔、丁香等，是回族药学的重要典籍。

（3）宋金元时期 宋沿唐先例进行官修本草，代表书目有《开宝本草》《嘉祐补注本草》《本草图经》等。其中，《开宝本草》收载药物984种，并对唐《新修本草》中的问题进行了审订;《本草图经》记载了900多幅药图,是我国现存最早的版刻本草图谱。

北宋国家药局"熟药所"也是一大创举,在全国各地均有设立。这极大促进了药材生产、药材鉴定和药品生产的发展,推动了炮制等技术的提高,使宋代中成药的配制技术到达了空前水平。

金元时期的本草专著内容朴实,临床药物学特征显著。如刘完素的《素问药注》《本草论》、张元素的《珍珠囊》、李东垣的《药类法象》等。元代忽思慧所著《饮膳正要》,记载了大量不同地域的药膳方和食疗方,促进了中外药学的交流。

（4）明清时期　随着温病、汇通等中医学派的创立并兴起,这一时期的中医药学在许多方面都取得了很多突破。伟大的医药学家李时珍,历时27年著成近200万字的巨著《本草纲目》,载药1892种,附图约1100幅,附方约11000首。全书综合了16世纪以前医学、植物学、动物学、矿物学、化学等多学科知识,其影响远远超出了本草学的范围,于17世纪末以多种文字译本传至海外,被英国生物学家达尔文称为"中国古代的百科全书",与《黄帝内经》同时入选《世界记忆目录》,标志着国际社会对我国中医药文化价值的广泛认同。

朱橚著《救荒本草》,记载了可供灾荒食用之物400余种,精心绘制成图,在医药、农学等方面均有较高的价值。李中立著《本草原始》,突出了生药学研究。

赵学敏著《本草纲目拾遗》,补充了马尾连、金钱草等大量疗效确切的民间药;胖大海、冬虫夏草、银柴胡等临床常用药;同时收载了金鸡纳（奎宁）、香草等外来药,极大地丰富了本草学的内容。同时,清代医家编撰了大批的草药专著,如《百草镜》《草药书》《山海草函》等数十种,为本草学提供了新内容。此外,《修事指南》《伪药条辨》《本草问答》《调疾饮食辩》等分别是中药炮制、鉴定、药理、食疗等方面的专著。

（5）近现代时期　这一时期,由于西方文化及西医药学的传播,中医药学的发展曾一度受到较大阻碍。在仁人志士的努力下,涌现了一批适应教学和临床运用的中药学讲义。如浙江兰溪中医学校的《本草正义》、浙江中医专门学校的《实验药物学》、上海中医专门学校的《药物学》等,均充实了药物功用主治的论述。

中华人民共和国成立后,中药学也取得了一些前所未有的成就。如由中华人民共和国药典委员会编撰的各版《中华人民共和国药典》、中国医学科学院主编的《中药志》、中医研究院主编的《全国中草药汇编》及《中药大辞典》等。

二十世纪五十年代中期开始,先后在北京、上海、成都等全国各地建成了一批中医学院,使中医药教育正式步入了现代高等教育序列,并随后陆续开始招收中药学的硕士及博士研究生。至此,我国的中药教育完整形成了从中专、大专、本科到硕士、博士研究生的多层次培养的完整体系。中药及中药学这一伟大宝库,必将为中国乃至全人类作出更大贡献。

第二节　中医学的基本特点

中医学在几千年的发展过程中,以中国古代哲学思想和思维方法为基本理论,经过长期的临床实践,形成了对人体生理、病理以及疾病的诊断、治疗、康复的独特认识,其理论的基本特点是整体观念和辨证论治。

一、整体观念

整体观念,认为世界是一个整体,组成世界的任何事物都是由相互联系、相互影响的有关部分组成,事物与事物之间也存在着密切联系。中医学认为人体是一个有机的整体,人与自然环境、社会环境密不可分。这一思想始终贯穿于生理、病理、诊断、治疗、康复等中医学的所有领域。

1. 人体是一个有机的整体

人体是由不同的脏器和生理系统所组成，这些组成部分之间是相互联系的，共同使人体成为一个有机的整体，它们不仅在生理上是平衡协调的，在病理上也是相互影响的。

（1）在组织结构上　人体是以五脏为中心，通过经络系统联通六腑，即通过"内属脏腑、外络肢节"的作用实现，构成一个表里相合、协调共济、动作有序、高度统一的整体。具体而言，人体是一个以心为主宰，以五脏为中心，由脏、腑、体、窍等共同组成的一个有机整体。

（2）在生理功能上　不同脏腑虽然各有其不同的生理功能，但它们之间是协调配合的，这样才能共同完成人体正常的生理功能。如脾要完成消化饮食和运化水谷精华的生理功能，就必须要有其他脏腑器官如心、胃、肝胆等的紧密配合才能顺利完成。

（3）在病理、病机上　分析人体的病理必须着重整体，着眼于局部病理所带来的整体病理反映，将局部病理发生与整体病理反映统一起来。如眼的病变，既可以反映肝的功能失调，也可以反映五脏失常，所以，眼的病变不能从局部分析，应从整体联系去认识。又如脏腑功能失调，可以通过经络反映于体表、组织或者其他器官。

（4）在诊断治疗上　正是由于脏腑、器官之间的这种生理病理的紧密联系与影响，因而可以通过形体、五官等外在变化来了解和诊断内部脏腑病变。《灵枢·本藏》记载："视其外应，以知其内藏，则所病矣"。例如，舌与经络、五脏相通，人体脏腑的虚实、气血盛衰等都可以反映于舌，因此，望诊中的观舌就可以判断内脏的功能状态。

同时，人体的形体与精神也是一个整体。人体的形、神相互依附，形是神的藏舍之所，神是形的生命体现。总之，"人体是一个有机的整体"这一基本观念，始终贯穿在中医学的解释论证人体的生理、病理、诊断、治疗及康复的所有领域。

2. 人与外界环境的整体性

《内经》记载："人与天地相参也，与日月相应也"。这种人体与外界环境相统一的"天人合一"观念，是中医学整体观念的极其重要组成部分。人体赖以生存的外界环境，又可以分为自然环境和社会环境等两个的方面。自然环境、社会环境变化必然影响人体，人体也会产生相应的适应性变化。

（1）人与自然环境的统一性　自然环境有春夏秋冬、昼夜晨昏等变化的正常规律，人体可以自身的功能来适应这种变化。如春夏阳气发泄，气血趋于体表，则腠理开，致多汗少尿；秋冬阳气收敛，气血趋于体内，则腠理致密，致少汗多尿。又如人体早晨、中午阳气渐旺，运行于外，适合从事各种活动；傍晚、夜晚则阳气内敛，适合人体休息。《灵枢》记载："天暑衣厚则腠理开，故汗出"，也说明了人体与自然环境规律的统一协调。

但人体适应自然环境的变化规律是有一定限度的，超过其承受限度，就可能会引发疾病。比如气候剧变，就会发生疾病。在春夏秋冬气候发生变化时，常常引发季节性的流行病。如春季多温病，夏秋季多患痢疾、腹泻、疟疾，冬季多病伤寒。当人们异地而居时，生存环境突然改变，初期一般都会不完全适应，需要经过一段时间才能慢慢适应。另外，某些特殊的地方病，也是与当地自然环境有着密切的关系，如潮湿的地区人们多发生痹症、高山地区的人们多发生瘿瘤等。

人类不仅能主动适应自然环境，更能主动改造自然，从而提高健康水平，减少疾病的发生。综上所述，人与自然环境有着密不可分的联系，人与自然环境是一个整体，是不可分割的。

（2）人与社会环境的统一性　人具有自然属性之外，还具有社会属性。人能影响社会，但社会的变化也能对人产生显著的影响。在竞争日益激烈的当代社会，社会因素变化对人体的影响日益突出。如工业污染源中的水及大气污染、过快的生活节奏、社会经济发展的不平衡等给人们带来的种种冲击，均会使人体产生焦虑、头痛、胸闷等病理状态。因此，中医在问诊阶段，非常强调了解病患所处的包括家庭环境、职业岗位等在内的社会环境信息。

此外，人所处的社会地位及其改变，对人体的生理、心理也会产生明显的影响，并通过影响人的内部情绪，进而影响五脏六腑、气血阴阳的平衡，也容易诱发各种人体病理现象出现。

总之，人体不仅仅是自身一个整体，还与自然环境、社会环境不可分割。中医学的整体观念对于理解和认识人的生命规律、生理病理、诊断治疗及康复养生都有着深刻的指导意义，这也是中医及中医学长盛不衰的根本原因之一。

二、辨证论治

辨证论治是中医学认识疾病、治疗疾病的基本原则，是中医学的精华和特色，也是中医学的基本特点之一。

1. 辨证论治的含义

所谓辨证，就是将望、闻、问、切四诊所收集到的症状、体征等进行分析和综合，去粗取精，去伪存真，以辨识疾病的原因、部位、性质、病机及邪正之间的关系，概括为某种性质的证。例如患者感冒，表现为发热、无汗、恶寒、苔薄白等，辨证结果为表寒证。

所谓论治，又称施治，就是根据辨证的结果，确定相应的治则和治法。辨证是决定治疗的前提和依据，论治是治疗疾病的具体手段和方法，治疗效果又是对辨证是否正确的实践检验。如辨证为表寒证，则确定解表驱寒的治法，再依据治法选择具体的治疗方剂医治病患。

所以，辨证论治就从根本上不同于头痛医头、脚痛医脚的局部对症治疗，是中医学对疾病的一种独特有效的研究和施治思想及实践，可以说辨证论治是中医全部临床诊疗过程的高度概括，也是中医及中医学历久弥新的根本原因之一。

2. 病、证、症的概念及其关系

准确理解病、证、症的概念及其关系，才能全面理解辨证论治的本质和临床实践意义。

病，即疾病，是疾病发展的全过程的病理概括。具体而言，是指在发病原因作用下机体所出现的脏腑等器官损伤或生理功能失调。

证，即证候，是机体在疾病过程中某一阶段的病理概括，既包括了疾病的现象——症状和体征，也包括了病因（如六淫为病、邪留为病等）、部位（如在表在里、五脏六腑等）、病的性质（如寒、热、虚、实等）以及疾病的发展趋势和预后。证一般由一组特定的、有内在联系的症状和体征所组成，反映了疾病发展过程中某一阶段的病理实质和发展趋势，是确定治则治法、处方遣药的依据。证是对疾病的感性认识上升到理性认识的一个过程，证比症状更全面、深刻、正确地揭示了疾病的本源。如肾阴虚、肝胆湿热等证候。

症，即症状和体征的总称。症状是患者主观感觉到的异常感觉，如恶寒发热、头痛眩晕、尿频尿急等；体征是患者能被医者等判断的客观表现，一般是医者在检查患者时发现并确认的，如面色发黄、舌苔厚薄、脉象的浮脉及沉脉等。症状和体征是疾病发生过程中的零散表象，不能完全据此判断疾病的实质。

病、证、症三者既有联系又有区别。病、证均是通过一定的症状和体征表现出来的，病反映的是疾病的全过程，证反映的是疾病当前阶段的状态，症是疾病过程中个别的、孤立的现象。有内在联系的症状和体征组合在一起反映出疾病的某一阶段的本质即证，各阶段的证候贯穿叠合起来，便构成疾病的全过程。

3.辨证论治的运用

常用的辨证方法有八纲辨证、气血津液辨证、脏腑辨证、外感病辨证等，这些辨证方法，对不同疾病的诊断各有侧重，但又是相互联系、相互补充的。

辨证论治的过程就是中医临床实践的过程，它是在整体观念的指导下，运用望、闻、问、切四诊对病患进行的翔实临床观察，根据患者的症状和体征，找出疾病的本质，得出辨证的结论即证候，然后确定治则治法，最后选择具体的方药进行处方治疗，并根据一定时期的治疗效果来判断前期辨证论治的正确与否，这就是中医辨证论治的主要临床过程。

辨证论治要求辨证精当、抓住本质，在临床施治时，就可以采取"同病异治""异病同治"的治则。同样，中医诊治时侧重点不在于病的异同，而在于证的异同。这种对疾病发展过程中不同阶段的病理本质的认识和实践，充分体现了辨证论治的精髓所在。

学习小结

《绪论》主要由中医药学发展概况和中医学的基本特点两部分构成。中医药学发展概况主要介绍了中医学的形成和发展、中药学的起源和发展等主要内容。其中，中医学理论体系的形成在理解上应充分把握《黄帝内经》《伤寒杂病论》《神农本草经》《难经》这"四大经典"的主要内容。中医理论体系的发展则应以把握魏晋隋唐时期、宋金元时期、明清时期、近现代时期等不同阶段的主要代表性成绩。中药学的起源和发展部分，应在准确理解中药、中药学的概念的基础上，通晓先秦两汉时期以来，中药发展的不同历史阶段的主要成就。

中医学的基本特点主要是整体观念、辨证论治。在理解中医学独特思维方法的基础上，应完整掌握整体观念、辨证论治的主要内涵及其主要应用，从而树立起认识和学习中医学的基本观念。

考点提示

1. 中医学理论体系的形成过程。
2. 中医理论体系的发展历程。
3. 中药及中药学的基本概念。
4. 中医及中医学的主要历史成就。
5. 整体观念、辨证论治的基本概念和主要理论内涵。

思考练习题

1. 标志着中医学理论体系初步形成的是下列哪部著作（　　）
   A.《伤寒论》　　　　B.《难经》　　　　C.《黄帝内经》　　　　D.《神农本草经》
2. 我国第一部药物学专著是（　　）

A.《神农本草经》　　B.《新修本草》　　C.《黄帝内经》　　D.《本草纲目》

3. 中医诊治疾病主要着眼于（　　）

A. 症　　　　　　　B. 病　　　　　　　C. 证　　　　　　　D. 体征

4. 中医学认为构成人体有机整体的中心是（　　）

A. 命门　　　　　　B. 大脑　　　　　　C. 五脏　　　　　　D. 六腑

5. 被后世称为"滋阴派"的医家是（　　）

A. 李东恒　　　　　B. 朱震亨　　　　　C. 刘完素　　　　　D. 张从正

6. 被后世称为"寒凉派"医家是（　　）

A. 李东恒　　　　　B. 朱震亨　　　　　C. 刘完素　　　　　D. 张从正

第二章

阴阳五行学说

知识目标

1. 掌握阴阳五行学说的基本内容。
2. 熟悉阴阳五行在中医学中的应用。

能力目标

1. 能够运用阴阳五行学说理解自然生命运行变化规律与人体的生理病理现象。
2. 能够运用阴阳五行学说诊断治疗常见的临床症状。

课堂互动

日常生活中，我们经常听到带有"阴""阳""五行"的词语表达，请以一年四季春、夏、秋、冬为例，思考并回答如下问题：

1. 四季中，哪个季节属于阴？哪个季节属于阳？四季的阴阳属性是如何变化的？
2. 四季与五行存在怎样的对应关系？

阴阳五行学说是我国中医理论体系的重要内容。我们不仅可以运用阴阳五行学说的理论来解释自然界万事万物运行变化的规律，还可以阐释人体的生命运动，分析人体疾病发生、发展及变化的机理，从而指导疾病的防治与诊断。

第一节 阴阳学说

一、阴阳的概念

视频3：阴阳学说

（一）阴阳的基本概念

自然界任何事物或现象都包含着既相互对立，又互根互用的阴阳两个方面。阴阳是对相关事物或现象相对属性或同一事物内部对立双方属性的概括。任何事物均可以用阴阳来划分，凡是运动着的、外向的、上升的、温热的、明亮的都属于阳；相对静止的、内守的、下降的、寒冷的、晦暗的都属于阴。我们把对于人体具有推进、温煦、兴奋等作用的物质和功能统归于阳，对于人体具有凝聚、滋润、抑制等作用的物质和功能归于阴，阴阳是相互关联的一种事物或是一个事物的两个方面。

阴阳之间的对立制约、互根互用，并不是处于静止和不变的状态，而是始终处于不断的运动变化之中。如《素问·阴阳应象大论》中"阴阳者，天地之道也，万物之纲纪，变化之父母，生杀之本始，神明之府也"，意为阴阳是宇宙间的一般规律，是一切事物的纲纪，万物变化的起源，生长毁灭的根本，进一步阐释了阴阳规律对于宇宙万事万物的影响。

（二）阴阳的特征

凡是运动的、外向的、上升的、温热的、明亮的、无形的、兴奋的、外延的、主动的、刚性的都属于"阳"；凡是相对静止的、内向的、下降的、寒冷的、晦暗的、有形的、抑制的、内收的、被动的、柔性的都属于"阴"。

1. 阴阳的关联性

阴阳所概括的一对事物或现象应是共处于统一体中，或一事物内部对立的两个方面。不相关的事物或现象不宜分阴阳。如以天而言，则昼为阳，夜为阴。

2. 阴阳的普遍性

该特征指凡属于相关的事物或现象，都可以用阴阳对其各自的属性加以概括分析。如水与火、动与静。

3. 阴阳的相对性

该特征指各种事物或现象的阴阳属性不是一成不变的，在一定条件下可相互转化。如中原十月份的气候较之七月份的炎夏，属阴；但较之十二月份的严冬，又属阳。

4. 阴阳的可分性

该特征指阴阳之中可再分阴阳。如以天而言，昼为阳，夜为阴；白昼又可再分，上午为阳中之阳，下午为阳中之阴；黑夜亦可再分，前半夜为阴中之阴，后半夜为阴中之阳。

二、阴阳学说的基本内容

（一）阴阳交感

阴阳交感指阴阳二气在运动中相互感应而交合的相互作用。阴阳交通相合，彼此交感相错，是宇宙万物赖以生成和变化的根源与前提条件。

（二）阴阳对立制约

古人称之为阴阳相反，一方面认为，阴阳属性都是对立的、矛盾的。如上与下、水与火；另一方面，也指阴阳属性在对立的基础上，还存在着相互制约的特性，对立的阴阳双方相互抑制、相互约束，表现出阴强则阳弱、阳胜则阴退的错综复杂的动态联系。

（三）阴阳互根

阴阳互根，指相互对立的阴阳两个方面，具有相辅相成、相互依存的关系。阴阳互根的形式，通过阴阳互藏、互为根本而发挥作用。

1. 阴阳互藏

阴阳互藏指相互对立的阴阳双方中的任何一方都包含着另一方，即阴中有阳、阳中有阴。宇宙中的任何事物都含有阴与阳两种属性不同的成分，属阳的事物含有阴性成分，属阴的事物也寓有属阳的成分。以天地而言，天为阳，地为阴。"地气上为云，天气下为雨"，天为地气升腾所形成，阳中蕴涵有阴；地乃天气下降所形成，则阴中蕴涵有阳。

2. 互为根本

阳的根本在阴，阴的根本在阳，双方互为存在的前提。互为根本的阴阳双方具有相互资生、促进和助长的作用。《素问·阴阳应象大论》曰："阴在内，阳之守也；阳在外，阴之使也"，意为阴精主内，阳气主外，阴精为阳气固守提供物质基础，阳气为阴精生成给予功能保证。因而阐释了阴阳相互依存、不可分离的关系。阴阳和谐，脏腑经络功能正常，气血运行有序，形肉血气相称，则人体保持健康状态。

阴阳互藏互根的意义，在于阴阳始终处于统一体之中，每一方都以对方的存在作为自身存在的前提和条件，任何一方都不能脱离对方而单独存在。例如，春夏为阳、秋冬为阴，没有春夏，就无所谓秋冬；没有秋冬，就无所谓春夏。寒为阴、热为阳，没有寒，就无所谓热；反之亦然。阴不可无阳，阳不可无阴，阴阳双方密不可分。由于某些因素，阴阳互藏互根的关系遭到破坏，人体就会产生疾病。

（四）阴阳消长平衡

消长，指阴阳两者始终处于运动变化之中。所谓"消"，意为减少、消耗；所谓"长"，意为增多、增长，它们指的是数量的变化。古代思想家以消长来概括阴阳的运动变化，其基本形式包括如下内容。

1. 阴消阳长，阳消阴长

这种形式表现为阴阳双方的"你强我弱、我强你弱"，主要是和阴阳的对立制约关系相联系的。

2. 阴阳皆长，阴阳皆消

这种形式表现为阴阳矛盾统一体的"我弱也你弱、我强你也强"，它主要是和阴阳的互根互用关系相联系的。

"平衡"，指阴阳之间的消长运动如果是在一定范围、一定程度、一定限度、一定时间内进行的，这种消长运动往往不易察觉，或者变化不显著，事物在总体上仍旧呈现出相对的稳定，此时就称作"平衡"。

（五）阴阳相互转化

阴阳的相互转化是指在一定条件下阴阳可各自向其对立的属性转化。它主要是指事物总的阴阳属性的改变。任何事物都存在阴阳两个方面，阴阳的孰主孰次就决定了这一事物当时的主要特性。事物内部阴阳的主次不是一成不变的，它们处于消长变化之中，一旦这种消长变化达到一定阈值，就可能导致阴阳属性的相互转化。阴阳的转化一般都出现在事物变化的"物极"阶段，即"物极必反"。如果说"阴阳消长"是一个量变过程的话，则阴阳转化往往表现为量变基础上的质变。阴阳转化必须具备一定的条件，即"物极必反"，这里的"极"是指事物发展到了极限、顶点，这个是促进转化的条件。

阴和阳是相关事物的相对属性，存在着无限可分性。阴阳的相互作用是事物发生、发展和变化的根本原因。阴阳的对立制约、互根互用和相互转化，就是阴阳之间相互关系和相互作用的具体形式，而阴阳之间的相互作用是在阴阳双方不断的消长运动中实现的。若各种形式的阴阳消长运动处于一定限度、一定范围、一定时间之内，表现为动态平衡，整个事物就处于正常状态，反之，就往往陷于异常状态。

（六）阴阳自和

阴阳自和，指阴阳双方自动维持和自动恢复其协调稳定状态的能力和趋势。阴阳自和是阴阳的本性。阴阳自和是以"自"为核心，依靠内在自我的相互作用而实现"和"。阴阳自和的机理，在于阴阳双方的交互作用。阴阳虽然属性相反，但两者存在互生、互化、互制、互用等关系，在交互作用的变化中相反相成，是维持事物或现象协调发展的内在机制。

阴阳二气的协调就是"和"，阴阳二气相互维系才能达到"和"的状态。

阴阳自和所维持的动态平衡，在自然界标志着气候的正常变化，四时寒暑的正常更替，在人体标志着生命活动的稳定、有序、协调。故《素问·调经论》说："阴阳匀平，以充其形，九候若一，命曰平人。"由于人体内的阴阳二气具有自身调节的能力，在疾病过程中，人体阴阳自动恢复协调是促使病势向愈的内在机制，如《伤寒论·辨太阳病脉证并治》说："阴阳自和者，必自愈"，强调阴阳自和促使疾病向愈；反之，如果阴阳动态平衡遭到破坏，又失去了自和的能力，在自然界就会出现反常现象，在人体则由生理状态进入疾病状态，甚至死亡。

综上所述，阴阳交感、对立、互根、消长、转化、自和，从不同角度说明阴阳之间的相互关系及其运动变化规律。阴阳交感是阴阳之间不断发生交互作用的前提，是天地万物化生的基础；阴阳的对立、互根是事物两个方面的固有属性，说明阴阳之间对立统一、相反相成的关系；在阴阳对立、互根的基础上，阴阳的消长、转化体现事物的量变与质变过程，说明阴阳的运动变化是使事物发生、发展、变化的内在动力；阴阳自和是阴阳自身通过彼此之间制约和互用，自我调节以维持相对、动态的平衡。

三、阴阳学说的应用

中医学运用阴阳学说，以辨证思维指导对具体事物的认识，阐明生命的形体结构、功能活动、病理变化、临床诊断、疾病防治以及养生康复等，奠定了中医学理论体系的基础。

（一）说明人体的生理结构与功能

人体所有结构既是有机联系的，又可划分为阴阳两部分。人体脏腑组织，就部位来说，上部为阳、下部为阴，体表属阳、体内属阴；就其背腹四肢内外侧来说，则背属阳、腹属阴，四肢外侧为阳、四肢内侧为阴。以脏腑来分，五脏属里，藏精气而不泻，故为阴；六腑属表，传化物而不藏，故为阳。五脏之中又各有阴阳所病，即心肺居于上部（胸腔）属阳，肝脾肾位于下部（腹腔）属阴。若具体到每一脏腑则又有阴阳之分，即有心阴心阳、肾阴肾阳等。总之，人体组织的上下、内外、表里、前后各部分之间以及内脏之间，无不包含着对立统一。

在生理功能方面，人体正常的生命活动，是阴阳两个方面保持对立统一协调关系的结果。如以功能物质而言，功能属阳、物质属阴，人体的生理活动是以物质为基础的，没有物质运动就无以产生生理功能。人体功能与物质的关系，也就是阴阳互依存、相互消长的关系。如果阴阳不能相互为用而分离，人的生命也就终止了。

（二）说明人体的病理变化

疾病发生是因"阴阳失调"。如"阴胜则寒""阳胜则热""阳虚则寒""阴虚则热""阳损及阴""阴损及阳""阴阳两虚"等病证，并且病证在一定条件下可以相互转化的。

1. 阴阳失调

阴阳失调，是指机体阴阳的平衡协调状态，由于某些因素的作用而遭到破坏，导致阴阳之间出现阴阳偏盛、阴阳偏衰、阴阳互损、阴阳格拒和阴阳亡失等情况，是对机体各种病理状态的高度概括。

阴阳失调之说，首见于《黄帝内经》。如《素问·阴阳应象大论》说的"阴胜则阳病，阳胜则阴病。阳胜则热，阴胜则寒"，《素问·调经论》记载"阳虚则外寒，阴虚则内热，阳盛则外热，阴盛则内寒"。

2. 阴阳格拒

阴阳格拒，是阴阳失调病机中比较特殊的一类病机，主要包括阴盛格阳和阳盛格阴两方面。主要由于某些原因引起阴和阳的一方盛极，因而壅盛于内，将另一方排斥格拒于外，迫使阴阳之间不相维系，从而形成真寒假热或真热假寒等复杂的临床现象。

阴盛格阳，系指阴寒之邪盛极于内，逼迫阳气浮越于外，相互格拒、排斥的一种病理状态。其疾病的本质虽然是阴寒内盛，但由于其格阳于外，故其临床表现反见面红烦热、欲去衣被、口渴、狂躁不安等热象。因其阴寒内盛，格阳于外所致，故为真寒假热。此外，阴盛于下，虚阳浮越，亦可见面红如火，称为戴阳，亦是阳虚阴盛，阴阳之间不相维系的一种表现。

阳盛格阴，系指邪热内盛，深伏于里，阳气郁闭于内，格阴于外的一种病理状态。多见于热病的热盛至极，反见"热极似寒"的四肢厥冷、脉沉伏等寒象。由于其疾病之本质是热盛于里，而格阴于外，故称为真热假寒。这种四肢厥冷，又称之为"阳厥"或"热厥"。

3. 阴阳互损

阴损及阳，系指由于阴液如精、血、津液的亏损，累及阳气生化不足，或阳气无所依附而耗散，从而在阴虚的基础上又导致了阳虚，形成了以阴虚为主的阴阳两虚病理状态。

阳损及阴，系指由于阳气虚损，无阳则阴无以生，久之则阴液生化不足，从而在阳虚的基础上又导致了阴虚，形成了以阳虚为主的阴阳两虚病理状态。

4. 阴阳偏盛

阴或阳的偏盛，主要是指"邪气盛则实"的实证病机。病邪侵入人体，在性质上，必从其类，即阳邪侵袭人体，则邪并于阳，而形成机体的阳偏盛；阴邪侵袭人体则邪并于阴，而形成机体的阴偏盛。

由于阴和阳是相互制约的，一般来说，阳长则阴消，阴长则阳消。所以阳偏盛必然会耗阴，从而导致阴液不足；阴偏盛也必然会损阳，从而导致阳气虚损。

（1）阳偏盛　阳主动，主升而为热，因此阳偏盛时，多见机体的功能活动亢奋、代谢亢进，机体反应性增强，热量过剩的病理状态。

阳盛的形成，多由于感受温热阳邪，或虽感受阴寒之邪，但入里从阳而化热，或情志内伤，五志过极而化火，或气滞、血瘀、食积等郁而化热所致。临床多见壮热、烦渴、面红、尿赤、便干、苔黄、脉数。若阳热亢盛过久，则易煎灼人体阴液，导致人体津液不足、阴精亏损，转化为实热伤阴的病证，即"阳胜则阴病"。

（2）阴偏盛　阴主静，主内收为寒，故在阴偏盛时，多见机体的功能活动代谢低下，热量不足，以及病理性代谢产物积聚等阴寒内盛的病理状态。一般来说，阴偏盛，多指阴邪偏盛而阳气未衰的寒实证，进一步发展可导致阳虚，则成为阴盛阳虚之证。

阴盛的形成，多由外感阴寒之邪，或过食生冷，导致阴寒内盛，遏抑机体阳气；或素体阳虚，阳不制阴，而致阴寒内盛。若阴寒之邪壅盛过久，则易伤阳气，故阴盛实寒病证，常可导致虚衰，此即"阴胜则阳病"。

5. 阴阳偏衰

阴或阳的偏衰，是指"精气夺则虚"的虚证。所谓"精气夺"，包括了机体的精、气、血、津液等基本物质的不足及其生理功能的减退，同时也包括了脏腑、经络等生理功能的减退和失调。

(1) 阳偏衰　阳偏衰，即阳虚，是指机体阳气虚损，功能减退或衰弱，机体反应性低下，代谢活动减退，热量不足的病理状态。多由于先天禀赋不足，或后天饮食失调，或劳倦内伤，或久病损伤阳气所致。

阳气不足，以脾肾阳虚为主。由于阳气虚衰，阳气的温煦功能减弱，脏腑经络等组织器官的功能活动亦因之而减退。阳虚不能制阴，则血和津液的运行迟缓，水液不化而阴寒内盛，即"阳虚则寒"，临床表现为面色苍白、畏寒肢冷、舌淡脉迟等寒象，亦可见到倦卧神疲、小便清长、下利清谷等虚象；或由于阳虚气化无力，阳不化阴，水液代谢功能减退或障碍而导致的水湿停滞等病变。

(2) 阴偏衰　阴偏衰，即阴虚，是指机体的精、血、津液等阴液亏耗，其滋养、抑制与宁静的作用减退。多由于阳邪伤阴，热邪炽盛伤津耗液，或因五志过极化火伤阴，或因久病耗伤阴液所致。

阴虚，虽五脏皆可发生，但一般以肺、肝、肾之阴虚为主，其他脏腑之阴虚，久延不愈，最终亦多累及肺肾或者肝肾，所以临床上以肺肾阴虚与肝肾阴虚为多见。

所谓阴虚则热，是指阴液不足，不能制约阳气，阳气相对亢盛，从而形成阴虚内热、阴虚火旺以及阴虚阳亢等病理表现，临床表现为全身虚热、五心烦热、骨蒸潮热、消瘦、盗汗、口干、舌红、脉细数；阴虚火旺多有咽干疼痛、牙龈肿痛、颧红升火、咯血或痰中带血等症；阴虚阳亢多见眩晕耳鸣、肢麻、肌肉颤动等症。

6. 阴阳亡失

阴阳的亡失，是机体的阴液或阳气因大量消耗而亡失，是生命垂危的一种病理状态。主要包括亡阳和亡阴两类。

亡阳，是指机体的阳气发生突然性脱失，导致全身功能突然衰竭的一种病理状态，多由外邪过盛，正不敌邪，阳气突然大量耗伤而脱失；或素体阳虚，正气不足，又加疲劳过度等多种因素所诱发；或过用汗法，阳随津枯，阳气外脱等所致。慢性消耗性疾病之亡阳，多由于阳气严重耗散而衰竭，虚阳外越所致。主症为大汗淋漓，汗稀而凉，肌肤手足逆冷，精神疲惫，神清淡漠，甚则昏迷，脉微欲绝等阳气欲脱之象。

亡阴，系指机体的阴液大量消耗或丢失，而致全身功能严重衰竭的一种病理状态，多由热邪炽盛，或邪热久留，煎灼阴液，或因慢性消耗性疾病，阴液耗竭所致。主症多见汗出不止，汗热而黏，手足温，喘渴烦躁，甚则昏迷谵妄，脉数无力，舌光绛无苔等。

由于阴阳相互依存，故阴亡，则阳必无所依附而浮越于外，阴亡之后可迅速导致阳亡，"阴阳离决，精气乃绝"，生命亦告终结。

（三）运用阴阳理论指导疾病的诊断

阴阳是八纲辨证的总纲，临床中可运用阴阳属性来分析病情性质。

在临床中首先要分阴阳，才能抓住疾病的本质，大到整个病证，小到局部之证皆是如此。患者皮毛的色泽、声音、呼吸、气息可用阴阳分辨；脉象部位可分阴阳，如寸为阳、尺为阴，浮大洪泽为阳、沉小细涩为阴等；外科病变部位亦可以用阴阳分辨，如疖、痈、丹毒、脓肿等多为阳证，而感染性结核、肿瘤等慢性疾病，常表现为苍白、平塌、不热、不痛、隐痛等阴证。

疾病的诊断要以分辨阴阳为首务，只有掌握病证阴阳属性，才能在临床中正确诊断。

(四)指导疾病的治疗

1. 确定治疗原则

调整阴阳,补其不足,泻其有余,恢复阴阳的相对平衡是临床治疗的基本原则。

(1)阴阳偏盛之实证,则"损其有余"　阳盛则热,宜用寒药制其阳,即"热者寒之";阴盛则寒属寒实证,宜用温热药以制其阴,即"寒者热之"。因二者均为实证,所以称这种治疗原则为"损其有余"即"实则泻之"。

(2)阴阳偏衰,则"补其不足"　阳虚者补阳,阴虚者补阴。若因阴阳偏盛日久导致的阴阳偏衰,不仅"补其不足",还应处理偏盛的问题,阳盛则泻热,阴盛者湿寒,使阴阳偏盛偏衰的异常现象回归于平衡的正常状态。

2. 归纳药物主要性能

药物的性能主要依据其四气、五味、升降沉浮来决定。而药物的气味和升降沉浮,又可用阴阳来归纳说明,作为指导临床用药的依据。

四气:指寒、热、温、凉四种药性,其中寒凉属阴、温热属阳。能减轻或消除热证的药物,一般属于寒性或凉性,如黄芩、栀子等;反之,能减轻或消除寒证的药物,一般属于温性或热性,如附子、干姜之类。

五味:即辛、甘、酸、苦、咸五种味,其中辛、甘属阳,酸、苦、咸属阴。

升降浮沉:一般具有升阳发表、祛风散寒、涌吐、开窍等功效的药物,多上行向外,其性升浮,升浮者为阳;而具有泻下、清热、利尿、重镇安神、潜阳熄风、消导积滞、降逆、收敛等功效的药物,多下行向内,其性皆沉降,沉降者为阴。

第二节　五行学说

五行学说是中国古代一种朴素的唯物主义哲学思想,是中医理论系统的重要组成内容。

一、五行的概念

(一)五行概念的起源

五行最初含义与"五材"有关,指木、火、土、金、水五种基本物质,这五种物质在人类的日常生产和生活中最为常见且不可缺少。五行一词最早见于春秋时期,《尚书·周书·洪范》曰:"鲧堙洪水,汨陈其五行",并对五行特性进行归纳:"水曰润下,火曰炎上,木曰曲直,金曰从革,土爰稼穑。"此时五行已从木、火、土、金、水五种具体物质上升到哲学的层面。

任何事物都不是孤立的、静止的,而是在不断相生、相克的运动之中维持着协调平衡。人们通过对自然现象不断观察与推理,认识到木、火、土、金、水五类物质之间存在着既"相生"又"相胜"的关系。战国后期,随着五行生克理的日臻完善,五行学说基本形成。

(二)五行的概念

"五",是木、火、土、金、水五种物质属性;"行",行动、运动的古义,即运动变化、运行不息之意。五行,指木、火、土、金、水五类物质属性及其运动变化。秦汉之际,五行学说进入广泛应用和发展阶段，用于天文、地理、历法、气象、社会、经济、兵法等各领域，尤以中医学最为突出。

古人运用五行学说，采用五行取象比类和推演络绎的方法，将自然与社会的各种事物或现象分为五类，以五行物质属性及其运动规律来认识世界、解释世界和探求宇宙变化规律，以五行之间生克制化关系来解释世间万物发生、发展和变化的规律。

二、五行学说的基本内容

（一）五行的特性

五行的特性，是古人在长期生活和生产实践中，对木、火、土、金、水五种物质的朴素认识基础之上，进行抽象而逐渐形成的理论概念。五行的特性为：

1. 木曰曲直

曲，屈也，弯曲；直，伸也，伸直。曲直，指树木枝条具有生长、升发、柔和，能屈能伸的特性。木代表生发力量的性能，引申为凡具有生长、升发、条达、舒畅等类似性质或作用的事物和现象，归属于木。

2. 火曰炎上

炎，热、光明；上，向上，升腾。炎上，指火具有炎热、上升、光明的特性。引申为凡具有炎热、升腾、光明等类似性质或作用的事物和现象，归属于火。

3. 土爰稼穑

爰，通"曰"；稼，种植谷物；穑，收获谷物。稼穑，泛指人类种植和收获谷物的农事活动。引申为凡具有生化、承载、受纳等类似性质或作用的事物和现象，归属于土。

4. 金曰从革

从，顺也；革，变革。从革，指金具有顺从变革、刚柔相济之性。引申为凡具有沉降、肃杀、收敛、变革等类似性质或作用的事物和现象，归属于金。

5. 水曰润下

润，即滋润、濡润；下即向下、下行。润下，指水具有滋润、下行的特性。引申为凡具有滋润、下行、寒冷、闭藏等类似性质或作用的事物和现象，归属于水。

（二）五行的归类

五行学说根据五行特性，对自然界的各种事物和现象相类比构建五行系统，运用取象比类法、推演等方法。

1. 归类方法

（1）取象比类法　取象，是在研究万事万物相互联系作用时，从作为研究对象的一组事物找出最能反映本质的特有征象；比类，是将万事万物按照自身性质分别归属到原来取出的性质所在的项目，来研究它们的相互联系作用。五行学说中运用取象比类，即以五行特性为基准，将事物的特有征象与五行属性相类比，物象具有与某行相类似的特性，便将其归属于某行。如事物或现象的某一特征与水的特性相类似，则归属于水；其他以此类推。

如空间方位配五行，日出东方，与木的升发特性相似，故东方归属于木；南方炎热，与火的温热特性相类似，故南方归属于火；日落于西方，与金的沉降相类似，故西方归属于金；北方寒冷，与水的寒冷特性相类似，故北方归属于水；中原地带土地肥沃，万物繁茂，与土的生化特性相类似，故中央归属于土。中医学以五脏配五行，肝主升发而性喜条达舒畅，故归属于木；心主血脉而主神明，故归属于火；脾主气血生化为全身提供营养，故归属于土；肺主清肃沉降，故归属于金；肾主闭藏精气又主水，故归属于水。

（2）推演络绎法　指根据已知某些事物的五行归属，联系推演至其他相关事物，从而确定这些事物的五行归属。如以木行推衍为例，已知肝属木，而肝合胆、主筋、其华在爪、开窍于目、在志为怒，故胆、筋、爪、目、怒，皆属于木。五志之怒、五声之呼、变动之握，以及五季之春、五方之东、五气之风、五化之生、五色之青、五味之酸、五时之平旦、五音之角等，亦归于木。

2. 事物属性的五行归类

五行学说以天人相应为思想指导，以五行为中心，以空间结构的五个方位、时间结构的四时或五季、人体结构的五脏为基本框架，将自然界的各种事物和现象以及人体的生理病理现象，进行五行属性归类，从而将人体生命活动与自然界事物或现象联系起来，形成联系人体内外环境的五行结构系统，用以说明人体自身以及人与自然环境的密切关系（表1-1）。

表 1-1　事物属性的五行归类

自然界							五行	人体						
五音	五味	五色	五化	五气	方位	季节		五脏	五腑	五官	形体	情志	五声	变动
角	酸	青	生	风	东	春	木	肝	胆	目	筋	怒	呼	握
徵	苦	赤	长	暑	南	夏	火	心	小肠	舌	脉	喜	笑	忧
宫	甘	黄	化	湿	中	长夏	土	脾	胃	口	肉	思	歌	哕
商	辛	白	收	燥	西	秋	金	肺	大肠	鼻	皮	悲	器	咳
羽	咸	黑	藏	寒	北	冬	水	肾	膀胱	耳	骨	恐	呻	栗

根据五行学说，属于同一类别的事物或现象同气相求，同类相通。如《素问·阴阳应象大论》说："风气通于肝。"《素问·五脏生成》说："色味当五藏：白当肺、辛；赤当心、苦；青当肝、酸；黄当脾、甘；黑当肾、咸。"而在异常状态下，事物或现象出现太过或不及，则会影响同一类别的其他事物或现象。如《灵枢·五味论》说："酸走筋，多食之，令人癃；咸走血，多食之，令人渴；辛走气，多食之，令人洞心；苦走骨，多食之，令人变呕；甘走肉，多食之，令人悗心。"

（三）五行的关系

五行生克制化，是在正常状态下五行系统所具有的自我调节机制。由于五行之间存在着相生、相克与制化的关系，从而维持五行系统的平衡与稳定，促进事物的生生不息。

1. 五行的正常调节机制

（1）五行相生　五行相生，指木、火、土、金、水之间存在着有序的递相资生、助长和促进的关系。五行相生次序是：木生火、火生土、土生金、金生水、水生木。在五行相生关系中，任何一行都具有"生我"和"我生"两方面的关系。

《难经》将此关系比喻为母子关系："生我"者为母，"我生"者为子。因此，五行相生，实际上是五行中的某一行对其子行的资生、促进和助长。以火为例，木生火，故"生我"者为木，木为火之母；火生土，故"我生"者为土，土为火之子。木与火是母子关系，火与土也是母子关系（图1-1）。

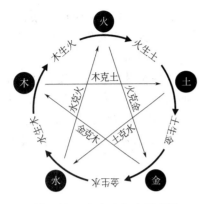

图1-1 五行相生相克示意图

(2) 五行相克　五行相克,指木、火、土、金、水之间存在着有序的递相克制、制约和抑制的关系。五行相克次序是：木克土、土克水、水克火、火克金、金克木。在五行相克关系中，任何一行都具有"克我"和"我克"两方面的关系。

《内经》把相克关系称为"所胜""所不胜"❶关系，"克我"者为我"所不胜""我克"者为我"所胜"。因此，五行相克，实际上是五行中的某一行对其所胜行的克制和制约。如以木为例，由于木克土，故"我克"者为土，土为木之"所胜""克我"者为木，木为土之"所不胜"（图1-1）。

(3) 五行制化　制，指克制，制约；化，指生化。五行制化，是指五行相生与相克关系的结合，即五行之间既相互资生又相互制约，以维持五行之间的协调和稳定，二者相辅相成，从而维持其相对平衡和正常的协调关系。五行的相生和相克是不可分割的两个方面。没有生，就没有事物的发生和成长；没有克，就不能维持事物间的正常协调关系。

五行制化的规律：五行中一行亢盛时，必然随之有制约，以防止亢而为害；一行相对不及时，必然随之有相生，以维持生生不息。五行制化的次序：木生火，火生土，而木又克土；火生土，土生金，而火又克金；土生金，金生水，而土又克水；金生水，水生木，而金又克木；水生木，木生火，而水又克火；如此循环往复。

2. 五行的异常调节机制

五行之间异常的生克变化，主要用于阐释某些异常的气候变化和人体的病机变化，包括五行母子相及与相乘相侮。

(1) 母子相及　五行母子相及，属于相生关系的异常变化，包括母病及子和子病及母两种情况。

① 母病及子。指五行中的某一行异常，累及其子行，导致母子两行皆异常。如肾病及肝，即属母病及子。如临床常见的水不涵木证，即先有肾水（阴）不足，不能涵养肝木，导致肝阴不足；肝肾阴虚，阴不制阳，进而导致肝阳偏亢。他脏之间的母病及子病变，以此类推。

② 子病及母。指五行中的某一行异常，累及其母行，终致子母两行皆异常。子病及母，既有子脏不足引起母脏亦虚的母子俱虚之证，又有子脏亢盛导致母脏亦盛的母子俱实之证。

如心病及肝的病机传变，临床可见由于心血不足累及肝血亏虚，而致心肝血虚证；由于心火旺盛引动肝火，而致心肝火旺证等。此外，还有子脏亢盛损伤母脏，导致子盛母衰病变，即所谓"子盗母气"，如肝火亢盛，下劫肾阴，以致肾阴亏虚的病变。

(2) 相乘相侮　五行相乘相侮，属于相克关系的异常变化，包括相乘和相侮两种情况。

① 相乘。乘，即乘虚侵袭之意。相乘指五行中所不胜一行对其所胜一行的过度制约或克制。相乘即相克太过，超过正常制约的程度，使事物之间失去了正常的协调关系。

五行相乘的次序与相克相同，即木乘土、土乘水、水乘火、火乘金、金乘木，但被克者更加虚弱。

导致五行相乘的原因有"太过"和"不及"两种情况。太过导致的相乘：五行中的所不

---

❶ 编者注："胜"通"盛"。

胜一行过于亢盛，对其所胜一行进行超过正常限度的克制，引起其所胜一行的虚弱，从而导致五行之间的协调关系失常。以木克土为例，正常情况下，木能克土，土为木之所胜；若木气过于亢盛，对土克制太过，可致土的不足。这种由于木的绝对亢盛而引起的相乘，称为"木旺乘土"。

不及所致的相乘：五行中所胜一行过于虚弱，难以抵御其所不胜一行正常限度的克制，使其本身更显虚弱。仍以木克土为例，若土气绝对不足，即使木处于正常水平，土仍难以承受木的克制，因而造成木乘虚侵袭，使土更加虚弱。这种由于土的不足而引起的相乘，称为"土虚木乘"。

相乘与相克虽然在次序上相同，但本质上有区别。相克是正常情况下五行之间的制约关系，相乘则是正常制约关系遭到破坏的异常相克现象。在人体，前者为生理现象，而后者为病理表现。

② 相侮。侮，即欺侮，有恃强凌弱之意。相侮指五行中所胜一行对其所不胜一行的反向制约和克制。五行相侮的次序与相克相反，即木侮金、金侮火、火侮水、水侮土、土侮木。

导致五行相侮的原因，亦有"太过"和"不及"两种情况。太过所致的相侮：五行中的所胜一行过于强盛，使原来克制它的一行不仅不能克制它，反而受到它的反向克制。如木气过于亢盛，其所不胜一行的金不仅不能克木，反而受到木的欺侮，出现"木反侮金"的逆向克制现象，这种现象称为"木亢侮金"。不及所致的相侮：五行中所不胜一行过于虚弱，不仅不能制约其所胜一行，反而受到其反向克制。如当木气过度虚弱时，则所胜一行的土会因木的衰弱而反向制约，这种现象称为"木虚土侮"。

如肺金本能克制肝木，由于暴怒而致肝火亢盛，太过导致相侮，肺金不仅无力制约肝木，反遭肝火之反向克制，而出现急躁易怒、面红目赤，甚则咳逆上气、咯血等肝木反侮肺金的症状，称为"木火刑金"。如脾土虚衰不能制约肾水，不及导致相侮，出现全身水肿，称为"土虚水侮"。

五行相乘和相侮，都是相克关系的异常，两者之间既有区别又有联系。相乘与相侮的主要区别是：前者是按五行的相克次序发生过度的克制，后者是与五行相克次序发生相反方向的克制现象。相乘与相侮的联系是：在发生相乘时，也可同时发生相侮；发生相侮时，也可同时发生相乘。如木气过强时，既可以乘土，又可以侮金；金虚时，既可受到木侮，又可受到火乘。

(3) 胜复规律　胜复指"胜气"和"复气"的关系。五行学说把由于太过或不及引起的对"己所胜"的过度克制称之为"胜气"，而这种胜气在五行系统内必然招致一种相反的力量，将其压抑下去，这种能报复"胜气"之气，称为"复气"，总称"胜复之气""有胜之气，其必来复也"(《素问·至真要大论》)。这是五行结构系统本身作为系统整体对于太过或不及的自行调节机制，旨在使之恢复正常制化调节状态。如木气太过，作为"胜气"则过度克土，而使土气偏衰，土衰不能制水，则水气偏盛而加剧克火，火气受制而减弱克金之力，于是金气旺盛起来，把太过的木气克伐下去，使其恢复正常。反之，若木气不足，则将受到金的过度克制，同时又因木衰不能制土而引起土气偏亢，土气偏亢则加强抑水而水气偏衰，水衰无以制火而火偏亢，火偏亢则导致金偏衰而不能制木，从而使不及的木气复归于平，以维持其正常调节状态。

胜复的调节规律是：先有胜，后必有复，以报其胜。"胜气"重，"复气"也重；"胜气"轻，"复气"也轻。在五行具有相克关系的各行之间有多少太过，便会招致多少不及；有多少不及，又会招致多少太过。由于五行为单数，所以对于任何一行，有"胜气"必有"复气"，而且数量上相等。《素问·至真要大论》曰："有胜则复，无胜则否"，这是五行运动的法则。通过胜复调节机制，使五行结构系统整体在局部出现较大不平衡的情况，进行自身调节，继续维持其整体的相对平衡。

综上所述，五行生克制化是五行学说的理论基础与主体内容，木、火、土、金、水五行之间，"比相生，间相胜"，具有递相资生、间相克制的关系。五行中的每一行既可生他行，也可被他行所生；既可克制他行，也可被他行所制约。五行相生与相克、制化与胜复等关系，是自然界万物存在的普遍联系。五行相生关系的异常，表现为母病及子和子病及母；相克关系的异常，表现为相乘和相侮。

学习小结

1. 本章通过讲解阴阳学说的起源、概念、基本特性、阴阳学说内容及临床应用，使学生掌握阴阳学说的基本内容，建立阴阳平衡的概念，并能运用阴阳学说分析处理自然界与人体生理病理的阴阳现象及问题。

2. 通过讲解五行学说的起源、概念、基本特性、五行之间正常与异常关系及临床应用，使学生掌握五行学说的基本内容，并能运用五行学说分析诊断自然界与人体生理病理的现象及问题。

考点提示

1. 阴阳的基本特性。
2. 阴阳之间的关系及临床应用。
3. 五行的概念。
4. 五行的特性与属性分类。
5. 五行之间的关系临床应用。

思考练习题

1. 下面哪一项不属于"阴"的特点（　　）
   A. 静止的　　B. 上升的　　C. 寒冷的　　D. 晦暗的　　E. 功能抑制的
2. "阴在内，阳之守也；阳在外，阴之使也"，说明了（　　）
   A. 阴阳的相互对立　　B. 阴阳的相互消长　　C. 阴阳的相互转化
   D. 阴阳的互根互用　　E. 阴阳的相互制约
3. "重阴必阳，重阳必阴"是指（　　）
   A. 阴阳的对立制约　　B. 阴阳的互根互用　　C. 阴阳的消长平衡
   D. 阴阳的相互转化　　E. 阴阳的平衡关系失调
4. 导致亡阳的病因病机，错误的是（　　）
   A. 阳气由虚而衰而欲脱　　B. 阴寒极盛而暴伤阳气　　C. 阴血消亡阳随阴脱
   D. 气机阻滞而血行不畅　　E. 剧毒、严重外伤刺激
5. 下面哪一项是五行中"木"的特点（　　）
   A. 曲直　　B. 炎上　　C. 稼穑　　D. 从革　　E. 润下
6. 下列各项中属于"实则泻其子"的是（　　）
   A. 肝实泻肾　　B. 肺实泻脾　　C. 肝实泻肺　　D. 肝实泻心　　E. 心实泻肝

第二章

精气血津液与藏象

知识目标

1. 掌握精和气的概念、来源、生成、运动、生理功能和运动。
2. 熟悉血的概念、生成、运行、生理功能。
3. 熟悉津液的概念、生成、输布、排泄、生理功能。
4. 掌握藏象的概念及脏腑的特点。
5. 掌握五脏的生理功能、生理特征及生理联系。
6. 掌握六腑的生理功能、生理特征。
7. 熟悉奇恒之腑的生理功能及生理联系。
8. 熟悉脏腑之间的关系。

能力目标

1. 善用气血津液的功能分析机体相关生理反应。
2. 善用气血津液理论解释机体相应病理变化。
3. 善用脏腑理论解释机体主要生理反应。
4. 善用脏腑理论分析机体常见病理变化。

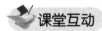

培土生金法

脾属土，肺属金；脾主运化水湿，若脾虚不运，则水湿内停，聚而为痰为饮，所以说脾为生痰之源。痰上犯于肺，则可见咳喘咳痰等肺系病证。治疗这类疾病，如果单从肺脏治疗，那么咳喘难止或者虽止而易复发。这个时候就应该"培土生金"，即通过补益脾气而达到补益肺气的目的。

出自《太平惠民和剂局方》的参苓白术散，有补脾胃、益肺气的作用，组成包括人参、白术、茯苓、山药、莲子肉、甘草等药物。从组成上可以看出以益气健脾的药物居多，用桔梗宣肺且载药上行以益肺气，全方重点不在治肺，而重在补脾气以保肺气，临床用治肺损虚劳诸证往往能取得不错的效果，很好地体现了"培土生金法"。

第一节 精气血津液

中医学认为，精气、血、津液是构成人体和维持人体生命活动的基本物质。精气、血、津液既是人体脏腑生理活动产物，又为脏腑的生理活动提供所必需的物质和能量。精气血津液学说是研究人体基本生命物质的生成、输布及其生理功能的学说。

一、精与气

（一）精的概念

精，又称"精气"首见于《周易》《管子》两书，《吕氏春秋》《黄帝内经》《淮南子》《论衡》等也有论述。在诸子百家的论述中，精的基本含义主要由以下几种：

1. 精是指水

地中之水，是万物赖以生长发育之根源，如《管子·水地》说："水者何也？万物之本也，诸生之宗室也。"在"水地说"的基础上引申出"精"的概念，嬗变为精为物之源。

2. 精是指气的精华部分

《淮南子·精神训》说："烦气为虫，精气为人"，认为精是气中的精华部分，人类禀受精气而生，而动物禀受烦气而生。

3. 精是人体的生殖之精

这是精的本始意义。如《素问·上古天真论》说："二八，肾气盛，天癸至，精气溢泻，阴阳和，故能有子。"

综合先秦及秦汉时期各种经典著作的论述，精的哲学概念是充塞于宇宙之间的无形而运动不息的极细微物质；在某些情况下专指气中的精华部分。

（二）气的概念

气是构成和维持人体生命活动的最基本物质，是不断运动的具有很强活力的极细微的精微物质。气在人体中有两种存在形式：一种是已聚而成形的，它与其他物质一起构成了人的身形；另一种是无形而弥漫全身的，如元气、卫气和吸入的清气等。

古人认为，气是构成世界万物的最基本物质，当然也是构成人体的最基本物质。维持人体生命活动的各种有形或无形的物质，如水谷（饮食）、自然界清气及体内的血液、津液等，也都是由气的运动变化生成的。

气是不断运动的具有很强活力的极细微的精微物质。古代哲学家用气的运动变化，来解释世间一切事物的发生和变化。中医同样用气的运动变化，来阐述人体的生命活动。气是一种物质，必然具有运动的属性。气的不同运动形式，体现为人体各脏腑不同的生理功能，因此可以通过脏腑生理功能的表现，了解气的运动变化状况。

（三）气的来源

人体的气，来源于父母的先天精气、饮食物中的水谷精微之气和自然界的清气，通过肺、脾胃和肾等脏腑的生理功能的综合作用而生成。

人出生之前称为"先天"，父母肾中之先天精气相结合，形成胚胎。胚胎在发育过程中，全赖母体先天之气和后天之气（主要指水谷精气）的滋养，形成胚胎形体和各种基本生理功能（即先天之气）。出生之后称为"后天"，人体开始摄取水谷精微（乳汁也是水谷精微所化）和自然界之清气。水谷精微是饮食物中的营养物质，由脾胃等脏腑吸收转化而成；自然界之清气即氧气，依赖肺的呼吸功能而吸入。二者成为人体后天之气的主要来源。

（四）几种重要的气的生成、分布与功能

1. 元气

元气，又名"原气"，元气是生命的原动力。元气是生命的本始之气，在胚胎中已经形

成，是构成人体和维持人体生命活动的原始物质，是人体最基本、最重要的一种气。

(1) 生成　元气由肾中精气所化生，受后天水谷精微的培养。元气根于肾，从胚胎时开始，禀受于父母的先天之精气，不断化生元气，布散全身。化生元气的过程中，肾精不断被消耗，必须依赖脾胃运化的水谷精微的不断滋养和补充。所以，元气的盛衰与先天禀赋有关。但后天的饮食、锻炼、精神、劳作和疾病因素等也可改变其强弱。

(2) 分布　元气借三焦为通道布散全身。内至五脏六腑，外达肌肤腠理，无处不到。

(3) 功能　元气的功能主要表现在以下两个方面。

① 元气能推动人体的生长、发育。人体的生、长、壮、老、已，与元气的盛衰密切相关。元气充沛，则人体生长、发育正常；元气不足，则人体生长发育迟缓或早衰。

② 元气能温煦和激发各脏腑经络、五体和五官九窍的生理功能。元气充沛，各脏腑经络、五体和五官九窍的功能就旺盛；元气不足，则各脏腑经络、五体和五官九窍的功能就低下。

2. 宗气

宗气是聚于胸中的气。宗气在胸中积聚之处，称为"膻中"，也称"上气海"，故有"膻中为气海"之说。用手轻触位于左乳下的"虚里穴"（相当于心尖搏动处），根据虚里搏动的力度，可以诊察宗气的盛衰。

(1) 生成　宗气是由肺吸入的自然界的清气和脾胃运化的水谷精微相互结合而成。脾胃运化的水谷精微，经脾的升清作用上输于肺，与肺吸入的自然界清气相结合化生为宗气。

(2) 分布　宗气聚于胸中，向上出咽喉，贯注心脉；向下注于丹田（下气海），并注入足阳明胃经之气街（相当于腹股沟处）而下行于足。

(3) 功能　宗气的功能主要表现在以下两个方面。

① 出息道司呼吸。上出咽喉（息道）的宗气，有促进肺的呼吸运动的作用，并且同语言和声音的强弱有关。

② 行气血。宗气能贯注心脉，促进心脏推动血液运行，心脏搏动的力量和节律均与宗气的盛衰有关。

3. 营气

营气，又称荣气。营气与卫气相对言属阴，所以又称"营阴"。营气是与血同行脉中、具有营养作用的气，它与血可分而不可离，故常"营血"并称。

(1) 生成　营气由水谷精微所化生。在脾胃的受纳、腐熟和运化作用下，饮食水谷化生为精微，并由脾升清输至上焦，进入脉中，成为营气。

(2) 分布　营气行于脉中。营气出于中焦，经肺进入脉中，在心气推动下，流行全身，上下内外。无处不到。

(3) 功能　营气主要有如下两方面的功能。

① 营养机体。营气循脉流注全身，流于内则滋养五脏六腑，布于外则灌溉五体官窍。营气是机体生理活动所必需的营养物质。

② 化生血液。营气与津液相合，注入脉中，化为血液。营气是化生血液的主要物质。

4. 卫气

卫气与营气相对而言属阳，故又称"卫阳"。卫气是行于脉外、具有保卫作用的气。

(1) 生成　卫气也是由水谷精微所化生。脾胃运化的水谷精微输至上焦，布散到经脉之外，成为卫气。

（2）分布　卫气行于脉外。卫气在肺的宣发作用下，循行于脉外，不受脉道的约束，外至皮肤肌腠，内至胸腹脏腑，布散全身。

（3）功能　卫气有如下三方面的功能。

① 防御作用。卫气既有抵御外邪入侵的作用，又有驱邪外出的作用。

② 温养机体。卫气有温养作用，可以维持人体的体温恒定。

③ 控制汗孔开合。卫气通过控制汗孔的开合，调节汗液的排泄，以维持体温恒定和水液代谢平衡。

（五）气的功能

分布于人体不同部位的气，有其不同的功能。将各种气的功能归纳起来，主要有如下五方面。

1. 推动功能

气的推动功能是指气具有激发和促进人体各项功能活动的作用。如气能促进人体的生长发育；能激发和促进各脏腑、经络、五体和官窍等的生理功能；能促进血、津液等液态物质的运行；促进津液的生成、输布和排泄；促进大小便的排泄等。

2. 防御功能

气的防御功能是指气具有抗邪、驱邪和康复的作用。如气能保卫肌体，免受外邪入侵；在机体受邪之后，气能驱邪外出；在机体损伤时，气能使机体自我修复，恢复健康。

3. 固摄功能

气的固摄功能是指气具有固护和控制体内的各种物质的作用。如气能控制血液在脉中流动而不外溢；气能控制排泄物、分泌物（汗、尿、唾、涎、泪、精液、肠液、大便等）的分泌与排泄；气能固护内脏不下垂；气能固护胎儿等。

气的推动与固摄功能是相反相成的两个方面，推动之中有固摄，使体内的物质得以运行而无故外泄；固摄之中有推动，使体内的物质得以固守而不郁滞。

4. 温煦功能

气的温煦功能是指气具有产热保温作用，能使人的体温维持恒定。人体在恒温状态下，脏腑、五体、官窍等能保持其应有的活力，血和津液等各种液态物质也不致凝滞。

5. 气化功能

气的气化功能是指通过气的正常运动而产生的各种变化。通过气化，可以实现气、血、津液的新陈代谢及其相互转化。如气化作用能促进饮食物转化成水谷精微，然后再化生成为气血津液；能促进津液转化成为汗液和尿液；能促进消化后的食物残渣转化成为糟粕。

（六）气机

气机是指气的运动。气的运动产生了人体的各种生理活动。气的运动一旦停止，人的生命活动也就终结了。气的运动变化形式有四种：升、降、出、入。升，是指气由下向上的运动；降，是指气由上向下的运动；出，是指气由内向外的运动；入，是指气由外向内的运动。

各脏腑之气都有升降出入的运动，但又各有侧重：上焦心肺之气以降为主；下焦肝肾等脏腑之气以升为主；中焦脾胃之气有升有降（脾气主升，胃气主降）。健康人体的气，升与降、出与入互根互用，又相互制约，呈现动态的平衡，称为"气机调畅"。人体患病时，由于病邪的影响，气机的平衡被破坏，升降出入或太过，或不及，或局部气机停滞，甚至出现气机反方向运动（如应降者反升、应升者反降等），称为"气机失调"或"气机紊乱"。

二、血

（一）血的概念

血，是运行于脉中的红色液态样物质，是构成人体和维持人体生命活动的基本物质之一。

（二）血的生成

1. 水谷精微化血

饮食物经胃的腐熟和脾的运化，转化为水谷精微。水谷精微经脾的升清作用上输于肺，并与吸入的清气相合，通过心肺的作用化为气血津液，其中营气和一部分津液注于脉中，成为血液。

2. 肾精化血

人体之血不断生成又不断消耗，血有余时可化为肾精，血不足时肾精又可转化为血。所以中医认为，肾精也是血的来源之一。

（三）血的运行

血生成后，循行于脉中，布散全身，环流不息。这里的"脉"是指血管，中医称之为"血府"，脉道通畅和完整是血液正常运行的必要条件。血液行于脉中，才能发挥正常的生理功能，溢出脉外的血或滞于脉中的血，都丧失了生理功能，甚至成为致病因素。

（四）血的功能

1. 营养和滋润作用

血液是由水谷精微所化生，含有人体所需的各种营养物质。血液循脉环流周身，将各种营养物质送至脏腑、五体和官窍，使它们得到充分的营养和滋润，以维持正常的生理活动。

2. 血是神志活动的物质基础

神志活动的产生和维持，必须以血液为物质基础。只有血液充足，才能神志清晰、精力充沛和思维敏捷。若失血、血虚、血热或血液运行失常，均会产生不同程度的精神失常。如血虚患者常有惊悸、失眠和多梦等表现；失血多者，可有烦躁、恍惚、昏迷，甚至死亡等表现。

三、津液

（一）津液的概念

津液是人体一切正常水液的总称，是构成人体和维持人体生命活动的基本物质之一。在机体内，除血液外，其他所有正常的液体均属津液的范畴，如胃液、肠液、泪、汗、尿等。津和液虽同属水液，但在性状、功能及其分布等方面有所不同。津的性质较稀薄，流动性较大，布散于体表皮肤、肌肉和孔窍等部位；液的性质较稠厚，流动性较小，布散于骨节、脏腑和脑髓等部位。津和液可以相互转化和补充，在病理耗损时可相互影响，所以在一般情况下，常常津液并称，不予严格区分。但在"伤津"和"脱液"的辨证论治中有所不同。

（二）津液的生成

津液来源于饮食中的水分，通过脾、胃、小肠和大肠等脏腑的作用而生成。饮食水分入胃，由胃受纳、腐熟，再由小肠分清别浊，由脾运化水液和升清成为津液。此外，大肠也能吸收部分水液。

（三）津液的输布与排泄

津液的输布与排泄，主要是通过肺、脾、肾和三焦等脏腑的生理功能而完成的。

肺通过宣发作用，将水液向上、向外布散供机体需要，部分水液变成汗液排出体外；通过肃降作用和通调水道的作用将水液向下、向内布散供机体需要，部分水液下输膀胱成为尿液。

脾通过运化水湿和升清作用，将水液上输心肺，通过心肺作用布散全身。

肾通过肾中精气的气化蒸腾作用，主持全身水液的代谢，并能促进脾、肺和三焦等脏腑的功能；肾还能司膀胱开合，在肾的气化作用下，清者上输于肺布散全身，浊者下输膀胱成为尿液排出体外。

三焦是水液运行的通道，上述津液的各种运动变化，都是在三焦里进行的。

（四）津液的功能

津液的功能有如下四方面。

1. 滋润和濡养作用

津液之中含有多种营养物质，所以津液既有滋润作用，又有濡养作用。一般来说，津主要发挥滋润作用，液主要发挥濡养作用。如津液布散于体表，能滋养肌肤毛发；流注于孔窍，能滋养和保护眼、鼻、口等孔窍；注入骨髓，能充养骨髓、脑髓和脊髓；流于关节，能滑利关节；灌注于脏腑，能滋养内脏。

2. 参与血液生成，调节血液浓度

津液能渗入血脉，成为化生血液的主要成分之一。津液可根据血液的浓度的变化，出入脉道内外，以调节血液的浓度。

3. 调节机体阴阳平衡

津液与气相对而言属阴，所以津液的生成与代谢，对于调节人体阴阳平衡起着重要的作用。津液生成与代谢常随人体内生理状态和外界环境的变化而变化，通过这种变化来调节阴阳的动态平衡。如夏季天气炎热，人体则汗多尿少；冬季天气寒冷，人体则尿多汗少。

4. 排泄废物

津液在其代谢过程中，能将机体各部位的代谢产物搜集起来，通过汗液和尿液，不断地排出体外，维持机体各脏腑功能正常。若机体代谢产物不能及时排出体外，就会蓄积起来，产生各种病理变化。

四、气、血、津液的相互关系

尽管气、血、津液均有各自的功能和特点，但它们之间有密切的关系。生理上同源互化，相互制约；病理上相互为害，一损俱损。

（一）气和血的关系

气和血是构成和维持人体生命活动的两类重要的基本物质。气与血相对言，气属阳，无形而主动；血属阴，有形而主静。虽然两类物质属性不同，但它们不可分离。在生成和运行等诸多方面关系密切。两者的关系可概括为"气为血之帅"和"血为气之母"。

1. 气为血之帅

气为血之帅包括以下三方面的含义。

（1）气能生血　气能生血是指气具有化生血液的作用。气之所以能生血，有两个原因。

① 气化是血液生成的动力。饮食物转化成水谷精微，水谷精微转化成营气和津液，营气和津液转化为血等，都是脏腑气化作用的结果。

② 气（主要指营气）是化生血液的原料。营气与津液相合，入脉成血。所以，气旺则血旺，气虚则血少。临床治疗血虚时，常常配合补气药，就是因为"有形之血，不能自生，生于无形之气"。

（2）气能行血　气能行血是指气具有推动血液运行的作用。具体来说，心气能推动血液运行；肺气助心行血；肝主疏泄，调畅气机，保证血行通畅。所以气行则血行，气滞则血瘀。活血化瘀方剂中配伍行气药，正是依据气能行血这一原理。

（3）气能摄血　气能摄血是指气具有统摄血液，使之循行于脉中而不外溢的作用。气的摄血作用主要是通过脾气来实现的。脾气旺盛则固摄有力，血被气裹于脉中而不外溢；若脾气虚弱，气不摄血，会出现各种出血证候，治疗时常用益气补脾法。

2. 血为气之母

血为气之母有两方面的含义。

（1）血能载气　脉中之血是气的载体，脉中之气必须依附于血。

（2）血能养气　气存在于血中，血足则气亦足，表现为各脏腑生理功能强健；血虚则气也衰，表现为脏腑功能减退；若大出血，则气随血脱，可出现局部生理功能极度低下，甚至丧失。

（二）气和津液的关系

气和津液都是构成和维持人体生命活动的基本物质。气与津液相对而言，气属阳，无形而主动；津液属阴，有形而主静。所以，气和津液的关系，与气和血的关系十分相似。气和津液的关系，可以概括为如下四方面。

1. 气能生津

气能生津是指气具有化生津液的作用。饮食水谷转化为津液，主要靠脾胃之气的运化功能。若脾胃之气旺盛，则津液生成充足；若脾胃气虚，则津液化生不足。

2. 气能行津

气能行津是指气具有推动津液运行的作用。肺、脾、肾与三焦等脏腑之气的升、降、出、入，不断地推动着津液在体内的运行、输布和排泄。所以气行则水化，气虚或气滞则水停。治疗痰饮和水肿等津液病证时，方剂中常配伍补气或行气药，依据就是气能行津这一理论。

3. 气能摄津

气能摄津是指气具有控制津液排泄的作用。若阳气旺盛，在气的固摄作用下，体内的津液维持着代谢平衡；若阳气虚弱，气不摄津，则体内津液过多地经汗、尿等途径外流。临床治疗多汗、多尿等病症时常用益气摄津法。

4. 津能载气

津能载气是指津液具有充当气的载体的作用。脉外之气无形而善动，必须依附于有形之津液，才能存在于体内。当津液损伤时，气随津泄，可导致气虚；当津液大量丢失时，气随津脱，可产生亡阳之危证。

（三）津液和血的关系

血和津，二者与气相对言，均属于阴。它们同属于液态物质，都有滋润和濡养作用。生理上可相互转化和相互补充，病理上可相互影响。它们之间的关系主要体现在如下两方面。

1.津血同源

津液和血都是由水谷精微化生的，作用也十分相似。体内津血盛则同盛，衰则同衰。

2.津血互化

津液与血之间可以相互转化和相互补充。津液渗入脉中，则成为血的一部分，血中水分渗于脉外，则成为津液。

第二节 藏 象

藏，是指藏于人体内的脏腑器官，即内脏。象，其义有二：一是指脏腑器官的形态结构，二是指内脏活动表现于外的征象。藏象，就是人体内脏腑的生理活动和病理变化反映于外的征象。"藏"是"象"的内在本质，"象"是"藏"的外在反映，藏象是人体系统表象与本质的统一体。

藏象学说，是研究藏象的概念内涵，各脏腑的形态结构、生理功能、病理变化及其与精、气、血、津液等之间的相互关系，以及脏腑之间、脏腑与形体官窍之间、脏腑与自然和社会环境之间的相互关系的学说，是中医学理论体系的核心部分之一。

藏象学说的形成，主要来源于四个方面：一是古代的解剖学知识、二是长期生活实践的观察、三是古代哲学思想的渗透、四是医疗实践经验的积累。

以五脏为中心的整体观是藏象学说的基本特点。主要体现在以五脏为中心的人体自身的整体性及五脏与自然环境的统一性两个方面。人体五脏、六腑、形体、官窍，通过经络的联络及功能的配合与隶属关系，构成五大功能系统。五脏是五大系统的核心，脏腑之间相互促进与制约，从而维持着整体生命活动的协调与统一。五个功能系统之间，在形态结构上不可分割，在生理活动上相互协调，在物质代谢上相互联系，在病理变化上相互影响。同时，以五脏为中心的五大功能系统又与外界环境相通应，自然界的五时、五方、五气、五化等与人体五大功能系统密切联系，构成了人体内外环境相应的统一体。总之，藏象学说的整体观，体现了结构与功能、物质与代谢、局部与整体、人体与环境的统一。

"脏腑"是中医学特有的概念，包括五脏、六腑和奇恒之腑。中医学的整体观察和"以象测藏"的认识方法，决定了"脏腑"的结构是一个在形态性结构框架的基础上赋予了功能性结构成分而形成的形态功能合一性结构。因此，中医学中"脏腑"的概念，不仅是一个解剖学概念，而更重要的是一个生理、病理学概念，一个功能单位的概念。例如，心"如倒垂莲蕊"的形态及"主血脉"的功能，无疑是通过解剖分析而发现的，而其"主神志"的功能则是通过整体观察推理而赋予心的。脏器，是西医学的一个形态学概念，是指机体的内、外器官而言。如心、肝、脾、肺、肾、胆、胃、胰腺、膀胱等，为内脏器官；眼、耳、鼻等，为感觉器官。因此，"脏腑"与"脏器"的名称虽然大致相同，但其内涵却大不一样。一方面，中医学脏腑的功能可能包括西医学几个脏器的功能；而另一方面，西医学脏器的功能，可能分散在中医学的好几个脏腑的功能之中。

一、五脏

五脏，即心、肺、肝、脾、肾。脏，通"藏"，有贮藏之意，为精气贮藏之所。五脏的共同生理功能是主"藏精气"，即化生和贮藏精、气、血、津液等精微物质。五脏主藏精气，精气以盈满为宜，但不存贮水谷或浊气，产生的浊气则应及时输注于腑，由腑传导排泄至体外，所以五脏的共同生理功能特点是"藏而不泻""满而不能实"。五脏的形态结构属实体性器官，分别位于胸腔和腹腔之中。

（一）心

心位于胸腔，外有心包络围护。心，五行属火，阴阳属性为"阳中之阳"，与自然界夏气相通应。心为神之居、血之主、脉之宗，具有主宰人体生命活动的功能，故《黄帝内经》称其为"君主之官""五藏六府之大主""生之本"。

心主血脉、主藏神。心与小肠相表里，在体合脉，其华在面，开窍于舌，在志为喜，在液为汗。

1. 心的生理功能

（1）主血脉　心主血脉，是指心气有主管血脉和推动调控血液在脉道中循行的作用。心主血脉包括主血和主脉两个方面。

① 主血。心主血功能包括推动血液运行和参与血液生成两方面。

一是行血以输送营养物质。心气能推动血液运行，以输送营养物质于全身脏腑形体官窍，发挥其营养和滋润作用。人体各脏腑形体官窍及心脉自身皆有赖于血液的濡养，才能发挥其正常的生理功能，以维持生命活动。血液的正常运行虽与五脏密切相关，但心的搏动泵血作用尤为重要，它是血液运行的动力。而心脏的搏动，主要依赖心气的推动和调控作用。心气充沛，心阴与心阳协调，心脏搏动有力，频率适中，节律一致，血液才能正常地输布全身，以发挥其濡养作用。若心气不足，心脏搏动虚弱而无力；或心阴不足，致心脏搏动过快而无力；或心阳不足，致心脏搏动迟缓而无力，均可导致血液运行失常。

二是心参与血液的生成。《素问·阴阳应象大论》所说的"心生血"，主要是指饮食水谷经脾胃的运化，化为水谷之精，水谷之精再化生为营气和津液，营气和津液入脉中，经心火（即心阳）的"化赤"作用，变成红色的血液。

② 主脉。心主脉，是指心气推动和调控心脏的搏动和脉管的舒缩，使脉道通利，血流通畅。脉，即血脉，为血之府，是血液运行的通道。心与脉直接相连，互相沟通，形成一个密闭循环的管道系统。心气充沛，心脏有规律地搏动，脉管有规律地舒缩，血液则被输送到全身各脏腑、形体、官窍，发挥濡养作用，以维持人体正常的生命活动。

心、脉、血三者共同组成一个相对独立的循环于全身的系统，在这个系统中，心起着主导作用，血液在心气的推动作用下，在心和脉中不停地流动，周而复始，循环往复，如环无端。因此，血液的正常运行，除了需心气充沛外，还有赖于血液的充盈和脉道的通利。心气是血液运行的动力，血液是供给人体各脏腑、形体、官窍营养物质的载体，心血是心主血脉生理功能的物质基础，心血充盛，心主血脉的生理功能才能得以正常发挥；脉道通利，是指脉管富有弹性并畅通无阻。脉管的舒缩与心气的推动和调控作用有关。心阴与心阳协调共济，则脉管舒缩有度，血流通畅，既不过速而致妄行，又不过缓而致瘀滞。由此可见，心气充沛、血液充盈、脉道通利是正常血液循环必备的三个条件。三者中任何一项发生异常，都会引起血液运行失常。

心主血脉的功能是否正常，可以从面色、舌色、脉象及胸部感觉四个方面反映出来。若心主血脉的功能正常，则面色红润有光泽，舌色淡红荣润，脉象和缓有力、节律均匀，胸部舒畅；若心血亏虚，则面色与舌色皆淡白无华，脉细无力，心悸，心慌；若心火亢盛，则面赤，舌红，舌尖起芒刺或碎烂疼痛，脉数，心中烦热；若心脉瘀阻，则面色晦暗，舌色青紫或见瘀斑，脉涩或结代，胸部憋闷刺痛。

(2) 主藏神　心主藏神，又称心主神明或心主神志，是指心具有统率人体五脏六腑、形体官窍的一切生理活动和主司人体精神意识、思维活动的功能。故《素问·灵兰秘典论》说："心者，君主之官也，神明出焉。"

人体之神有广义和狭义之分。广义之神，是指整个人体生命活动的主宰和总体现，包括面色表情、目光眼神、言语应答、意识思维、肢体活动等；狭义之神，是指人的意识、思维、情感、性格倾向等精神活动。心所藏之神，既包括主宰人体生命活动的广义之神，又包括精神、意识、思维、情志等的狭义之神。

心的主藏神生理作用有二：一是主宰人体生命活动。人体的脏腑、经络、形体、官窍，各有不同的生理功能，但它们都必须在心神的主宰和协调下，分工合作才能进行协调统一的正常生命活动，故《灵枢·邪客》称心为"五藏六府之大主"。心藏神功能正常，人体各脏腑的功能互相协调，彼此合作，则全身安康。若心神不明，人体各脏腑组织功能得不到协调与统一，因而产生紊乱，疾病由是而生，甚至危及性命。二是主司精神意识思维。《灵枢·本神》说："所以任物者谓之心"。任，是接受、担任、负载之意；物，是外界客观事物。心主"任物"是指心具有接受、处理和反映外界客观事物或信息，从而进行意识，思维和情志活动的生理作用。人体复杂的精神活动在"心神"的主导下，由五脏协作共同完成，故情志所伤，首伤心神，心神不宁则脏腑气机紊乱。

心主藏神的功能是否正常，可表现于精神、意识、思维和睡眠等方面。心主藏神的生理功能正常，则精神振奋、神志清晰、思维敏捷、睡眠安稳。如心主神志的生理功能异常，则可出现精神萎靡、反应迟钝、健忘、失眠多梦、神志不宁，甚至谵狂、昏迷等临床症状。

心主血脉和心藏神的功能是密切相关的。《灵枢·营卫生会》说："血者，神气也"。血液是神志活动的物质基础，心神必须得到心血的濡养才能正常工作。心主血脉的功能正常，心神得以血液的濡养，人则精力充沛、神志清晰、思维敏捷；若心主血脉的功能失常，心血不足，心神失养，则出现精神恍惚、注意力不集中、记忆力减退、失眠多梦等症状。另一方面，心主血脉的功能也受心神的主宰，心神清明，则能驭气调控心血的运行，使血液在脉中正常运行。所以心的这两种功能是相互影响的。

由于心主血脉，又主藏神，在生命活动中起着主宰作用。故有"心者，五藏六府之大主""心为君主之官"之说。

2. 心的生理联系

(1) 心合小肠　心与小肠以经络相互属络，构成表里关系。

(2) 在体合脉，其华在面　心在体合脉，是指全身的血脉都统属于心，故《素问·痿论》曰"心主身之血脉"。华，是光彩之义。其华在面，即心的荣华、光彩表现在面。心之精气盛衰，可从面部的色泽反映出来。由于心主血脉，头面部的血脉极为丰富，全身血气皆上注于面，故心的气血盛衰及其生理功能正常与否，可显露于面部的色泽变化。若心气充沛、血脉充盈，则面色红润而有光泽。反之，心气不足、心血亏少，则面色淡白无华；心脉瘀阻，则面色青紫；心火亢盛，则面色红赤。故《素问·五脏生成》曰"心之合脉也，其荣色也"。

（3）开窍于舌 心开窍于舌，是指舌为心之外候，故又称舌为"心之苗"。心经的别络上系于舌，心的气血与舌相通，舌的功能有赖于心主血脉和藏神的功能，因此通过观察舌的变化，可以了解心的气血盛衰和功能正常与否等情况。若心的功能正常，则舌体红润柔软，运动灵活，语言流利，味觉灵敏。若心有病变，则舌象可以发生变化，如心血不足，则舌体淡白；心阴不足，则舌质红绛瘦瘪；心火上炎，则舌红生疮；心血瘀阻，则舌质紫黯，或有瘀斑；心主神志功能失常，则可见舌强、语謇、失语等。

（4）在志为喜 心在志为喜，是指心的生理功能与精神情志的"喜"有关。《素问·阴阳应象大论》说："在藏为心……在志为喜。"喜，一般属于对外界刺激产生的良性反应，有益于心主血脉的生理功能，所以《素问·举痛论》说："喜则气和志达，荣卫通利"。但喜乐过度，则又可使心神涣散，注意力难以集中，故《灵枢·本神》说："喜乐者，神惮散而不藏。"《素问·阴阳应象大论》也有"喜伤心"之说。可见喜乐对心主血脉和藏神的功能有利，但喜乐过度，则伤心神。

（5）在液为汗 心在液为汗，是指汗液的生成、排泄与心血、心神的关系十分密切。汗是津液通过阳气的蒸化后，经汗孔排于体表的液体，即《素问·阴阳别论》说："阳加于阴谓之汗。"心与汗液的关系体现在两个方面：一是指心血为汗液化生之源。心主血脉，血液与津液同源互化，血液中的水液渗出脉外则为津液，津液通过阳气的蒸化后从汗孔排出，即为汗液。所以心血充盈，津液充足，汗即有化源。若汗出过多，津液大伤，必然耗及心血，可见心悸、心慌之症，故有"血汗同源""汗为心之液"之说。二是指汗液的生成与排泄受心神的主宰与调节。心神清明，则对体内外各种信息反应灵敏，汗液的生成与排泄，就会随体内生理情况和外界气候的变化而有相应的调节，所以当人情绪紧张、激动、劳动、运动及气候炎热时均可见出汗现象。因为心主汗液，所以心的气血阴阳不足，可以导致汗出异常，如心气虚则自汗、心阴虚则盗汗、心阳暴脱则见大汗淋漓或汗出如油。

（二）肺

肺位于胸腔，左右各一。肺在五行中属金，阴阳属性为"阳中之阴"，与自然界秋气相通应。肺与心同居膈上，位高近君，犹如宰辅，故《素问·灵兰秘典论》称之为"相傅之官"。肺在五脏六腑中位置最高，覆盖诸脏，故有"华盖"之称。肺叶娇嫩，不耐寒、热、燥、湿诸邪之侵；肺又上通鼻窍，外合皮毛，与自然界息息相通，易受外邪侵袭，故有"娇脏"之称。

肺的主要功能是主气，司呼吸，主宣肃，主行水，朝百脉。肺与大肠相表里，在体合皮，其华在毛，开窍于鼻，在志为悲（忧），在液为涕。

1. 肺的生理功能

（1）主气司呼吸 是指人体一身之气均为肺所主，并通过肺的呼吸运动具体实施。正如《素问·五脏生成》所云："诸气者皆属于肺"。肺主气包括主呼吸之气和主一身之气两个方面。

① 主呼吸之气。肺主呼吸之气，又称肺司呼吸，是指肺通过呼吸运动，吸入自然界的清气，呼出体内的浊气，实现体内外气体交换的功能。由于"天气通于肺"（《素问·阴阳应

象大论》），肺通过气道、喉咙和鼻直接与自然界大气相通。通过肺的吸气运动吸入自然界的清气，通过呼气运动呼出体内代谢后产生的浊气，不断吐故纳新，实现机体与外界环境之间的气体交换，以维持人体的生命活动。肺司呼吸的功能正常，则气道通畅，呼吸调匀。若病邪犯肺或他脏疾患累及于肺，影响肺的呼吸功能，则可出现胸闷、咳嗽、喘促、呼吸无力、气息微弱等症状。

② 主一身之气。肺主一身之气，是指肺具有主持、调节全身各脏腑经络之气的作用，即肺通过呼吸而参与气的生成和气机调节的作用。

参与宗气的生成：肺参与一身之气的生成，尤其是宗气的生成。一身之气主要由先天之气和后天之气构成。宗气属后天之气，是由肺所吸入的清气和脾胃运化的水谷精气所构成生成的宗气，积于胸中气海（又称膻中，位于胸中两乳之间），上走息道出喉咙以促进肺的呼吸，并能贯注心脉以助心推动血液运行，还可沿三焦下行脐下丹田以资先天之气，故宗气在机体生命活动中占有非常重要的地位。宗气是一身之气的重要组成部分，其盛衰关系着一身之气的盛衰，因而肺的呼吸功能健全与否，不仅影响着宗气的生成，也影响着一身之气的盛衰。由此可见，肺是通过参与宗气的生成而起到主一身之气的作用的。

调节全身气机：气机，即气的运动，升降出入为其基本的运动形式。肺的呼吸运动本身，就是气的升降出入运动的具体体现。肺有节律的一呼一吸运动，带动着全身气的升降出入运动，从而对全身气机起着调节作用。肺的呼吸均匀通畅，节律一致，和缓有度，则各脏腑经络之气的升降出入运动也通畅协调。

综上所述，肺主气主要取决于肺司呼吸的功能。肺的呼吸调匀是气的生成和气机调畅的根本条件。肺司呼吸的功能正常，则肺主一身之气的功能也正常，全身各脏腑经络之气也旺盛，气的升降出入运动协调通畅，人体的生命活动就正常。反之，肺的呼吸功能失常，势必影响一身之气的生成和运行。若肺丧失了呼吸功能，清气不能吸入，浊气不能排出，新陈代谢则停止，人的生命活动也就终结。

(2) 主宣降　宣降，即宣发、肃降。所谓"宣发"，即宣通、布散的意思，是指肺气的向上升宣和向外布散的作用；所谓"肃降"，即清肃、下降之意，是指肺气的向内、向下、清肃、通降的作用。宣发与肃降是肺气升降出入运动的具体表现形式。

肺气的宣发作用，主要体现在三个方面。一是呼出体内浊气。通过肺气的向上、向外运动，将体内在生命活动中不断产生的浊气经口鼻随呼气运动排出体外。二是输布精微和津液。肺将脾所转输的水谷精微和津液，布散到全身，外达于皮毛，以滋润和濡养各脏腑器官、四肢百骸、肌腠皮毛。三是宣发卫气。卫气源于脾所运化的水谷精微，靠肺气之宣发而布散全身，外达肌表，以发挥其温分肉、充肌肤、肥腠理、司开阖的作用，并将代谢后的津液化为汗液排出体外。因此，若肺气失于宣散，则可出现呼吸不畅、胸闷喘咳、恶寒无汗等症状。

肺气的肃降作用，主要体现在三个方面：一是吸入自然界的清气。通过肺气向下、向内的运动，将自然界的清气吸入，并向内、向下布散，以供脏腑组织生理活动的需要。二是输布精微和津液。通过肺气向下的通降作用，将脾转输于肺的水谷精微和津液向下、向内布散于脏腑组织，以营养和滋润脏腑组织，维持其正常生理功能。另外，肺为水之上源，肺气肃降，能通调水道，使脏腑代谢后所产生的浊液下输于肾，经肾的气化作用，将浊液化为尿液，注入膀胱，排出体外。三是肃清异物。肺的形质"虚如蜂窠"，清轻肃净而不容异物，肺气的清肃作用，能及时清除肺和呼吸道的异物，保持其洁净，从而使肺气运动畅达无阻。肺的这种清肃自洁的作用对维持肺本身的正常生理功能起到了重要作用。若失肃降，则可发生肺气上逆而出现呼吸表浅或短促、咳喘气逆等症。

肺的宣发和肃降，是相反相成的矛盾运动，是相互制约、相互为用的两个方面。没有正常的宣发，就不可能有正常的肃降；反之，没有正常的肃降，必然会影响正常的宣发。宣发与肃降正常协调，则呼吸匀调通畅，水液得以正常的输布代谢。若宣发与肃降失调，则可见呼吸失常和水液代谢障碍。一般来说，外邪侵袭，多影响肺气的宣发，导致肺气不宣为主的病变，称之为肺气失宣；内伤及肺，多影响肺气的肃降，导致肺气不降为主的病变，称之为肺失肃降。前者以咳嗽为主，后者以喘促气逆为主。但病变中，肺失宣发和肺失肃降常相互影响或同时并见，故称之为肺失宣肃。如外感风寒袭肺，常首先导致肺的宣发功能障碍，出现胸闷鼻塞、恶寒发热、无汗、咳嗽等症，同时也可引起肺的肃降功能失常而伴有喘促气逆等症。

（3）主行水　肺主行水，又称肺主通调水道。是指肺具有疏通和调节水液运行的通道，从而推动水液的输布和排泄的作用。由于肺为华盖，位居最高，参与调节全身的水液代谢，故有"肺为水之上源"之说。

人体的水液代谢是由肺、脾、肾、胃、小肠、大肠、膀胱、三焦等脏腑共同来完成的。而肺主行水的功能是通过肺气的宣发和肃降作用来实现的。肺气的宣发，一方面使水液向上、向外布散，上至头面诸窍，外达全身皮毛肌腠，以充养、润泽各组织器官；另一方面将输送至皮毛肌腠的水液在卫气的推动作用下化为汗液，并在卫气的调节作用下排出体外。肺气的肃降，一方面使水液向下、向内输布，以充养和滋润体内的脏腑组织器官；另一方面将脏腑代谢后所产生的浊液下输至肾，经肾和膀胱的气化作用，形成尿液而排出体外。

肺主行水依赖于肺气的宣发和肃降作用。肺气的宣发与肃降正常协调，则肺通调水道的功能也能正常发挥。若外邪袭肺，肺气失于宣肃，则肺不能正常地通调水道，水液输布和排泄发生障碍，从而产生痰饮或水肿等病变。所以临床治疗水液输布失常的痰饮或水肿等病证，常用"宣肺化痰"或"宣肺利水"之法。宣肺利水法，《内经》称之为"开鬼门"，古人喻之为"提壶揭盖"法。

（4）朝百脉　朝，有朝向、聚会之意；百脉，泛指周身的血脉。肺朝百脉，是指肺与百脉相通，全身的血液都通过百脉会聚于肺，经肺的呼吸，进行体内外清浊之气的交换，然后再通过肺气的宣降作用，将饱含清气的血液通过百脉输送到全身。

肺朝百脉的生理作用是助心行血。全身的血脉虽统属于心，心气是血液在脉管中运行的基本动力，但血液的运行又依赖于肺气的推动和调节。肺通过呼吸运动，调节全身气机，从而促进血液的运行；同时，肺参与宗气的生成，而宗气有"贯心脉"以推动血液运行的作用。

由此可见，肺通过上述两个方面从而达到助心行血的目的。肺气充沛，宗气旺盛，气机调畅，则血行正常。若肺气虚弱或壅塞，不能助心行血，则可导致心血运行不畅，甚至血脉瘀滞，出现心悸、胸闷、唇青、舌紫等症；反之，心气虚衰或心阳不振，心血运行不畅，也能影响肺气的宣通，出现咳嗽、气喘等症。

2.肺的生理联系

（1）合大肠　肺与大肠通过经络的相互属络构成表里关系。

（2）在体合皮，其华在毛　皮毛，包括皮肤、汗腺、毫毛等组织，是一身之表，为抵御外邪的屏障。肺与皮毛有着三方面的密切联系：一是肺气宣发输布卫气和气血津液润养全身皮毛。肺通过宣发作用将卫气和气血津液输布到体表，以濡养和润泽皮毛，皮毛得以濡养而润泽光亮，从而充分发挥其护卫肌表、抵御外邪的屏障作用。二是皮毛汗孔的开阖与肺司呼吸相关。《内经》中把汗孔称作"玄府",又叫"气门",是指汗孔不仅是排泄汗液的门户,而且也是随着肺的宣发与肃降进行体内外气体交换的部位。肺司呼吸,而皮毛汗孔的开阖,有散气和闭气以调节体温、配合呼吸运动的作用。三是皮肤作为屏障以御邪护肺。肺为娇脏,易受邪侵。皮肤是抵御外邪入侵的主要屏障。若皮肤肌表为邪所客,每易出现恶寒(风)发热、无汗、鼻塞、流涕、喷嚏、咳嗽等肺气失宣的症状。

(3) 开窍于鼻,上系于喉　鼻与喉相通而连于肺,是呼吸的门户。鼻孔是清气与浊气出入的通道,是肺系之最外端,具有通气功能,所以说"肺开窍于鼻"。鼻的通气和嗅觉功能,都依赖于肺气的宣发作用。若肺气宣畅,呼吸平和,则鼻窍通畅,呼吸自如,且嗅觉灵敏,香臭明辨;若肺失宣肃,呼吸不利,则鼻塞不通,气体交换不利,嗅觉迟钝。临床上常把鼻的异常变化作为诊断肺病的依据之一,而治疗鼻塞流涕、嗅觉失常等鼻窍病证,又多从肺论治。

喉亦为肺之门户,是清浊之气出入之要道,又是发音的主要器官。肺之经脉上络于喉,喉是肺主呼吸之气出入的通道,发音是由肺气鼓动喉之声带而产生,故肺与喉之通气及发音功能密切相关。生理情况下,肺气宣畅,肺阴充足,则呼吸通利,声音洪亮清晰。病理情况下,若风寒或风热之邪犯肺,可使肺气失宣,喉头不利,出现声音嘶哑或失音,或咽喉痒痛等;若肺气耗伤,肺阴不足,虚火内灼,可见声音低微或嘶哑、喉部干涩等症。

(4) 在志为忧(悲)　关于肺之志,《内经》有两说。一说肺之志为悲;一说肺之志为忧。忧和悲的情志变化虽略有不同,但其对人体生理活动的影响大致相同,因而忧和悲同属于肺志。悲、忧均为人体正常的情绪变化或情感反应,但过度悲哀或过度忧伤,则属不良的情绪变化,有碍身体健康,最易消耗人体之气。如《素问·举痛论》所说的"悲则气消"。由于肺主一身之气,所以悲忧最易损伤肺气,使机体的抗病能力下降,导致肺更易受外邪侵袭。反之,肺虚亦易生悲忧而情绪低落。

(5) 在液为涕　涕,即鼻涕,是鼻腔的分泌液,有润泽鼻窍的作用。鼻为肺窍,故其分泌物亦由肺所主。鼻涕由肺津所化,靠肺气的宣发作用布散于鼻窍。因此肺的功能正常与否,亦能从涕的变化中得以反映。肺的功能正常,则鼻涕润泽鼻窍而不外溢。若寒邪袭肺,则鼻流清涕;若肺热壅盛,则流涕黄浊;若燥邪犯肺,则可见鼻干而痛。

(三) 脾

脾位于腹腔上部,横膈之下。五行属土,阴阳属性为"阴中之至阴",与自然界长夏相通应,而旺于四时。脾胃同居中焦,是人体对饮食物进行消化、吸收并输布其精微的主要脏器,《黄帝内经》称之为"仓廪之官"。人出生之后,生命活动的延续以及精气血津液的化生和充实,均依赖于脾胃所运化的水谷精微,故称脾胃为"后天之本"。

脾的主要生理功能是主运化、生化气血、主升清、主统血。脾与胃相表里,在体合肌肉而主四肢,开窍于口,其华在唇,在志为思,在液为涎。

1.脾的生理功能

(1) 主运化　运,即转运、输送;化,即消化、吸收。脾主运化,是指脾具有把饮食水谷转化为水谷精微和津液,并将水谷精微和津液吸收、转输到全身各脏腑组织的生理功能。

① 运化水谷。水谷泛指各种饮食物。运化水谷是指脾对饮食物的消化吸收和对水谷精微的转输作用。饮食物的消化和吸收,实际上是在胃和小肠内进行的,但必须依赖于脾的运化功能才能完成。其运化过程可分为三个阶段:一是消化,即帮助胃的"腐熟"及小肠的"化物",将饮食物分解为精微和糟粕两个部分;二是吸收,即帮助胃肠道吸收水谷精微;三

是输布，即通过"散精"作用，将水谷精微上输于肺，再经肺的宣发与肃降而输布至全身，以营养五脏六腑、四肢百骸、皮毛筋肉等。

由此可见，饮食物在体内的消化、吸收，水谷精微的转输，都是由脾的运化功能来完成的，而水谷精微又是人体出生后生长、发育和维持生命活动所必需的营养物质的主要来源，是生成气血的主要物质基础，所以说脾胃为"后天之本"。脾运化水谷的功能正常，称之为"脾气健运"。只有脾气健运，机体的消化吸收和转输功能才健全，才能为化生精、气、血、津液提供足够的物质原料，才能使全身脏腑组织器官得到充分的营养，以维持其正常的生理活动。脾的运化水谷功能失常，称为"脾失健运"。若脾失健运，则消化、吸收、输布功能失常，气血生化不足，出现腹胀、便溏、食欲不振、倦怠、消瘦等症状。

② 运化水液。运化水液，又称作"运化水湿"，是指脾有吸收、输布水液，调节水液代谢的作用。人体的水液代谢是由肺、脾、肾、小肠、大肠、膀胱、三焦等脏腑共同完成的，肺居上为"水之上源"；肾位下为"主水之脏"；脾居中焦，为水液升降输布之枢纽。脾在水液代谢的过程中，起着上腾下达的枢转作用。

脾在主运化水谷精微的同时，还把人体所需要的水液吸收并向上输送给肺，再由肺气的宣发和肃降输送给全身各组织器官，以起到滋润和濡养作用。同时，又把脏腑组织器官代谢和利用后的水液和多余的水液及时地转输给肾，通过肾的气化作用形成尿液，输送至膀胱，再排出体外，从而维持体内水液代谢的平衡。因此，脾运化水液的功能正常，则既能使体内各脏腑组织器官得到充分的滋润和濡养，又不致使水液潴留。反之，若脾运化水液的功能失常，水液不能正常布散，则必然会导致水液在体内停聚而产生水、湿、痰、饮等病理产物，故《素问·至真要大论》说："诸湿肿满，皆属于脾。"

脾运化水谷和运化水液是脾主运化功能的两个方面，两个方面既相互联系又相互影响。一方面的功能失常，可导致另一方面的功能失常，所以在临床上两方面的病证常常共见。

(2) 主生化气血　脾所运化的水谷精微是气血化生的物质基础。《病机沙篆》说："气之源头在乎脾。"《医学入门》说："血乃水谷之精，化于脾。"气与血的生成均与脾密切相关，如宗气、营气、卫气的生成，离不开脾所运化的水谷之气，元气亦有赖于脾所运化的水谷精微的不断充养。《灵枢·邪客》曰："营气者，泌其津液，注之脉中，化以为血"，《景岳全书·血证》也说："血者，水谷之精也，源源而来，生化于脾。"

由此可见，化生血液的营气和津液均来源于脾所运化的水谷精微，故说脾为"气血生化之源"。脾气健运，化源充足，则气血生化旺盛，元气充沛，血液充盈，脏腑强盛。反之，若脾失健运，水谷精微乏源，则气血生化减少，临床可见少气懒言，神疲乏力，头晕眼花，面色萎黄，唇、舌、爪淡白无华等气血亏虚的症状。故临床治疗气血亏虚的患者，多从脾胃论治。

(3) 主升清　升，即上升之意；清，是指水谷精微。脾主升清的作用主要体现在两个方面：一是指脾气上升，将水谷精微等营养物质，吸收开向上输送至心肺，然后再通过心肺的布散作用，以营养全身；二是脾气升发，以升举内脏，维持内脏位置的相对恒定，防止其下垂。

脾的功能特点是以上升和升举为主，故说"脾气主升"。脾的升清功能正常，则水谷精微等营养物质才能正常地被吸收和输布，气血充盛，人体生机盎然，内脏位置方可恒定。反之，脾的升清功能失常，则水谷不能运化，气血生化乏源，机体失养而出现神疲乏力、头目眩晕等症状；若脾气不升反而下陷，则可导致大便溏泄或者出现某些内脏的下垂，如胃下垂、肾下垂、子宫脱垂（阴挺）、直肠脱垂（脱肛）等，此称之为"脾气下陷"。临床治疗内脏下垂的病证，常采用健脾益气升提的方法。

（4）主统血　统，即统摄、控制之意。脾主统血，是指脾气有统摄血液在脉内正常运行，防止其逸出脉外的功能。《金匮要略编注·下血》说："五脏六腑之血，全赖脾气统摄。"脾统血的作用是通过气的摄血功能而实现的，实际上是气对血液统摄作用的具体体现。脾主运化，为气血生化之源，脾运化的水谷精微是气血生成的主要物质基础；而气为血之帅，气既能推动血液运行，又能统摄血液，使之在脉管内正常循行。因此，脾气健运，水谷精微化源充足，气生有源，气旺则气的固摄作用亦强，血液则能循脉运行而不逸出脉外；反之，若脾气虚弱，运化无力，气生无源，气衰则气的固摄功能减退，血液失去统摄而逸出脉外，则可导致各种出血，如便血、尿血、崩漏及肌衄等，称为"脾不统血"。

2. 脾的生理联系

（1）脾合胃　脾与胃同属中焦，以膜相连，经络相互属络，构成表里关系。

（2）在体合肉，主四肢肌肉　肌肉古称"分肉""赤肉"。肌肉有主司运动、保护内脏的作用。脾在体合肉，是指脾气的运化功能与肌肉的壮实及其功能的发挥有着密切的联系，即《素问·痿论》说的"脾主身之肌肉"。脾与肌肉的关系主要体现在两个方面：

一是脾化生精气以充养肌肉。全身的肌肉，都有赖于脾胃运化的水谷精微和津液的营养滋润，才能丰满壮实，并发挥其运动的功能。所以，脾的运化功能正常，肌肉营养供应充足，则肌肉发达，丰满健壮，活动有力。若脾的运化功能失常，水谷精微及津液的生成和转输障碍，肌肉得不到水谷精微及津液的营养和滋润，则瘦弱无力，甚至痿废不用。

二是肌肉运动能促进脾胃纳运。适度运动，有促进脾胃受纳、运化的作用。若过度安逸，缺乏必要的运动，则脾胃功能呆滞，可见纳少、腹胀、虚胖等症。四肢与躯干相对而言，为人体之末，故又称"四末"。四肢主要由肌肉、筋脉、骨骼等组成，故同样需要脾胃运化的水谷精微及津液的营养和滋润，以维持其正常的生理活动，故称"脾主四肢"。脾气健运，输送的营养充足，则四肢活动轻劲，灵活有力。若脾失健运，气血津液化生无源，四肢营养不足，则可见四肢倦怠无力，甚至痿弱不用。

（3）开窍于口，其华在唇　口，即口腔，为消化道的最上端，下连食管，具有进饮食、磨谷物、知五味、泌津液、助消化的功能。脾开窍于口，是指人的食欲、口味与脾的运化功能密切相关。食物经口咀嚼后，便于胃的受纳和腐熟。脾的经脉"连舌本，散舌下"。舌又主司味觉，因此，食欲和口味都可反映脾的运化功能正常与否。脾气健旺，则食欲旺盛，口味正常，正如《灵枢·脉度》所说的"脾气通于口，脾和则口能知五谷矣"。若脾失健运，则可见食欲不振，口淡乏味；脾虚生湿，则可见纳呆、口腻、口甜；脾胃有热，则易生口疮、口糜之症。

脾之华在唇，是指口唇的色泽可以反映脾气的盛衰。脾为气血生化之源，主肌肉，开窍于口，而口唇为肌肉构成，也要依赖脾所化生的气血濡养。所以口唇的色泽不仅是全身气血状况的反映，也是脾运化水谷精微功能状态的反映。若脾气健旺，运化有权，气血生化有源，则口唇红润而有光泽；若脾失健运，气血化源匮乏，则可见口唇淡白少华。

（4）在志为思　思，即思虑，是人体的情志活动或心理活动之一。脾在志为思，是指脾的生理功能与思相关。正常限度内的思虑，是人人皆有的情志活动，对机体的生理活动并无不良影响。《素问·举痛论》说："思则气结"。若思虑太过，或相思不解，就会影响气的运动而导致气机的郁结。由于脾胃为人体气机升降的枢纽，因此，思虑太过，最易妨碍脾胃的运化功能，导致消化吸收输布失常，从而出现不思饮食、脘腹胀闷等症，故《黄帝内经》有"思伤脾"之说。

(5) 在液为涎　涎为口津,是唾液中较清稀的部分,由脾阴化生并转输、布散,故脾在液为涎。涎具有润泽口腔,保护口腔黏膜的作用,在进食的时候分泌增多,有助于食物的吞咽和消磨。在正常情况下,脾精、脾气充足,涎液化生适量,上行于口而不溢于口外。若脾胃不和或脾气不摄,则可导致涎液分泌异常增多,出现口淡乏味、涎流不止等症状;若脾胃阴虚,津生无源,则可使涎液分泌量减少,而见口干舌燥之症状。

(四)肝

肝位于腹腔,横膈之下,右胁之内。肝,五行属木,阴阳属性为"阴中之阳",与自然界春气相通应。肝的生理特性是主升、主动,喜条达而恶抑郁,故称之为"刚脏"。《素问·灵兰秘典论》把肝喻为"将军之官"。

肝的主要生理功能是主疏泄、主藏血。肝与胆相表里,在体合筋,其华在爪,开窍于目,在志为怒,在液为泪。

1. 肝的生理功能

(1) 主疏泄　疏,即疏导、开通之义;泄,有发泄、发散之义。肝主疏泄,是指肝具有疏通、调畅全身气机,使之通而不滞、散而不郁的作用。肝主疏泄功能主要表现在调畅气机、调节情志、促进脾胃消化、促进血液运行和水液输布、调节生殖功能五个方面。

视频 4: 肝的生理功能

① 调畅气机。气的升降出入运动是人体生命活动的基本形式。人体的脏腑经络、形体官窍、气血津液等,都有赖于气的升降出入运动的协调与平衡。由于肝的生理特点是主升、主动、主散,因此肝具有疏通、调畅的功能。肝的正常疏泄作用,可使气的运行通而不滞,散而不郁,从而维持着全身气机的疏通与畅达,保持着全身各脏腑经络之气的升降出入运动的平衡。在正常生理情况下,肝气升发、柔和、条达、舒畅,既不抑郁,也不亢奋,保持气机调畅,气血和调,经络通利;脏腑、形体、官窍等的功能活动也稳定有序。肝的疏泄功能失常,称为"肝失疏泄",可出现两方面的病理变化:一为肝气的疏泄不及,常因抑郁伤肝,肝气不舒,疏泄失职,气机不得畅达,形成气机郁结的病理变化,称之为"肝气郁结",临床表现多见闷闷不乐,悲忧欲哭,胸胁、两乳或少腹等部位胀痛不舒等;二是肝气的疏泄太过,常因暴怒伤肝,或气郁日久化火,导致肝气亢逆,升发太过,称之为"肝气上逆",临床多表现为急躁易怒,失眠头痛,面红目赤,胸胁、乳房胀痛,或血随气逆而致吐血、咯血,甚则猝然昏厥。

② 调节情志。情志活动,是指人的情感、情绪变化,是精神活动的一部分。人体的精神情志活动,除由心所主宰外,也与肝的疏泄功能密切相关。这是因为情志活动的物质基础是气血,正常的情志活动,依赖于气血的正常运行。肝能调畅气机,贮藏血液,因此肝的疏泄功能正常,是保证气机调畅、气血和调的一个重要因素,所以说肝能够调畅情志。肝的疏泄功能正常,肝气调达舒畅,气血和调,表现为精神愉快,心情舒畅,思维敏捷。若肝失疏泄,气机不调,就可引起精神情志活动的异常,主要表现为抑郁和亢奋两个方面。一是肝气疏泄不及,气机不畅,可出现郁郁寡欢、闷闷不乐、多愁善虑、喜太息等症;二是肝气疏泄太过,肝气上逆,可出现性情急躁、烦躁发怒、面红目赤、头痛头胀等症状。反之,情志活动异常,又可导致气机的失调,如"怒则气上,喜则气缓,悲则气消,恐则气下……惊则气乱"(《素问·举痛论》)。由此可见,肝的疏泄功能失常,可引起情志活动的异常;而强烈或持久的情志刺激,亦可影响肝的疏泄功能,导致气机郁结或肝气上逆的病理变化。

③ 促进脾胃消化。肝对脾胃的消化吸收功能具有促进作用,主要体现在调节脾胃气机

和分泌排泄胆汁两个方向。

调节脾胃气机：脾主运化，其气主升；胃主受纳，其气主降。脾升胃降协调平衡，才能保证饮食物的消化吸收正常进行。而肝的疏泄功能可使全身气机疏通畅达，既可以助脾之运化，使清阳之气升发，水谷精微上归于肺；又能助胃之受纳腐熟，促进浊阴之气下降，使食糜下达于小肠，从而协调脾胃气机的升降平衡，保证了消化吸收功能的正常完成。若肝的疏泄功能失常，犯脾克胃，必致脾胃气机升降失常。肝气犯脾，称之为"肝脾不调"或"肝脾不和"，导致脾气不升，脾失健运，食谷不化，临床可出现胸胁胀满、腹胀腹痛、肠鸣腹泻等症；肝气犯胃，称之为"肝胃不和"，导致胃失受纳和降，临床可出现胸胁、脘腹胀满或疼痛、嗳气、恶心呕吐、泛酸等症。

分泌排泄胆汁：胆位于肝之短叶之间，与肝相连。胆囊内贮藏胆汁，胆汁泄于肠中，以助食物的消化吸收。胆汁来源于肝，由肝之余气所化生，而胆汁泄于小肠，亦有赖于气机的调畅。所以胆汁的分泌与排泄，都与肝的疏泄功能密切相关。肝的疏泄功能正常，则胆汁能正常有序地分泌排泄，从而有助于饮食物的消化吸收。若肝失疏泄，则胆汁郁滞或胆气上逆，可导致脾胃的消化吸收障碍，临床可见胁下胀满疼痛、口苦、纳呆、厌食油腻、腹胀腹痛、甚至出现黄疸等症。

④ 促进血液运行和水液输布。气能行血，气能行津，气的推动作用是血液运行和水液输布的动力，气机的调畅是正常血液循行和水液代谢的保证。肝的疏泄能调畅气机，使全身脏腑经络之气的运行畅达有序。气机调畅，血液运行则畅达而无瘀滞；肺之输布水津、脾之运化水湿、肾之蒸化水液功能健旺，三焦水道通利，则无聚湿生痰化饮之患。反之，若肝气失舒，气机郁结，则血行障碍，瘀滞停积而为瘀血，或胸腹刺痛，或为肿块，在女子可见经行不畅、痛经、闭经等；若肝气逆乱，可致血不循经，出现咯血、呕血，在女子可见月经过多、崩漏不止等。肝失疏泄，又可导致三焦气化不利，则津液的输布代谢障碍，形成痰湿、水饮、臌胀等病证。肝促进血液运行和水液输布的作用，是临床上理气活血法和理气治水法的理论依据。

⑤ 调节生殖功能。女子的排卵与月经，男子的排精与生殖功能，与肝的疏泄作用有密切关系。肝主疏泄的这一生理作用，是通过调理冲任二脉和精室来实现的。

调理冲任：妇女的经、带、胎、产等特殊的生理活动与诸多脏腑密切相关，但与肝脏的关系尤为密切，故有"女子以肝为先天"之说。冲为血海，任主胞胎，冲任二脉与女性生理功能密切相关。而冲任二脉与足厥阴肝经相通，隶属于肝，所以肝主疏泄，调畅气机，又可调理冲任二脉的生理活动。肝的疏泄功能正常，足厥阴肝经之气调畅，则任脉通利，太冲脉盛，月经按时而下，带下分泌正常，妊娠孕育和分娩顺利。若肝失疏泄，则可致冲任二脉失调，气血不和，从而导致月经、带下、胎产之疾，以及性功能异常和不孕等。

调节精室：精室为男子藏精之所。男子精液的正常排泄，是肝肾二脏共同作用的结果，正如《格致余论·阳有余阴不足论》所说："主闭藏者肾也，司疏泄者肝也。"肝的疏泄作用与肾的闭藏作用相反相成，协调平衡，则精室开阖有度，精液排泄有节，保证了男子的性功能和生殖功能的正常。若肝的疏泄功能失常，常导致精室的藏泄失度。如肝失疏泄，气机郁结，则精关不利，表现为精少或排精不畅。若肝郁日久化热，相火妄动，疏泄太过，又可发生遗精、早泄、不育等性功能或生殖功能异常。

(2) 主藏血　肝藏血，是指肝具有贮藏血液、调节血量及收摄血液的功能。肝藏血的生理功能表现在以下三个方面。

① 贮藏血液。血化生于脾，受藏于肝，肝脏是人体贮藏血液的主要器官，故古人称肝

为"血库""血海""血之府库"等。肝贮藏血液的作用，可体现在两个方面：一是肝脏储备大量的血液，以供机体各脏腑组织的需要，如《素问·五脏生成》说："肝受血而能视，足受血而能步，掌受血而能握，指受血而能摄。"肝之藏血也是精神情志活动的物质基础，故《灵枢·本神》说"肝藏血，血舍魂"。肝血也是女子经血之源，肝血充足，则冲脉血液充盛，从而保证了月经的按时来潮。二是肝中所藏血液能够涵养肝脏本身，保持肝体柔和，阴阳平衡。肝血为阴，可以制约肝的阳气，防止其升动太过，使之冲和畅达，从而维持肝的阴阳平衡，发挥其正常的疏泄功能。若肝的阴血不足，不能制约肝的阳气升动，则易导致肝用太过，出现肝阳上亢、肝火上炎，甚则肝风内动等病理变化。

② 调节血量。肝贮藏充足的血液，可根据机体各部分组织器官活动量的变化而调节循环血量，从而保证正常生理活动的需求。在正常情况下，人体各部分血量是相对恒定的，但随着机体活动量的增减、情绪的变化、外界气候的变化等因素，人体各部分的血量也会随之而改变。这种变化是通过肝的藏血和疏泄功能实现的，当机体活动剧烈或情绪激动时，人体各部分所需的血量就相应增加，此时肝脏就通过肝气的疏泄作用，将所贮存血液向外周输送，以供机体活动之所需；当机体处于安静休息状态或情绪稳定时，机体外周对血液的需求量相对减少，此时部分血液就归藏于肝。《素问·五脏生成》说"（故）人卧，血归于肝"，王冰注解说："肝藏血，心行之，人动则血行于诸经，人静则血归于肝脏。何者？肝主血海故也。"

③ 收摄血液。肝藏血之"藏"，还有约束、固摄之义。《图书编》说："肝者凝血之本。"《卫生宝鉴》说："夫肝摄血者也。"肝具有收摄血液、主持凝血、防止出血的功能。肝的这种作用是通过肝气与肝血来实现的。肝气属阳，能固摄血液，以防止其逸于脉外而发生出血；肝血属阴，阴主凝聚，使出血之时能迅速凝固。因此，只有在肝的气血调和、阴阳协调的状态下，才能发挥正常的凝血功能而防止出血。

肝的藏血功能失常，可出现两个方面的病变：一是藏血不足，即肝血不足。由于血液亏虚，不能调节血量，从而不能满足机体各部分活动的需求，导致血虚失养的病理变化。如肝体失于血养，失其柔和之性，阴不制阳而致肝阳上亢，可见急躁易怒、眩晕耳鸣等症；神失肝血濡养，则心神失宁，出现失眠、多梦等症；目失血养，可见两目干涩昏花，或夜盲；筋失血养，可见筋脉拘急、四肢屈伸不利、肢体麻木等；妇人肝血不足，可使血海空虚，冲脉失养，而见月经量少、色淡，甚至闭经等。二是藏血失职，即肝不藏血。临床可见吐血、衄血、妇女月经量多，甚至崩漏等各种出血症。导致肝不藏血的病机大致有三：一是肝气虚弱，收摄无力；二是肝阴不足，肝阳偏亢，血不得凝而出血不止；三是肝火亢盛，灼伤脉络，迫血妄行。

肝主疏泄功能与肝藏血功能密切相关，二者相辅相成，相互为用。肝主疏泄关系到人体气机的调畅，肝主藏血关系到血液的贮藏和调节，故二者密切的关系就体现为气与血的调和。肝主藏血，血能养肝，肝体柔和，肝阳不亢，疏泄功能才能正常；肝主疏泄，气机调畅，则血能正常地归藏和调节，藏血功能才能正常。在病理上，肝血不足或肝不藏血与肝失疏泄常常也是相互影响，如肝的疏泄功能减退，肝气郁滞，可导致血瘀证；气郁化火，迫血妄行，或肝气上逆，血随气逆，可见吐血或妇女崩漏等出血证。反之，肝血不足，濡养宁静作用减退，也可导致肝气的升发太过，甚或引起阳亢风动等病变。

2.肝的生理联系

（1）肝合胆　胆附于肝，经络相互属络构成表里关系。

（2）在体合筋，其华在爪　筋即筋膜，包括肌腱和韧带，附着于骨，而连结关节，是连结关节、肌肉，主司关节运动的一种组织。筋的收缩、弛张，能使关节活动自如。肝之所以主筋，是因为全身筋膜的功能，均依赖于肝血的濡养才能正常发挥，即《素问·阴阳应象大论》所称"肝生筋"。肝血充盈，筋膜得其濡养，则关节运动灵活有力。又因为肝血充足，则筋力强健，运动灵活，能耐受疲劳，并能较快地恢复，故称肝为"罢极之本"。若肝血不足，筋膜失于濡养，则表现为筋力不足，动作迟缓，不耐疲劳等。肝血不足，血不养筋，还可出现手足震颤、肢体麻木、屈伸不利等症状，称之为"血虚生风"。若邪热过盛，燔灼肝之筋脉，耗伤肝之津血，使筋失滋养，则可出现手足震颤、抽搐，甚至角弓反张等症状，称之为"热极生风"。故《素问·至真要大论》说："诸风掉眩，皆属于肝。"

爪，即爪甲，包括指甲和趾甲，是筋的延续，故有"爪为筋之余"之说。爪甲亦有赖于肝血的濡养，因而肝血的盛衰，可影响爪甲的荣枯。故通过观察爪甲的荣枯，可以测知肝血的盛衰，所以说肝其华在爪。肝血充足，则爪甲坚韧明亮，红润而光泽；若肝血不足，则爪甲软薄，枯而色夭，甚则变形、脆裂。

(3) 开窍于目　目，即眼睛。目为视觉器官，具有视物功能，故又称"精明"。目之所以具有视物功能，全赖于肝血的濡养和肝气之疏泄。肝之经脉上连目系，《灵枢·经脉》说："肝足厥阴之脉……连目系"，肝之气血正是循此经脉上注于目，使其发挥视觉作用，正如《灵枢·脉度》所说："肝气通于目，肝和则目能辨五色矣"，肝血充足，肝气调和，则眼睛视物清楚，眼球活动灵活。在病理情况下，肝病往往反映于目，如肝血不足，目失所养，则可导致两目干涩、视物不清，甚或夜盲、目眩等症；肝经风热，则目赤痒痛；肝阳上亢，则头晕目眩；肝风内动，则可见目睛上吊、两目斜视等症。正是由于肝与目在生理、病理上有如此密切的联系，所以临床上治疗目疾，主要以治肝为主，体现了整体与局部的统一。

(4) 在志为怒　是人们在情绪激动时的一种情志变化。怒志活动以肝血为基础，并与肝之疏泄升发密切相关。适度有节之怒，往往有疏展肝气之效，但过怒属于一种不良的精神刺激，对健康有害。怒又分暴怒和郁怒，暴怒对机体的主要影响是"大怒伤肝""怒则气上"(《素问·举痛论》)，导致肝气升发太过，临床表现为烦躁易怒、激动亢奋等，甚至血随气逆，发生呕血、咯血，或中风昏厥等；郁怒不解，则易致肝气郁结，表现为心情抑郁、闷闷不乐等。反之，肝血不足，不能涵养肝体，或肝阴不足，致肝阳偏亢，则稍有刺激，即易发怒。如《素问·脏气法时论》说："肝病者，两胁下痛引少腹，令人善怒。"临床辨证属暴怒者，当以平肝降逆为治；属郁怒者，当以疏肝解郁为治。

(5) 在液为泪　肝开窍于目，泪从目而出，故说泪为"肝之液"。泪有濡养、滋润眼睛，保护眼睛的功能。正常情况下，泪液的分泌，只是濡润而不外溢。在病理状态不，则可见泪液分泌异常，如肝血不足时，泪液分泌减少，可见两目干涩；肝经风热时，可见目眵增多、迎风流泪等症。

(五) 肾

肾位于腰部，脊柱两侧，左右各一，故有"腰为肾府之说"。肾，五行属水，阴阳属性为"阴中之阴"，与自然界冬气相通应。肾藏先天之精，主生殖，为生命之本源，故称为"先天之本"。肾宅真阴真阳，能资助、促进、协调全身各脏腑之阴阳，故称肾为"五脏阴阳之本"。肾藏精，主蛰，故又称之为"封藏之本"。肾主司全身水液代谢，又被称为"水脏"。

肾的主要功能是藏精，主水，主纳气。肾与膀胱相表里，在体合骨，主骨，生髓，通脑，其华在发，开窍于耳及二阴，在志为恐，在液为唾。

1. 肾的生理功能

(1) 主藏精　肾藏精，是指肾具有贮存、封藏人身精气的作用。《素问·六节藏象论》

说："肾者主蛰，封藏之本，精之处也。"肾所藏之精包括"先天之精"和"后天之精"，先天之精禀受于父母的生殖之精，后天之精来源于摄入的饮食物。由脾胃运化的水谷精气，以及脏腑生理活动中生化的精气被利用后的盈余部分，藏之于肾。故《素问·上古天真论》说："肾者主水，受五脏六腑之精气而藏之"。肾藏精，精化为气，通过三焦布散到全身，促进机体的生长、发育和生殖，以及调节人体的代谢和生理功能活动。肾中精气，具有促进生长发育，促进生殖繁衍及促进血液生成等生理功能。

① 促进生长发育。机体生、长、壮、老、死的自然规律，与肾精的盛衰密切相关。《素问·上古天真论》"女子七岁，肾气盛，齿更发长……三七，肾气平均，故真牙生而长极。""丈夫八岁，肾气实，发长齿更……三八，肾气平均，筋骨劲强，故真牙生而长极……五八，肾气衰，发堕齿槁……七八，肝气衰，筋不能动，天癸竭，精少，肾脏衰，形体皆极。八八，则齿发去。"如上文表示，人从幼年开始，肾精逐渐充盈，则有齿更发长的生理现象。到了青壮年，肾精进一步充盛，机体也随之发育到壮盛期，则真牙生长，身体壮实，筋骨强健。待到老年，肾精亏虚，形体也逐渐衰老，全身筋骨运动不灵活，齿摇发脱，老态龙钟。由此可见，肾精为人体生长发育之根本，如肾精亏少，小儿则发育迟缓，筋骨痿软；成人则未老先衰，齿摇发落。补肾益精，既可治疗小儿生长发育障碍，又是延缓衰老和治疗老年性疾病的重要方法。

② 促进生殖繁衍。肾精是胚胎发育的原始物质，它还能促进生殖功能的成熟。《素问·上古天真论》"（女子）二七而天癸至，任脉通，太冲脉盛，月事以时下，故有子……七七，任脉虚，太冲脉衰少，天癸竭，地道不通，故形坏而无子也。""（丈夫）二八，肾气盛，天癸至，精气溢泻，阴阳和，故能有子……七八，肝气衰，筋不能动，天癸竭，精少……"从幼年开始，肾中精气逐渐充盛，到了青春期，肾精可化生一种叫作"天癸"的精微物质，天癸具有促进人体生殖器官发育成熟和维持成熟，具备了生殖能力。由于天癸的作用，男子产生精液，女子则月经按时来潮；人从中年进入老年后，肾精也逐渐衰少，天癸生成亦随之减少，性功能逐渐耗竭，生殖能力也就下降，直至消失。由此，肾精对生殖功能起着决定性的作用，为生殖之本。如肾藏精功能失常，生殖功能则低下，表现为男子不育，女子不孕。

③ 促进血液生成。肾藏精，精生髓，髓可生血，肾精能化而为血，参与血液的生成，故有"血液之源在于肾"之说。补肾益髓生血，是临床上治疗血虚证常用的有效方法之一。

（2）主一身之阴阳　肾藏精，精能化气，由肾精化生之气，即肾气。肾精和肾气同属肾中精微物质，精散而为气，气聚而为精，精与气在不断的转化之中，是同一物质的不同存在状态，故常"精气"并称。

肾精属阴，肾气属阳。肾中阴阳犹如水火一样内寄于肾，故肾有"水火之宅""水火之脏"之称。

肾阴，又称元阴、真阴、真水，为人体阴液之根本，是肾脏功能活动的物质基础，对机体各脏腑组织起着滋养、濡润作用。

肾阳，又称元阳、真阳、真火，为人体阳气之根本，是肾脏功能活动的动力，对机体各脏腑组织起着推动、温煦作用。

肾主一身之阴阳，肾阴肾阳被视为五脏阴阳的根本。肾推动和调节全身脏腑气化的功能，是通过肾中精气所化生的肾阴肾阳来实现的。五脏之阴，非肾阴不能滋；五脏之阳，非肾阳不能发。所以肾阴足，全身诸脏之阴皆足；肾阳旺，全身诸脏之阳皆旺。

生理状态下，肾阴肾阳是相互制约、相互依存的，以维持着人体阴阳的和谐与平衡。这一平衡状态遭到破坏，则造成阴阳失调的病变。如果肾阴不足，失于滋养及濡润，则虚火内生，可见五心烦热、潮热盗汗、男子遗精、女子梦交等；肾阳不足，推动和温煦功能衰减，则可出现精神疲惫、腰膝冷痛、形寒肢冷、小便不利或频数、男子阳痿早泄、女子宫冷不孕等。在病理状况下，肾阴肾阳也可相互影响，肾阴虚发展到一定程度可以累及肾阳，肾阳虚发展到一定程度也可伤及肾阴，成为阴损及阳或阳损及阴的阴阳两虚证。

肾为五脏阴阳之本，肾阴肾阳在推动和调控脏腑过程中起着极其重要的作用。同时，肾之阴阳与其他四脏阴阳之间也存在着相互资助和相互为用的动态关系，如心火（阳）下济于肾以助肾阳，即"心肾相交"；肺阴与肾阴可相互资生，即"金水相生"；脾化生的水谷之精可滋养肾中精气，即"后天滋先天"；肝藏之血与肾藏之精可相互资生与转化，即"精血同源""肝肾同源"。所以，肾阴肾阳不足可导致他脏的阴阳亏虚；反之，他脏的阴阳不足也可累及于肾，导致肾的阴阳亏虚，故说"久病及肾"。

(3) 主水液 《素问·逆调论》称"肾者水藏，主津液"。肾具有主持和调节体内水液代谢的功能。人体水液代谢是一个复杂的生理过程，它是在肺、脾、肾、胃、膀胱、大肠、小肠、三焦等脏腑的综合作用下完成的，其中肾起着主宰作用。肾主水的功能是通过肾的气化作用而实现的，具体表现在三个方面：其一，蒸腾气化，升清降浊。肾位于下焦，接纳肺通调水道而下注于膀胱，生成尿液排出体外，以清除体内的废浊之液。其二，推动与调节整个水液代谢脾对水液的转输、三焦的气化，其动力皆源于肾气。其三，肾主开阖。开，是将浊水、废水排出体外；阖，是将机体需要的水液得以保存。同时，其开阖功能还体现在对膀胱贮尿和排尿的控制。

肾是维持水液代谢平衡的最重要器官，尿液的生成与排泄，膀胱的开与阖，均有赖于肾的气化作用来调控。只有肾气的蒸化作用发挥正常，肾阴与肾阳的推动和调控作用协调，膀胱开阖有度，尿液才能正常地生成和排泄。若肾主水的功能失调，气化失司，开阖失度，就会引起水液代谢障碍。阖多开少，关门不利，尿液的生成和排泄发生障碍，则可见尿少、水肿等病变；若开多阖少，关门失控，尿液的生成和排泄太过，则又可见小便清长、尿量增多、尿频等病变。

(4) 主纳气 纳，即受纳、摄纳的意思。肾主纳气，是指肾具有摄纳肺气，促进其吸清呼浊，从而保持呼吸深度，防止呼吸表浅的作用。人体的呼吸运动，总为肺所主，其中呼气主要依赖肺气的宣发作用，吸气主要依赖肺气的肃降作用。肾藏元气为各脏腑生命活动的原动力，肺所吸气的纳降，必须要依赖肾气的摄纳作用才能下归于肾，从而使呼吸保持一定的深度。因此，人体正常的呼吸运动是肺肾两脏功能相互协调的结果，正如《类证治裁·喘证》中所说："肺为气之主，肾为气之根。肺主出气，肾主纳气。阴阳相交，呼吸乃和。若出纳升降失常，斯喘作焉。"肾的纳气功能正常，肺肾两脏协调配合，则呼吸均匀和调，并维持一定的深度。若肾精不足，肾气虚衰，摄纳无权，气浮于上，则会出现呼吸表浅，呼多吸少，动则气喘等病理现象，临床称之为"肾不纳气"。

肾的纳气功能，实际上是肾气的封藏作用在呼吸运动中的具体体现。肾为脏腑之基，肾气为元气之根，肾通过潜藏于内的元气对肺进行激发、推动和摄纳而参与呼吸过程，以保证肺的呼浊吸清功能得以正常。

总之，在肾的上述功能中，藏精是最根本的生理功能。其主生长发育和生殖、主水及主纳气等功能，都是其藏精功能的延伸。肾精化肾气，肾精与肾气主司人体的生长发育和生殖。肾气分阴阳，肾阴与肾阳是全身其他脏腑阴阳的根本，对脏腑气化具有促进和调节作用，并主司和调节全身的水液代谢。肾气的封藏和摄纳作用，维持着呼吸的深度，以利于气体的交换。

2. 肾的生理联系

(1) 肾合膀胱　肾下通于膀胱，经络相互属络，构成表里关系。

(2) 在体合骨，生髓通于脑　《素问·阴阳应象大论》说："肾生骨髓"，《素问·痿论》亦说："肾主身之骨髓。"肾主藏精，而精能生髓，髓居骨中，称为骨髓。骨骼的生长、发育、修复，均依赖于骨髓的充盈及其所提供的营养，所以《素问·六节藏象论》说肾"其充在骨"。肾精充足，则骨髓充盈，骨骼得到髓的滋养而坚固有力。反之，若肾精不足，骨髓空虚，骨骼失养，则会引起骨骼发育不良，如小儿囟门迟闭，骨软无力；老年人则骨质脆弱，易于骨折，骨折后也不易愈合。

髓有骨髓、脊髓和脑髓之分，三者均为肾中精气所化生。因此，肾精的盛衰，不仅影响骨骼的发育，而且也影响脊髓和脑髓的充盈。脊髓上通于脑，髓聚成脑，故《黄帝内经》有"脑为髓之海"之说。因此，肾精充足，髓海得养，脑的发育就健全，表现为思维敏捷，记忆力强，视觉、听觉灵敏，精力充沛；若肾精不足，髓海空虚，脑失所养，则可出现精神萎靡，思维迟钝，记忆力以及视觉、听觉减退等症状。可见，脑的生理功能虽然统属于心，但与肾也有密切联系。脑的病变，尤其是虚性病变，常采用补肾填精法治疗。

"齿为骨之余"，齿与骨同出一源，也依赖肾中精气所充养。肾精充沛，则牙齿坚固而不易脱落；若肾中精气不足，小儿可见牙齿生长迟缓，成人可见牙齿松动早脱。另外，在温热病中可通过望齿的润燥及有无光泽，来判断肾精及津液的盛衰。

(3) 其华在发　发为肾之外候，发的生长与脱落、润泽与枯槁是肾中精气盛衰的反映。发的生长，赖血以养，故有"发为血之余"之说。而精与血是相互资生的，肾精足则血旺，血旺就能使毛发得到充分的润养。因此，发的营养虽来源于血，但其生机则根于肾。肾精充足，精血旺盛，则头发浓密色黑而有光泽；若肾中精气衰少，则头发变白、枯槁而易脱落。

(4) 开窍于耳及二阴　耳是听觉器官，耳的听觉功能灵敏与否，主要与肾中精气的盛衰密切相关。故《灵枢·脉度》说："肾气通于耳，肾和则耳能闻五音矣。"肾中精气充盛，髓海得养，则听觉灵敏，分辨力高；若肾中精气不足，髓海失养，则可出现耳鸣、耳聋等症状。所以，临床上常把耳的听觉变化，作为判断肾中精气盛衰的重要指标之一。人到老年，听力逐渐减退，这是肾中精气自然衰少的缘故。

二阴，即前阴和后阴。前阴是指外生殖器和尿道，有排尿和生殖的作用；后阴是指肛门，有排泄粪便的作用。二阴主司二便，而二便的排泄均与肾有关。尿液的贮藏和排泄虽由膀胱所司，但尿液的生成及排泄必须依赖肾的气化和固摄作用，才能正常完成。若肾之气化和固摄作用失常，则可见尿少、尿闭、水肿或尿频、遗尿、尿失禁等小便异常的病症。大便的排泄，本属大肠传化糟粕的功能，但也与肾气的推动和固摄作用相关。若肾气不足，推动无力则可致气虚便秘，固摄无权则可致大便失禁、久泻滑脱。前阴是人体的外生殖器，其生殖功能与肾中精气密切相关。若肾精肾气不足，则可导致人体性器官的发育不良和生殖能力的减退，从而出现男子阳痿、早泄、少精、滑精、遗精及不育等，女子则见性冷漠、月经异常及不孕等病症。

(5) 在志为恐　恐，是一种恐惧、害怕的情志活动，与肾的关系密切。《素问·阴阳应象大论》说："在脏为肾……在志为恐。"恐对机体的生理活动来说，是一种不良刺激。若肾中精气充盛，封藏有度，则人在受到外界恐惊刺激时，多表现为虽恐而不甚，且能自我调控。肾中精气不充，封藏失司，则稍遇恐惊就会出现畏惧不安，甚至惶惶不可终日。"恐伤肾"，若"恐则气下"，猝恐大恐，或长时恐惧，均可伤肾，致肾气不固，甚至出现二便失禁、滑精等症。

(6) 在液为唾　唾，亦叫口津，又有"玉液""金津"之称，是唾液中较稠厚的部分，为口腔分泌，能润泽口腔，辅助食物下咽，并能滋养肾精。古代医家认为，唾为肾精所化，经肾气的推动作用，沿足少阴肾经，从肾向上经过肝、膈、肺、气管，直达舌下之金津、玉液二穴，分泌而出。故《素问·宣明五气》说："五脏化液……肾为唾"，由于唾源于肾精，应常咽而不吐，以回滋肾精。若多唾、久唾，必耗肾精。古代的导引家多主张以舌抵上腭，让舌下唾液缓缓泌出，待口中津满，然后徐徐咽下，以补养肾精。

唾与涎，虽然都是口腔分泌的液体，但两者有所区别。涎为脾之液所化，出自两颊，质地较清稀；唾为肾精所生，出自舌下，质地较稠厚。临床治疗口角流涎多从脾论治，治疗唾多频出多从肾论治。

二、六腑

六腑是胆、胃、小肠、大肠、膀胱、三焦的合称。六腑形态多为中空，生理功能是"传化物"，生理特点是"泻而不藏""实而不能满"。饮食物的消化、吸收和排泄过程，是六腑相互为用、密切配合的结果。饮食物入口，经过口腔的咀嚼、吞咽下行入食管，胃有受纳功能，食物经食管入胃，通过胃的初步腐熟，下传于小肠，经小肠的泌别清浊，其清者（精微、津液）由脾吸收，转输于四脏，布散于全身，其浊者（糟粕）下传于大肠，经大肠的传导，形成粪便排出体外。在这个过程中，胆汁适时分泌入肠腔，以助饮食的消化。脏腑代谢产生的浊液，则经三焦注入肾和膀胱，在肾的蒸腾气化作用下，生成尿液，排出体外。

六腑的生理功能是传化水谷，因而其气具有通降、下行的特性，正如《素问·五脏别论》所说："六腑者，传化物而不藏，故实而不能满也。所以然者，水谷入口，则胃实而肠虚；食下，则肠实而胃虚。"每一腑都必须适时排空其内容物，才能保持六腑的通畅无阻及功能协调，故说六腑"以通为用，以降为顺"，"通"和"降"要适时适度，太过或不及则会形成病态。

（一）胆

胆附于肝，是一个囊状的器官，内贮胆汁。古人认为胆汁是一种精纯、清净的精微物质，称为"精汁"，所以胆有"中精之腑""清净之腑"之名。胆的解剖形态与腑相类，管属中空有腔的囊状器官，故为六腑之一；但胆藏精汁，又与五脏"藏精气"作用相似，因此胆又被称为"奇恒之腑"。

胆，为六腑之一，又为奇恒之腑。胆属阳、属木，与肝相表里。胆的主要生理功能是贮藏、排泄胆汁和主决断，《黄帝内经》称之为"中正之官"。

1. 贮藏和排泄胆汁

胆汁由肝所化生，然后进入胆腑贮藏、浓缩，并在肝的疏泄功能作用下，通过胆道排泄入小肠。胆汁具有促进饮食物消化的作用。若肝胆功能异常，胆汁分泌与排泄障碍，就会影响脾胃的消化功能，出现厌食、腹胀、腹泻等症；若湿热蕴结肝胆，可导致肝失疏泄，胆汁外溢，浸渍肌肤，出现黄疸；若胆气不利而上逆，可出现口苦、呕吐黄苦水等症状。

2. 主决断

胆主决断是指胆在精神意识思维活动过程中，具有促进对事物判断，以防御和消除某些精神刺激（如大惊、大恐）的不良影响的功能。正如《素问·灵兰秘典论》所说："胆者，中正之官，决断出焉。"胆气虚弱时，表现为胆怯、易惊、善恐、失眠、多梦等症状，临床常从胆论治而获效。"胆主决断"功能是大脑的精神和思维活动的一部分。

（二）胃

胃位于膈下，腹腔上部。胃的外形为屈曲状，分上、中、下三部。上部为上脘，包括贲门；下部为下脘，包括幽门；上下脘之间名为中脘。三个部分统称"胃脘"。贲门上接食管，幽门下接小肠，为饮食出入于胃的通道。

胃是机体对饮食物进行消化吸收的主要脏器，属阳属土，与脾相表里，主要功能是受纳、腐熟水谷，《黄帝内经》称之为"水谷之海""太仓"。脾胃常被合称为"后天之本"。

1. 主受纳腐熟水谷

受纳，是接受和容纳之意。饮食入口，经过食管，容纳于胃，故胃有"太仓""水谷之海"之称。气、血、津液的化生，都源于胃所受纳的水谷，故胃又有"水谷气血之海"之称。胃主受纳功能是胃主腐熟功能的基础，也是整个消化功能的基础。若胃有病变，就会影响胃的受纳功能，而出现纳呆、厌食、胃脘胀闷等症状。

腐熟，是食物经过胃的初步消化，形成食糜的过程。胃把所纳的水谷进行消磨和腐熟，变成食糜，下传于小肠，通过进一步消化吸收，其精微物质经脾之运化而营养全身。如果胃的腐熟功能障碍，则出现胃脘胀痛、嗳腐泛酸等食滞胃脘的症状。

2. 胃主通降

通，就是通畅；降，就是下降。胃"以降为顺""以通为和"，合称为"胃主通降"。胃宜保持通畅下降的运动趋势，主要体现在饮食物的消化和糟粕的排泄过程中。饮食物经食管进入胃中，经胃受纳腐熟后再下传小肠，在这一过程中，胃必须保持"通"的状态。才能使饮食物的运行通畅无阻。脾主升清，胃主降浊。胃的运动特点是"降"，即把受纳腐熟的水谷，向下传送于小肠，再经过小肠的泌别清浊，其浊者下移于大肠，然后形成粪便排出体外。"通"与"降"的含义虽然不同，但二者关系非常密切，通，才能降；降，才能保持通，通与降是互为条件、互为因果的。胃主通降又是再一次受纳的前提条件，"吐故"才能纳新。所以胃失通降，则出现纳呆脘闷、胃脘胀满或疼痛、大便秘结等病理变化。若胃气不降反而上逆，则出现恶心、呕吐、嗳气、呃逆等胃气上逆的症状。

（三）小肠

小肠是一个长而中空的管状器官，迂曲回环于腹腔中，上端接幽门与胃相通，下端接阑门与大肠相接。小肠是机体对饮食物进行消化，吸收其精微、下传其糟粕的重要器官，属阳属火，与心相表里。主要功能为受盛化物和泌别清浊，《黄帝内经》称之为"受盛之官"。

1. 主受盛化物

受盛，即接受，以器盛物之义；化物，即消化食物、化生精微之义。小肠受盛化物的功能主要表现在两个方面：一是小肠受盛由胃下移而来的初步消化的饮食物，起着容器的作用；二是经胃初步消化的饮食物（食糜），在小肠内必须停留一定的时间，以利于小肠对其进一步消化，将水谷分化为可以被机体利用的营养物质和糟粕。

2. 主泌别清浊

泌别，即分别、分清；清，指饮食物中的水谷精微；浊，指食物残渣。所谓泌别清浊，即指经过小肠消化后的饮食物，被分为水谷精微和食物残渣两部分，其中的水谷精微，由脾转输，运送到全身，食物残渣则被下输到大肠，所以又称"分清别浊"。小肠在吸收水谷精微的同时，也吸收了大量的水液，故又称"小肠主液"。小肠的泌别清浊功能，与二便的生成密切相关，小肠泌别清浊功能正常，则水液和糟粕各走其道，二便正常。正如《类经·藏象类》中所说："小肠居胃之下，受盛胃中水谷而分清浊，水液由此而渗于前，糟粕由此而归于后，脾气化而上升，小肠化而下降，故曰化物出焉。"若小肠功能失调，清浊不分，即可出现水谷混杂而下，大便泄泻，而小便短少等病症。根据这一理论，临床上常采用"利小便即所以实大便"的方法治疗此证。

（四）大肠

大肠是一个管状器官，位于腹腔，大肠包括结肠与直肠，呈回环叠积状，其上口在阑门处与小肠相接，其下端连接肛门。

大肠属阳属金，与肺相表里。主要功能是传导糟粕，《黄帝内经》称之为"传导之官"。

1. 主传导糟粕

大肠接受由小肠下移的食物残渣，再重新吸收其中多余的水分，使之形成有形的便条，经肛门适时排出体外。大肠重新吸收食物残渣中的部分水液的功能，称为"大肠主津"。大肠发生病变，则传导失常，可出现大便质与量的变化和排便次数的变化，如大便秘结或大便溏泻。若湿热之邪蕴结于大肠，大肠气滞血阻，又会出现腹痛、里急后重、下痢脓血等症。由于"胃主通降""肺主肃降""肾司二便"，所以大肠的传导作用，与胃、肺、肾的功能密切有关，胃、肺、肾功能失常，常常引起大肠的传导失司。

2. 主津

大肠在传导由小肠下注的饮食残渣过程中，将其中部分水液再吸收，称为"大肠主津"。如大肠虚寒，无力吸收水液，则水谷杂下，出现肠鸣、腹痛、泄泻等。大肠有热，消烁水液，肠液干枯，肠道失调，又会出现大便秘结。

（五）膀胱

膀胱又称脬，为一个囊状器官，位于小腹中央。其上有输尿管与肾相通，其下通尿道，开口于前阴。膀胱是贮存和排泄尿液的器官，又称"净腑""水府""脬""尿胞"等，属阳、属水，与肾相表里。主要生理功能是贮存尿液及排泄尿液，《黄帝内经》称之为"州都之官"。

1. 贮存尿液

尿液为津液所化。人体之津液，经肺、脾、肾等脏腑的共同作用，运行全身，发挥其营养和滋润的生理功能。其代谢后的废水下归于肾，经肾的气化作用，升清降浊，清者重新输送回体内，浊者则气化成尿液，下输于膀胱而贮存。

2. 排泄尿液

尿贮存于膀胱，达到一定容量时，通过膀胱的气化作用，从溺窍排出体外。故《素问·灵兰秘典》说："膀胱者，州都之官，津液藏焉，气化则能出矣。"膀胱的气化功能，全赖于肾的气化作用。膀胱气化失司，可出现尿液排泄障碍。如膀胱失其约束，可见尿频、尿失禁及遗尿等；膀胱气化不利，则可引起小便不利、排尿不畅甚至癃闭。故《素问·宣明五气篇》说："膀胱不利为癃，不约为遗溺。"

（六）三焦

三焦是中医藏象学说中的一个特有概念，三焦分为上、中、下三个部分，膈以上为上焦，包括心与肺；横膈以下到脐为中焦，包括脾与胃、肝和胆；脐以下至二阴为下焦，包括肾、大肠、小肠、膀胱。

对于三焦解剖形态的认识，历史上有"有名无形"和"有名有形"之争。即使是有形论者，对三焦的争论，至今尚无统一看法。一般认为三焦是分布于胸腹腔的一个大腑，在人体脏腑中，唯它最大，无与匹配，故称之为"孤府"。正如张景岳所说："三焦者，确有一腑，盖脏腑之外，躯壳之内，包罗诸脏，一腔之大腑也。"因为中医脏腑概念与西医解剖学的脏器概念不同，所以不应该把三焦与现代解剖学脏器对应，而应该把三焦看作是在生理病理现象的联系上建立起来的一个功能系统。

1. 通行元气

元气是人体最根本之气，是生命活动的原动力。《难经·六十六难》说："三焦者，原（元）气之别使也"。元气通过三焦，外达肌肤腠理，内至五脏六腑，充沛于全身，以激发、推动各个脏腑组织的功能活动。所以说，三焦既是元气运行的通道，又是气化的场所。

2. 运行水液

三焦为人体水液运行的主要通道。《素问·灵兰秘典论》曰："三焦者，决渎之官，水道出焉。"决渎，即疏通水道。也就是说三焦有疏通水道、运行水液的功能。全身的水液代谢，是由肺、脾和肾等多个脏腑的协同作用而完成的，但必须以三焦为通道，才能正常地输布与排泄，如果三焦水道不利，则肺、脾、肾输布调节水液的功能将难以实现，所以又把水液代谢的协调平衡作用，称为"三焦气化"。

3. 运行水谷

《难经·三十一难》曰："三焦者，水谷之道路"，三焦具有运行水谷、协助输布精微、排泄废物的作用。其中，上焦有输布精微的功能；中焦有消化吸收和转输水谷精微的功能；下焦有排泄粪便和尿液的功能。

此外，三焦还被作为温病的辨证纲领，称为辨证之三焦。三焦辨证的三焦，既不是六腑之一，也不是人体上、中、下三个部位，而是温病发生、发展过程中由浅及深的三个不同病理阶段。

三、奇恒之腑

脑、髓、骨、脉、胆、女子胞，总称为奇恒之腑，它们贮藏人体之精气，形态又多为中空的管腔或囊状器官，似脏非脏，又似腑非腑，故称"奇恒之腑"。《素问·五脏别论》曰："脑、髓、骨、脉、胆、女子胞，此六者，地气之所生也，皆藏于阴而象于地，故藏而不泻，名曰奇恒之腑。"

奇恒之腑中，除胆以外，都没有表里关系，也没有五行配属关系，但与奇经八脉有关。由于胆以及骨、脉在前节中已有叙述，故本节只介绍脑、髓、女子胞。

（一）脑

脑居于颅内，上至颅囟，下至风府。脑由髓汇集而成，故《灵枢·海论》说"脑为髓之海"。《素问·五脏生成》说"诸髓者皆属于脑"。脑与脊髓相通，脊髓于脊椎管内，是精髓升降的道路。

1. 脑的生理功能

对于脑的解剖与功能，《黄帝内经》已有了一些粗略的认识，后世医家对脑的生理功能有许多精辟的论述，包括脑主管人的意识、思维、情感、记忆，以及主司听觉、视觉、嗅觉、言语等功能。

(1) 主精神思维　古人对脑主精神思维的功能已有明确的认识。《素问·脉要精微论》曰："头者精明之府,头倾视深,精神将夺矣。"西汉《春秋元命苞》说："头者,神之居也。"东汉《金匮玉函经》曰："头者,身之元首,人神所注。"隋《太素》云："头是心神所居。"李时珍在《本草纲目》中更明确提出"脑为元神之府"。清代王清任《医林改错》说："灵机记性不在心在脑。"

脑主精神思维的功能正常,则精神饱满,意识清楚,思维灵敏,语言清晰,情志正常。反之,则精神萎靡,思维迟钝,语言错乱,健忘,甚至精神错乱等。

(2) 主感觉的接受　古代医家已认识到感觉与脑的联系,并认为视、听、嗅等感觉功能皆归于脑。《灵枢·大惑论》认为目"上属于脑,后出于项中"。若"髓海不足……目无所见"。《素问·解精微论》说："泣涕者脑也……故脑渗为涕。"王冰注释为"鼻窍通脑"。明代王惠源的《医学原始》说："五官居于身上,为知觉之具,耳目口鼻聚于首,最显最高,便于接物,耳目口鼻之所导入,最近于脑,必以脑先受其象而觉之,而寄之,而存之也。"清代王清任在《医林改错》中更明确地指出："两耳通脑,所听之声归脑;两目系如线长于脑,所见之物归脑;鼻通于脑,所闻香臭归脑;小儿周岁脑渐生,舌能言一二字。"可见古人已清楚地认识到脑主接受感觉的功能了。

脑主感觉功能正常,则视物精明,听觉及嗅觉灵敏,感觉正常。若功能失常则会出现失聪,视物不明,嗅觉不灵,感觉迟钝。

(3) 主运动的支配　《灵枢·海论》说："髓海有余,则轻劲多力,自过其度;髓海不足,则脑转耳鸣,胫瘦眩冒,目无所见,懈怠安卧。"可见《黄帝内经》对脑与运动的关系已有初步的认识。脑海充盈,功能正常,则动作灵巧,反应敏捷,肢体刚劲有力。反之,髓海不足,则动作迟钝,反应缓慢,肢体疲软无力,甚至废用。

2. 脑的生理联系

藏象学说的主要特点是以五脏为中心的整体观。因此把脑的生理功能统归于心,且分属于五脏。认为心主神明,又把神分为神、魂、魄、意、志五个方面,分属于心,肝、肺、脾、肾五脏,即所谓"五神脏"。脑与五脏均有着生理联系,以心、肾、肝最为密切,临床上多从心、肾、肝三脏治疗脑的疾病。

(1) 脑与心　"心脑息息相通"(《医学衷中参西录》)。古代医家把心分为血肉之心与神明之心,血肉之心即心脏,神明之心则是脑。心主神明,脑为元神之府,故心脑相通,临床上脑病可从心论治,或心脑同治。

(2) 脑与肾　肾藏精,精生髓,脑为髓之海。故肾精充盛则脑髓充蕴,肾精亏虚则髓海不足。临床治疗脑病的重要方法之一,就是补肾填精益髓。

(3) 脑与肝　肝主疏泄,调畅气机,调节情志;肝又主藏血,而血为神之舍。若肝气调畅,藏血充盈,则气血调和,脑清神聪。反之,肝失疏泄,情志失调,气血逆乱,则可致清窍闭塞,或血溢于脑;肝血不足,脑失血养,可致头晕、头痛、失眠、健忘等。

(二) 髓

髓为一种膏状物质,有骨髓、脊髓和脑髓之分。骨髓充于骨腔内,脊髓居于脊椎管内,脑髓藏于颅腔内。

1. 髓的生理功能

(1) 充养脑髓　脑为髓之海,髓充盈于脑中,以维持脑的生理功能。若肾精不足,不能生髓充脑，就会导致髓海空虚，出现头晕、耳鸣、目眩、健忘等症。

（2）滋养骨骼　髓藏骨中，滋养骨骼。骨骼得到骨髓的充养，则生长发育正常，保持其坚刚之性。若骨髓不充，骨骼失养，小儿则骨骼发育不良，身材矮小；成人则骨骼脆弱。

（3）化生血液　肾藏精，精生髓，骨髓可以生血，为血液生化之器。因此可用补肾生髓之法治疗血虚证。

2.髓的生理联系

骨髓、脊髓和脑髓三者均为肾中精气所化生，因此肾中精气的盛衰，直接影响着髓的生成。骨髓、脊髓、脑髓的病变，临床也多从肾论治。

（三）女子胞

女子胞，即子宫，又称胞宫、子脏、胞脏、子处、血脏等。子宫外形如倒梨，位于小腹部，居膀胱之后、直肠之前，下口与阴道相连。

1.女子胞的生理功能

（1）主司月经　月经，又称月事、月水、月信，是女性生殖功能发育成熟后，子宫周期性出血的生理现象。月经来源于女子胞。健康女子到了十四岁左右，肾气充盛，化生天癸，冲任二脉通畅，子宫发育趋于成熟，月经开始按时来潮。到了四十九岁左右，肾气渐衰，天癸竭绝，冲任不通，女性开始进入绝经期。胞宫的形态与功能正常与否，直接影响着女性的月经，所以女子胞有主司月经的功能。

（2）主孕育胎儿　女子胞是孕育胎儿的重要器官。女子受孕之后，胎儿在子宫内生长发育，子宫供给胎儿所需的气血与养料，培育胎儿成熟直至分娩。若肾虚冲任不固，胎失所系或血虚不足以养胎，气虚不足以载胎，可出现胎动不安或流产。

2.女子胞的生理联系

女子胞的主要功能是产生月经和孕育胎儿。而月经的产生，胎儿的孕育都有赖于神的调控、气的推动和精血的充养。所以女子胞的生理功能与脏腑、经络、精气血有着密切的联系。在五脏之中，女子胞与肝、肾、脾、心的关系尤为密切。

（1）女子胞与肝　女子以血为本，以气为用。肝为血海，主藏血；肝主疏泄，调节气机，所以女子的经、孕、胎、产、乳无不与气血相关，无不依赖于肝的藏血和疏泄功能，故《临证指南医案》说："女子以肝为先天"。肝血充足，藏血功能正常，则肝血下注，冲脉盛满，血海充盈；肝气条达，疏泄正常，则气机调畅，冲任通利，月经按时来潮。反之，肝血不足，或肝不藏血，或肝失疏泄，均可导致月经紊乱，生殖障碍。

（2）女子胞与肾　肾为先天之本，肾中精气的盛衰，决定着人体的生长发育和生殖功能。肾与女子胞的关系主要体现在天癸的至竭及月经、孕育等方面。天癸是由肾中精气所化生，能促进生殖器官的发育并维持生殖功能。女子青春期，肾精充盈，天癸至，胞宫发育成熟，月经应时来潮，具备了生育能力；进入老年期，肾精衰少，天癸竭，月经闭止，也就丧失了生殖能力。

（3）女子胞与脾　脾主生血、统血，为气血生化之源，经血的化生及经血的固摄与脾密切相关。脾气健旺，化源充足，统摄有权，则月经正常。若脾气虚弱，气血生化失源，则血海亏虚，出现月经量少或闭经；如脾虚不能统血，则可出现月经量多或崩漏。

（4）女子胞与心　心藏神，主司人体的一切生理活动和心理活动。女子胞发生月经和孕育胎儿的功能，都与人的精神情志活动相关，都是受心神的调控。故心神内守，心理活动稳定，心情舒畅，是女子胞按时排经和适时排卵以及孕育胎儿的重要条件。心又主司血液的运行和化生，而女子以血为本，故心血充盈以养血脉，心气充沛以行血脉，对女子胞的发生月经和孕育胎儿功能，具有重要的资助和促进作用。

（5）女子胞与经脉　女子胞与十二经脉、奇经八脉均有联系，但以冲、任二脉最为密切。"冲为血海""任主胞宫"，二脉同起于胞中，能运行调节气血，以充盈和滋养胞宫，孕育胎儿。如冲任气血衰少或功能失调，就会出现月经不调甚至不孕等病症。

四、脏腑之间的关系

人体是一个统一的有机整体，各脏腑的功能活动不是孤立的。五脏为人体的中心，其与六腑相配合，以精气血津液为物质基础，通过经络的联络作用，在生理上相互协同、相互制约、相互依存、相互为用；在病理上按一定规律相互传变、相互影响。

（一）脏与脏之间的关系

五脏一体观，是中医藏象学说的最主要特点。五脏之间，既有相辅相成的协同作用，又有相反的制约作用，从而维持了五大系统间的动态平衡。五脏之间的关系，早已超越了五行生克乘侮的范围，下面从各脏的生理功能及病理变化方面阐释其相互之间的关系。

1. 心与肺

（1）生理　心与肺的关系，主要体现在主持气血运行等方面的相互促进。

① 心主一身之血，肺主一身之气。血液的运行依靠气的推动作用，而气也需要血液的运载才能输布全身。心与肺相互配合，保证气血的正常运行，维持人体各脏腑、组织的功能活动。

② 心主血脉，肺朝百脉。心肺同居胸中，胸中宗气贯心脉、司呼吸。宗气是联结心之搏动和肺之呼吸两者之间的中心环节，其盛衰直接影响着心肺两脏的功能。

（2）病理　肺气虚弱，宗气不足，不能辅助心脏推动血液，日久而形成心血瘀阻；心气不足，血液运行不畅，也可影响肺的宣降功能，出现咳嗽、喘息、气促等症。

2. 心与脾

（1）生理　心与脾的关系，主要体现在血液生成的相互依存及血液运行的相互协同两个方面。

① 心主血，脾生血。脾主运化水谷，其化生的水谷精微通过脾的转输升清作用，上输于心肺，贯注于心脉而化赤为血，两脏共同参与了血液的生成。脾气健运，化源充足，则心血充盈；而心血充盈，脾得濡养，则运化健旺。

② 心主行血，脾主统血。血液在脉中正常运行，有赖于心气的推动而通畅无阻，依靠于脾气的统摄而不外逸。心气充足，脾气旺盛，推动有力，统摄有权，则血行有序，故血液能正常的运行，有赖于心脾之间的协调。

（2）病理　在血液的生成方面，若脾气虚弱，运化失职，则血的化源不足；或脾不统血而致心血亏耗；或思虑过度，耗伤心血，影响脾的健运，均可形成心悸、失眠、食少、肢倦、面色无华等为主症的心脾两虚证。在运行方面，若心气不足，无力行血；或脾气虚损，失于统摄，都可导致血行失常的病理状态，如气虚血瘀证，或气虚失于统摄的出血证等。

3. 心与肝

（1）生理　心与肝的关系，主要体现在血液循行与神志活动两个方面。

① 心主血，肝藏血。心气推动血液运行，肝贮藏血液和调节血量。王冰注《素问·五脏生成》有："肝藏血，心行之。"血脉充盈，则心有所主，肝有所藏，两脏相互配合，共同维持血液的正常循行。

② 心主神志，肝调情志。心主宰人体的精神活动，肝调节人体的情志活动，两脏协调一致，才能精神饱满，情志舒畅。

（2）病理　在血液方面，若心血不足则肝血亦常因之而虚，肝血不足则心血亦常因之而损，故临床上常常见到"心肝血虚"之证。在精神情志方面，若心阴不足，虚火内扰，除见心烦、失眠外，亦常兼见急躁、易怒、头晕、目赤等肝病的症状。

4. 心与肾

（1）生理　心与肾的关系，主要体现在心肾阴阳、水火互制、互济及精血互生、精神互用等方面。

① 心肾相交。心居于上，属阳，其性属火；肾居于下，属阴，其性属水。根据阴阳、水火的升降规律，位于下者，以上升为顺；位于上者，以下降为和。故心火可以下降于肾，制约肾水防止肾水过于寒凉；肾水可以上济于心，制约心火，防止心火过于亢盛。心火下降，肾水上升，彼此交通，相互协调，这种关系，称为"心肾相交"，又称"水火既济"。

② 精血互生。心主血，肾藏精，精血之间可以相互资生。所以，肾精亏损与心血不足常互为因果。

③ 精神互用。心主血，藏神；肾藏精、生髓，通于脑。精是神的物质基础，神是精的外在表现。

（2）病理　心和肾任何一方的阴阳失调，均可导致心肾间"水火既济"的关系破坏，出现相应的病证。若心火独亢于上，不能下交于肾，或肾水亏虚于下，不能上济于心，则可出现心悸、怔忡、心烦、失眠、腰膝酸软等"心肾不交"的症状；若肾阳虚衰，阳虚水泛，则可出现心悸、心慌、水肿等"水气凌心"的表现；若肾阴亏虚，不能制阳，心火上炎，又可出现口舌生疮、口干少津、五心烦热等阴虚火旺的症状。

5. 脾与肺

（1）生理　脾与肺的关系，主要体现在气的生成和水液代谢两个方面。

① 肺主气，脾生气。脾为生气之源，肺为主气之枢。肺司呼吸而纳自然界清气，脾主运化而化生水谷精气，清气和水谷精气是生成气的主要物质基础。只有肺脾两脏协同作用，才能保证气的生成充沛。

② 肺主通调水道，脾主运化水湿。脾肺二脏均为调节水液代谢的重要脏器。肺气宣降以行水，使水液正常地输布与排泄；脾气运化，散精于肺，使水液正常地生成与输布。二者配合，相互为用，是保证水液正常代谢的重要环节。

（2）病理　脾气虚弱，常可导致肺气不足，而见体倦无力、少气懒言等症；脾失健运，水湿不行，聚而为痰饮，影响肺气的宣降，常出现喘咳痰多等症，所以有"脾为生痰之源，肺为贮痰之器"的说法。反之，肺病日久，也可影响到脾脏，如肺气虚衰，宣降失职，可引起水液代谢不利，以致湿停中焦，脾阳受困，出现水肿、腹胀、便溏等症。

6. 肝与肺

（1）生理　肝与肺的关系，主要体现在气机升降的相反相成、相互协调方面。

肝升肺降：肺居于上焦，为阳中之阴脏，其气肃降；肝位于下焦，为阴中之阳脏，其气升发。肝气以升发为和，肺气以肃降为顺，此为肝肺气机升降的特点。肝升肺降，升降协调，对全身的气机调畅与气血调和，起着重要的调节作用。升降得宜，则气机舒展，气血流行，脏腑安和。

(2) 病理　肝肺两脏在病理上可相互影响，如肝气郁结，气郁化火，循经上行，灼肺伤津，出现胁痛、易怒、咳逆、咯血等症，即"肝火犯肺"，也称"木火刑金"。相反，肺失清肃，燥热内盛，亦可影响及肝，致肝失条达，疏泄不利，在咳嗽的同时，出现胸胁引痛、头晕头痛、面红目赤等症。

7. 肾与肺

(1) 生理　肾与肺的关系，主要表现在水液代谢、呼吸运动及肺肾之阴相互滋养等三个方面。

① 肾为主水之脏，肺为水之上源。肺在上，主通调水道，为水之上源；肾在下，主水，为水脏。肺的宣降正常，则水道通调；肾的气化正常，则开阖有度。肺肾协调，对人体水液的正常代谢起着重要作用。

② 肺为气之主，肾为气之根。肺主呼气，肾主纳气；人体的呼吸运动，虽然由肺所主，但需要肾的纳气作用来协助。只有肾气充盛，吸入之气才能经过肺之肃降，而下纳于肾，呼吸才会保持平稳而深沉。肺肾相互配合，共同完成呼吸的生理活动。

③ 肺阴肾阴互相资生。肾阴为诸阴之本，肾阴充盛，上资于肺，使肺阴充足；金为水之母，肺阴充足，下输于肾，使肾阴充盈，故有"金水相生"之说。

(2) 病理　肺与肾的功能失职，会造成水液代谢障碍。例如肾阳不足，不能化水，水溢肌肤，不但可以引起水肿，而且水气上迫于肺，出现咳嗽、喘息、不得平卧等。若肾气不足，摄纳无权，气浮于上，或肺气久虚，伤及肾气，而致"肾不纳气"，均可出现气喘、动则尤甚等病症。肺阴虚可损及肾阴，肾阴虚则使肺阴失养，故肺肾阴虚往往同时并见，出现颧红、潮热、盗汗、干咳、音哑、腰膝酸软等症。

8. 肝与脾

(1) 生理　肝与脾的关系，主要体现在两脏对血液的调控以及消化吸收功能的协同作用方面。

① 肝主疏泄，脾主运化。肝主疏泄，调畅气机；脾胃位于人体中焦，脾升胃降，是气机升降的枢纽，脾胃的气机升降有赖于肝的调节。胆汁由肝所化生，贮藏于胆中，肝通过其疏泄功能，使胆汁适时分泌入肠腔，促进饮食物消化。肝的功能正常，疏泄调达，则脾胃升降有度，运化健全。

② 肝主藏血摄血，脾主生血统血。肝主藏血，为血之府库；脾主生血，为血之化源。脾气健旺，生血有源，则肝有所藏，贮血充足，调节有度。肝主摄血，能收摄血液，主持凝血；脾主统血，能统摄血液，防止出血，肝脾两脏相互协作，共同维持血液在脉管内的正常运行。

(2) 病理　肝气郁结，疏泄失职，就会影响脾胃功能，从而形成"肝脾不和"或"肝胃不和"之证。如大怒之后，出现胸胁胀痛、食欲不振、腹胀、嗳气等症。反之，如脾气不足，运化失司，血液生化乏源，或脾不统血，失血过多，均可累及于肝，形成肝血不足；又如脾失健运，水湿内停，日久蕴而化热，湿热蕴蒸，使肝胆疏泄不利，可发生黄疸。

9. 脾与肾

(1) 生理　脾与肾的关系，主要体现在先后天相互资助和水液代谢过程中相互协同两个方面。

① 肾为先天之本，脾为后天之本。肾主藏精，为先天之本；脾主运化，为后天之本。脾阳要依靠肾阳的温煦才能发挥其运化功能；肾的精气也有赖于脾气化生的水谷之精的充养，才能保持充盈。脾与肾，两者相互资助，相互促进，即所谓"先天促后天，后天滋先天"。

② 脾主运化水湿，肾主水液代谢。脾气运化水湿功能的正常发挥，须依赖肾气的蒸化和肾阳的温煦作用的支持；肾主水液输布代谢，又须依赖脾气及脾阳的协助，即所谓"土能制水"。脾肾两脏相互协作，共同完成水液的新陈代谢。

（2）病理　肾阳不足，不能温煦脾阳，或脾阳久虚，进而损及肾阳，最终均可导致腹部冷痛、下利清谷、五更泄泻、水肿等脾肾阳虚证候的发生。

10. 肝与肾

（1）生理　肝与肾的关系，主要体现在精血同源、阴阳承制及藏泄互用等方面。

① 精血同源。肝藏血，肾藏精，精血相互滋生。肾精依赖肝血的不断补充，肝血又依赖肾精的滋养。精能生血，血能化精，肝血与肾精可以相互资生、相互转化，因此称"精血同源"，又称"肝肾同源""乙癸同源"。

② 阴阳承制。肝肾同属下焦，肝肾的阴阳相互资助，相互制约。肾阴能涵养肝阴，制约肝阳，防止其亢逆；肾阳资助肝阳，共同温煦肝脉，可防肝脉寒滞。肝肾阴阳之间互制互用，维持着肝肾之间的阴阳平衡。

③ 藏泄互用。肝主疏泄，肾主封藏，两者之间存在着相互为用、相互制约的关系。肝气疏泄可使肾气闭藏开阖有度，肾气闭藏可防肝气疏泄太过。疏泄与封藏，相反相成，从而调节女子的月经来潮、排卵和男子的排精。

（2）病理　肾精亏损，可导致肝血不足；反之，肝血不足，也可引起肾精亏损。另外，肾阴不足，不能滋养肝阴，阴不制阳而导致肝阳上亢，出现眩晕、头痛、急躁易怒等症，称为"水不涵木"；反之，肝阳妄动化火，也可下劫肾阴，造成肾阴不足，出现烦热、盗汗、男子遗精、女子月经不调等症。

（二）腑与腑的关系

胆、胃、大肠、小肠、三焦、膀胱的功能各不相同，但其共同的生理功能是"传化物"，即所谓"六腑者，所以化水谷而行津液者也"（《灵枢·本藏》）。故腑与腑之间的关系，主要体现在饮食物的消化、吸收和排泄的过程中，它们相互联系，密切配合。

1. 生理

饮食物通过口腔的咀嚼、吞咽下行入胃，经胃的腐熟，初步消化成食糜，再下移于小肠。小肠受承胃之食糜，再进一步消化。在这个过程中，胆排泄胆汁进入小肠以助消化。小肠泌别清浊，清者经脾转输以营养全身，浊者为糟粕残渣，下达大肠，经大肠的燥化和传导作用变成粪便排出体外。小肠主液，大肠主津，吸收的水液经脾的转输、肺的宣降而运行全身。其废水下输于肾，再经肾的气化作用，升清降浊，清者重新输送回脾肺，浊者渗入膀胱形成尿液，从尿道排出体外。水液的运化、输布与排泄，又是以三焦为通道，即"三焦决渎"。因此，人体对饮食物的消化、吸收和废物的排泄，是由六腑分工合作，共同完成的。由于六腑传化水谷，需要不断地受纳、消化、传导和排泄，虚实更替，宜通而不宜滞，故有"六腑以通为用""腑病以通为补"的论点。在治疗上提出的"以通为补"的"补"，并不是用补益药物补脏腑之意，而是指用通泄药物使六腑"以通为顺"。但是，并不是所有的腑病都要用通泄药物治疗，如胆气虚证、胃阴虚证等。

2. 病理

胃有实热,消灼津液,可使大肠传导不利,大便秘结;而肠燥便秘,腑气不通,亦可导致胃失和降,出现恶心、呕吐等胃气上逆之证。胆火炽盛,常可犯胃,出现烧心(胃灼热)、呕吐苦水等胃失和降的症状。

(三)脏与腑之间的关系

脏与腑的关系,是脏腑阴阳表里配合关系。脏为阴,腑为阳;脏为里,腑为表,一阴一阳,一里一表相互配合,并由经脉相互属络,从而构成脏腑之间的表里关系。

一脏一腑的表里配合,存在着四个方面的联系。一是经脉属络,二是结构相连,三是气化相通,四是病理相关。因此在临床上可出现脏病及腑、腑病及脏、脏腑同病;治疗时也可采用脏病治腑,腑病治脏,脏腑同治的方法。

1. 心与小肠

(1)生理 心与小肠通过经脉的相互属络构成表里关系,手少阴心经属心络小肠;手太阳小肠经属小肠络心。心阳之温煦,心血之濡养,方使小肠消化吸收功能正常。小肠主化物,泌别清浊,将其清者吸收,经脾气升清作用而上输心肺,以养其心。

(2)病理 心有实火,可移热于小肠,引起尿少、尿热、尿赤、尿痛等症。反之,如小肠有热,亦可循经上炎于心,出现心烦、舌赤、口舌生疮等症。

2. 肺与大肠

(1)生理 肺与大肠通过经脉的属络构成表里关系,手太阴肺经属肺络大肠。手阳明大肠经属大肠络肺。肺与大肠的生理联系,主要体现在肺气肃降与大肠传导之间。肺气肃降,气机调畅,能促进大肠的传导,有利于大便的排出。大肠传导正常,糟粕下行,亦有利于肺气的肃降。

(2)病理 肺气肃降失职,可影响大肠的传导,导致排便困难。如肺气虚弱,气虚推动无力,则可见大便艰涩不行,称之为气虚便秘;若大肠实热,腑气阻滞,也可影响到肺的宣降,出现胸满喘咳等症。

3. 脾与胃

(1)生理 脾与胃同居中焦,以膜相连,足太阴脾经属脾络胃,足阳明胃经属胃络脾,二者经脉相互联络而构成表里关系。脾胃为后天之本,气血生化之源。脾与胃互相配合而完成人体对饮食物受纳、消化、吸收和输布的生理功能。

(2)病理 脾为湿困,运化失职,清气不升,即可影响胃的受纳与和降,可出现食少、呕吐、恶心、脘腹胀满等症;反之,若饮食失节,食滞胃脘,胃失和降,亦可影响脾的升清与运化可出现腹胀、泄泻等症。

4. 肝与胆

(1)生理 胆附于肝之短叶间,以胆管相连,足厥阴肝经属肝络胆,足少阳胆经属胆络肝,二者经脉互为属络构成表里关系。一方面,肝胆同属于木,通于春季,禀春生之气主生发疏泄,共同调畅脏腑之气机。另一方面,肝为刚脏,主疏泄,其气主升;胆为清腑,藏胆汁,胆汁宜降。肝升胆降,升降相宜,则气机调畅。

胆汁来源于肝之余气,胆汁之所以能正常排泄和发挥作用,亦依靠肝的疏泄功能。

(2)病理 肝的疏泄功能失常,则会影响胆汁的分泌与排泄;反之,若胆汁排泄不畅,亦会影响肝的疏泄。临床常见肝病及胆,胆病及肝,形成肝胆俱病,如肝胆火旺、肝胆湿热等。

5. 肾与膀胱

（1）生理　肾与膀胱由输尿管相连，又有经脉相互属络，足少阴肾经属肾络膀胱，足太阳膀胱经属膀胱络肾，二者构成表里相合关系。肾脏生成的尿液，贮藏于膀胱；膀胱的气化功能，取决于肾气的盛衰。膀胱的贮尿和排尿功能，亦依赖于肾的气化作用。肾气充足，则固摄有权，膀胱开阖有度。

（2）病理　若肾气不足，气化失常，固摄无权，则膀胱开阖失度，即可出现小便不利或尿失禁、遗尿、尿频等症。如老年人常见的小便失禁、多尿等症，多为肾气不固所致。

学习小结

　　本章主要由精气血津液和藏象两部分组成。精气血津液应重点掌握精和气的概念、来源，几种重要气的生成、分布与功能，气的功能和气机；明晰血的概念、生成、运行和功能；理解津液的概念、生成、输布、排泄与功能；理解精气血津液的关系。

　　藏象主要由五脏、六腑、奇恒之腑、脏腑关系四部分构成。五脏应主要理解藏象的概念及脏腑的特点，明晰五脏的生理功能、生理特性及生理联系。六腑应掌握六腑的生理功能和生理特征。奇恒之腑重点理解奇恒之腑的生理功能。脏腑关系能说出脏与脏、腑与腑、脏与腑之间的关系。

考点提示

1. 气的功能与分类。
2. 血的生成、运行与功能。
3. 津液的概念及功能。
4. 气血津液的关系。
5. 五脏的生理功能、生理特征及生理联系。
6. 六腑的生理功能、生理特征。
7. 奇恒之腑的生理功能及生理联系。
8. 脏与脏、腑与腑、脏与腑之间的关系。

思考练习题

1. 五脏共同的生理特点是（　　）
A. 传化物　　　B. 实而不能满　　　C. 藏精气　　　D. 泻而不藏　　　E. 以上均非

2. "五脏六腑之大主"指的是（　　）
A. 心　　　B. 肺　　　C. 肝　　　D. 脾　　　E. 肾

3. "将军之官"指（　　）
A. 肝　　　B. 心　　　C. 脾　　　D. 肺　　　E. 肾

4. 主升清的脏是（　　）
A. 肝　　　B. 心　　　C. 脾　　　D. 肺　　　E. 肾

5. 主皮毛的脏是（　　）
A. 肝　　　B. 心　　　C. 脾　　　D. 肺　　　E. 肾

6. "先天之本"是指（　　）

A. 肝　　　　　B. 心　　　　C. 脾　　　　D. 肺　　　　E. 肾

7. 主纳气的是（　　）

　A. 肝　　　　　B. 心　　　　C. 脾　　　　D. 肺　　　　E. 肾

8. 肝在体为（　　）

　A. 脉　　　　　B. 筋　　　　C. 骨　　　　D. 皮　　　　E. 肉

9. 心在志为（　　）

　A. 喜　　　　　B. 怒　　　　C. 思　　　　D. 忧　　　　E. 恐

10. 与脾关系密切的是（　　）

　A. 喜　　　　　B. 怒　　　　C. 思　　　　D. 忧　　　　E. 恐

11. 肾所化生的液是（　　）

　A. 泪　　　　　B. 汗　　　　C. 涎　　　　D. 涕　　　　E. 唾

12. "中正之官"指（　　）

　A. 胆　　　　　B. 胃　　　　C. 小肠　　　D. 大肠　　　E. 膀胱

13. 称为"娇脏"的是（　　）

　A. 心　　　　　B. 肝　　　　C. 脾　　　　D. 肺　　　　E. 肾

14. "水谷之海"指（　　）

　A. 胆　　　　　B. 胃　　　　C. 小肠　　　D. 大肠　　　E. 膀胱

15. "水火既济"指的是（　　）

　A. 心肺关系　　B. 肺肝关系　C. 肝脾关系　D. 脾肾关系　E. 心肾关系

16. 精血同源指的是（　　）

　A. 心肺关系　　B. 肺肝关系　C. 肝脾关系　D. 肝肾关系　E. 心肾关系

17. 具有营养和化生血液的气是（　　）

　A. 元气　　　　B. 宗气　　　C. 营气　　　D. 卫气　　　E. 真气

18. 由清气和水谷精气结合构成的气是（　　）

　A. 元气　　　　B. 宗气　　　C. 营气　　　D. 卫气　　　E. 真气

19. 积于胸中的气是（　　）

　A. 元气　　　　B. 宗气　　　C. 营气　　　D. 卫气　　　E. 真气

20. 具有彪悍滑利特点的是（　　）

　A. 元气　　　　B. 宗气　　　C. 营气　　　D. 卫气　　　E. 真气

第四章 经络

知识目标

1. 掌握经络学说的基本内容，包括经络的定义、经络系统组成及经络的作用等。
2. 掌握十二正经的分布循行、交接规律、气血流注次序。
3. 熟悉奇经八脉的内容及生理功能等。
4. 熟悉经络学说在临床上的应用。

能力目标

1. 能够运用经络学说分析人体生理、病理、病证，与临床用药、针灸推拿等相结合。
2. 能够运用经络学说诊断治疗常见的临床症状。

课堂互动

唐代医家孙思邈《千金方·卷二十九》记载："凡人吴蜀地游宦，体上常须三两处灸之，勿令疮暂瘥，则瘴疠温疟毒气不能著人也"。

为何温灸身体三两处就可防病治病？中医理论中的经络学说理论将阐释其治病原理。

从古至今，经络学说在中医临床诊疗中发挥重要作用。经络学说，是研究人体经络的概念、经络系统组成、循行分布、生理功能、病理变化及其与脏腑、形体官窍、气血相互关系的学说，是中医学理论体系的重要组成部分。

经络学说与藏象、精气血津液等共同构成中医学理论体系的核心，成为中医学阐述人体生命运动规律的基本学说。经络学说补充了藏象学说的不足，对于临床诊断疾病、确定治则治法、针灸推拿、气功导引等，具有重要的指导意义。同时，经络学说也是中药归经的理论基础，对临床遣方用药及临床各科具有重要的指导作用。

第一节 概　　述

一、经络的概念

视频5：经络学说

1. 经络的形成与发展

经络概念的产生是古代生活与医疗实践的总结，源于古人以"观物取象，以象会意"的认识方法。古人根据人体经络感应现象，并观察到血液流行于脉中，体表可触及的筋肉等条索状物，以及解剖可见的与脏腑形体官窍相连接的系带状物等，运用"天人合一"的整体思维，将人体结构与自然界相关事物相比类，如自然界有十二河流，人有十二经脉，自然界有湖泽，人有奇经八脉等，因此建立经络腧穴概念。同时，古人结合导引、气功、针刺等体验感受，通过分析、总结和归纳，逐步形成了经络的概念。

《史记·扁鹊仓公列传》最早记载"阳脉""阴脉"及"经、维、络"等名称；湖南长沙马王堆汉墓出土的帛书《阴阳十一脉灸经》和《足臂十一脉灸经》，记载了11条脉的具体名称、循行走向、所主疾病及灸法，但只称"脉"而非"经脉"，提示脉是经络的形态学基础之一。

《黄帝内经》的成书与问世，标志着经络学说的形成。《内经》中专论或主论经络的篇章有20余篇，不仅系统阐述了十二经脉的起止、具体循行路线、络属脏腑、表里关系及病症表现，而且对奇经八脉中冲任督三脉的起止、循行路线、生理功能和有关病候，及带脉、阴阳维脉、阴阳跷脉的分布部位、生理功能作了大致的描述，对络脉及十二经筋、十二皮部的名称、分布、生理功能、常见病候也作了讨论，并以"天人合一"的思维方法，阐述经络气血运行与自然界日月时辰的通应关系等，构筑了经络学说体系的基本框架。

《难经》首创"奇经八脉"一词，对奇经八脉的定义、功能、循行路线、病证及与正经关系等都有较详细的论述，对某些经穴如八会穴的特异性进行了总结，并提出了"十二经皆有动脉""肾间动气为十二经脉之根"等理论，丰富了经络学说的内容。

晋代皇甫谧编著的《针灸甲乙经》是中医学第一部针灸学专著，书中记载腧穴达349个，主要论述中医学经络学说和针灸方法，在经络学说的发展及针灸疗法的应用中，起到承先启后、继往开来的重大作用。宋代王惟一主持铸造了经络腧穴"铜人"模型并编著《铜人腧穴针灸图经》。明代杨继洲参照历代文献著成《针灸大成》，使经络、腧穴的资料更为翔实丰富，成为集针灸之大成者。

综上所述，经络学说源于古代人们的生活与医疗实践，形成《黄帝内经》，以哲学思想为指导，后世医家在此基础上，结合临床实践与发展，从而使经络理论及应用不断丰富与完善，成为中医学理论的重要组成部分。

2.经络概论

经络，是经脉和络脉的总称，是人体运行气血、联络脏腑、沟通内外、贯穿上下的径路。

经是经脉，是经络系统的主干，其特点是多纵行分布，位置较深，有一定的循行路径；络是络脉，是经脉的分支，其特点是纵横交错，遍布全身，深浅部位皆有分布，浮络循行于较浅的部位。《灵枢·脉度》说："经脉为里，支而横者为络，络之别者为孙"。

经脉与络脉相互衔接，遍布全身，将人体脏腑官窍、四肢百骸等连接成统一的有机整体，并通过经络之气调节全身各部的功能，运行气血，协调阴阳，从而使整个机体保持协调平衡。

二、经络系统的组成

经络系统由经脉和络脉组成。

1.经脉

经脉是经络系统的主干，全身气血运行的主要通道。经脉包括十二经脉、奇经八脉，以及附属于十二经脉的十二经别、十二经筋、十二皮部。

十二经脉，又名"十二正经"，包括手三阴经、手三阳经、足三阴经、足三阳经。十二正经是经络系统的主要组成部分，具有起止穴、循行路径和分布规律、走向及交接规律，与脏腑有直接属络关系，相互之间有表里关系，十二经有本经专属的穴位。

奇经八脉，因其不拘于常，故谓之奇经。奇经八脉是十二经脉以外别道奇行的经脉，包括督脉、任脉、冲脉、带脉、阴维脉、阳维脉、阴跷脉和阳跷脉，与脏腑没有直接的属络关系，相互之间也无表里关系。奇经八脉中，只有督脉、任脉有专属循行路线与专属穴位，故十二经脉与任脉、督脉，合称为"十四经"。

十二经别是十二经脉的附属部分，是从十二经脉别行而离入出合、深入体腔的支脉，为十二经脉的最大分支，其生理作用、病机变化均与十二经相一致，故称"别行的正经"。十二经筋，是十二经脉之气濡养筋肉骨节的体系，附属于十二经脉的筋膜系统。十二皮部，是十二经脉功能活动反映于体表的部位。

2. 络脉

络脉，是从经脉中分出而遍布全身的分支。络脉包括十五别络、浮络和孙络。

十五别络，是十二经脉和任、督二脉各自别出之络及脾之大络的总称。别络有本经别走邻经之特点，是络脉中的较大者，有加强十二经脉中表里两经在体表的联系和统领一身阴阳诸络的作用。此外，《素问·平人气象论》提出"胃之大络，名曰虚里"，故又有"十六别络"之说。

十五别络的循行分布规律：十二正经的络脉从本经络穴别出后，均走向相表里的经脉，即阴经别走于阳经，阳经别走于阴经；任脉的别络散布于腹部而下行；督脉的别络散布于腰背部而上行；脾之大络别出后散布于侧面胁肋部。

十五别络具有沟通表里经脉之间的联系，统率浮络、孙络，灌渗气血以达到濡养全身的作用。浮络是络脉中浮行于浅表部位的分支，它分布在皮肤表面。从别络分出最细小的分支称为"孙络"。浮络与孙络的作用一样，是输布气血以濡养全身（图4-1）。

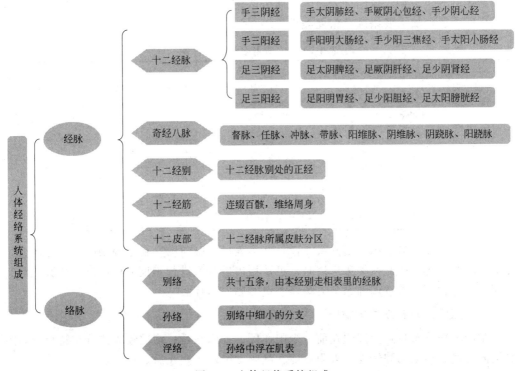

图4-1 人体经络系统组成

第二节 十二正经

一、十二正经概念、表里属络关系及分布

1. 十二正经及命名

十二经脉的名称由手足、阴阳、脏腑三部分而组成，包括手太阴肺经、手少阴心经、手厥阴心包经；手阳明大肠经、手太阳小肠经、手少阳三焦经；足太阴脾经、足少阴肾经、足厥阴肝经；足阳明胃经、足太阳膀胱经、足少阳胆经。

命名遵循阴阳理论，内为阴，外为阳，则分布循行于四肢内侧的经脉，称为"阴经"；分布循行于四肢外侧的经脉，称为"阳经"。按照阴阳三分法，阴再分为三阴：太阴、少阴、厥阴；阳分为三阳：阳明、太阳、少阳。

起于或止于手的经脉，称为"手经"，行于上肢；起于或止于足的经脉，称为"足经"，行于下肢。手足各有三阴经，即太阴经、少阴经、厥阴经；各有三阳经，即阳明经、太阳经、少阳经。

脏属阴，腑属阳，十二经脉与六脏六腑各有特定的配属关系。六阴经属于脏，冠以所属脏之名，如手太阴肺经；六阳经属于腑，冠以所属腑之名，如手阳明大肠经等。

2. 十二正经表里属络关系

十二经脉表里属络关系与相应脏腑的表里络属关系一致，形成六组表里属络关系。手太阴肺经与手阳明大肠经、手少阴心经与手太阳小肠经、手厥阴心包经与手少阳三焦经、足太阴脾经与足阳明胃经、足少阴肾经与足太阳膀胱经、足厥阴肝经与足少阳胆经分别互为表里，阴经属脏为里，阳经属腑为表；阴经属脏络腑，阳经属腑络脏，如手太阴肺经属肺络大肠，手阳明大肠经属大肠络肺，依此类推（表4-1）。

表 4-1 十二经脉名称与循行表

	阴经 （属脏络腑）	阳经 （属腑络脏）		分布部位 （阴经行内侧，阳经行外侧）
手	太阴肺经	阳明大肠经	上肢	前缘
	厥阴心包经	少阳三焦经		中线
	少阴心经	太阳小肠经		后缘
足	太阴脾经	阳明胃经	下肢	前缘
	厥阴肝经	少阳胆经		中线
	少阴肾经	太阳膀胱经		后缘

表里两经不仅具有经脉属络联系，而且互为表里的脏与腑，在生理功能上相互配合，在病变上亦相互影响。因此在临床运用时，可运用表里关系进行辨证分析治疗，如肺热移于大肠出现便秘等，可配合选用肺经与大肠经表里经腧穴治疗。

3. 十二正经的分布规律与循行

诸阳经体表分布特点为阳明在前、少阳在侧、太阳在后；诸阴经人体分布特点为，除下肢足厥阴肝经和足太阴脾经外，太阴在前、厥阴在中、少阴在后。

（1）头面部经脉的分布特点　手三阳经止于头面，足三阳经起于头面。手足阳明经分布

于面额部；手太阳小肠经分布于面颊部，足太阳膀胱经分布于头顶、头后部和枕项部；手足少阳经分布于耳颞部。另外，手少阴心经、足厥阴肝经均系目系，足厥阴肝经与督脉会于巅顶，足少阴肾经上抵舌根，足太阴脾经连舌本、散舌下。

（2）躯干部经脉的分布特点 手三阴经均从胸部行于腋下；手三阳经行于肩部和肩胛部；足三阴经均行于腹胸（胁）部；足三阳经则阳明分布在人体前面胸、腹部，太阳行于人体后背面，少阳行于侧面。

十二经脉在腹胸部的分布规律，自内向外依次为足少阴肾经、足阳明胃经、足太阴脾经和足厥阴肝经。

（3）四肢部经脉的分布特点 阴经行于内侧面，阳经行于外侧面。上肢内侧的分布为手太阴在前、手厥阴在中、手少阴在后；上肢外侧为手阳明在前、手少阳在中、手太阳在后。下肢内侧，内踝尖上8寸❶以下为足厥阴在前、足太阴在中、足少阴在后，内踝尖上8寸以上为足太阴在前、足厥阴在中、足少阴在后；下肢外侧为足阳明在前、足少阳在中、足太阳在后。

二、十二正经的走向与交接规律

1. 十二正经走向规律

根据《灵枢》："手之三阴，从藏走手；手之三阳，从手走头；足之三阳，从头走足；足之三阴，从足走腹。"因此，十二经脉走向为：手三阴经从胸走手，手三阳经从手走头，足三阳经从头走足，足三阴经从足走腹。具体为：手三阴经起于胸中，循上肢内侧走向手指端；手三阳经起于手指端，循上肢外侧，走向头面部；足三阳经起于头面部，下行经躯干循下肢外侧，走向足趾端；足三阴经起于足趾端，经下肢内侧走向胸腹部。

2. 十二正经交接规律

（1）相表里的阴经与阳经在手足末端交接 手太阴肺经和手阳明大肠经在食指端交接，手少阴心经和手太阳小肠经在小指端交接，手厥阴心包经和手少阳三焦经在无名指端交接；足阳明胃经和足太阴脾经在足大趾交接，足太阳膀胱经和足少阴肾经在足小趾交接，足少阳胆经和足厥阴肝经在足大趾爪甲后交接。

（2）同名的手足阳经在头面部交接 手阳明大肠经与足阳明胃经在鼻翼旁交接，手太阳小肠经与足太阳膀胱经在目内眦交接，手少阳三焦经与足少阳胆经在目外眦交接。

（3）相互衔接的手足阴经在胸中交接 足太阴脾经与手少阴心经在心中交接，足少阴肾经与手厥阴心包经在胸中交接，足厥阴肝经与手太阴肺经在肺中交接（图4-2）。

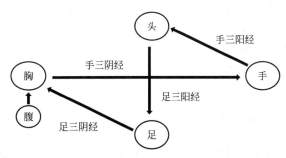

图4-2 十二经脉走向交接示意图

---

❶ 1寸≈3.33cm。

三、十二正经的气血流注

十二经脉的气血循环流注始于手太阴肺经，其后依次流注到手阳明大肠经、足阳明胃经、足太阴脾经、手少阴心经、手太阳小肠经、足太阳膀胱经、足少阴肾经、手厥阴心包经、手少阳三焦经、足少阳胆经、足厥阴肝经，复流注回肺经，如此阴阳相贯，周而复始，如环无端（图4-3）。

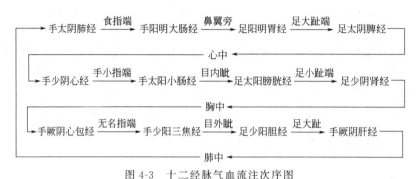

图4-3 十二经脉气血流注次序图

第三节 奇经八脉

一、奇经八脉的概念

奇经八脉是督脉、任脉、冲脉、带脉、阴跷维脉、阳跷维脉、阴跷脉、阳跷脉的总称。奇经八脉与脏腑没有直接的相互属络，彼此之间也没有表里配合关系；除任脉、督脉之外，均无本经专属腧穴，都不参与十二经气血周流循环。因其有异于十二正经，故名曰奇经。

二、奇经八脉的走向与分布

奇经八脉走向和分布特点表现为四方面：
（1）除带脉外，均自下向上走行。
（2）奇经八脉纵横交错地循行分布于十二经脉之间，但上肢没有奇经的分布。
（3）冲（除小部分外）、任、督、带四脉都是单行一条。督、任、冲三脉皆起于胞中，称为"一源而三歧"：督脉行于后正中线，上至头面；任脉行于前正中线，上抵颏部；冲脉行于腹胸部、脊柱前及下肢内侧；带脉横行腰腹。
（4）阴阳跷脉和阴阳维脉分布左右对称：阳跷脉行于下肢外侧、腹胸侧后及肩、头部；阴跷脉行于下肢内侧、腹胸及头目。阳维脉行于下肢外侧、肩和头项；阴维脉行于下肢内侧、腹部和颈部。

三、奇经八脉的生理功能

奇经八脉有联络、统率、调节十二经脉的作用。

1. 加强十二经脉之间的联系

奇经八脉不但与十二经脉交叉相接，加强十二经脉之间的联系，补充十二经脉在循行分布上的不足，而且对十二经脉的联系还起到分类组合及统领作用。如督脉能总督一身之阳经，任脉联系总任一身之阴经，带脉约束纵行诸脉；二跷脉主宰一身左右的阴阳，二维脉维络一身表里的阴阳，即奇经八脉进一步加强了机体各部分的联系。

2. 调节十二经脉血

奇经八脉具有蓄溢和调节十二经气血的作用。当十二经脉气有余时，则蓄藏于奇经八脉；十二经脉气血不足时，则由奇经"溢出"及时给予补充。

3. 与某些脏腑关系密切

奇经八脉与肝、肾等脏，及女子胞、脑、髓等奇恒之腑有十分密切的关系，相互之间在生理、病理上均有一定的联系。如督脉"入颅络脑""行脊中""络肾"。

第四节 经别、经筋、皮部及别络

一、十二经别

十二经别，又称"经别"，是从十二经脉别行分出，深入躯体深部，循行于胸腹及头部的支脉。

十二经别，多分布于肘膝、脏腑、躯干、颈项及头部，循行分布特点可用"离、入、出、合"加以概括。十二经别循行，多从四肢肘膝以上部位别出，称为"离"；走入体腔脏腑深部，呈向心性循行，称为"入"；然后浅出体表，而上头面，称为"出"；阴经的经别合于相表里的阳经经别，然后一并注入六条阳经，称为"合"。每一对相表里的经别组成一合，十二经别分手足三阴、三阳组成六对，称为"六合"。

十二经别循行布散范围较广，到达某些十二经脉没有到达的部位，因此，在生理、病机、诊断与治疗等方面都有一定作用，具体如下。

1. 加强十二经脉表里经在体内的联系

这种联系主要表现于十二经别进入体腔后，表里两经的经别是相并而行的，大多数经别都循行于该经脉所属络的脏腑，特别是阳经经别全部联系到与本经有关的脏与腑；浅出体表时，阴经经别又都合入阳经经别，一起注入体表的阳经，加强了十二经脉表里经之间的关系。

2. 加强体表与体内、四肢与躯干的向心性联系

十二经别一般都是从十二经脉的四肢分出，进入体内后又都呈向心性运行，扩大了经络的联系以及加强由外向内的信息传递。

3. 加强足三阴、足三阳经脉与心脏的联系

足三阴、足三阳的经别循行过腹、胸，除加强了腹腔内脏腑的表里联系外，又都与胸腔内的心脏相联系。

4. 加强十二经脉和头面部的联系

十二经脉主要是六条阳经分布于头面部，而十二经别中六条阳经及六条阴经的经别均上达头面部。

5. 扩大十二经脉的主治范围

十二经别的循行，使十二经脉的分布和联系的部位更加广泛，从而也扩大了十二经脉的

主治范围。如足太阳膀胱经不经过肛门，但是其经别却"别入于肛"，故足太阳膀胱经的某些穴位如承山、承筋等，可治肛门疾病。

二、十二经筋

十二经筋，简称"经筋"，是十二经脉连属的筋之总称。经筋与运动功能密切相关。

十二经筋位于十二经脉相应区域的皮部深层，其循行特点可以用"结、聚、散、络"概括，即十二经筋起于四肢末端，盘旋结聚于关节，布于胸背，终于头身。从总体分布来看，每条经筋均由大小形状不一的"大筋、小筋、膜筋"等构成，其循行与十二经脉的体表循行基本一致，但十二经筋走向是从四肢末端向心循行。

经筋的主要功能是"连缀百骸、维络周身"，主司运动和保护内脏等，起到了"筋为刚，肉为墙"的作用。关节的屈伸、肢体的活动、各种姿势的形成和变换，以及对内脏的保护等，主要是依靠经筋的作用。又因"前阴者，宗筋之所聚"，前阴的功能与经筋是分不开的。经筋之所以能维持自己的固有结构和功能活动，依赖于经络气血的濡润滋养，尤其是肝、脾的正常活动。十二经筋的理论，对于运用手法和功法治疗肢体关节疾病有直接的指导意义。

三、十二皮部

十二皮部又称为"皮部"，是十二经脉的功能活动反映于体表的部位，也是络脉之气散布之所在。十二皮部的分布主要是根据十二经脉在皮肤上的分属部位来划分，即十二皮部是十二经脉所属的皮肤分区。

《素问·皮部论》云："皮者，脉之部也。邪客于皮则腠理开，开则邪入客于络脉，络脉满则注于经脉，经脉满则入舍于府藏也。"由此可见，脏腑的病变可由皮部病邪传入，而脏腑病变也可通过经络反映于皮部。十二皮部位于人体的最外层，又与经络气血相通，是机体的保护屏障，有保卫机体、抗御病邪和反映病证的作用，也是推拿治疗直接接触的部位。

四、十五别络

十五别络，又称别络，别络有十五条，即十二经脉各有一条，加之任脉、督脉的别络和脾之大络。如再加胃之大络，也可称为"十六别络"。别络是络脉的主体，对全身无数细小的络脉起着主导作用。从别络分出的细小络脉称为"孙络"，分布在皮肤表面的络脉称为"浮络"。

十二经脉的别络从肘膝关节以下分出后，阴经的别络均络于阳经，阳经的别络均络于阴经。别络循行于四肢，或上行头面，或进入躯干，与内脏有某些联系，但均没有固定的属络关系。

十五别络的生理功能包括以下几点。

1. 加强十二经脉表里两经在体表的联系

阴经的别络走向阳经，阳经的别络走向阴经，具有加强十二经脉表里两经联系的作用，并能通达某些正经所没有到达的部位，可补正经之不足。

2. 加强人体前、后、侧面联系，统率其他络脉

十二经脉的别络，其脉气汇集于十二经的"络穴"；督脉的别络散布于背部和头部，别走太阳；任脉的别络散布于腹部；脾之大络散布于胸胁部。故别络可加强十二经脉及任、督二脉与躯体组织的联系，尤其是加强人体前、后、侧面的联系，并统率其他络脉以渗灌

气血。

3. 渗灌气血以濡养全身

孙络、浮络等络脉从别络等大的络脉分出后，呈网状扩散，密布全身。循行于经脉中的气血，通过别络的渗灌作用注入孙络、浮络，逐渐扩散到全身而起到濡养作用。

第五节　经络的作用及临床应用

一、经络的作用

经络的作用包括以下几方面：一是沟通内外、网络全身。因此，推拿某一经脉或穴位，可以治疗全身或远端疾病。二是运行气血、协调阴阳。通过推拿经脉或腧穴可以协调阴阳，防病治病。三是抗御病邪、反映证候。通过推拿切诊，了解体表出现的压痛点、结节、条索、凹陷等推断相应脏腑器官病变。四是传导感应、调整虚实。推拿能防病治病，是基于经络具有传导感应和调整虚实的作用。推拿可激活经络本身的功能，达到"泻其有余，补其不足，平衡阴阳"的作用。

二、经络的临床应用

1. 阐释病理变化

经络是人体通内达外的一个联络系统，在生理功能失调时，又是病邪传注的途径，具有反映病候的特点。如在有些疾病的病理过程中，常可在经络循行通路上出现明显的压痛，或结节、条索等反应物，以及相应的部位皮肤色泽、形态、温度等变化。通过望色、循经触摸反应物和按压等，可推断疾病的病理状况。

2. 指导疾病辨证归经

辨证归经，是指通过辨析患者的症状、体征以及相关部位发生的病理变化，以确定疾病所在的经脉。辨证归经在经络学说指导下进行。如头痛一症，痛在前额者多与阳明经有关，痛在两侧者多与少阳经有关，痛在后项者多与太阳经有关，痛在巅顶者多与督脉、足厥阴经有关。这是根据头部经脉分布特点辨证归经。临床上还可根据所出现的证候，结合其所联系的脏腑，进行辨证归经。如咳嗽、鼻流清涕、胸闷，或胸外上方、上肢内侧前缘疼痛等，与手太阴肺经有关；脘腹胀满、胁肋疼痛、食欲不振、嗳气吞酸等，与足阳明胃经和足厥阴肝经有关。

3. 指导针灸推拿治疗

针灸治病是通过针刺和艾灸等刺激体表经络腧穴，以疏通经气，调节人体脏腑气血功能，从而达到治疗疾病的目的。腧穴的选取、针灸方法的选用是针灸治疗的两大关键，均依靠经络学说的指导。针灸临床通常根据经脉循行和主治特点进行循经取穴，如《四总穴歌》所载"肚腹三里留，腰背委中求，头项寻列缺，面口合谷收"就是循经取穴的具体体现。由于经络、脏腑与皮部有密切联系，故经络、脏腑的疾患可以用皮肤针叩刺皮部或皮内埋针进行治疗，如胃脘痛可用皮肤针叩刺中脘、胃俞穴，也可在该穴皮内埋针；经络闭阻、气血瘀滞，可以刺其络脉出血进行治疗，如目赤肿痛刺太阳穴出血，软组织挫伤，可在其损伤局部刺络拔罐。

4. 指导药物治疗

中药四气五味理论与经络学说的关系非常密切。经络的十二经脉病候，按经脉、脏腑及病证的寒热虚实进行总结归纳，对后世按脏腑经络辨证论治、应用药物的四气五味理论遣药治病有很大启发作用。

经络学说是指导方剂组成的主要理论之一。中药归经，是不同药物与不同的脏腑经络之间存在着的特殊的亲和关系和选择性作用。金代张元素根据经络学说，在中药归经基础上，倡导分经用药，创立"引经报使"理论。如《医学启源·各经引用》："太阳经，羌活；在下者黄檗，小肠、膀胱也"。引经报使中药，又称"的药"，即某些药物能引导其他药物选择性地治疗某经、某脏的疾病，类似于现代的靶向药物。运用中药归经理论，配伍方剂辨证论治，如张元素"九味羌活汤"即是分经论治的代表方剂。

整体而言，经络学说是中医学重要而独特的理论，可指导临床疾病辨证诊断，指导针灸、推拿、气功、药物等治疗，在中医临床应用中发挥重要作用。

学习小结

本章通过讲解经络的概念、经络系统组成及作用，十二正经的体表分布及走向、交接规律、表里络属关系，奇经八脉的概念、生理功能及经络系统的临床应用，学生可掌握经络学说的基本内容，建立人体经络腧穴的概念，并能运用经络学说分析处理自然界与人体生理病理的生理病理现象及问题。

考点提示

1. 经络的定义及经络系统组成。
2. 经络的作用。
3. 十二正经的概念。
4. 十二正经的分布循序、走向交接规律及表里络属关系。
5. 奇经八脉的概念与生理功能。
6. 经络系统的临床应用。

思考练习题

1. 阴经是指（　　）
   A. 六脏的经脉　　　　B. 六腑的经脉　　　　C. 督、带脉
   D. 循行胸腹经脉　　　E. 循行背部经脉

2. 分布于四肢外侧和头面、躯干的经脉是（　　）
   A. 阴经　　　　　　　B. 阳经　　　　　　　C. 阴维脉
   D. 奇经　　　　　　　E. 带脉

3. 经络系统中没有表里关系的是（　　）
   A. 十二经脉　　　　　B. 奇经八脉　　　　　C. 十二经别
   D. 十二皮部　　　　　E. 十二经筋

4. 在胸部，任脉旁开4寸的经脉是（　　）
   A. 足太阴脾经　　　　B. 足少阴肾经　　　　C. 足阳明胃经

D. 足厥阴肝经　　　　E. 足太阳膀胱经
5. 任脉起于（　　）
A. 会阴　　　　B. 胞中　　　　C. 神阙
D. 承泣穴　　　　E. 目眶下
6. 手三阴经在上肢的分布规律是（　　）
A. 太阴在前、少阴在中、厥阴在后
B. 太阴在前、厥阴在中、少阴在后
C. 厥阴在前、太阴在中、少阴在后
D. 少阴在前、厥阴在中、太阴在后
E. 厥阴在前、少阴在中、太阴在后

第五章 病因与病机

知识目标

1. 掌握六淫致病中风、寒、暑、湿、燥、火六种外感病邪的性质及致病特点。
2. 掌握七情的基本概念及其致病特点。
3. 掌握邪正盛衰和阴阳失调的病机规律及其内容。
4. 熟悉饮食失宜、劳逸失度、痰饮、瘀血的致病特点。

能力目标

能初步运用病因与病机理论判断常见病证的致病因素与疾病的发生、发展规律。

课堂互动

新冠肺炎是一种新发现的传染性很强的呼吸系统疾病,其发病急骤,来势凶猛,传染性强,主要通过飞沫、接触等途径在人群中传播,人群普遍易感,属于中医谓之"因感受时邪疫毒所致的疫病"范畴。《温疫论》指出:"疫者,感天地之疠气。""疠气"又称"杂气",属于"疫毒"的概念。根据其发病季节、症状表现、病情发展变化等,可知新型冠状病毒这种疫毒通过外淫肺卫、肌腠,内蕴肺胃而为病,涉及毒、燥、湿、寒诸多因素,试结合所学内容分析新冠肺炎的病因与病机。

第一节 病 因

视频6:病因

一、病因概述

病因是指导致疾病发生的原因。一切破坏人体生理功能平衡而引起疾病的原因都是病因,又称为致病因素。

中医典籍《黄帝内经》对病因有非常全面、深入的论述。《灵枢·顺气一日分为四时》中记载"夫百病之所始生者,必起于燥湿、寒暑、风雨、阴阳、喜怒、饮食、居处",指出环境中的干燥、潮湿、大寒、大暑、刮风、下雨、阴阳不调、过喜、过怒、饮食、居住环境都可以导致人体发病。《黄帝内经》中论述的病因内容主要有天气因素(风、寒、暑、湿、燥、火)、情志因素(怒、喜、忧、思、悲、恐、惊)和饮食起居(如饮食、劳逸、房事、起居等)三大方面。

古代对中医病因的认识按内外而分,将致病因素分为三种,即外因(如六淫、疠气等),内因(如七情)和不内外因(如饮食不节、外伤、寄生虫等)。其实,所谓的"不内外因",

如外伤其实就是外因,而比如饮食不节,则是内因为主,但常结合外因而致病的。现代认为,没有一种致病因素既不属于内因又不属于外因的,充其量是某一致病因素,可能由内因与外因的协同作用形成,因而严格说来,中医所认识的病因分为内因与外因两大类。而像痰饮和瘀血是人体受某种致病因素作用后,在疾病过程中形成的病理产物,又能直接或间接影响人体某一脏腑组织,发生多种病证,也属致病因素,称之为继发病因。

二、外感病因的主要内容

外感病因是指来源于自然界,多从肌表、口鼻侵入人体,引起外感疾病的致病因素。外感病因主要包括六淫和疠气两大类,还涉及季节气候、地理环境,以及生物等多方面的因素。

1. 六淫致病

六淫是指风、寒、暑、湿、燥、火六种外感病邪的总称。六淫是引起外感疾病的主要病因。此处淫为太过之意。一般认为,六淫与六气有密切联系,六气是指风、寒、暑、湿、燥、火(热)六种正常的自然气候变化,而气候的变化总是以消长盛衰的正常规律交替进行,正常人能通过自身的调节对自然界的气候变化产生一定的适应能力,因此,六气的一般变化不容易使正常人发病。

但是,当自然界的气候发生异常变化,即六气出现太过或不及,或不按正常规律交替,此时,机体不能与之相适应时,就会导致疾病的发生,此时的六气便成为"六淫"。但在正常气候条件下,也会有免疫力较差的人因自身调节能力低下而发生外感疾病,那么这时正常的"六气"变化,对于患者而言也可称为"六淫"。由此可见,六气是否成为六淫,关键取决于个体正气的强弱。任何气候变化,都具有致病和非致病的双重性,而决定发病与否,取决于个体的适应能力及抵抗能力。

六淫侵袭人体,尽管会随季节气候变化的不同而各有其致病特点,但作为一类外感病因,又有其共同的致病特点,主要表现为外感性、季节性、环境性、相兼性和转化性。①外感性:六淫之邪均来自自然界,多从肌表或口鼻侵入人体,发为外感病。②季节性:由于四时气候不同,不同的季节均有各自的气候特点,因此六淫致病多与季节气候变化密切相关。③地域性:六淫邪气致病与地域和生活、工作环境密切相关。④相兼性:六淫邪气既可单独侵袭人体发病,又可两种以上邪气相兼同时侵犯人体而致病。⑤转化性:六淫所致证候的病理性质,在一定条件下可发生转化。

(1) 风邪的性质及致病特点 风邪是指自然界中致病使人产生具有开泄、善行、主动、升发等特性病状的外邪。

性质及致病特点:①风为阳邪。轻扬开泄、善行数变、动摇不定,具有向上,向外的特征,故属阳邪。②风性善行数变。风性善行,是指其致病具有病位移动、行无定处的特点。③风性主动。风性主动,是指风邪致病具有动摇不定的特点。④风为百病之长。由于风性开泄,无孔不入,故风邪为患最多,致病极为广泛。

(2) 寒邪的性质及致病特点 寒邪是指自然界中致病使人产生具有寒冷、凝滞、收引等特性病状的外邪。

性质及致病特点:①寒为阴邪,易伤阳气。寒邪之性寒凉,故属阴邪。寒邪侵入人体可因"阴盛则寒"而呈现多种寒象。②寒性凝滞。凝滞,凝结停滞之谓。寒侵于人,阳气受损,经脉气血失于阳气温煦,则凝结阻滞而不通,不通则痛。

(3) 暑邪的性质及致病特点 暑邪是指夏至之后、立秋之前,自然界中具有炎热、升散特性的火热外邪。

性质及致病特点：①暑为阳邪，其性炎热。暑邪乃火热之气所化，火热属阳，故伤人多表现出一系列阳热之象。②暑性升散，伤津耗气。升散，即上升发散，暑热之气蒸迫，热蒸气泄，则向上、向外发散。③暑多夹湿。暑热季节，不仅气候炎热，且多雨潮湿，热蒸湿动，水汽弥漫，故暑邪多夹湿邪为患，表现出暑邪夹杂证候。

（4）湿邪的性质及致病特点　湿邪是指自然界中致病使人产生具有水湿之重浊、黏滞、趋下特性病状的外邪。

性质及致病特点：①湿为阴邪，易伤阳气，阻滞气机。湿性与水相似，故为阴邪。②湿性重浊。"重"，即沉重、重着之意。湿性类水，水之性重，故湿邪致病，每见沉重感。③湿性黏滞。"黏"即黏腻，"滞"即停滞。湿乃水汽弥漫之态，多黏腻不爽，易于留滞，故湿性黏滞。④湿性趋下，易袭阴位。水性下趋，湿与水同类，故湿邪致病具有易伤人下部的特点。

（5）燥邪的性质及致病特点　燥邪是指自然界具有干燥、涩滞特性的外邪。

性质及致病特点：①燥性干燥、涩滞，易伤津液。②燥易伤肺。肺为娇脏，性清肃濡润而恶燥。

（6）热（火）邪的性质及致病特点　热（火）邪是指自然界中致病使人产生燔灼、炎上等特性的外邪。

性质及致病特点：①热（火）为阳邪，其性炎上。火热之性炎热、蒸腾，变化迅速猛烈，故为阳邪。②易伤津耗气。火热燔灼蒸腾，消灼阴津，又逼迫汗液外泄，故易耗人体津液。③易生风动血。火热之邪燔灼肝经，动耗阴液，使筋脉失其滋养濡润，运动失常，可致肝风内动，称为"热极生风"。④易扰心神。心在五行属火，火热与心相应，故火热之邪易扰心神而致心神不宁。⑤易致阳性疮痈。火热之邪入于血分，可聚于局部，阻碍气血运行，腐蚀血肉，发为阳性痈肿疮疡。

2. 疠气致病

疠气又名戾气、疫疠之气、毒气异气、杂气、乖戾之气等，是指通过口鼻侵犯人体，使人感染瘟疫，是一类具有强烈传染性的致病因素，而是否致病，既与戾气的量、毒力大小有关，也与人体抵抗力强弱有关。瘟疫有强烈的传染性，人和禽畜都会因戾气致病，但是戾气的种类不同，所引起的疾病也就不同，人类的疫病和禽畜的瘟疫是由不同的戾气所引起的。

疠气通过空气和接触传染。疠气与六淫不同，不是由气候变化所形成的致病因素，而是由病原微生物引起，即"毒"邪。因疠气通过口鼻侵犯人体，由外入内，故属于外感病因。疠气具有发病急骤、来势凶猛、病情险恶、变化多端、传变快的特点，且易伤津、扰神、动血、生风。

三、内伤病因的主要内容

内伤病因是指因人的情志或行为不循常度，超过人体自身调节范围，直接伤及脏腑而发病的致病因素，主要包括七情内伤、饮食失宜、劳逸失当等。内伤病因多由脏腑气血阴阳失调而为病。由内伤病因所引起的疾病称为内伤病。内伤病因发病多自内而外，而非外邪所侵，是与外感病因相对而言的。

1. 七情内伤

（1）七情内伤的概念及其形成因素　七情是指喜、怒、忧、思、悲、恐、惊等七种正常的情志活动，是人的精神意识对外界事物的反应。七情内伤是指由于突然强烈或长期持久的情志刺激，超过了人体的生理调节范围，使气机紊乱、脏腑损伤、阴阳失调而引起疾病的一类致病因素。七情能否成为致病因素，一方面取决于情志异常变化是否超出了人体的适应范围；另一方面与个体耐受和调节能力的强弱密切相关。

七情致病不同于六淫，六淫主要从口鼻或皮毛侵入人体，而七情则直接影响有关脏腑而发病。七情不仅可以引起多种疾病的发生，而且对疾病的发展有重要影响，它可促进病情的好转与恶化。七情内伤的形成主要与社会、疾病和个人体质等多项因素有关。此外环境因素，如空气、水源污染、噪声等，亦可影响情志活动而导致疾病发生。

（2）七情内伤的致病特点　七情内伤不同于外感六淫，常直接伤及脏腑，导致气机逆乱、气血失调而发生各种病变。

① 直接伤及内脏。情志活动与脏腑的功能有关，不同的情志变化分别体现着不同脏腑的生理功能，因此情志失调致人发病也往往通过不同的变化影响到相应的脏腑，出现各脏腑功能失调所特有的症状。因为人体的情志活动与脏腑有密切关系，基本规律是心主喜，过喜则伤心；肝主怒，过怒则伤肝；脾主思，过思则伤脾；肺主悲、忧，过悲过忧则伤肺；肾主惊、恐，过惊过恐则伤肾。这说明脏腑病变可出现相应的情绪反应，而情绪反应过度又会损伤相关脏腑。七情生于五脏，而七情又伤五脏，这一理论在诊断和治疗中具有重要的指导意义。

② 影响脏腑气机。七情会使脏腑气机紊乱、血行失常、阴阳失调。不同的情志变化，有不同的气机逆乱表现。怒则气上，喜则气缓，悲则气消，思则气结，恐则气下，惊则气乱。

怒则气上：气上即气机上逆，怒为肝之志。如暴怒会伤肝，使肝气疏泄太过而上逆为病。肝气上逆，血随气升，可见头晕头痛、面赤耳鸣，甚者呕血或昏厥。

喜则气缓：气缓即心气弛缓，喜为心之志，包括缓和紧张情绪和心气涣散两个方面。在正常情况下，喜能缓和紧张情绪，使心情舒畅，气血和缓，表现为健康的状态。但是喜乐过度会导致心的病变。暴喜伤心，使心气涣散，神不守舍，出现乏力、懈怠、注意力不集中，乃至心悸、失神，甚至狂乱等。

悲则气消：气消指肺气消耗，悲忧为肺之志。悲哀太过会耗伤肺气，出现气短胸闷、精神萎靡不振和懒惰等。

思则气结：气结主要是脾气郁结，思为脾之志，思考本是人的正常生理活动，若思虑太过，会导致气结于中，脾气郁结，中焦气滞，水谷不化，而出现胃纳呆滞、脘腹痞塞、腹胀便溏，甚至肌肉消瘦等。

恐则气下：气下指肾气下陷，长期的恐惧或突然的惊吓，使肾气受损，导致精气不固，肾气的摄纳作用失常。出现肾气不固，气陷于下，主要表现为二便失禁。

惊则气乱：气乱是指气机紊乱，主要是心气紊乱。突然受惊会引起心气紊乱，心神失守，表现为惊慌失措。

2. 饮食失宜

饮食是维持人体生命活动必不可少的条件，饮食的得宜，对疾病的发生、性质及转归都有重要的影响。

（1）饮食不节　饮食不节可分为饥饱无常、饮食无时等，均会损伤脾胃，导致疾病的产生。

① 饥饱无常。指饮食明显少于或超过本人平时的饮食量。前者称为过饥，后者称为过

饱。食量过少、过多均可导致疾病。食量过少，则人体处于饥饿状态。由于长期摄入不足，会导致营养不良，气血衰少。人体正气虚弱，功能减退，抗病能力低下，形体消瘦，易于出现其他病证。食量过多，饮食停滞，会损伤脾胃，导致消化吸收功能障碍，出现脘腹胀满、嗳腐吞酸、呕吐泄泻等症状。经常饮食过饱，饮食停滞胃肠，不仅可致消化不良，亦可影响气血运行，经脉郁滞，出现下痢、便血、痔疮等。若过食肥甘厚味，"肥则令人内热，甘则令人中满"，易于导致化热生痰，甚至引起消渴，出现痈疽疮毒等病症。

② 饮食无时。指不按规律、不按固定时间进食，导致脾胃运化失于节奏，水谷精微化生紊乱，不能很好地满足机体的生理需求。所以，饮食无时，或朝食暮废，或朝常不食，久之常可损伤脾胃，导致消化功能紊乱，发生病变。

(2) 饮食不洁　进食不洁或有毒食物，可伤及气血、脏腑，扰乱气机升降，引起吐泻、腹痛、痢疾，甚或昏迷等中毒现象。

(3) 饮食偏嗜　饮食偏嗜包括种类偏嗜、寒热偏嗜、五味偏嗜和偏嗜饮酒等。偏嗜肥甘，可助湿生热或生痈疡；偏嗜生冷，易损伤脾阳，而致吐泻、腹痛；偏嗜辛辣，可使胃肠积热，而致便秘或痔疮下血。

3. 劳逸失当

劳逸失当包括劳倦过度和安逸过度而致病。劳倦过度即超过人体生理的适应能力，安逸过度也会导致人体生理功能减弱，两者都会损伤机体而导致疾病发生。

(1) 过劳　包括劳力过度、劳神过度、房劳过度三个方面。

① 劳力过度。指长时间的持续劳作，得不到适当的休息以恢复体力，使身体始终处于疲劳状态，容易积劳成疾。如长时间超过身体承受力的持重、受压及超大强度的运动等，均会导致疾病发生而成为致病因素。劳力过度主要伤气，劳则气耗，主要表现为少气懒言、体倦神疲、喘息汗出等。

② 劳神过度。指脑力劳动负担过重或思虑过度劳伤心脾，脾主思，过思则伤脾，主要表现为心悸、健忘、失眠、多梦、纳呆、腹胀、便溏等。

③ 房劳过度。指性生活过于频繁，没有节制。正常的性生活，一般不会损伤身体。而房事过度会耗伤肾中精气，可致腰膝酸软、眩晕耳鸣、精神萎靡、性功能减退等肾虚症状，男子可见遗精滑泄，甚则阳痿。

(2) 过逸　过逸指因病或生活过于安闲，长期缺乏肢体和脑力活动、缺少运动锻炼。安闲少动、久卧不起，容易导致四肢无力、身体虚胖、气喘出汗、阳气不振；用脑过少则容易导致反应迟钝、精神不振，从而引发身体疾病。

四、继发病因的主要内容

继发病因是指在疾病过程中形成的病理产物，同时又成为引起其他疾病的病理因素，因这类病理因素又引发新病证，所以称为继发性病因。常见的继发病因有痰饮、瘀血等。

1. 痰饮

痰饮是水液代谢功能障碍所形成的病理产物，一般把较稠浊者称为痰，清稀者称为饮。痰饮多由外感六淫，或饮食不节，或七情内伤等，使肺、脾、肾及三焦等脏腑功能失常，水液代谢障碍，以致水液停滞而成。痰饮致病的临床表现多具有阻滞气血运行、影响水液代谢、易于蒙蔽心神、致病面广、变化多端的特点。

2. 瘀血

瘀血是指体内有血液停滞，包括离经之血积存于体内，或血液运行不畅阻滞于经络及脏腑内的血液，均称为瘀血。由于气虚、气滞、血寒、血热、外伤等原因都会造成血液凝滞不散。气虚运血无力，血行瘀滞，或气虚不能统血，血溢脉外而成为瘀血；因气为血之帅，气行则血行，气滞则血瘀；因寒邪客于血脉，则血液凝涩，运行不畅而成瘀血；因热入营血，使血液黏滞而运行不畅，或热灼脉络，迫血妄行，也可导致瘀血。

瘀血既是病理产物，也是致病因素。瘀血致病的临床表现多有以下共同特点：

① 疼痛。瘀血阻滞经脉，不通则痛，其致痛特点为刺痛，痛处固定不移、拒按，夜间痛甚。

② 肿块。瘀血阻内，凝聚不散，会形成肿块。积于体表则可见青紫肿胀，积于体内则成癥块，触之痞硬，且有压痛，固定难移。

③ 出血。血色多呈黯红色，或夹有血块。

④ 发绀（紫绀）。面色黧黑或紫黯，肌肤甲错，口唇、爪甲青紫。

⑤ 舌象。舌质紫黯，或有瘀点、瘀斑，舌下脉络青紫、曲张、迂曲。

⑥ 脉象。多见脉细涩、沉弦或结或代等。

第二节 病　　机

病机是指疾病发生、发展与变化的机制，是疾病的临床表现、发展转归和诊断治疗的内在根据。基本病机主要包括邪正盛衰和阴阳失调。

一、邪正盛衰

邪正盛衰，是指在疾病发生、发展的过程中，机体的正气与致病的邪气之间相互斗争所发生的盛衰变化。

1. 邪正盛衰与虚实变化

（1）虚实病机　虚实基本病机是指在疾病的过程中，正气和邪气之间的斗争，导致正邪双方力量的消长变化，即邪正盛衰。因此，邪正盛衰的变化不仅影响着疾病的发生和发展，还影响着疾病的虚实变化，而且关系着疾病的转归。《素问·通评虚实论》中说："邪气盛则实，精气夺则虚"，指出了邪正双方力量的消长变化决定着机体虚或实的病理状态。

实是指邪气亢盛而正气未衰，以邪气盛为矛盾主要方面的病理状态。多见于外感六淫和疠气致病的初或中期；或由于湿、痰、水饮、食积、瘀血等引起的内伤病证，导致亢盛，而机体的正气未衰，尚能积极地与邪抗争，正邪相搏，斗争激烈，病理反应明显，所以出现了亢奋、有余为特征的实证，证如"邪气盛则实"。

虚是指正气虚弱而邪气不盛，或邪气已去，以正气虚损为矛盾主要方面的病理状态。多见于素体虚弱，精气不充；或多种慢性病证；或外感病的后期。虚，包括精、气、血、津液等物质的亏损，脏腑、经络等生理功能衰退，抗病能力低下。因正气虚弱，且邪亦不盛，邪正相争无力，难以出现激烈的病理反应，所以出现了以虚弱、衰退、不固为特征的虚证，证如"精气夺则虚"。其病机特点是正气虚弱而邪气不盛，或邪气已经祛除，邪正斗争不激烈。

（2）虚实变化　虚实变化是由邪正双方力量的消长变化决定的。

① 虚实夹杂。是指在疾病过程中，邪盛和正虚同时存在的病理状态。临床常见虚中夹

杂实和实中夹虚等情况。虚中夹实,是指以正虚为主,又兼夹实邪的病理状态。如脾气虚损、健运失职、气化失司、水湿停聚、泛滥肌肤所致的水肿病证。实中夹虚,是指以邪实为主,兼有正气不足的病理状态。因邪盛正虚之主次、病邪所在之部位不同,尚有表实里虚、上虚下实、上实下虚之别,在其病机分析中,又当详辨。

② 虚实真假。是指在疾病的某些特殊情况下,出现与疾病虚实本质不完全相符的某些假象的病理状态。真实假虚是指病证的本质为邪气亢盛、结聚体内、阻滞经络、气血不能外达而成的实证,却出现四肢逆冷、面色不华等似虚非虚的假象的病理状态,又称为"大实有羸状",其病证本质为实,虚则是假象。真虚假实是指病证的本质为正气虚弱、脏腑气血不足、功能减退、推动无力而致的虚证,却出现腹胀、喘满等似实非实的假象的一种病理状态,又称为"致虚有盛候",其病证本质为虚,实则是假象。

③ 虚实转化。由实转虚是指病证本来是以邪气亢盛为矛盾主要方面的实性病变,继而转化为以正气虚损为矛盾主要方面的虚性病变的病理状态。因虚致实是指先有正气不足,因推动、气化无力,而后内生痰饮、水湿、瘀血等病理产物积聚于体内,转化为既有正虚,但以邪气壅实为主的病理状态。

2. 邪正盛衰与疾病转归

(1) 正胜邪退　正胜邪退是指在邪正消长盛衰变化过程中,正气比较充盛,抗御病邪的能力较强,使邪气渐趋衰减,疾病向好转和痊愈方向发展的一种病理状态,也是许多疾病中最常见的一种转归。

(2) 邪盛正虚　邪盛正虚是指邪正消长盛衰变化过程中,邪气亢盛,正气虚弱,机体抗邪无力,疾病向恶化、危重甚至死亡方向转归的一种病理变化。

(3) 邪正相持　邪正相持是指在疾病过程中,机体正气不甚虚衰,而邪气亦不太亢盛,则邪正双方势均力敌,相持不下,病势处于迁延状态的一种病理变化。

(4) 正虚邪恋　正虚邪恋是指正气较虚,余邪未尽,或邪气深匿而伤正,正气又无力尽驱病邪,疾病处于缠绵难愈的病理状态。

二、阴阳失调

阴阳失调,是指在疾病的发生、发展过程中,致病因素作用于机体,使阴阳失去了相对平衡的状态。阴阳失调是机体各种病变最基本的病机。阴阳失调与疾病本质的寒热性质密切相关。阴阳偏胜、偏衰、互损等都存在着寒热的变化,因此阴阳失调成为阐释病性寒热变化的原理。

1. 阴阳偏胜

阴阳偏胜是指阴邪或阳邪过于偏胜的病理状态,属于"邪气盛则实"的实性病理变化。

(1) 阳偏胜　阳偏胜是指机体出现阳气偏胜、功能亢奋、热量过剩的病理状态。其病机特点多表现为阳盛而阴未虚的实热性病理变化,故《素问·阴阳应象大论》说:"阳胜则热。"阳以热、动、燥为其特点,故阳偏胜临床上可见壮热、烦渴、面红、目赤、尿黄、便干、苔黄、脉数等症。

(2) 阴偏胜　阴偏胜是指机体阴邪偏胜,出现功能减退,产热不足,以及阴寒性病理产物积聚的病理状态。其病机特点多表现为阴盛而阳未虚的实寒性病理变化,故《素问·阴阳应象大论》说:"阴胜则寒。"阴以寒、静、湿为其特点,故阴偏胜临床可见形寒肢冷,或局部冷感、冷痛,分泌物、排泄物清稀,舌淡而润,脉迟等症。

2.阴阳偏衰

阴阳偏衰是指人体阴或阳亏虚所出现的病理状态，属于"精气夺则虚"的虚证。正常情况下，阴阳双方相互制约，相互为用，维持相对的平衡状态。因某种病因影响，使阴阳中某一方的物质衰减，另一方失去制约而呈现相对的亢盛，从而形成"阳偏衰，阳虚则寒""阴偏衰，阴虚则热"的病理变化。

（1）阳偏衰　即阳虚，是指机体阳气虚损，温煦、推动、兴奋等作用减退，出现功能减退或衰弱，代谢相对减缓，产热不足的病理状态。其病机特点多表现为阳气不足、阳不制阴、阴阳对偏盛的虚寒性病理变化。

（2）阴偏衰　即阴虚，是指机体精、血、津液等属阴的物质亏损，凉润、宁静、滋养作用减退，出现功能虚性亢奋，代谢相对亢盛，产热相对增多的病理状态。其病机特点多表现为阴液不足、阴不制阳、阳相对亢盛的虚热性病理变化。

3.阴阳互损

阴阳互损是指阴或阳任何一方虚损的前提下，病变会发展影响到相对的一方，形成阴阳两虚的病机。在阴虚的基础上会导致阳虚，称为"阴损及阳"；而在阳虚的基础上，也会导致阴虚，称为"阳损及阴"。

（1）阴损及阳　阴损及阳是指由于阴液亏虚，累及阳气生化不足，或无所依附而耗散，无阴则阳无以生，从而在阴虚的基础上又导致了阳虚，形成了以阴虚为主的阴阳两虚病理状态。

（2）阳损及阴　阳损及阴是指由于阳气亏损，致使阴液的生成减少，或阳不摄阴而阴液流失，无阳则阴无以化，从而在阳虚的基础上又导致了阴虚，形成以阳虚为主的阴阳两虚病理状态。

学习小结

本章通过讲解病因的内容及临床应用，学生可掌握六淫致病中的风、寒、暑、湿、燥、火六种外感病邪的性质及其致病特点，以及喜、怒、忧、思、悲、恐、惊等七情内伤的内容及其致病特点。

本章通过讲解病机的内容及临床应用，学生可掌握邪正盛衰和阴阳失调的病机规律及其内容，熟悉饮食失宜、劳逸失度、痰饮、瘀血的致病特点。

通过本章的学习，学生能初步运用病因与病机理论判断常见病证的致病因素与疾病的发生、发展规律。

考点提示

1.六淫致病中的风、寒、暑、湿、燥、火六种外感病邪的性质及其致病特点。
2.喜、怒、忧、思、悲、恐、惊等七种情志活动及其致病特点。
3.邪正盛衰和阴阳失调的病机规律及其内容。

思考练习题

1."六淫"是指（　　）

A. 六气　　　　　B. 六气的太过和不及　　　　C. 六种毒气
D. 六种外感病邪的统称　　　　　　　　　　E. 风寒暑湿燥火

2. 下列哪项不是六淫致病的特点（　　）
A. 季节性　　　B. 地区性　　　C. 传染性　　　D. 转化性　　　E. 外感性

3. 常为外感病致病先导的邪气是（　　）
A. 热邪　　　　B. 风邪　　　　C. 寒邪　　　　D. 暑邪　　　　E. 燥邪

4. 六淫中易侵犯人体上部和肌腠的外邪是（　　）
A. 风邪　　　　B. 寒邪　　　　C. 湿邪　　　　D. 燥邪　　　　E. 暑邪

5. 六淫中，易导致疼痛的邪气是（　　）
A. 风邪　　　　B. 寒邪　　　　C. 暑邪　　　　D. 湿邪　　　　E. 燥邪

6. 六淫中，易阻遏气机、损伤阳气的邪气是（　　）
A. 风邪　　　　B. 寒邪　　　　C. 暑邪　　　　D. 湿邪　　　　E. 燥邪

7. 在六淫中，最易伤肺的邪气是（　　）
A. 风邪　　　　B. 寒邪　　　　C. 暑邪　　　　D. 湿邪　　　　E. 燥邪

8. 燥邪致病最易损伤人体的（　　）
A. 津液　　　　B. 气　　　　　C. 血　　　　　D. 精　　　　　E. 神

9. 在六淫中，易扰心神的邪气是（　　）
A. 风邪　　　　B. 寒邪　　　　C. 火邪　　　　D. 湿邪　　　　E. 燥邪

10. 下列哪项属于风性善行的致病特点？（　　）
A. 手足震颤　　B. 四肢抽搐　　C. 四肢游走性疼痛
D. 角弓反张　　E. 四肢麻木

11. 下列哪项属于湿邪的性质（　　）
A. 凝滞　　　　B. 黏滞　　　　C. 涩滞　　　　D. 瘀滞　　　　E. 动血

12. 某小儿突然发病，头面一身悉肿，尿少，舌苔薄白，脉浮。其病因为（　　）
A. 风邪　　　　B. 寒邪　　　　C. 暑邪　　　　D. 湿邪　　　　E. 燥邪

13. 某人四肢关节疼痛，酸楚沉重，肌肤不仁，阴雨天加重。其病因主要是（　　）
A. 风邪　　　　B. 寒邪　　　　C. 暑邪　　　　D. 湿邪　　　　E. 燥邪

14. "大实有羸状"是指（　　）
A. 虚中夹实　　B. 因虚致实　　C. 真实假虚　　D. 真虚假实　　E. 由实转虚

15. "至虚有盛候"的病机是（　　）
A. 正气不足，邪气亢盛　　　　　　B. 气血不足，运行无力
C. 阴阳衰竭，外邪乘袭　　　　　　D. 正气不足，实邪积聚
E. 实邪内聚，耗伤正气

16. 阴寒内盛而出现热象者，其病变多为（　　）
A. 阴盛则阳病　　B. 寒极生热　　C. 阴盛格阳　　D. 阴虚则热　　E. 阳盛则热

17. 重阳必阴病机是指（　　）
A. 阳盛格阴　　B. 阳损及阴　　C. 阴盛格阳　　D. 由阴转阳　　E. 由阳转阴

18. 正气大虚，邪气不盛，疾病缠绵难愈的病理过程，谓之（　　）

A. 正虚邪恋　　B. 邪正相持　　C. 正虚邪盛　　D. 正盛邪衰　　E. 邪正相争

19. 本为水不涵木之肝阳上亢，继而出现肢冷面白、脉沉弱者的为（　　）

A. 阳盛格阴　　B. 真寒假热　　C. 阳气亏损

D. 阴损及阳　　E. 阴胜则阳病

20. 脾气虚损，运化无力，导致水湿内停，其病理变化多属（　　）

A. 虚中夹实　　B. 实中夹虚　　C. 由实转虚　　D. 因虚致实　　E. 真虚假实

第六章

中医诊断疾病的方法

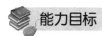

1. 明晰问寒热、汗、疼痛、饮食口味、二便、经带的方法和临床意义。
2. 明晰望神、色、形态、舌的方法和临床意义。
3. 明晰听声音和嗅气味的方法和临床意义。
4. 明晰诊脉和按诊的方法和临床意义。

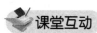

1. 能正确进行四诊。
2. 能通过四诊，综合、分析、归纳已知症状。

课堂互动

四诊合参

中医讲究望、闻、问、切四诊。《难经》曰："经言望而知之谓之神，闻而知之谓之圣，问而知之谓之工，切脉而知之谓之巧，何谓也？"《内经》云："见其色，知其病，命曰明。按其脉，知其病，命曰神。问其病，知其处，命曰工。"由《内经》到《难经》，前人已经为我们定下四诊，但是我们在临床中能不能用、会不会用，这是个大问题。望、闻、问、切四诊无论哪个方面，都是非常重要的。《素问•五藏生成篇》指出："夫脉之小大滑涩浮沉，可以指别；五藏之象，可以类推；五藏相音，可以意识；五色微诊，可以目察；能合脉色，可以万全。"作为中医，既要善于望，又要善于闻，更要善于问，而且还要善于切，四诊合参，缺一不可，才能对症下药。

诊法是中医诊察疾病的方法，包括望、闻、问、切四个内容，又称为"四诊"。每一种诊法各有其应用范围和目的，在诊察疾病时必须望、闻、问、切并用，从不同角度全面地搜集临床资料，四诊合参，不能以一诊代替四诊。

第一节 望 诊

望诊是医生运用视觉对患者的神色形态、局部表现、舌象及排出物等进行有目的的观察，以了解健康或疾病情况的方法。中医学经过长期实践证明：人体外部和五脏六腑有着密切的关系，特别是精神、面部、舌部和脏腑的关系更为密切。当人体脏腑气血、经络等发生病理变化时，必然会反映于体表的相应部位。因此通过对人体外部的观察，可以了解内在的病变。中药销售人员在问病荐药时也会用到望诊，本节根据岗位工作的实际需要，简要介绍望诊的基础知识。

一、望神

这里所说的"神"是指广义的神，即人体生命活动的综合表现，包括精神意识、思维活动、面色眼神、呼吸语言、形体动态及对外界的反映等方面。神产生于先天之精，依赖后天水谷精气的充养，而精气的产生，又与脏腑的功能密切相关。脏腑功能正常，精气充足，则能养神；脏腑功能失常，精气不足，神失所养。因此，神的正常与否，是脏腑气血盛衰的外在表现。通过观察患者神的变化可以判断人体正气的强弱、脏腑气血的盛衰、疾病的轻重，还能预测疾病的预后。

神的盛衰，可以从面、目、语言、气息、意识等方面表现出来，特别在双目表露得最为明显。

（一）得神

得神又称"有神"，表现为神志清楚、反应灵敏、表情自然、体态自如、面色荣润含蓄、目光明亮、语言清晰、呼吸均匀等。得神可见于健康人，说明人体正气充足、脏腑功能正常。若见于患者，则说明正气未伤、精气未衰、病情较轻、预后良好。

（二）少神

少神又称"神气不足"，表现为精神不振、双目乏神、面色少华、肌肉松软、倦怠乏力、少气懒言、动作迟缓。提示正气不足，气血津液轻度损伤，机体功能较弱。多见于轻病或恢复期的患者，亦可见于体质虚弱者。

（三）失神

失神又称"无神"，表现为精神萎靡、反应迟钝、表情淡漠、体态异常、面色晦暗暴露、目光晦暗、瞳仁呆滞、呼吸微弱，甚或神志昏迷、循衣摸床、撮空理线等。失神说明人体正气已伤、脏腑功能衰败、病情较重、预后一般不良。

（四）神乱

神乱指精神错乱或神志异常的表现，多见于癫、狂、痫等疾病。

1. 癫

癫是精神病的一种类型，临床表现为精神抑郁、表情淡漠、神志痴呆、喃喃自语、哭笑无常、悲观失望等症状，多由于痰迷心窍所致，俗称"文痴"。

2. 狂

狂也是精神病的一种类型，临床表现为狂躁妄动、胡言乱语、少寐多梦、怒骂叫号、毁物殴人、不避亲疏、力大倍常等，多由于痰火扰心所致，俗称"武痴"。

3. 痫

痫是一种发作性神志异常的疾病，临床表现为突然昏倒、口吐涎沫、两目上视、牙关紧闭、四肢抽搐、口中或发出类似猪羊叫声等症状，醒后如常，时有复作，多由于痰迷心窍、肝风内动所致，现多称"癫痫"。

此外，还有"假神"，是垂危患者暂时好转的假象，多是临终前的预兆。

二、望色

望色是通过观察患者皮肤的色泽（气色）来诊察疾病。"色"指颜色，属血、属阴，不同的颜色可以反映出不同脏腑的病变和不同的邪气；"泽"（又称"气"）指光泽，属气、属阳，光泽明暗反映体内脏腑精气的盛衰。在判断病情轻重和预后时，中医更重视体表的光泽（气），认为"有气不患无色，有色不可无气"。由于面部的皮肤薄嫩、血脉丰富、望诊方便，所以望色主要是望面部的色泽。

视频7：望色

（一）常色

常色是指健康人的面色，表明气血津液充足、脏腑功能正常。我国人的正常面色为微黄红润而有光泽。由于体质的不同，所处的地理环境不一，以及季节、气候、职业的不同，面色可以有略黑或稍白的差异，但只要明润光泽，都属于正常面色的范围。

（二）病色

病色是指在疾病状态下面部色泽的异常变化。古人根据长期临床实践经验，将疾病表现出来的颜色归纳为青、赤、黄、白、黑五种，分别代表不同的病证，称为"五色主病"。

1. 青色

青色主寒证、痛证、瘀血、惊风。青色为寒凝气滞、经脉瘀阻的气色。同时由于气血瘀滞、经脉不利，"不通则痛"，所以临床上多伴有疼痛。

（1）面色苍白带青，胸腹疼痛，或有四肢拘急，畏寒喜暖，多由阴寒内盛所致。

（2）面色青灰、口唇青紫、心胸憋闷疼痛、舌淡而青或有瘀斑者，多由心阳不振、心血瘀阻所致。

（3）小儿高热，并在眉间、鼻柱、口唇四周等部位出现青色，多为惊风之先兆。

2. 赤色

赤色主热证。赤为血色，热盛则血流加速、血脉充盈而见赤色。

（1）满面通红、发热、口渴尿少、舌红苔黄者，多属于外感发热或脏腑阳盛的实热证。

（2）两颧潮红，微热，伴形体消瘦、五心烦热、舌红少苔、脉细数者，多属于阴虚阳亢的虚热证。

（3）久病、重病的人面色苍白，颧部却时而嫩红如妆，精神萎靡，呼吸短促，舌淡苔白者，属于戴阳证，是病情危重的征兆。

3. 黄色

黄色主虚证、主湿证。黄为脾虚湿蕴之征象。

（1）面色淡黄、枯槁不泽，称为"萎黄"，神疲少气、食少腹胀、舌淡无华者，多由脾胃虚弱、气血不足所致。

（2）面黄而虚浮，称为"黄胖"，神疲倦怠、水肿者，多由脾虚不运、水湿内停、泛滥肌肤所致。

（3）面、目、尿俱黄，称为"黄疸"。其中黄色鲜明如橘子色者为阳黄，为湿热蕴结肝胆所致；黄色晦暗如烟熏者为阴黄，为寒湿蕴结肝胆所致。

4. 白色

白色主虚证、寒证、失血证。白色为气血不荣之候。

（1）面色苍白无华、头晕、唇甲色淡者，多由血虚或失血、血脉空虚所致。

（2）面色淡白、精神不振、少气懒言者，多由气虚而血运无力、血脉不充所致。

(3) 面色淡白而虚浮，称为"㿠白"，四肢不温、畏寒喜暖者，多由阳虚阴盛、气血运行无力所致。

5. 黑色

黑色主肾虚证、水饮证、瘀血证。黑色为阴寒水盛之病色。

(1) 面色黑而干瘦、五心烦热、盗汗、唇舌干燥等，多由肾阴不足、虚火内扰所致。

(2) 面色黑而暗淡、畏寒喜暖等，多由肾阳亏虚、血失温煦所致。

(3) 眼眶四周发黑、颜面四肢浮肿、小便短少等，多由肾虚水泛、气血受困所致。

(4) 面色黧黑、肌肤甲错、舌质紫暗或有瘀斑、瘀点等，多由瘀血所致。

三、望形态

（一）望形体

望形体是通过望患者形体的强弱胖瘦等情况来诊察疾病。一般规律是"有余为实，不足为虚"。

1. 形体强弱

(1) 体强　表现为胸廓宽厚、骨骼强健、肌肉丰满、皮肤润泽、精力充沛、食欲旺盛，说明脏腑功能正常、气血旺盛、抗病能力强。形体强壮者不易患病，即使生病也容易治愈。预后较好。

(2) 体弱　表现为胸廓狭窄、骨骼细小、肌肉瘦削、皮肤枯槁、精神不振、食欲下降，说明脏腑功能异常、气血不足、抗病能力弱。形体虚弱者易患病，而且难治，预后较差。

2. 形体胖瘦

(1) 体胖　表现为形体肥胖、肌肉松软、神疲乏力、食少气短等，多由阳气不足、多痰多湿所致。体胖的人易患痰饮、胸痹、中风等病，即古人所谓"肥人多湿""肥人多痰"。

(2) 体瘦　表现为形体消瘦、肌肉瘦削、皮肤干枯、性格多急躁等，多由阴血不足、虚火内生所致。体瘦的人易患肺痨等虚热病证，即古人所谓"瘦人多火"。如久病卧床不起、骨瘦如柴者，表示精气衰竭、预后不佳，属病危之象。

此外，形体畸形，如鸡胸、龟背、兔唇等，是小儿先天不足的表现。

（二）望姿态

望姿态是通过望患者的动静姿态和体位变化来诊断疾病。健康人活动自如、动作灵活、步态平稳；不同疾病可以表现出不同的姿态和体位，观察患者的异常动作有助于诊断。一般规律是"动为阳，静为阴"。

(1) 患者喜动多言，卧时转侧自如，仰面伸足，面常向外，常揭去衣被，不欲近火者，属于阳证、实证、热证。

(2) 患者喜静少言，卧时转侧不能自如，蜷缩一团，面常向内，喜加衣被，欲近火者，属于阴证、寒证、虚证。

(3) 患者端坐呼吸，不得平卧，张口抬肩者，多为哮喘。

(4) 四肢抽搐，颈项强直，角弓反张者，多见于热极生风、小儿惊风。

(5) 猝然昏倒，不省人事，半身不遂，口眼歪邪者，属中风病。

(6) 突然神昏，四肢抽搐，口吐涎沫，醒后如常者，属癫痫病。

(7) 手足软弱无力，行动不便者，为痿证。

(8) 四肢活动困难，关节肿胀疼痛，强直或畸形者，为痹证。

四、望舌

望舌，又称舌诊，是通过观察舌象的各种变化来诊察疾病。望舌是望诊的重要组成部分，也是中医诊法的特色之一。望舌具有判断正气盛衰、分辨病位深浅、确定病变脏腑、分辨病邪性质、推断病势进退等临床意义。

（一）舌诊的原理

舌为心之苗。舌的脉络丰富，与心主血脉的功能有关；舌体的运动、声音，又与心主神志的功能有关。因此，舌象首先反映心的功能状态。而心为五脏六腑之大主，心的功能状态反映了全身脏腑的功能状态。

舌为脾之外候。舌的味觉可影响食欲，与脾主运化和胃主受纳的功能有关。而脾胃为后天之本，是气血生化之源。因此，舌象不仅反映脾胃的功能状态，而且也代表了全身气血津液的盛衰。

舌与经络脏腑关系密切。舌通过经络直接或间接地与许多脏腑联系。如手少阴心经"系舌本"；足少阴肾经"挟舌本"；足太阴脾经"连舌本，散舌下"等，所以脏腑的精气通过经络上营于舌，一旦出现病变，可从舌象上反映出来。

古人经过长期的临床实践，总结出舌的一定部位与一定的脏腑有联系，并反映着相应的脏腑病变，从而把舌体划分为舌尖、舌中、舌根、舌边四个部分，分属于心肺、脾胃、肾、肝胆等有关脏腑。

（二）舌诊的内容与正常舌象

望舌主要观察舌质和舌苔两个方面。舌质和舌苔的综合变化，称为舌象。

舌质（舌体）是指舌的肌肉脉络组织，为脏腑气血盛衰的外在表现。望舌质包括舌质的色泽、形态和动态的变化，以判断脏腑的虚实、气血的盈亏。

舌苔是指舌面上附着的一层苔状物，由胃气上蒸所生。观察舌苔，包括观察舌苔的颜色和性状的变化，可以判断胃气的存亡、津液的盛衰和病邪的性质。

正常舌象为舌体柔软、活动自如、颜色淡红，舌面上铺有一层薄薄的、颗粒均匀、干湿适中的白苔，可概括为"淡红舌，薄白苔"。

（三）病理舌质

1. 舌色

舌色，即舌体的颜色。病理舌色，一般分淡白、红绛、青紫几种。

（1）淡白舌　舌色浅淡，红色偏少，白色偏多。

临床意义：主虚证、寒证。①舌色淡白、舌体瘦薄者，属于气血两虚；②舌色淡白、舌体胖嫩、边着齿痕者，属于阳气不足。

（2）红绛舌　舌色较正常的舌质红。舌色鲜红者，为红舌；舌色深红者，为绛舌。一般绛舌为红舌进一步发展而成。

临床意义：主热证。红、绛舌皆主热证，舌色愈红说明热势愈甚。①舌色鲜红，为邪热炽盛，热在气分。②舌色深红，为热入营血。③舌质红绛，少苔或无苔，为阴虚火旺。

（3）青紫舌　全舌呈均匀青色或紫色，或在舌的局部出现紫色的瘀斑、瘀点者，为青紫舌。青紫舌可表现为绛紫、青紫（或淡紫）。

临床意义：主热证、寒证、瘀血证。舌面干而少津。①绛紫舌多由红绛舌发展而成，为热毒炽盛所致。②青紫舌多由淡白舌发展而成，舌面滑润不干，为阴寒内盛所致。③舌质紫暗，局部或有瘀斑，为瘀血之征。

2. 舌形

舌形即舌体的形状。病理舌形包括老嫩、胖瘦、芒刺、裂纹等。

（1）老舌、嫩舌　舌质纹理粗糙，形色坚敛苍老者为老舌；舌质纹理细腻，形色浮胖嫩者为嫩舌。

临床意义：老舌多见于实证、热证；嫩舌多见于虚证、寒证。

（2）胖舌、瘦舌　舌体大于正常，伸舌满口者为胖舌，多伴有齿痕；舌体比正常瘦小而薄者为瘦舌。

临床意义：胖舌多由脾肾阳虚、津液不化、水饮痰湿阻滞或心脾热盛所致；瘦薄舌多由气血不足或阴虚火旺所致。

（3）裂纹舌　舌面上出现不规则的裂纹、裂沟。裂沟中无舌苔覆盖者为裂纹舌。

临床意义：裂纹舌多由精血亏虚所致。①舌色淡白而裂纹者，为气血不足、舌体失养。②舌色红绛而裂纹者，为邪热炽盛或阴虚火旺，损伤阴液，舌体失于濡养。③有些健康人也可见裂纹舌，无其他症状者，不作病论。

（4）芒刺舌　舌乳头增生、肥大，高起如刺，摸之刺手者为芒刺舌，多见于舌尖。

临床意义：芒刺舌多由邪热炽盛所致。

3. 舌态

舌态即舌的动态，包括颤动、吐弄、强硬、歪斜、痿软等。

（1）颤动舌　舌体震颤抖动，不能自主者为颤动舌。

临床意义：颤动舌为肝风内动的表现。①舌质红绛而颤动者，为热极生风。②舌质淡白而颤动者，为血虚生风。③舌红少苔而颤动者，为阴虚动风。

（2）吐弄舌　舌伸出口外，不立即回缩者为吐舌；舌微露口外，立即收回或舐口唇四周、摆动不停者为弄舌。

临床意义：吐弄舌多由心脾有热所致。吐舌可见于疫毒攻心或正气已绝；弄舌多为动风先兆或小儿智力发育不全的表现。

（3）强硬舌　舌体失去应有的柔和、伸缩不便或转动不灵、语言不清者为强硬舌。

临床意义：强硬舌多为热入心包的表现或为中风先兆。

（4）歪斜舌　伸舌时舌体偏向一侧者为歪斜舌。

临床意义：歪斜舌多为中风的表现或中风先兆。

（5）痿软舌　舌体软弱、伸缩无力、转动不便者为痿软舌。

临床意义：痿软舌多由气血虚极或阴液亏损、筋脉失养所致。

（四）病理舌苔

1. 苔色

苔色即舌苔的颜色变化，一般分白、黄、黑几种。

（1）白苔　白苔有薄、厚之分。舌面上分布一层薄薄的白苔，透过舌苔可以见到舌体的颜色者为薄白苔；舌边尖较薄，舌中根较厚，透过舌苔不能见到舌体颜色者为厚白苔。

临床意义：一般主表证、寒证。薄白苔也可见于健康人。①舌苔薄白，兼恶寒发热、脉浮者，为外感表证。②苔厚白滑而腻者，为痰湿、食积内阻。③苔厚白而干者，为热伤津液。④苔白厚如积粉，为秽浊湿邪与热毒相结而成。

（2）黄苔　舌苔呈现黄色。根据黄色的深浅不同，分为浅黄、深黄、老黄、焦黄。黄苔多与红绛舌同时出现。

临床意义：主里证、热证。苔色愈黄，表示邪热愈甚。①薄黄苔见于风热表证或风寒入里化热。②苔厚黄而滑腻，多见于湿热蕴结或痰饮食滞。③苔厚而焦黄，多见于邪热伤津燥结腑实。

（3）灰黑苔　灰黑苔包括灰苔和黑苔，灰为黑之淡、黑为灰之浓，两者只是颜色深浅不同。灰黑苔多由黄苔或白苔发展而成，多在病情危重时出现。

临床意义：热盛、寒盛。苔质润燥是判断黑苔寒热属性的重要指征。①苔灰黑而滑腻，为阳虚寒盛或痰饮内停。②灰黑而干燥、芒刺裂纹者为热极津枯。

2.苔质

舌苔的质地，包括厚薄、润燥、腐腻、剥落等。

（1）厚薄　舌苔的厚薄以能否见底为标准。透过舌苔能隐隐看到舌质者，为薄苔，又称见底苔；不能透过舌苔看到舌质者，为厚苔。

临床意义：辨别病邪的盛衰、观察病势的进退。薄苔多见于表证，病情较轻。厚苔多由胃肠积滞或痰湿内阻所致，病位在里，病情较重。

舌苔由薄变厚，表示邪由表入里，病情由轻转重，病势进展；舌苔由厚变薄，表示正气胜邪，病情由重转轻，病势退却。

（2）润燥　舌苔润泽有津、干湿适中者为润苔；舌苔干燥少津或无津者为燥苔。

临床意义：判断津液的盈亏、邪气的进退。润苔表示体内津液未伤，燥苔表示体内津液已伤。

舌苔由润变燥，表示津液渐伤；反之由燥变润，表示热退津复。

（3）腐腻　苔质颗粒较粗大，质松而厚，如豆腐渣铺于舌面，揩之可去者为腐苔；苔质颗粒较细腻而致密，状如油垢紧粘于舌面，揩之不去者为腻苔。

临床意义：多见于痰浊、食积。

（4）剥落　剥落苔有花剥、全剥之分。舌苔部分剥落，剥落处光滑无苔者为花剥苔；舌苔全部剥落，舌面光滑无苔者为全剥，又称镜面舌。

临床意义：花剥表示胃的气阴两伤；全剥表示胃阴枯竭、胃气大伤。

（五）舌质和舌苔的综合分析

一般情况下，舌质和舌苔反映出来的病理意义是一致的，说明病变比较单纯。如热证者舌质红，苔黄而干。但有些疾病舌质和舌苔所反映出来的病理意义不一致，说明病因病机比较复杂。如舌质红，苔白，舌质主要反映正气，舌苔主要反映病邪，患者素体热盛，又感寒邪可表现为舌红苔白。因此，应从整个舌质和舌苔的变化，结合全身症状，加以综合分析，才能为辨证提供可靠的依据。

第二节　闻　诊

闻诊是医生运用听觉和嗅觉来辨识患者的异常声音和异常气味，从而获得临床资料的一种诊断方法。

由于各种声音和气味都是在脏腑的生理和病理变化中产生的，所以通过听声音和嗅气味的异常变化，有助于诊断疾病的寒热虚实，为临床的辨证提供依据。

一、听声音

声音包括发声、语言、呼吸、呕吐、呃逆、嗳气、太息、喷嚏等。

（一）正常声音

正常声音的共同特点是发音自然、音调和畅、言语清楚、言与意符、应答自如。但由于人的性别、年龄、体质等形体禀赋的不同，健康人的发音亦各不相同，男性多声低而浊，女性多声高而清，儿童则声音尖利清脆，老人则声音浑厚低沉。

（二）病变声音

病变声音是指疾病反映于语言、声音上的异常变化。除正常声音和人体差异之处的声音，都属于病变声音。一般规律是高亢为实、低微为虚。

1. 发声

（1）失音　说话发不出声音者，称失音。新病多属实证，所谓"金实不鸣"常因外感引起肺气不宣所致；久病多属虚证，所谓"金破不鸣"，多由内伤、肺阴亏损所致。妊娠后期出现失音者，称为"子喑"，多由胞胎阻碍脉气，肾之精气不能上荣所致，娩后可自愈。

（2）语声　沉默寡言、语声低微无力者，多属虚证、寒证；烦躁多言、语声响亮有力者，多属实证、热证。

（3）鼾声　鼾声表示息道不畅、肺气不宣，多由睡眠姿势不当或慢性鼻病所致。老年、肥胖者较常见。若鼾声不绝、昏睡不醒或神志昏迷者，多为中风之危证。

2. 语言

（1）谵语　神志不清、语无伦次、声高有力者，称谵语，多属热扰心神之实证，多见于温病热入心包或阳明腑实证。

（2）郑声　神志不清、语言重复、断断续续、声音低微者，称郑声，多属心气大伤之虚证，多见于疾病的后期或危重患者。

（3）独语　自言自语、喃喃不休、见人即止、首尾不续者，称独语，多属心气亏虚、神失所养，常见于癫证。

（4）错语　言语错乱、言后自知说错者，称错语，多属心气亏虚、神失所养，常见于老年人或重病患者。

（5）狂语　精神错乱、语言粗鲁、语无伦次、丧失理智者，称狂语，多属痰火扰心，常见于狂病。

3. 呼吸

（1）喘　呼吸急促、张口抬肩、不能平卧、喉间无痰鸣声为喘。有虚实之分。

（2）哮　呼吸急促似喘、呼吸困难、喉间有痰鸣声、时发时止、缠绵难愈为哮。有寒热之分。哮必兼喘，而喘不必兼哮。

（3）少气　又称"气微"，表现为呼吸微弱、语言无力、数而连续，多属诸虚不足。

（4）短气　表现为呼吸急促而短，不足以息，数而不能接续，似喘而不抬肩，喉中无痰鸣声。短气有虚实之分，当以声音有力、无力及其他症状区别。

4. 咳嗽

咳嗽是肺失清肃、气不宣降所致，且咳多与痰并见。咳嗽是肺的病理变化表现出来时的主要症状之一,其他脏腑病变影响肺气宣降功能时也可发生咳嗽。对于咳嗽,应注意分辨咳嗽的声音和痰的色、量、质的变化,并结合兼证,判断疾病的寒热虚实性质。

(1) 咳声重浊、痰白清稀、鼻塞不通、无汗、口不渴等,属于风寒咳嗽。

(2) 咳声不扬、痰黄黏稠、咽喉疼痛、汗出、口渴等,属于风热咳嗽。

(3) 干咳无痰或少量黏痰、咽喉干燥、尿少便干等,属于燥痰咳嗽。

(4) 小儿阵发性痉咳,咳后有特殊的吸气性吼声,即鸡鸣样回声,为顿咳,又称百日咳。

5. 呕吐、呃逆、嗳气

呕吐、呃逆、嗳气三者皆为胃失和降、胃气上逆的表现,临床上可根据声音的变化,并结合其他症状、体征来判断寒热虚实。

(1) 呕吐　指饮食物、痰饮等胃内容物上涌,从口中吐出的表现。若只有呕吐的动作和声音,却吐不出实物,称为干呕。

(2) 呃逆　指胃气上逆,从咽喉发出的一种不自主的冲击声,表现声短而频、呃呃作声。

(3) 嗳气　又称噫气,指气从胃中向上出于咽喉而发出的声音,但其声长而缓。平时饱餐后,或喝汽水后,偶见嗳气,不属于病态。

6. 太息

太息又称叹息,指患者自觉胸闷不畅,一声长吁或短叹后,则胸中略感舒适的表现,多属肝气郁结、疏泄失职所致。

7. 喷嚏

喷嚏是由肺中之气上冲于鼻所致,多见于外感风寒表证。健康人偶发喷嚏,不属于病态。久病阳虚的人,忽有喷嚏者,多为阳气回复、病有好转之佳兆。

二、嗅气味

嗅气味主要指医生嗅到的异常气味,包括患者身体的气味、病室气味,以及排泄物、分泌物的气味,一般规律是"强烈者为热,微弱者为寒"。至于患者自己嗅到的异常气味,多用问诊了解。

(一) 病体气味

1. 口气

口气指从口中发出的异常气味。健康人在说话时,一般口中无异常气味。若出现口臭,多属于消化不良或口腔不洁、口腔糜烂、龋齿等;口中有酸臭之气,多由食积胃肠所致。

2. 汗气

汗气指汗液发出的气味。汗有腥膻味,多属风湿热久蕴于皮肤;腋下随汗散发出阵阵臊臭气味,多由湿热内蕴所致,可见于狐臭病。

3. 痰涕之气

痰涕清稀,无异常气味,多属寒证;痰涕黄稠味腥,多属热证;咳吐浊痰脓血,腥臭异常,属于肺痈。

4. 呕吐物之气

呕吐物酸腐臭秽,多属胃热;呕吐物清稀无味,多属胃寒;呕吐物酸腐,挟有不消化食物，多属食积。

5. 排泄物之气

排泄物之气包括痰涎、大小便、妇人经带等的异常气味。一般恶臭者多属热证；略带腥味者多属寒证。

（二）病室气味

病室气味多是由患者身体及其排泄物的气味散于室内而成，多属病重的表现。病室有血腥味者，多属失血；有尿臊味者，多属水肿重证；有烂苹果味，多属消渴病的重证；有尸臭味者，多属脏腑衰败、病情危重。

第三节 问 诊

问诊是医生通过对患者或陪诊者进行有目的的询问，了解疾病的发生、发展、治疗经过、现在症状和其他与疾病有关的情况，以诊察疾病的方法。问诊是中药销售人员在问病荐药时最常用的诊法。

问诊一般是从问现在症状开始，询问患者就诊时所感到的痛苦和不适，以及与病情相关的全身情况。中医界流传一首《十问歌》，记述了问现在症状的主要内容：

一问寒热二问汗，三问头身四问便，
五问饮食六胸腹，七聋八渴俱当辨，
九问旧病十问因，再兼服药参机变，
妇女尤必问经期，迟速闭崩皆可见，
再添片语告儿科，天花麻疹全占验。

《十问歌》是问诊的要领，目前仍具有一定的指导意义，但在临床实际应用中，要根据患者的不同病情，灵活而有主次地进行询问，不能千篇一律地机械套问。

一、问寒热

恶寒（怕冷）与发热（发烧）是疾病的常见症状，也是问诊的重点内容。当机体感受寒邪时，则见寒象；当机体感受热邪时，则见热象。当各种原因造成内伤病，引起机体阴阳失调时，也常见寒热症状，即阳盛则热、阴盛则寒、阴虚则热、阳虚则寒。所以寒热是判断病邪性质和机体阴阳盛衰的重要依据。

询问寒热情况，首先要了解患者有无怕冷或发热的症状。如有寒热症状，必须问清怕冷与发热是否同时出现，还应问清寒热的轻重、出现的时间、持续的长短及其兼证等。

临床上常见的寒热表现有恶寒发热、但寒不热、但热不寒、寒热往来四种类型。

（一）恶寒发热

恶寒发热是指患者恶寒与发热同时出现，见于外感表证，多由外邪侵袭肌表、正邪相争所致。

1. 恶寒重、发热轻

患者怕冷明显，并有轻微发热，兼头身疼痛、无汗、脉浮紧等，属于外感风寒表证。

2. 发热重、恶寒轻

患者发热明显，并有轻微怕冷，兼口渴、汗出、脉浮数等，属于外感风热表证。

3. 发热轻而恶风

患者轻微发热，并有遇风觉冷、避之可缓的症状，属于伤风表证。

（二）但寒不热

但寒不热，指患者只觉怕冷而无发热的症状，见于里寒证，多由感受寒邪或阳气不足、阴寒内生所致。

1. 新病恶寒

患者突然恶寒，四肢不温，脘腹冷痛或咳喘痰鸣者，属于里实寒证，由于寒邪直中脏腑、损伤阳气所致。

2. 久病畏寒

患者经常畏寒肢冷，得温可缓，脉沉迟无力者，属于里虚寒证，多由久病阳气虚弱、失于温煦所致。

（三）但热不寒

但热不寒，指患者只觉发热而无怕冷的症状，见于里热证，多属阳盛或阴虚所致。

1. 壮热

患者高热（体温在39℃以上），不恶寒，反恶热，属于里实热证。常兼有大汗、大渴、脉洪大等。

2. 潮热

潮热指热势如潮水，定时发热或定时热更甚者。有三种情况。

（1）阴虚潮热　午后或入夜发热，有热自骨内向外透发的感觉（称为"骨蒸"），或五心烦热（自觉两手心、两脚心和心胸部位发热，而体温却不一定升高），常兼有盗汗、颧红、心烦失眠等症，属阴虚证。

（2）阳明潮热　热势较高，日晡热甚（日晡即下午3～5时），兼腹胀便秘等，属阳明腑实证。

（3）湿温潮热　身热不扬（即肌肤初扪之不觉很热，但扪之稍久即感灼手），午后热甚，兼头身困重、胸闷便溏等，属湿温病。

3. 微热

热势不高，体温多在38℃以下或自觉发热，多见于气虚、阴虚或小儿夏季热。

（四）寒热往来

寒热往来是指恶寒与发热交替发作，见于伤寒少阳病等，多由于邪在半表半里所致。

二、问汗

汗为心液，是阳气蒸化津液经玄府达于体表而成。正常出汗有保持阴阳平衡、调节体温等作用。健康人在气候炎热、体力劳动、进食辛辣、情绪激动、衣被过厚等情况下出汗，属于生理现象。

无论外感或内伤，皆可引起出汗异常。问汗要注意问有汗无汗，出汗的时间、多少、部位及主要兼证等。

（一）表证辨汗

1. 表证无汗

表证无汗多见于风寒表证。因寒性收引，腠理致密，因而无汗。

2. 表证有汗

表证有汗多见于风热表证。因风性开泄，热性升散，腠理疏松，因而汗出。

（二）特殊出汗

1. 自汗

自汗指白天经常汗出，活动后更甚者，兼有气短、乏力、神疲等症状，多由气虚、阳虚所致。

2. 盗汗

盗汗指入睡之后汗出，醒后则汗止，兼有潮热、颧红、口干等症状，多由阴虚所致。

3. 战汗

战汗指患者先恶寒战栗而后汗出的症状，多见于邪正相争剧烈之时，是疾病发展的转折点。

4. 黄汗

黄汗指汗出色黄如黄柏汁，汗出沾衣的症状，多由湿热交蒸所致。

5. 绝汗

绝汗又称"脱汗"，指在病情危重的情况下，出现大汗不止的症状，多由亡阴或亡阳所致。

（三）局部出汗

1. 半身出汗

半身出汗指身体一半出汗，而另一半无汗的症状，无汗的半身是病变的部位。多由风痰、瘀痰或风湿之邪阻于半身经络，气血津液运行受阻所致，常见于中风、痿证、截瘫患者。

2. 手足心汗

手足心汗指手足心微有汗出，属于正常生理现象。若出汗过多，常因脾胃气虚、脾胃阴虚、脾胃湿热或阳明经实热所致。

3. 头汗

头汗是头部或头项部出汗较多的症状，多属上焦热盛、中焦湿热蕴结或气虚阳浮、津随气泄所致。

三、问疼痛

疼痛是患者常见的自觉症状之一，可发生在患病机体的各个部位，主要病机是气血不通畅。疼痛分虚实：因虚而致痛的，多由于气血亏虚或阴精不足，脏腑经脉失养，"不荣则痛"；因实而致痛的，多由于外感邪气、气滞血瘀、痰浊阻滞或虫积食积阻滞脏腑经络，使气血运行不畅，"不通则痛"。

问痛，应注意询问疼痛的性质、部位及时间等。

（一）疼痛的性质

1. 刺痛

疼痛如针刺，痛处固定而拒按，是瘀血疼痛的特点。

2. 胀痛

疼痛且胀，是气滞疼痛的特点。

3. 灼痛

疼痛有灼热感，喜冷恶热，多由火邪窜络或阴虚火旺所致。

4. 冷痛

疼痛有冷感且喜暖，多由寒邪阻络或阳气不足、脏腑经络失于温养所致。

5. 重痛

疼痛有沉重感，多由湿邪阻滞气机所致。

6. 绞痛

疼痛剧烈如绞割，多由有形实邪闭阻气机所致。

7. 隐痛

疼痛并不剧烈，但绵绵不休，持续时间较长，多由阳气不足或精血不足，机体失于温煦、滋养所致。

8. 窜痛

疼痛部位游走不定，或走窜攻痛，多由气滞或风邪阻滞经络所致。

9. 掣痛

抽掣或牵引而痛，由一处而连及他处，多由经脉失养或阻滞不通所致。

10. 空痛

疼痛有空虚感，多由气血精髓亏虚、组织器官失其荣养所致。

（二）疼痛的部位

1. 头痛

头为诸阳之会，十二经脉尤其是三阳经，大都与头部有联系，因此，根据头痛部位，可以判断病在哪一经。如前额痛者，属阳明经；两侧痛者，属少阳经；巅顶痛者，属厥阴经；头项痛者，属太阳经。头痛可分虚实。

（1）实证头痛　多由于外感六淫或痰浊、瘀血阻滞所致，发病急、病程短，痛势较剧烈，多呈胀痛、跳痛、灼痛、刺痛等。

（2）虚证头痛　多由于气血津液亏损，不能上荣所致，发病慢、病程长，痛势较缓，多呈隐痛、空痛、昏痛等。

2. 胸痛

胸痛多与心肺有关，如胸前"虚里"部位痛或痛彻臂内，病位在心；"胸膺"部位作痛，病位在肺。胸痛多为实证，亦有虚证，兹列常见者于下。

（1）胸痛彻背、背痛彻胸者，为胸痹。

（2）胸部憋闷，疼痛如针刺刀绞，面色青紫，冷汗淋漓，为真心痛。
（3）胸闷痛而痞满、咳嗽吐痰者，为痰饮阻肺。
（4）胸痛喘促、高热、咳痰黄稠者，为痰热蕴肺。
（5）胸痛而潮热、盗汗，痰中带血者，为肺痨。
（6）胸痛发热、咳吐腥臭脓血痰者，为肺痈。
（7）胸部隐痛，时轻时重，兼见气虚、阴虚证候，为心气虚或心阴虚。

3. 胁痛

胁又称"胁肋"，指胸腹两侧部位。肝胆经循行胁肋，故胁痛多与肝胆有关。如气滞血瘀、湿热阻滞、悬饮等都可引起胁痛。

4. 脘痛

脘，又称"胃脘"，指上腹中部，是胃所在部位，故脘痛多与胃有关。如寒、热、食和气滞等阻滞胃气都可引起脘痛。

5. 腹痛

脐以上为"大腹"，属脾胃；脐以下至耻骨毛际以上为"小腹"，属肾、膀胱、大小肠、胞宫；小腹两侧为"少腹"，是肝经循行之处。上述脏腑经络出现病变都可引起腹痛。腹络有虚有实，问诊时应细问疼痛特点，加以区分。

（1）虚证腹痛　由气虚、阳虚、血虚等所致，多为隐痛，喜温喜按。
（2）实证腹痛　由寒凝、热结、气滞血瘀、食积虫积等所致，多为剧痛而拒按。

6. 腰痛

腰痛多与肾的病变有关，亦分虚实两类。

（1）虚证腰痛　多由肾虚所致，酸困隐痛，按压捶打可减轻疼痛。
（2）实证腰痛　多由寒湿、扭伤、瘀血阻滞所致，剧痛而有定处，按压则疼痛加重。

7. 四肢痛

痛在四肢关节，多由风湿之邪侵袭关节、阻滞气血、经脉不利所致，称为"痹证"（风寒湿痹或风湿热痹）。若风邪偏重者，关节疼痛游走不定，称风痹（行痹）；寒邪偏重者，关节疼痛剧烈，称寒痹（痛痹）；湿邪偏重者，关节疼痛重着不移，称湿痹（着痹）；热邪偏重者，关节红肿疼痛，称热痹。

四、问饮食口味

问饮食口味主要询问患者的食欲与食量、口渴与饮水、口味的异常，不仅能反映患者脾胃功能的盛衰、津液的盈亏，而且能判断证候的寒热虚实。

（一）食欲与食量

食欲是指患者对进食的要求和对进食的欣快感觉。食量是指实际的进食量。食欲的正常与否，食量的多少，对判断脾胃功能的强弱和疾病的预后有重要的临床意义。

1. 饮食减少

（1）不欲饮食　指患者食欲减退、食量减少的症状。食欲减退是脾胃功能失调的表现，但有虚实之分。若兼有倦怠乏力、腹胀便溏者，为脾虚失运；兼有脘闷、头身困重、便溏者，为湿邪困脾。

(2) 厌食　指患者厌恶食物或恶闻食味的症状。厌食兼有嗳腐吞酸、脘腹胀满者，为食积胃脘；厌恶油腻食物、恶心呕吐、身热不扬、胁痛黄疸者，为肝胆湿热。厌食还可见于妊娠反应。

(3) 饥不欲食　指患者有饥饿感，但不想进食或进食不多的症状，多由胃阴不足、虚火内扰所致。此外，在疾病过程中，患者食欲逐渐下降、食量逐渐减少，表示脾胃功能逐渐衰退、病情加重。

2. 饮食增加

(1) 消谷善饥　指患者食欲猛增，食多而易饥饿，反见身体消瘦，多由胃火炽盛、腐熟太过所致。

(2) 除中　指久病或重病的人，本不能食，突然思食暴食的症状，是脾胃之气将绝的征象，属于假神，多为死亡的预兆。

此外，在疾病过程中，患者食欲逐渐恢复、食量逐渐增加，表示胃气渐复、疾病向愈之佳兆。

3. 偏食食物

小儿嗜食泥土、生米等异物，多由虫积所致；妊娠妇女偏食酸辣等食物，一般不属于病态。

（二）口渴与饮水

口渴是指口中干渴的自觉症状，饮水是指实际饮水量的多少。询问口渴与饮水，可以了解人体津液的盈亏和输布情况。

1. 口不渴

不欲饮水，表示津液未伤，多见于寒证、湿证。

2. 渴而多饮

口渴，饮水较多，表示津液损伤，多见于热证、燥证。

3. 渴不多饮

口渴但饮水不多或不欲饮水，表示津液损伤程度较轻或输布障碍，可见于痰饮内停、阴虚、湿热、瘀血或热入营血的患者。

（三）口味

口味是指患者口中的异常气味及味觉。口味异常，多是脾胃功能失常或其他脏腑病变的反映。

1. 口苦

口苦指口中自觉有苦味，多由肝胆火旺、胆气上逆所致。

2. 口甜

口甜指自觉口中有甜味，多由脾胃湿热所致。口甜亦可因脾虚引起。

3. 口淡

口淡指口中无味，味觉减退，多见于脾虚或寒证。

4. 口酸

口酸指自觉口中有酸味，多由饮食积滞、肝胃不和或肝胃郁热所致。

5. 口咸

口咸指自觉口中有咸味，多由肾虚所致。

五、问二便

大小便的排出是人体正常的生理现象；若排泄异常，则属病理表现。大肠主司大便的排泄，但与脾的运化、肝的疏泄、肺的肃降、肾阳温煦功能有密切关系。膀胱主司小便的排泄，但当脾的运化、肺的肃降、肾的气化、三焦的通调功能有密切关系。因此，询问大小便的情况可以了解人体消化功能、水液代谢的情况，同时可以判断病变的虚实。

问二便应注意询问大小便的性状、颜色、气味、时间、量，排便次数、排便感觉和伴随症状。

（一）问大便

健康人一般每天排便一次，排便通畅，成形不燥，内无脓血、黏液和未消化食物。大便的排泄异常不外便秘和泄泻两种。

1. 便秘

大便燥结，排出困难，便次减少，甚至多日不便者，称为便秘。多由于肠道津液不足，大肠传导迟滞所致。

（1）大便秘结，伴面赤身热、腹胀疼痛、口干等，多由热结肠道所致。

（2）大便秘结，伴面色苍白、畏寒喜暖等，多由阴寒内盛、传导失司所致。

（3）大便秘结，伴面色无华、头晕心悸、唇甲色淡等，为津血亏虚所致，多见于术后、产后或年老体弱之人。

（4）大便秘结，伴倦怠乏力、少气懒言、自汗等，多由于气虚而致大肠传导无力。

（5）大便秘结，伴五心烦热、颧红、盗汗、脉细数等，为阴液亏虚所致，多见于热病后期。

2. 泄泻

排便次数增加，大便稀薄，甚至便如水样者，称为泄泻，多由脾失健运、小肠不能分别清浊、水湿直趋大肠所致。一般新病暴泻者，多属于实证；久病缓泻者，多属于虚证。

（1）大便溏薄，或挟有不消化的食物，伴面色萎黄、纳少体倦、腹胀隐痛等，多由脾气虚弱、运化失常所致。

（2）黎明之前，腹痛作泻，泻后则安，伴腰膝酸软、形寒肢冷等，为五更泄泻。多由肾阳亏虚、不能温煦脾土所致。

（3）腹痛，泻下黄糜，肛门灼热，黏滞不爽，伴胸脘痞闷、苔黄腻等，多由湿热下迫肠道所致。

（4）腹痛泄泻，大便中挟有黏液脓血，里急后重，为痢疾的特点。

（5）腹痛作泻，泻后痛减，大便臭如败卵，或挟有不消化的食物，伴脘腹胀满、嗳腐吞酸等，多由饮食不节所致。

（6）大便时干时稀，每当情志不舒，则腹痛泄泻、泻后痛减者，称为痛泻，属于气滞泄泻，多由肝郁脾虚所致。

（二）问小便

在一般情况下，健康成人白天排尿 3～5 次，夜间 0～1 次，每昼夜总尿量在 1000～

1800ml，尿次和尿量可受到饮水、气温、出汗、年龄等因素的影响。了解小便的情况，可判断体内津液的盈亏和有关脏腑的水液代谢功能状况。

1. 频数

频数指排尿次数增加，时欲小便的症状。

（1）小便频数，量多而色清，夜间尤甚，排尿无痛感，伴形寒肢冷、腰膝酸软者，多由肾虚不固、膀胱失约所致。

（2）尿频、尿急、尿痛，伴腰酸等症状者，多由湿热下注、膀胱气化失司所致，常见于淋证。临床可结合小便色、质等情况进行分析，以区分热淋、血淋、膏淋、石淋之不同。

2. 癃闭

小便不畅，点滴而出为"癃"；小便不通，点滴不出为"闭"。癃闭的病机有虚实之分：因湿热下注或有瘀血、结石阻塞而成，属于实证；因肾阳不足、阳不化水或肾阴亏损、津液内虚而成的，属于虚证。

3. 失禁

失禁指小便不能控制而自遗的症状，多由于肾气不固所致。

4. 遗尿

遗尿指睡眠中小便自行排出，俗称尿床。多由肾气不足、膀胱失约所致，也可见于3岁以内的健康儿童。

六、问睡眠

睡眠情况与人体卫气的循行和阴阳的盛衰有密切关系。在正常情况下，卫气昼行于阳经，阳气盛则醒；夜行于阴经，阴气盛则眠。同时，睡眠还与气血的盈亏和心肾的功能密切相关，通过询问睡眠时间的长短、入睡的难易、是否多梦等情况，可以判断人体阴阳气血的盛衰和心肾功能的强弱。

睡眠失常主要有失眠和嗜睡两种。

（一）失眠

失眠是指经常不易入睡，或睡而易醒，醒后不能再睡，甚至彻夜不眠的症状，属阳不入阴、神不守舍的病理表现。其致病原因主要有两个方面：由心脾两虚、心神失养或肾阴亏损、心火亢盛、心肾不交、扰乱心神所致，属于虚证；由痰火食积等邪气扰乱心神所致，属于实证。

（二）嗜睡

嗜睡是指睡意很浓，经常不自主地入睡的症状。嗜睡多由阳虚气弱、痰湿困阻所致。如嗜睡伴头目昏沉、胸脘痞闷、肢体困重者，为痰湿困脾、清阳不升所致；如饭后嗜睡，伴食少纳呆、神疲体倦者，为中气不足、脾失健运所致；若见神疲欲寐，闭眼即睡，呼之即醒或朦胧迷糊、似睡非睡、似醒非醒者，为心肾阳虚、命门火衰所致。

七、问经带

女性有特殊的生理病理特点，所以除上述问诊外，要注意询问月经、带下、妊娠、产育等方面的情况，尤其是月经和带下更为重要。

（一）问月经

月经是指有规律的、周期性的子宫出血，一般每月一次，定时发生。健康女子，一般到 14 岁左右月经便开始来潮，称为初潮。到 49 岁左右，月经便停止，称为绝经。询问月经要注意月经的周期、行经的天数、经量、经质、经色及其兼证。

1. 经期

（1）月经先期　月经周期提前 7 天以上者，称为月经先期。月经先期多由气虚不能摄血或血热迫血妄行所致。

（2）月经后期　月经周期推迟 7 天以上者，称为月经后期。月经后期多由冲任血虚、血海不充，或气滞、寒凝血瘀、冲任受阻所致。

（3）月经不定期　月经周期不定，或前或后者，称为月经不定期。月经不定期多由肝郁气滞所致，也可由脾肾虚损引起。

2. 经量

（1）月经过多　月经周期基本正常，但经量较常量明显增多者，称为月经过多。月经过多，多由脾虚气弱、冲任不固，或瘀阻冲任、血不归经，或热伤冲任、迫血妄行所致。

（2）月经过少　月经周期基本正常，但经量较常量明显减少者，称为月经过少。月经过少，多由精血亏虚、冲任不充，或寒凝血瘀、冲任不畅所致。

3. 经色、经质

经色、经质指月经的颜色、质地及性状的变化。一般来说，经色淡红、质地稀薄者，多属气血亏虚；经色深经质稠者，多属血热；经色紫暗、挟有血块者，多属寒凝血瘀。

（二）问带下

带下指妇女阴道的一种乳白色、无臭的分泌物，有滋润阴道的作用。询问带下，要注意量的多少、色质和气味的变化。

1. 白带

带下色白量多、质稀如涕、气味淡薄，多由脾肾阳虚、寒湿下注所致。

2. 黄带

带下色黄量多、质黏臭秽，多由湿热下注所致。

3. 赤白带

白带中混有血液，赤白杂见，多属肝经郁热或湿热下注。

第四节　切　诊

切诊是医生用手在患者体表的一定部位进行触、摸、按、压，以了解病情的一种诊断方法。中药高级工的岗位工作虽不常应用切诊，但切诊为中医基础知识的重要组成部分，应该对其有所了解，为今后进一步深造打下基础。切诊的内容包括脉诊和按诊。

一、脉诊

脉诊又称"切脉"，是医生用手指触按患者寸口脉（手腕内侧桡动脉）来了解病情的诊法。根据脉象的各种变化，可以判断疾病的部位和性质，推断疾病的进退和预后。

（一）脉诊的基本原理

脉为血之府，与心相连，心气推动血液在脉管中运行。血液的运行除心的主导作用外，还需要其他脏腑的协调配合，如肺朝百脉，即循行于全身的血液，均汇聚于肺，且肺主与肺气促进血液布散全身；脾统血，固摄血液在脉管中运行；肝藏血，能贮藏血液并调节血量；肾藏精，精可化血。由此可见，五脏均与血脉密切相关。心又是五脏六腑之大主，所以脏腑和阴阳气血的盛衰情况均可反映于脉象。当脏腑气血发生病变时，必然会影响到脉，出现脉象的变化，因此切脉有助于临床诊断疾病。

（二）诊脉的部位和方法

1. 部位

寸口脉分寸、关、尺三部。通常以腕后高骨（桡骨茎突）为标记，其内侧的部位为"关"，关前（腕侧）为"寸"，关后（肘侧）为"尺"。两手各有寸、关、尺三部，共六部脉。按两手寸关尺可分别候（了解）各脏腑的功能状态：左手寸脉候心，关脉候肝，尺脉候肾（阴）；右手寸脉候肺，关脉候脾，尺脉候肾（阳）。

此外，少数人脉不见于寸口，而从尺部斜向手背者，称为斜飞脉；若脉出现在寸口的背部者，称为反关脉，均为桡动脉解剖位置的差异，若无其他症状，不属病脉。

2. 方法

（1）时间　古人认为平旦诊脉最宜，但不必拘泥。现代要求在内外环境安静的条件下即可诊脉。每次切脉的时间不应少于1min，即古人所谓"五十动"，必要时可延长至3~5min。

（2）体位　诊脉的一般体位是端坐（或仰卧）、平臂、直腕、仰掌，使手臂与心脏保持同一水平，血脉畅通。

（3）布指　即三指定位。医生一般用左手按患者右手脉，用右手按患者左手脉。首先用中指先定患者的关脉，然后再用食指按其寸部、无名指按其尺部。布指疏密应根据患者的高矮做适当的调节。小儿寸口位置短，可用一指（拇指）定关法，而不细分三部。

（4）指法　三指略成弓形，指头平齐，以"指目"（即指尖和指腹交界隆起之处）按触脉体。三指同时切脉，称为"总按"；单用一指按某一部脉，称为"单按"。

（5）指力　轻按在皮肤上为"举"，又称浮取；重按在筋骨间为"按"，又称沉取；指力不轻不重按在肌肉上为"寻"，又称中取。切脉时一般顺序是先举，再寻，然后按。

（6）调息切脉　一呼一吸称为一息。诊脉时，医生的呼吸要自然均匀，计算患者脉搏在医生一呼一吸的时间内搏动的至数（搏动一次为"一至"）。另外，调息还有利于医生思想集中和专一，可以仔细辨别脉象。在诊脉时最好不要掺入问诊，避免患者因情绪波动引起脉象变异。

（三）正常脉象

健康人的脉象称为正常脉象，又称"平脉"或"常脉"。

1. 平脉的形象

三部有脉，一息四至，不浮不沉，不大不小，从容和缓，柔和有力，节律一致，尺脉沉取应指有力，并随生理活动和气候环境的不同有相应的正常变化。

2. 平脉的特点

平脉有胃、神、根三个特点。

（1）有胃　指脉象从容和缓，节律一致，是为有胃气。人以胃气（即脾胃之气）为本，诊察胃气之盛衰，可判断疾病之进退吉凶。

（2）有神　指脉象柔和有力，节律整齐。诊察脉象神之有无，可判断心气的盛衰和神的得失。

（3）有根　指尺脉沉取应指有力。尺脉候肾，诊察脉象根之有无，可判断肾之精气的盛衰。

3. 平脉的生理变异

正常脉象可因气候变化、地理环境、年龄、性别、体格、情志刺激等因素影响而有差异。如随四季气候变化而脉有"春弦、夏洪、秋浮、冬沉"的变化；南方人脉多细软或略数，北方人脉多沉实；年龄越小，脉搏越快；胖人多沉，瘦人多浮；运动员脉多缓而有力等。此外，有的人两手六部脉都特别沉细，但无病候，称为"六阴脉"；还有的人两手六脉都特别实大，但无病候，称为"六阳脉"。六阴脉、六阳脉都属于平脉的生理变异，不是病脉。所以不能单凭切脉诊断疾病，必须四诊合参。

（四）病理脉象

疾病反映于脉象上的变化，称为病理脉象。

1. 浮脉

轻取即得，重按稍减而不空，"如水漂木"。

临床意义：浮脉主表证，亦可见于内伤久病。①外邪侵袭肌表，正气抵抗外邪，则脉气动于外，应指而浮；②久病阴血衰少或阳气匮乏，不能内守而致虚阳外浮者，其脉虽浮，但举按皆不足，有别于表证的浮脉，是病情较为严重的表现。

2. 沉脉

轻取不应，重按始得，"如石投水，必及其底"。

临床意义：沉脉主里证。①邪郁于里，气血内困，则脉沉而有力；②脏腑虚弱，阳虚气弱，脉气鼓动无力，则脉沉而无力。

3. 迟脉

脉来迟缓，一息不足四至（相当于每分钟脉搏在60次以下）。

临床意义：迟脉主寒证。①实寒证因寒胜凝滞，气血运行缓慢，故脉迟而有力；②若阳气亏虚，无力运行气血，则脉迟无力。

4. 数脉

一息脉来五至以上（相当于每分钟脉搏在90次以上）。

临床意义：数脉主热证。①邪热亢盛，血行加速，则见数脉，且数而有力；②久病阴虚，虚热内生，则数而无力。

5. 虚脉

三部脉举之无力，按之空虚。

临床意义：虚脉主虚证。气虚血少，气虚则血运无力，血少则脉道不充，故见虚脉。

6. 实脉

三部脉举按皆有力。

临床意义：实脉主实证。邪气亢盛而正气不虚、正邪相搏、气血壅盛、脉道坚满，故见实脉。

7. 相兼脉与主病

相兼脉是指两种或两种以上的脉象同时出现，又称复合脉。由于人体正气强弱有不同，发病的原因是多种的，病理变化又是多变的，病变性质和部位是错综复杂的，所以反映到脉象上往往是相兼出现的。相兼脉的主病，往往等于各脉主病的总和。如浮数为表热证；滑数为痰热；沉细为阴虚或血虚；沉细数为阴虚内热等，余可类推。

8. 脉证的顺逆

在一般情况下，脉与证是一致的。如表证见浮脉，里证见沉脉。但也有脉与证不是相应的。如表证见沉脉，实证见虚脉。脉与证相符者为顺，属正常的发病规律，病易治，预后较好；脉与证不相符者为逆，属异常的发病现象，病多难治，预后多不良。

二、按诊

按诊，是医生对患者的肌肤、手足、脘腹及腧（俞）穴等部位施行触、摸、按、压以测知病变的一种诊断方法。按诊是切诊的组成部分，也是四诊中不可忽视的一种诊断方法。按诊是在望、闻、问的基础上，根据被测部位的冷热、软硬、疼痛、肿块或其他异常变化，更进一步探明病变的部位、性质和发展趋势，充实诊断与辨证所必需的资料。

（一）按肌肤

按肌肤是为了探明全身肌表的寒热、润燥以及肿胀等情况。

邪盛多身热，阳虚多身寒。皮肤滋润的多津液未伤；皮肤干燥的多津液已伤；肌肤甲错（皮肤粗糙干燥起屑）的多见于瘀血。皮肤肿胀，按之凹陷，不能即起者，为水肿；按之凹陷，举手即起者，为气肿。

（二）按手足

按手足主要探明寒热，以辨别阴阳盛衰及病邪所属。

手足俱冷，为阳虚阴盛；手足俱热，为阳盛热炽。手足背部较热，为外感发热；手足心较热，为内伤发热（多为阴虚）。

（三）按脘腹

按脘腹是通过对脘腹的触摸按压，了解局部的冷热、软硬、胀满、肿块、压痛等情况，以辨别脏腑的虚实、病邪的性质及其积聚的程度。

心下（即胃脘部）满，按之柔软而不痛的，为痞证，属虚证；心下按之硬而痛的，为结胸，属实证。腹部肿胀如鼓者为臌证，当辨水臌或气臌。腹部胀大，按之不能即起，小便不利者为水臌；按之举手即起，小便不利者为气臌。腹部肿块，按之坚硬，推之不移，痛有定处者为癥积，病属瘀血；腹部肿块，按之无形，聚散不定，痛无定处者为瘕聚，病属气滞。

（四）按腧穴

按腧穴是通过对腧穴的按压，了解腧穴的变化与反应，以诊断内脏的疾病。

腧穴即经络之气汇聚的穴位。当脏腑出现病变时，在体表相应腧穴部位出现较明显的压痛点或敏感反应，或摸到有结节状、条索状的反应物。如肺病可在肺腧穴摸到结节或中府穴有压痛；肝病在肝腧和期门穴有压痛；胃病在胃腧和足三里穴有压痛等。因此，通过按压腧穴有助于诊断疾病或协助鉴别诊断。

学习小结

　　本章主要由望诊、闻诊、问诊、切诊四部分构成。望诊应明晰望神、望色、望形态、望舌的主要内容。其中，望神，学会从面、目、语言、气息、意识等方面观察神的盛衰，特别要掌握在两目表露得最为明显；望色，会观察患者面部色泽异常变化，来判断病情的轻重和预后；望形态，学会通过望患者形体的强弱胖瘦及动静姿势和体位变化望舌，能够通过观察舌象的各种变化来诊察疾病。闻诊，能运用听觉和嗅觉辨识患者的异常声音和异常气味，从而获得临床资料的一种诊断方法。问诊，通过对患者或陪伴者进行有目的的询问，了解疾病的发生、发展、治疗经过、现在症状和其他与疾病有关的情况，以诊察疾病的方法。切诊，能根据手在患者体表的一定部位进行触、摸、按、压的结果，了解病情的一种诊断方法。

考点提示

1. 望精神、面部、舌部状态，诊察疾病。
2. 听声音、闻气味，诊察疾病。
3. 通过有目的的询问，诊察疾病。
4. 根据触摸按压的结果，诊察疾病。

思考练习题

1. 望神最主要的是观察（　　）
   A. 眼神变化　　　　B. 精神状态　　　　C. 面部表情　　　　D. 反应灵敏
2. 失神的患者突然神志清醒、语言不休者属于（　　）
   A. 神乱　　　　　　B. 无神　　　　　　C. 假神　　　　　　D. 有神
3. 以下所列项目不属于青色主病范围的是（　　）
   A. 痛证　　　　　　B. 惊风　　　　　　C. 寒证　　　　　　D. 水饮
4. 经常汗出不止，活动后更甚的是（　　）
   A. 盗汗　　　　　　B. 绝汗　　　　　　C. 自汗　　　　　　D. 战汗
5. 因瘀血而引起的疼痛特点是（　　）
   A. 胀痛　　　　　　B. 刺痛　　　　　　C. 窜痛　　　　　　D. 隐痛
6. 用不轻不重的指力切脉，称为（　　）
   A. 总按　　　　　　B. 按　　　　　　　C. 举　　　　　　　D. 寻
7. 睡时汗出，醒后汗止者是（　　）
   A. 自汗　　　　　　B. 盗汗　　　　　　C. 大汗　　　　　　D. 战汗
8. 口甜多属（　　）
   A. 脾胃虚弱　　　　B. 脾阳虚　　　　　C. 湿热蕴脾　　　　D. 痰湿内阻

第七章

中医常用辨证方法

📖 知识目标

1. 了解辨证的概念与中医常用辨证方法的类型。
2. 掌握八纲辨证的概念、分类及各证候的辨证要点、主要临床表现；了解表证与里证、寒证与热证、虚证与实证的关系。
3. 掌握气血津液辨证的概念、各证候的辨证要点及主要临床表现；了解气血同病辨证的类型及主要临床表现。
4. 掌握脏腑辨证的概念、各证候的辨证要点及主要临床表现；了解脏腑兼病辨证的类型及主要临床表现。
5. 熟悉外感病辨证的类型及基本内容。

📚 能力目标

1. 具备运用八纲辨证、气血津液辨证、脏腑辨证等中医常用辨证知识对临床典型病例进行正确分析并辨证的能力。
2. 能灵活应用中医常用辨证方法的相关知识正确用药、荐药。

📝 课堂互动

识辨胸水有眼力

唐杲，字德明，清嘉定县名医。曾治某官人之妻，得病甚是奇怪，卧则气绝欲死，起立则如常人，医者皆不识其证。唐接手诊治，断为"悬饮（即胸水）"。人问其故，曰："饮在喉间，坐之则坠，故无害；卧则壅塞诸窍，不得出入而欲死也。"（《嘉定县志》）投以十枣汤，应手而愈。

辨证，指分析、辨认疾病的证候，认识和诊断疾病的方法。辨证的过程即是诊断疾病的过程。具体地说，就是以脏腑、经络、病因、病机等基本理论为依据，对四诊所收集的临床资料进行综合分析、归纳判断，辨清疾病的原因、性质、部位及邪正之间的关系，进而概括判断为何种证候，作出诊断结论的过程。辨证论治是中医诊断疾病和治疗疾病的基本原则，是中医学对疾病特殊的研究和处理方法，是中医学的精华所在和基本特点之一。

辨证方法是医生识别证候、探求病因、分辨病位、区别病性、审察病机和病变趋势的具体手段。中医的辨证方法很多，主要有八纲辨证、气血津液辨证、脏腑辨证、外感病辨证等。各种辨证方法从不同的角度和层次对疾病的本质进行剖析，不同的疾病需选用不同的辨证方法，才能得到最佳、最能指导临床治疗的诊断结论。

第一节　八纲辨证

视频8：八纲辨证

八纲，即表、里、寒、热、虚、实、阴、阳八类证候，其中阴阳是八纲中的总纲。八纲辨证是根据四诊收集的各种病情资料，进行综合、分析、归纳、判断，按照疾病部位的深浅、病情的性质、邪正的盛衰等方面的情况，归纳为表证、里证、寒证、热证、虚证、实证、阴证、阳证八类基本证候。

疾病的表现虽然复杂多变，但基本上都可用八纲加以归纳。八纲辨证就是把千变万化的病证，归纳为表与里、寒与热、虚与实、阴与阳四对纲领性证候，用以指导临床治疗。其中阴阳两纲可以概括其他六纲，即表、热、实证属阳；里、寒、虚证属阴，所以阴阳又是八纲中的总纲。从总体上把握疾病的本质，是各种辨证的纲领，适应于临床各科的辨证。

一、表里

表里是辨别病变部位深浅的一对纲领。人体的皮毛、肌腠、经络在外，属表；脏腑、气血、骨髓在内，属里。外邪犯表，病多轻浅；脏腑受病，病多深重。从病势上看，外感病中表邪入里为病进；里邪出表为病退。

1. 表证

病位浅在肌肤。一般是指六淫之邪从皮毛、口鼻侵入人体而引起的外感病初起阶段，具有起病急、病程短、病位浅的特点。

主要临床表现是发热恶寒（或恶风）为主，头身疼痛，鼻塞，咽喉痒痛或咳嗽，舌苔薄白，脉浮。

2. 里证

病变部位深在脏腑、气血。究其成因，一是由外邪不解、内传入里、侵犯脏腑所致；二是外邪直接侵犯脏腑而成；三是情志内伤、饮食劳倦等因素，直接损伤脏腑，使脏腑功能失调、气血逆乱出现各种病证。

里证病因复杂，病位广泛，症状繁多，其临床表现多种多样，概括起来以脏腑的证候为主。

3. 表证和里证的关系

（1）表里同病　表证和里证在一个患者身上同时出现，称表里同病。一般多见于表证未解，邪已入里；或旧病未愈，复感外邪；或先有外感，又伤饮食；或病邪同时侵犯表里等。

（2）表里转化　表、里证可以相互转化，主要取决于正邪双方斗争的盛衰。表邪入里，多因正气不足，或邪气过盛，或护理不当，或误治、失治等因素所致；里邪出表，多为治疗及时，或护理得当，使机体抗邪能力增强所致。总之，病邪由表入里，表示病势加重；由里出表，表示病势减轻。

二、寒热

寒热是辨别疾病性质的两个纲领。寒证与热证反映机体阴阳的偏盛与偏衰。阴盛或阳虚则表现为寒证；阳盛或阴虚则表现为热证。

1. 寒证

寒证是感受寒邪，或阳虚阴盛，肌体功能活动衰退所表现的证候。本证多因外感阴寒之邪，或久病内伤，阳气耗伤；或过食生冷，寒从内生所致。

主要临床表现为恶寒或畏寒喜暖，面色苍白，肢冷蜷卧，口淡不渴，小便清长，大便稀溏，舌淡苔白而润，脉迟或紧等。

2. 热证

热证是感受热邪，或阳盛阴虚，人体的功能活动亢进所表现的证候。本证多因外感温热之邪；或寒邪入里化热；或七情郁而化火；或过食辛辣，饮食不节内生火热；或房劳过度，久病伤阴，阴虚阳亢所致。

主要临床表现为发热喜凉，口渴喜冷饮，面红目赤，烦躁不宁，痰、涕黄稠，大便秘结，小便短赤，舌红苔黄而干，脉数等。

3. 寒证和热证的关系

寒证与热证虽有阴阳盛衰的本质区别，但又是相互联系的，常有以下几种情况。

（1）寒热错杂　寒证和热证在一个患者身上同时并存，叫作寒热错杂，临床可以有以下几种情况。

① 上热下寒。既有口干舌燥、胸中烦热的上热证，又有腹痛喜暖、大便稀溏的下寒证。

② 上寒下热。既有胃脘冷痛、呕吐清涎的上寒证，又有尿痛、尿频、尿急、小便短赤的下热证。

③ 表寒里热。既有恶寒发热、头身疼痛的表寒证，又有气喘、烦躁、口渴、尿黄的里热证。常见于原有内热，又外感风寒，或外邪传里化热而表寒未解。

④ 表热里寒证。常见于素有里寒而复感风热，或表热未解，误下以致脾胃阳气损伤。如平素脾胃虚寒，又感风热，既有发热恶寒、头痛、咳嗽、咽喉肿痛的表热证，又有脘腹冷痛、大便溏泻、小便清长、四肢不温的里寒证。

（2）寒热转化

① 寒证转化为热证。如感受寒邪，开始恶寒发热，头身痛，舌淡红，苔薄白而润，脉浮紧，属于表寒证。由于误治或失治，寒邪入里化热，出现壮热不恶寒，反恶热，口渴喜凉饮，舌红苔黄之里热证。

② 热证转化为寒证。如高热患者，由于大汗不止或吐泻过度，出现体温骤降、四肢厥冷、面色苍白、脉微欲绝的虚寒证（亡阳）。

（3）寒热真假　在疾病发展过程中，尤其是病情危重阶段，有时出现疾病症状与本质不符的现象，称为假象，即真寒假热或真热假寒的证候。

① 真热假寒。又称阳盛格阴，是内有真热而外见假寒的证候。其主要临床表现为手足逆冷，脉沉等症，似属寒象，但肢冷而胸腹灼热，不欲近衣被，不恶寒而反恶热；脉虽沉但数而有力；并见口渴喜冷饮，烦躁不安，小便黄赤，大便燥结，咽干口臭，舌红苔黄而干，甚则神昏谵语等一派热象。此为内热炽盛、阳气郁闭于内、格阴于外所致。

② 真寒假热。又称阴盛格阳，是内有真寒而外见假热的证候。其主要临床表现为面赤、身热、口渴、脉大等，似是热证。但仔细观察，面虽赤却仅颧红如妆，且时隐时现；身虽热而反欲盖衣被；口虽渴但不欲饮或喜热饮；脉虽大但按之无力；同时还有四肢厥冷、下利清谷、小便清长、舌淡苔白等一派真寒之象。此为阴寒内盛、格阳于外所致。

三、虚实

虚实是辨别人体邪正力量对比情况，即正气强弱和病邪盛衰的两个纲领。虚，指正气虚；实，指邪气盛。所以，《素问·通评虚实论》说："邪气盛则实，精气夺则虚"。

1. 虚证

虚证是指人体正气虚弱不足，但邪气亦不盛的证候，具体有阴、阳、气、血之分。虚证的形成因素有饮食失调，后天之本不固，七情劳倦，内伤脏腑气血，房事过度，耗散肾脏元真，或久病、失治、误治损伤正气等原因。

各种虚证的临床表现也不一致，常见的有以下几种。①阳虚证：形寒肢冷，面色㿠白，神疲乏力，小便清长，大便稀溏等。②阴虚证：午后潮热，盗汗，咽干，心烦，手足心热等。③气虚证：少气懒言，神倦乏力，语声低弱，自汗等。④血虚证：面色少华，口唇淡白，头晕目眩，心悸失眠，妇女经闭或量少等。

2. 实证

实证是指邪气过盛，但正气尚未虚衰的证候。虽有"邪之所凑，其气必虚"之说，但通常实证的正气未至亏损的程度，这里的虚，仅是相对而言。形成实证的原因有二，一是外邪侵入人体；二是由于内脏功能障碍，产生寒热病理变化，以及气滞、血瘀、痰饮、水湿凝聚、食积等。

由于实邪所产生的部位及寒热的不同，其临床表现也不一致。主要有发热、腹胀痛拒按、胸闷烦躁，甚至神昏谵语、呼吸喘粗、痰涎壅盛、大便秘结、小便不利、脉实有力、舌苔厚腻等。

3. 虚证和实证的关系

（1）虚实错杂　虚证和实证同时出现，叫虚实错杂。它的证候有虚证中夹有实证，或实证中夹有虚证，以及虚实并见。

（2）虚实转化　在疾病发展过程中，由于正邪相争，在一定的条件下，虚证和实证还可相互转化。多由失治或误治，或邪气过盛伤及正气所致。

四、阴阳

阴阳是八纲中的总纲，可统括其余六纲，一般表、热、实统属于阳，里、寒、虚统属于阴。临床可将一切病证归类于阴、阳两纲，故阴阳实际上是对具体病情的总概括。《素问·阴阳应象大论》说："善诊者，察色按脉，先别阴阳"。可见阴阳在疾病辨证中的重要地位。

1. 阴证和阳证

（1）阴证　凡符合"阴"的一般属性如抑制、衰退、沉静、晦暗等征象的证候，称为阴证。如里证、虚证、寒证，概属于阴证范围。一般常以"虚寒证"作为阴证的代表，是体内阳气虚衰，或寒邪凝滞所表现出的证候。

主要临床表现为畏寒肢冷、面色苍白、精神萎靡、气短声低、口淡不渴、便溏尿清、舌淡胖嫩、苔白、脉迟弱等。

（2）阳证　凡符合"阳"的一般属性，如兴奋、亢进、躁动、明亮等征象的证候，称为阳证。如表证、实证、热证，概属于阳证范围。一般常以"实热证"作为阳证的代表，是体内热邪壅盛，或阳气亢盛所表现出的证候。

主要临床表现为身热面赤、精神烦躁、气粗声高、口渴喜冷饮、呼吸气粗、大便秘结、小便短赤、舌红绛、苔黄而干、脉滑数有力。

2. 亡阴证和亡阳证

亡阴与亡阳是疾病过程中的危重证候。一般在高热大汗或发汗太过，或剧烈吐泻、失血过多等阴液或阳气迅速亡失的情况下出现。

(1) 亡阴证 亡阴证是指体液大量耗损而表现出阴液衰竭的危重证候。

主要临床表现为汗出而黏，如珠如油，呼吸短促，身热，手足温，烦躁不安，渴喜冷饮，面色潮红，皮肤皱瘪，小便极少，舌红而干，脉细数无力。

(2) 亡阳证 亡阳证是指体内阳气极度损耗而表现出阳气欲脱的危重证候。

主要临床表现为冷汗淋漓、面色苍白、神情淡漠、肌肤不温、手足厥冷、呼吸气微、舌淡而润、脉微欲绝。

第二节 气血津液辨证

气、血、津液，是人体生理活动的物质基础，气血津液的产生与作用发挥，又必须依赖脏腑的正常功能。因此，人体脏腑发生病变，就必然对气血津液有所影响；反之，气血津液发生病变，也会影响到脏腑功能。虽影响的脏腑不同而症状表现有异，但就气血津液病变而言，在表现上则又有基本的共同特征。如气虚，则不论是心气、肺气、脾气之虚，都有气短、乏力、脉虚等症状；血虚，则无论是肝血虚，还是心血虚，都有面色苍白或萎黄，唇舌色淡等症状。所以，气血津血液辨证，就是运用气血津液理论，分析气血津液病变所表现的共性症候，给以提纲挈领的概括。临床常与其他辨证方法相互参照运用。

一、气病辨证

气的病证很多，《素问·举痛论篇》说："百病生于气也"。指出了气病的广泛性。但气病临床常见的证候，可概括为气虚、气陷、气滞、气逆等证。

1. 气虚证

气虚证是指机体脏腑功能衰退，元气不足而出现的全身性虚弱症状所表现的证候。为气的推动、温煦、固摄、防御、气化等功能减退而出现的综合表现。常由久病体虚、劳累过度、年老、病后，或饮食劳倦内伤，或素体禀赋不足等因素引起。

主要临床表现为乏力神疲，少气懒言，自汗，头晕目眩，舌淡胖或边有齿痕，脉虚细无力等症。

2. 气陷证

气陷证指因先天不足，后天失调造成元气亏损，气机升降失常，出现以中气下陷，升举无力所表现的证候。为气虚无力升举而反下陷的证候，多见于气虚证的进一步发展，或劳累用力过度，损伤某一脏器所致，多见于内伤杂病。

主要临床表现为气短乏力，神疲懒言，脘腹胀坠，久泄脱肛，阴挺，舌质淡胖，脉细缓无力等症。

3. 气滞证

气滞证指人体某一脏腑，某一部位气机阻滞，运行不畅所表现的证候。多由情志不舒，或邪气内阻，或阳气虚弱，温运无力等因素导致气机阻滞而成。

主要临床表现为局部的胀、闷、痞、痛。其胀闷、疼痛时轻时重，部位多不固定，常见攻痛或窜痛，痞胀时有时无，时聚时散，胀闷而满，可随嗳气或矢气而减轻，且与精神因素有关，苔薄，脉弦等症。

4. 气逆证

气逆证指气机升降失常，逆而向上所引起的证候。临床以肺胃之气上逆和肝气升发太过的病变为多见。

主要临床表现为咳嗽上气，气促喘息，或呃逆连声，嗳气不除，恶心呕吐，翻胃吐血，或头痛、眩晕，舌苔薄腻或黄腻，质红，脉滑数或弦数等症。

二、血病辨证

血的病证表现很多，因病因不同而有寒热虚实之别，其临床表现可概括为血虚、血瘀、血热、血寒等证候。

1. 血虚证

血虚证指血液亏虚，脏腑百脉失养，表现全身虚弱的证候。血虚证的形成，有禀赋不足；或脾胃虚弱，生化乏源；或各种急慢性出血；或久病不愈；或思虑过度，暗耗阴血；或瘀血阻络，新血不生；或因患肠寄生虫病而致。

主要临床表现为面白无华或萎黄，唇色淡白，爪甲苍白，头晕眼花，心悸失眠，手足发麻，妇女经血量少色淡，经期错后或闭经，舌淡苔白，脉细无力。

2. 血瘀证

血瘀证指血行不畅，甚至停滞凝聚，或离经之血积于体内，影响气血运行所产生的各种临床表现的证候。形成血瘀证的原因有：寒邪凝滞，以致血液瘀阻；或由气滞而引起血瘀；或因气虚推动无力，血液瘀滞；或因外伤及其他原因造成血液流溢脉外，不能及时排出和消散所形成。

主要临床表现为刺痛，痛有定处，拒按，常在夜间加剧。出血反复不止，色泽紫暗，中夹血块，或大便色黑如柏油。面色黧黑，肌肤甲错，口唇爪甲紫暗，或皮下紫斑，或皮肤红丝如缕，或腹部青筋外露，或下肢筋青胀痛等，妇女常见经闭，舌质紫暗，或见瘀斑瘀点，脉细涩。

3. 血热证

血热证指血分有热，或热邪侵犯血分而出现的伤阴、动血、热扰神明等临床表现的证候。本证多因烦劳、嗜酒、恼怒伤肝、房事过度等因素引起。

主要临床表现为心烦，或躁扰发狂，口渴不喜饮，身热夜甚，及发斑吐衄，尿血便血，女子月经过多或崩漏，舌质红绛，脉细数等。

4. 血寒证

血寒证指局部脉络寒凝气滞，血行不畅所表现的证候。常由感受寒邪引起。

主要临床表现为手足或少腹冷痛，肤色紫暗发凉，喜暖恶寒，得温痛减，妇女月经延期，痛经，经色紫暗，夹有血块，舌紫暗，苔白，脉沉迟涩等。

三、气血同病辨证

气血同病辨证，是用于既有气的病证，同时又兼见血的病证的一种辨证方法。气和血具有相互依存、相互资生、相互为用的密切关系，因而在发生病变时，气血常可相互影响，既见气病，又见血病，即为气血同病。气血同病常见的证候，有气血两虚、气虚血瘀、气滞血瘀、气虚失血、气随血脱等。

1. 气血两虚证

气血两虚证指气虚与血虚同时存在的证候。多由久病不愈，气虚不能生血，或血虚无以化气所致。

主要临床表现为神疲乏力，呼吸气短，头晕眼花，心悸失眠，面色苍白无华，手足麻木，指甲色淡，或月经量少，色淡质稀，血崩漏下，舌淡而嫩，脉细弱无力等症。

2. 气虚血瘀证

气虚血瘀证指既有气虚之象，同时又兼有血瘀的证候。多因久病气虚，运血无力而逐渐形成瘀血内停所致。

主要临床表现为面色淡白或晦滞，身倦乏力，少气懒言，疼痛如刺，常见于胸胁，痛处不移，拒按，舌淡暗或有紫斑，脉沉涩。

3. 气滞血瘀证

气滞血瘀证指由于气滞不行以致血运障碍，而出现既有气滞又有血瘀的证候。多由情志不遂，或外邪侵袭，导致肝气久郁不解所引起。

主要临床表现为胸胁胀满走窜疼痛，性情急躁，并兼见痞块刺痛拒按，妇女经闭或痛经，经色紫暗夹有血块，乳房痛胀，舌质紫暗或有紫斑，脉弦涩。

4. 气虚失血证

气虚失血证又称气不摄血，指因气虚而不能统摄血液，气虚与失血并见的证候。多因久病气虚，失其摄血之功所致。

主要临床表现为吐血，便血，皮下瘀斑，崩漏，气短，倦怠乏力，面色㿠白，舌淡，脉细弱等。

5. 气随血脱证

气随血脱证是指大出血时所引起阳气虚脱的证候。多由肝、胃、肺等脏器本有宿疾而脉道突然破裂，或外伤，或妇女崩中、分娩等引起。

主要临床表现为大出血时突然面色苍白，四肢厥冷，大汗淋漓，甚至晕厥，舌淡，脉微细欲绝，或浮大而散。

四、津液病辨证

津液病辨证，是分析津液病证的辨证方法。津液病证，一般可概括为津液不足和水液停聚两个方面。

1. 津液不足证

津液不足证是指由于津液亏少而失其濡润滋养作用所出现的以燥化为特征的证候，多由燥热灼伤津液，或因汗、吐、下及失血等所致。

主要临床表现为口渴咽干，唇燥而裂，皮肤干枯无泽，小便短少，大便干结，舌红少津，脉细数。

2. 水液停聚证

水液停聚证泛指水液输布、排泄失常所引起的痰饮水肿等病证。凡外感六淫，内伤脏腑皆可导致本证发生。多由肺、脾、肾对津液的输布和排泄发生障碍所引起。临床具体表现的病证以水肿、痰饮为常见。

(1) 水肿　水肿是水液内停，溢于肌肤所致。

主要临床表现为面目、四肢甚则一身悉肿，伴小便短少、脘闷腹胀、纳呆便溏等。

(2) 痰证　痰证的病位广泛，症状多端，故有"百病多由痰作祟"之说，是指水液凝结，质地稠厚，停聚于脏腑、经络、组织之间而引起的病证。

主要临床表现为咳嗽咳痰、痰质黏稠、胸脘满闷、纳呆呕恶、头晕目眩，或神昏癫狂、喉中痰鸣，或肢体麻木，见瘰疬、瘿瘤、乳癖、痰核等，舌苔白腻，脉滑。

(3) 饮证　饮证是指水饮质地清稀、停滞于脏腑组织之间所表现的病证。

主要临床表现为咳嗽气喘、痰多而稀、胸闷心悸，甚或倚息不能平卧，或脘腹痞胀、水声漉漉、泛吐清水，或头晕目眩、小便不利，肢体浮肿、沉重酸困，苔白滑，脉弦。

第三节　脏腑辨证

脏腑辨证，是在认识脏腑生理功能和病理特点的基础上，将四诊所收集的症状、体征及有关病情资料进行综合分析，从而判断疾病所在部位、病因、病性、邪正盛衰等情况，为临床治疗提供依据的辨证方法。简言之，即以脏腑为纲，对疾病进行辨证。

一、心与小肠病辨证

心的主要生理功能是主血脉和主神志。心开窍于舌，在体合脉，其华在面，与小肠相表里。因此心的病变主要反映在血液运行障碍和精神意识思维活动等的异常。

心的病证有虚有实，虚证为气、血、阴、阳之不足；实证多是火热、痰瘀等因素引起心的生理功能失常。

小肠主分清别浊，病变常见的有小肠实热证和小肠虚寒证。但小肠实热证包括在心火亢盛证内，即心热移于小肠的部分；小肠虚寒证包括在脾胃病中的脾阳虚证内。

1. 心气虚与心阳虚

心气虚证是心病的常见症状，与气虚证共见；心阳虚证是在心气虚的基础上又见阳虚证。

主要临床表现为心悸、怔忡、气短，活动时尤重，自汗，脉细弱或结代，为其共同症状。若兼见面白无华，体倦乏力，舌淡苔白，为心气虚；若兼见形寒肢冷，心胸憋闷或作痛，面色暗滞，舌淡胖或紫暗，苔白滑，为心阳虚。

2. 心血虚与心阴虚

心血虚证是心病的常见症状，常与血虚证共见；心阴虚证是心病的常见症状，常与阴虚证共见。

主要临床表现为心悸、健忘、失眠、多梦为其共有症状。若兼见眩晕、面色无华、唇舌色淡、脉细弱等为心血虚；若兼见五心烦热、盗汗、口咽干燥、舌红少津、脉细数则为心阴虚。

3. 心火亢盛

心火亢盛证是指五志郁极化火，或六淫传里化火，或过食辛辣之品，阳热内盛以致心火亢盛的证候。

主要临床表现为心烦、失眠、面赤口渴，口舌生疮，甚则狂躁谵语，或见吐血、衄血、尿血、小便赤涩刺痛，舌红，脉数。

4. 心血瘀阻

心血瘀阻证是指瘀血阻滞心脉所表现的临床证候。

主要临床表现为心悸怔忡、心胸憋闷或刺痛，痛引肩背内臂，时发时止，舌质暗紫或有瘀点、瘀斑，脉细涩或结代；重者暴痛欲绝，口唇青紫，肢厥神昏，脉微欲绝。

5. 痰迷心窍

痰迷心窍证是指痰浊蒙闭心神所表现的证候。

主要临床表现为意识模糊，甚则昏不知人，或精神抑郁，表情淡漠，神志痴呆，喃喃独语，举止失常；或突然昏扑，不省人事，口吐涎沫，喉中痰鸣，胸闷呕恶，舌苔白腻，脉滑。

6. 痰火扰心

痰火扰心证是指由于火热痰浊侵扰心神，表现以神志异常为主的证候。

主要临床表现为发热烦躁，面赤气粗，口苦，痰黄，喉中痰鸣，狂躁谵语，舌红苔黄腻，脉滑数；或见失眠心烦，或见神志错乱，哭笑无常，狂躁妄动，甚则打人毁物。

7. 小肠实热

小肠实热证是指小肠里热炽盛所表现的证候。

主要临床表现为心烦口渴、口舌生疮、小便赤涩、尿道灼痛、尿血、舌红苔黄、脉数。

二、肺与大肠病辨证

肺的主要生理功能是主气，司呼吸，主宣发、肃降，通调水道，外合皮毛，开窍于鼻，与大肠互为表里。肺的病证有虚有实，虚证多见气虚和阴虚，实证多由风、寒、燥、热等邪气侵袭或痰湿阻肺所致。

大肠的功能是主传导、排泄糟粕。大肠的病变主要表现传导功能的失常，如泄泻、便秘等。其病证亦有虚有实，实证为大肠湿热证、大肠实热证，虚证为大肠津亏证、大肠虚寒证。

1. 肺气虚

肺气虚证是指其主气、卫外功能失职所表现的证候。

主要临床表现为咳喘无力，气短懒言，语音低怯，咳痰清稀，自汗畏风，易感冒，面色淡白，倦怠乏力，舌淡，脉虚弱。

2. 肺阴虚

肺阴虚证是指肺阴不足，虚热内生所表现的证候。

主要临床表现为干咳无痰，或痰少而黏，不易咳出，甚则痰中带血，口燥咽干，声音嘶哑，五心烦热，盗汗，颧红，舌红少苔，脉细数。

3. 风寒束肺

风寒束肺证是指风寒之邪袭表，肺卫失宣所表现的证候。

主要临床表现为咳嗽声重，痰白而稀，恶寒发热，鼻塞流清涕，或见身痛无汗，舌苔薄白，脉浮紧。

4. 风热犯肺

风热犯肺证是指风热之邪侵表，肺卫失宣所表现的证候。

主要临床表现为咳嗽阵作，痰稠色黄，鼻塞流黄浊涕，发热微恶风寒，咽痛，舌尖红，苔薄黄，脉浮数。

5. 燥邪犯肺

燥邪伤肺证是燥邪犯肺伤津所表现的证候。

主要临床表现为干咳无痰，或痰少而黏，不易咳出，甚则痰中带血，唇、舌、鼻、咽干燥，或发热微恶风寒，舌红苔薄白或薄黄而干，脉浮数。

6. 痰湿阻肺

痰湿阻肺证是指痰湿壅阻于肺，肺失宣降所表现的证候。

主要临床表现为咳嗽痰多，色白易咳，胸闷，甚则气喘痰鸣，舌淡苔白腻，脉滑。

7. 痰热壅肺

痰热壅肺证是指热邪夹痰内壅于肺所表现的实热证候。

主要临床表现为咳嗽喘促，痰稠色黄，壮热烦渴，甚则鼻翼翕动，或胸痛，咳吐脓血腥臭痰，小便短赤，大便秘结，舌红苔黄腻，脉滑数。

8. 大肠湿热

大肠湿热证是指湿热蕴结于大肠，致传导功能失职所表现的证候。

主要临床表现为腹痛，下痢脓血，里急后重，或暴注下泻，色黄臭秽，肛门灼热，小便短赤，或发热，口渴，舌红苔黄腻，脉滑数。

9. 大肠实热

大肠实热证是指燥热实火结于大肠，使大肠传导闭塞所引起的各种临床表现的证候。

主要临床表现为口燥唇焦、身热面赤、腹满痛拒按、大便干燥秘结、肛门肿痛、便血或痔疮出血、小便短赤、舌苔黄干、脉数有力。

10. 大肠津亏

大肠津亏证是指阴液亏虚，不能濡润大肠所表现的证候。

主要临床表现为大便秘结干燥，难于排出，常数日一行，口干咽燥，或伴见口臭，舌红苔黄，少津，脉细数。

11. 大肠虚寒

大肠虚寒证指阳气衰弱，寒浊内聚大肠，致令传导失常所表现的证候。

主要临床表现为隐隐腹痛，喜暖喜按，四肢不温，肠鸣溏泻，大便色浅，或反秘而不下，舌淡，苔白滑，脉象沉迟。

三、脾与胃病辨证

脾的主要生理功能是主运化，主统血。胃的主要生理功能是主受纳、腐熟水谷。脾胃相表里共处中焦，脾气主升，胃气主降，脾喜燥恶湿，胃喜润恶燥，二者升降相因，燥湿相济，共同完成饮食物的消化、吸收与转输，为气血生化之源，后天之本。脾又主肌肉、四肢，开窍于口，其华在唇。

脾胃病证，有寒热虚实之不同。脾以虚证为多，胃以实证常见。脾病主要以运化、升清功能失职，致使水谷、水湿不运，消化功能减退，化源不足，以及脾不统血，清阳不升为主要病理改变；胃病主要以受纳腐熟功能障碍，胃气上逆为主要病机。

1. 脾气虚

脾气虚是指脾气不足，失其健运所表现的证候。

主要临床表现为少气懒言，倦怠乏力，面色萎黄，腹胀，纳差，便溏，形体消瘦，舌淡苔白，脉缓无力。

2. 脾阳虚

脾阳虚证是指脾阳虚衰，阴寒内生所表现的中焦虚寒证候。

主要临床表现为腹胀纳少，脘腹冷痛，喜按喜温，形寒肢冷，大便稀溏，口淡不渴，或肢体浮肿，或白带清稀量多，舌淡胖嫩，苔白滑，脉沉迟无力。

3. 脾气下陷

脾气下陷证是指脾气亏虚，升举无力而反下陷所表现的证候，亦称中气下陷。

主要临床表现为脘腹坠胀，食后益甚，或便意频数，肛门重坠，或久泄不止，或小便混浊如米泔，或脱肛、子宫下垂、胃下垂等。常伴见气短懒言，倦怠乏力，头晕，面黄无华，食少便溏，舌淡苔白，脉虚弱等。

4. 脾不统血

脾不统血证是指脾气虚不能统摄血液，致血溢脉外所表现的证候。

主要临床表现为便血，尿血，肌衄、齿衄，或妇女月经过多、崩漏等，伴有食少，腹胀便溏，神疲乏力，少气懒言，面白无华，舌淡，脉细弱。

5. 寒湿困脾

寒湿困脾证是指寒湿内盛，脾阳受困，致运化失职所表现的证候。

主要临床表现为脘胃痞闷、脘腹隐痛、饮食减少或不思饮食、口中黏腻、恶心呕吐、大便溏薄，肢困身重，头重如裹，面色萎黄晦滞，甚者肢体浮肿，妇女白带增多，舌淡或胖，苔白滑或白腻，脉濡缓。

6. 湿热蕴脾

湿热蕴脾证是指湿热内蕴中焦，致脾运化功能失调所表现的证候。

主要临床表现为脘腹胀满，恶心欲吐，口黏腻，渴不多饮，肢体困重，便溏不爽，或面目肌肤发黄，色泽鲜明如橘，或有身热不扬，汗出热不解，苔黄腻，脉濡数。

7. 寒邪犯胃

寒邪犯胃证是因寒邪犯胃，胃失和降所表现的证候。

主要临床表现为胃脘冷痛，痛势较剧，遇寒加重，得温则减，口泛清水，口淡不渴，舌淡苔白，滑脉迟或弦。

8. 胃火炽盛

胃火炽盛证是指胃中火热炽盛，胃失和降所表现的证候。

主要临床表现为胃脘灼痛，吞酸嘈杂，渴喜冷饮，或食入即吐，或消谷善饥，或牙龈肿痛、齿衄、口臭，便结尿黄，舌红苔黄，脉滑数。

9. 胃阴虚

胃阴虚证是指胃阴不足，胃失濡润、和降所表现的证候。

主要临床表现为胃脘隐痛，饥不欲食，或胃脘嘈杂，或脘痞不畅，或干呕呃逆，唇舌干燥，便干溲短，舌红少津，脉细数。

10. 食滞胃脘

食滞胃脘证是指饮食积滞胃肠所表现的证候。

主要临床表现为脘腹胀满疼痛，拒按，嗳腐吞酸，纳呆，恶心呕吐，或肠鸣矢气，便溏，泻下不爽，泻下物臭秽，舌苔厚腻，脉滑。

11. 胃气上逆

胃气上逆是指胃的气机逆转向上所引发的病证。

主要临床表现为食后脘腹胀满，呕吐，朝食暮吐或暮食朝吐，吐出不消化的食物，嗳气，呃逆，神疲乏力，舌淡，脉细无力。

四、肝与胆病辨证

肝的主要生理功能是主疏泄、主藏血、主筋。肝开窍于目，与胆互为表里。肝的病变主要反映在疏泄失常、血不归藏和筋脉不利等方面。

肝病有虚有实。虚证多为肝阴、肝血不足，实证多为气郁火盛及寒邪、湿热等侵犯，而肝阳上亢、肝风内动多为虚实夹杂之证。

胆的主要生理功能是贮藏和排泄胆汁，以助脾胃对饮食物的消化，在发病上多肝胆同病。

1. 肝气郁结

肝气郁结证是指肝失疏泄、气机郁滞所表现的证候。

主要临床表现为胸胁或少腹胀闷窜痛，情志抑郁或易怒，喜太息，或咽中如物梗阻，妇女可见乳房胀痛、痛经、月经不调，苔薄白，脉弦缓。

2. 肝血虚

肝血虚证是指肝血亏虚、筋脉失于濡养而出现的证候。

主要临床表现为面白无华，头晕目眩，视物模糊或夜盲，爪甲不荣，或见肢体麻木，关节拘急不利，手足震颤，肌肉瞤动，妇女月经量少色淡，甚则闭经，舌淡，脉弦细无力。

3. 肝阴虚

肝阴虚证是指肝之阴液亏虚、虚热内扰所表现的证候。

主要临床表现为头晕耳鸣，两目干涩，视力减退，胁肋隐隐灼痛，面部烘热或颧红，五心烦热，潮热盗汗，口燥咽干，或手足蠕动，舌红少津，脉弦细数。

4. 肝火炽盛

肝火炽盛证是指肝经火盛、气火上逆所表现的证候，又称肝火上炎证、肝经实火证。

主要临床表现为胁肋灼痛、口苦咽干，或呕吐苦水、急躁易怒、失眠多梦，或头晕胀痛、痛势若劈、面红目赤、耳鸣如潮，甚或突发耳聋，便秘尿黄，舌红苔黄，脉弦数。

5. 肝阳上亢

肝阳上亢证是指肝肾阴亏、肝阳亢于上所表现的上实下虚证候。

主要临床表现为眩晕耳鸣，头目胀痛，面红目赤，急躁易怒，失眠多梦，腰膝酸软，步履不稳，五心烦热，口苦咽干，舌红少津，脉弦有力或弦细数。

6. 肝风内动

凡病变过程中出现眩晕欲扑、抽搐、震颤等"动摇"特点的症状，称为肝风内动。一般常见有肝阳化风、热极生风与血虚生风三种。

（1）肝阳化风　肝阳化风证是肝阳亢逆无制而出现的动风证候。

主要临床表现为眩晕欲扑，头胀痛，肢体麻木，行走不稳，语言不利，舌红，脉弦细；甚则猝然昏倒，不省人事，口眼㖞斜，半身不遂，舌强语謇，喉中痰鸣，舌红苔黄腻，脉弦有力。

（2）热极生风　热极生风证是指邪热亢盛、筋脉失养、引动肝风所表现的证候。

主要临床表现为高热烦渴，躁扰如狂，神昏谵语，四肢抽搐，颈项强直，甚则角弓反张，两目上视，牙关紧闭，舌红绛苔黄燥，脉弦数。

（3）血虚生风　血虚生风证是指肝血虚、筋脉失养所表现的风动证候。

主要临床表现为眩晕，肢体震颤，麻木，手足拘急，肌肉𥆧动，皮肤瘙痒，爪甲不荣，面白无华，舌质淡白，脉细或弱。

7. 肝胆湿热

肝胆湿热证是指湿热蕴结肝胆，疏泄功能失职所表现的证候。

主要临床表现为胁肋灼热胀痛，厌食腹胀，口苦泛恶，大便不调，小便短赤，或见寒热往来，身目发黄如橘子色，或男子阴囊湿疹，睾丸肿胀热痛，女子带下黄臭，外阴瘙痒，舌红苔黄腻，脉弦数或滑数。

8. 寒滞肝脉

寒滞肝脉证是指寒邪侵袭，凝滞肝经所表现的证候。

主要临床表现为少腹牵引阴部坠胀冷痛，或阴囊收缩引痛，或见巅顶冷痛，干呕，遇寒加剧，得温痛减，舌淡苔白滑，脉沉弦。

9. 胆郁痰扰

胆郁痰扰证是指由于痰热内扰，胆失疏泄所表现的证候。

主要临床表现为胆怯易惊，惊悸不宁，失眠多梦，烦躁不安，胸胁闷胀，善太息，头晕目眩，口苦，呕恶，舌红，苔黄腻，脉弦数。

五、肾与膀胱病辨证

肾的主要生理功能是主藏精，主人体生长、发育与生殖。肾内藏元阴而寓元阳，为脏腑阴阳之根本，肾为"先天之本"。此外，肾又主水，主纳气，主骨生髓充脑，开窍于耳及二阴，其华在发，与膀胱互为表里。肾的特性是宜藏不宜泄，所以肾病多虚证。

膀胱有贮存和排泄尿液的生理功能，其病变主要反映在小便的异常。

1. 肾阳虚

肾阳虚证是肾阳虚衰、温煦失职、气化失权所表现的一类虚寒证候。

主要临床表现为腰膝酸软冷痛，畏寒肢冷，下肢尤甚，神疲乏力，面色㿠白或黧黑；或见性欲减退，男子阳痿、滑精、早泄，女子宫寒不孕；或大便久泄不止，完谷不化，五更泄泻；或尿少浮肿，腰以下为甚，按之凹陷不起，甚则心悸气短，咳喘痰鸣。舌淡胖苔白滑，脉沉迟无力，尺部尤甚。

2. 肾阴虚

肾阴虚证是肾阴亏虚、虚热内扰所表现的证候。

主要临床表现为腰膝酸软，眩晕耳鸣，健忘失眠，齿松发脱，男子阳强易举、遗精早泄，女子经少经闭或见崩漏，口燥咽干，潮热盗汗，五心烦热，形体消瘦，舌红少苔或无苔，脉细数。

3. 肾精不足

肾精不足证主要表现为生长发育迟缓、生殖功能低下、早衰的证候。

主要临床表现为小儿发育迟缓，身材矮小，囟门迟闭，智力低下，动作迟钝，骨骼痿软，男子精少不育，女子经闭不孕，性功能减退，成人早衰，发脱齿摇，耳鸣耳聋，健忘恍惚，足痿无力，舌淡，脉细弱。

4. 肾气不固

肾气不固证是肾气亏虚、封藏固摄功能失职所表现的证候。

主要临床表现为腰膝酸软、神疲乏力、耳鸣失聪、小便频数清长，或余沥不尽，或遗尿，或小便失禁，夜尿多，男子滑精早泄，女子带下量多清稀，或胎动易滑，舌淡苔白，脉沉弱。

5. 膀胱湿热

膀胱湿热证是指湿热蕴结膀胱，膀胱气化不利所表现的证候。

主要临床表现为尿急尿频、尿道灼痛、小腹胀痛、小便黄赤短少，或混浊，或尿血，或尿有砂石，可伴有发热、腰痛，舌红苔黄腻，脉滑数。

六、脏腑兼病辨证

人体各个脏腑之间，在生理功能上密切联系，发生病变时，常相互影响。凡两个以上脏腑相继或同时发病者，即为脏腑兼病。

1. 心肺气虚

心肺气虚证是指由于心肺两脏气虚，表现以心悸、咳喘为主症的证候。

主要临床表现为胸闷心悸，咳喘气短，动则尤甚，吐痰清稀，头晕神疲，语声低怯，自汗乏力，面色淡白，舌淡苔白，或唇舌淡紫，脉沉弱或代。

2. 心脾两虚

心脾两虚证是指心血不足、脾气亏虚所表现的证候。

主要临床表现为心悸健忘，失眠多梦，食欲不振，腹胀便溏，倦怠无力，面色萎黄，或皮下出血，月经量多色淡，崩漏或经少、经闭，舌淡脉细弱。

3. 心肾不交

心肾不交证是指心肾水火既济失调、心肾阴虚阳亢所表现的证候。

主要临床表现为心烦失眠，心悸健忘，头晕耳鸣，口燥咽干，腰膝酸软，多梦遗精，潮热盗汗，小便短赤，舌红少苔或无苔，脉细数。

4. 肺肾阴虚

肺肾阴虚证是指肺肾阴液亏虚、虚热内扰所表现的证候。

主要临床表现为咳嗽痰少，或痰中带血，口燥咽干，或声音嘶哑，腰膝酸软，形体消瘦，骨蒸潮热，颧红盗汗，男子遗精，女子月经不调，舌红少苔，脉细数。

5. 肝肾阴虚

肝肾阴虚证是指肝肾两脏阴液亏虚、虚火内扰表现的证候。

主要临床表现为头晕目眩，耳鸣健忘，失眠多梦，视物模糊，胁痛，腰膝酸软，口燥咽干，五心烦热，颧红盗汗，男子遗精，女子月经不调，舌红少苔，脉弦细数。

6. 肝胃不和

肝胃不和证是指肝气郁滞、横逆犯胃、胃失和降所表现的证候。

主要临床表现为胸胁胃脘胀痛或窜痛，嗳气呃逆，吞酸嘈杂，食少纳呆，情志抑郁，急躁易怒，舌红苔薄黄，脉弦或弦数。

7. 肝郁脾虚

肝郁脾虚证为肝失疏泄、脾失健运所表现的证候。

主要临床表现为胸胁胀痛，胸闷叹息，情志抑郁，或急躁易怒，纳呆腹胀，便溏不爽，肠鸣矢气，或腹痛欲泻、泻后痛减，舌苔白，脉弦或弦缓。

8. 脾肺气虚

脾肺气虚证是指脾肺两脏气虚、功能活动减退所表现的证候。

主要临床表现为纳差，腹胀便溏，久咳不止，气短而喘，痰多清稀，面白无华，少气乏力，声低懒，或见面浮肢肿，舌淡苔白滑，脉缓弱。

9. 脾肾阳虚

脾肾阳虚证是指脾肾两脏阳气亏虚、虚寒内生所表现的证候。

主要临床表现为形寒肢凉，面色㿠白，腰酸，下腹冷痛，久泻久痢，或完谷不化，或五更泄泻，或浮肿少尿，舌淡胖苔白滑，脉沉迟无力。

10. 肝火犯肺

肝火犯肺证是指由于肝经气火上逆犯肺、肺失清肃所表现的证候，按五行理论又称"木火刑金"证。

主要临床表现为胸胁灼痛，急躁易怒，头胀头晕，面红目赤，烦热口苦，咳嗽阵作，甚则咯血，痰黄稠黏，舌质红，苔薄黄，脉象弦数。

第四节　外感病辨证

外感病的辨证方法，主要有六经辨证、卫气营血辨证与三焦辨证三种。

一、六经辨证

六经辨证是将外感病发生、发展过程中所表现的各种证候，以阴阳为纲，分为三阳病证和三阴病证两大类：三阳病证为太阳病证、阳明病证、少阳病证；三阴病证为太阴病证、少阴病证、厥阴病证。六经病证是经络、脏腑病理变化的反映，三阳病证以阳经和六腑病变为基础，三阴病证以阴经和五脏病变为基础。

二、卫气营血辨证

卫气营血辨证，是将外感温热病在其发展过程中所表现的证候进行分析、归纳，概括为卫、气、营、血四个不同阶段的证候类型，说明病位深浅、病情轻重，各阶段的病理变化和疾病的传变规律，为治疗提供依据。

卫分证主表，病在肺与皮毛，多为温热病的初期，病情较轻。气分证是热邪由表入里，侵及脏腑，病情较重。由气入营是热邪侵犯心与心包，说明病势沉重。血分证候的出现，表示热入心肝肾，是温热病最为危重的阶段。

三、三焦辨证

三焦辨证是根据《内经》用上、中、下三焦划分部位的概念，在卫气营血辨证的基础上，结合温热病的传变规律，总结出来的一种辨证方法。它是以三焦为温病的辨证纲领，将卫气营血贯穿其中，着重阐述三焦所属脏腑在温热病过程中产生的病理变化，并以此概括证候类型，用以说明病情轻重、病变部位，证候特点及其传变规律，作为辨证论治的依据。

> **学习小结** ▶▶
>
> 本章主要由八纲辨证、气血津液辨证、脏腑辨证、外感病辨证四部分构成。辨证是中医认识和诊断疾病的基本方法，也是中医诊断学的特点和精华。中医的辨证体系有多种内容，临床上常用的有八纲辨证、气血津液辨证、脏腑辨证、六经辨证、卫气营血辨证、三焦辨证等。这些辨证方法各有特点，对不同的疾病诊断各有侧重，但它们之间有着内在联系。
>
> 就其内容来说，八纲辨证是从各种辨证方法中概括出来的共性，是各种辨证的总纲，在诊断疾病过程中，能起到执简驭繁、提纲挈领的作用，任何一种辨证都不能离开八纲辨证而单独存在；气血津液辨证是以气血津液的生理病理特点为基础，结合脏腑的生理病理去认识病证的一种辨证方法，这一辨证方法是对气血津液的病变所发生的各种证候给以概括，以便于学习脏腑辨证等内容；脏腑辨证则是以脏腑学说为依据，根据脏腑的不同生理功能来推断脏腑病变的一种辨证方法，是各种辨证的基础，主要适用于内伤杂病；六经辨证、卫气营血辨证、三焦辨证是根据外感病在发展变化中总结出来的辨证方法，主要适用于外感热病。
>
> 上述各辨证方法，在学习时应准确把握各个证候的辨证要点及主要临床表现，并能理解它们之间的相互联系。在临床运用时，应根据病情特点灵活选用，使之能够互相补充和完善，从而对疾病做到更合理、准确的分析和诊断。

考点提示

1. 辨证的基本概念和中医常用辨证方法的类型。
2. 八纲辨证中"表与里、寒与热、虚与实、阴与阳"所概括的各证候特点及主要临床表现。
3. 气血津液辨证中"气病辨证、血病辨证、津液病辨证"所概括的各证候特点及主要临床表现。
4. 脏腑辨证中"心与小肠病辨证、肺与大肠病辨证、脾与胃病辨证、肝与胆病辨证、肾与膀胱病辨证"所概括的各证候特点及主要临床表现。
5. 气血同病辨证和脏腑兼病辨证的主要类型。
6. 外感病辨证的类型及主要特点。

思考练习题

1. 产生表证的主要原因是（ ）
   A. 虫兽所伤　　B. 六淫袭表　　C. 里邪出表　　D. 劳倦所伤　　E. 外邪直中

2. 阳虚证的主要临床表现是（ ）
   A. 面白少华　　B. 脉细苔少　　C. 畏寒肢冷　　D. 形体消瘦　　E. 冷汗淋漓

3. 下列各项中，不属于实证的表现是（ ）
   A. 壮热烦渴　　B. 神昏谵语　　C. 尿赤便干　　D. 脉细数　　E. 舌红苔黄

4. 下列各项气机失调的证候中，属于实证的是（ ）
   A. 气脱　　B. 气逆　　C. 气虚　　D. 气不固　　E. 气陷

5. 水液代谢失常与下列哪项关系最密切（ ）
   A. 肺脾肾　　B. 肝脾肾　　C. 肾、膀胱　　D. 心肾胃　　E. 脾胃肠

6. 患者形体消瘦，午后潮热，五心烦热，或骨蒸劳热，颧红盗汗，大便干燥，尿少色黄，舌红绛少苔或无苔，脉细数。证属（ ）
   A. 阳虚证　　B. 阳盛证　　C. 阴虚证　　D. 阴阳两虚证　　E. 亡阴证

7. 心血虚、心阴虚、心气虚、心阳虚的共有症状是（ ）
   A. 失眠　　B. 面白　　C. 健忘　　D. 多梦　　E. 心悸

8. 肺气虚证的咳喘特点是（ ）
   A. 咳喘痰多，色白清稀
   B. 咳喘胸闷，喉中痰鸣
   C. 咳喘痰少，不易咳出
   D. 咳喘痰多，痰黏易咳
   E. 咳喘无力，声低气短

9. 脾病的常见临床表现不包括下列哪项（ ）
   A. 嗳气　　B. 出血　　C. 腹胀　　D. 便溏　　E. 内脏下垂

10. 下列哪项不属于肝气郁结证（ ）
    A. 情志抑郁　　B. 咽部异物感　　C. 胸胁胀痛
    D. 视物模糊　　E. 经来腹胀痛

11. 下列哪项对诊断心肝血虚证有意义（ ）
    A. 手足震颤，头晕目眩　　B. 心悸健忘，面白舌淡
    C. 头晕目眩，月经停闭　　D. 视物模糊，爪甲不荣
    E. 失眠多梦，肢麻脉细

12. 下列哪项对诊断肺肾阴虚证有意义（ ）
    A. 咳嗽痰少，声音嘶哑　　B. 腰膝酸软，骨蒸潮热
    C. 颧红咽干，月经不调　　D. 咳痰带血，遗精盗汗
    E. 舌红少苔，脉象细数

第八章

预防与治则

知识目标

1. 熟悉未病先防、既病防变两个方面的预防原则。
2. 熟悉治病求本、扶正祛邪、调整阴阳、三因制宜四个方面的治疗原则。

能力目标

能初步运用治则与治法理论确定常见病证的基本治则与治法。

课堂互动

小李同学利用暑期去中医医院见习,接触到了多位名老中医,她很想知道名老中医在望闻问切和遣方用药过程中是如何把握治则与治法的?

第一节 预 防

预防是指采取一定的措施,防止疾病的发生与发展。中医药学在总结劳动人民与疾病作斗争的经验中,很早就认识到了养生保健与预防疾病的重要性,发现预防是主要的、积极的策略;而相比之下,治疗是一种被动的措施,所以高明的医护人员都努力做到见微知著,防病于未然。早在《黄帝内经》中提出防病养生的谋略"治未病"是迄今为止最早的我国医学界所遵循"预防为主"的思想,它包括"未病先防"和"既病防变"等内容。《素问·上古天真论》讲述了预防的问题,篇中提出"虚邪贼风,避之有时",以预防体外致病因素的侵袭,同时又强调人体内在的预防因素。可见《黄帝内经》中的预防思想是从体内、体外两方面并提的,并对体内方面更加重视,这是中医药体系中预防思想的重要特点。以下主要从未病先防与既病防变两方面来进行介绍。

一、未病先防

1. 调养精神情志

人类的思想活动与疾病的产生有很密切的关系。精神情志活动异常,如强烈的或持续时间较长的精神刺激,都足以引起人体的阴阳失调、气血不和而发生疾病。《素问·阴阳应象大论》指出"怒伤肝""喜伤心""思伤脾""忧伤肺""恐伤肾"。《素问·举痛论》指出"百病生于气也,怒则气上,喜则气缓,悲则气消,恐则气下,寒则气收,炅则气泄,惊则气乱,劳则气耗,思则气结"。《素问·疏五过论》说:"暴乐暴苦,始乐后苦,皆伤精气,精气竭绝，形体毁沮"。以上所述，皆为七情内伤所致疾病。由于人体的精神活动与人体的生理病理密切相关，所以，减少不良的精神刺激和过度的情志变化，对于减少或防止疾病的发生，具有十分重要的意义，即所谓"精神内守，病安从来"。

2. 适应四时气候

人类生活在自然界中，自然界是人类赖以生存的必要条件，自然界的运动变化，也必然影响人体的生理病理变化。《素问·六节藏象论》指出，人体要靠天地之气提供的物质条件而生存，还要适应四时阴阳的变化规律才能发育成长。《黄帝内经》中，不仅认识到生物和自然界是一个不可分割的整体，而且还提出了适应四时气候的具体养生措施。以上所述，体现了"人与天地相应"的整体观念是预防疾病的重要措施和养生保健必须遵循的重要原则。

3. 加强身体锻炼

加强身体锻炼是增强体质，减少或防止疾病发生的一项重要措施。远在春秋战国时期，已应用"导引术""吐纳术"等防治疾病。东汉末年，华佗创设"五禽戏"，模仿虎、鹿、熊、猿、鸟等五种动物生动活泼的姿态来锻炼身体，以起到强身健体的作用。此外，如太极拳、八段锦等也都是古代锻炼身体的好方法。通过活动可以舒展关节、调和气血，持之以恒就能达到强身健体、预防疾病的目的。

4. 注意饮食起居

《素问·上古天真论》指出饮食起居须要保持一定的规律，才能使身体健康。在《黄帝内经》中就有关于饮食和疾病关系的论述，指出若饮食过量，肠胃就会受损；经常吃肥肉精米美味，足以导致发生疔疮。

5. 强调药物预防

在药物防病方面，早在《素问·遗篇·刺法论》中就有用"小金丹"预防疫病传染的记载。我国于16世纪时就已经发明了预防天花的人痘接种法，这也是人工免疫法的先驱。近年来，运用中草药预防疾病，有很大的发展，如用苍术、雄黄等烟熏以消毒防病；用板蓝根、大青叶预防流感等都有很好的效果。

二、既病防变

既病防变是指治疗上的预防措施。凡疾病的传变，一般都是由浅入深，并可由这一脏腑传至另一脏腑。

1. 早诊早治

当疾病发生后，则应早期诊断、早期治疗，以防止疾病的加重和发展。《素问·阴阳应象大论》根据疾病发生、发展的规律，指出早诊早治的重要性。

2. 早防传变

传变是指脏腑组织病变的转移变化。不同疾病往往有不同的传变途径，如外感热病多以六经传变、卫气营血传变、三焦传变为主。《金匮要略》依照《黄帝内经》提出了既病防变的思想，指出"见肝之病，知肝传脾，当先实脾"的传变与防治规律，这是既病防变法则的具体运用。

总之，邪气侵袭人体，只有及时诊治，才能避免病邪由表传里，步步深入，控制或减少疾病的恶化，收到良好的治疗效果。

第二节 治　则

视频 9：治则

治则即中医治疗疾病的法则，包括治疗原则和治疗方法两个内容。从整体观念出发，在辨证论治的指导下，将望、闻、问、切四诊所得的信息，进行分析、归纳，作出准确辨证，然后根据证候制订出相应的治疗原则和治疗方法。治疗原则和治疗方法是不同的，治疗原则是用以指导治疗方法的总则，任何具体的治疗方法都是从治疗原则出发而确定的。比如，各种病证从邪正关系来讲，离不开邪正斗争、消长盛衰的变化，因此，扶正祛邪即为治疗总则。而在该总则的指导下所采用的益气、滋阴、养血等方法，就属于扶正的具体方法；发汗、涌吐、攻下等方法，就属于祛邪的具体方法。主要的治疗原则有治病求本、扶正祛邪、调整阴阳、三因制宜四个方面。

一、治病求本

治病求本就是治疗疾病时，必须要寻求疾病的根本原因，并针对其根本原因进行治疗，这是辨证论治的一个根本原则。

"本"是相对"标"而言的，标与本是一对相对应的概念。一方面，可用以说明病变过程中各种矛盾双方的主次关系。如从正邪双方来说，正气是本、邪气是标；从病因与症状来说，病因是本、症状是标；从病变部位来说，内脏是本、体表是标；从疾病先后来说，旧病是本、新病是标，原发病是本、继发病是标等。只有充分地搜集、了解疾病的各个方面，包括症状表现在内的全部情况，并通过综合分析，才能透过现象看到本质，找出疾病的根本原因，从而确立相应的治疗方法，比如头痛可由外感、血虚、痰湿、瘀血、肝阳上亢等多种原因引起，治疗时就不能简单地采取对症仅仅止痛的方法，而应通过全面地综合分析，找出致病的原因，分别用解表、养血、燥湿化痰、活血化瘀、平肝潜阳等方法进行治疗，才能收到满意的效果。这就是"治病必求其本"的意义所在。在运用治病求本这一治疗原则的时候，必须正确掌握"治标与治本""正治与反治"等治疗方法。

1. 治标与治本

标为表象，本为本质。在一般情况下，本是主要矛盾或矛盾的主要方面，而标则是次要矛盾或矛盾的次要方面。在疾病的治疗中，标与本是一对矛盾，分析标本，就是分清疾病的本末主次，病情的轻重缓急，从而决定治疗原则和治疗方法。

一般情况下，先治本而后治标，因为本是矛盾的主要方面，只要治好了本，标也就迎刃而解了。中医药学中有"急则治其标，缓则治其本，标本兼治"的说法。

而在某些情况下，如喉风患者，喉头肿闭、水浆难下，其致病因素是本，咽肿的症状是标，但由于咽肿而致水浆难下，所以必须先用刺法砭出恶血，以消肿势，然后予以汤药才能下咽，因此有"急则治其标，缓则治其本"的变通之法。

（1）急则治其标　指在标病危急，不及时治标可能危及患者生命或影响本病的治疗时，则应先治其标而后治本。如血虚崩漏引起的大出血，血虚是本、大出血是标，但出血不止会危及生命，应先止血治标，再补虚治本。

（2）缓则治其本　指在病势较缓，病情不急时，需针对疾病的本质进行治疗。本病治好了，标病也缓解了。如气虚发热的患者，气虚是本、发热是标，采取补气的方法，气得补而标热退。

（3）标本兼治　指在本病标病俱急而并重时，应标本兼顾、标本同治。如外感热病过程中，由于里实热而伤阴，表现为腹满硬痛、大便燥结、身热、口干唇裂、舌苔焦燥等正虚邪实、标本俱急的证候，应当标本兼顾，泻下与滋阴并用，清泻实热以治本，滋阴增液以治标。若仅用泻下，则可能进一步耗竭阴液；单用滋阴，又不能泻里热。泻下与滋阴并用，则泻实热可存阴，配以滋阴润燥，既可"增水行舟"，也有利于通下，标本同治、相辅相成，即可达到邪去液复之目的。

还须指出的是，"急则治其标，缓则治其本"并不是绝对的。急时也须治本，缓时也可治标。标本先后是根据具体病情的缓急轻重而决定的，标急于本，当先治标；本急于标，当先治本。标本的关系也不是绝对的，在一定条件下也会相互转化。只有掌握标本转化的规律，才能抓住疾病的主要矛盾，做到治病求本。

2. 正治法

《素问·至真要大论》提出"逆者正治，从者反治"两种治法，都是治病求本这一治疗原则的具体运用。

"正治"是指在病证临床表现与本质相同的情况下，采用与临床表现相反的药物来治疗的方法，即"逆者正治"。如寒证用热药、热证用寒药、虚证用补法、实证用泄法等，皆属正治法。正治法是临床上最常用的治疗方法，主要有以下四种。

（1）寒者热之　寒性病证表现为寒象，用温热性质的方药进行治疗，即以温热药治疗寒证。例如，采用辛温解表的方药治疗表寒证、使用辛热温里散寒的方药治疗里寒证等。

（2）热者寒之　热性病证表现为热象，用寒凉性质的方药进行治疗，即以寒凉药治疗热证。例如，用辛凉解表的方药治疗表热证、采用苦寒清热或者泄热的方药治疗里热证等。

（3）虚则补之　虚劳之病的表现为虚象，需用补养类方药进行治疗，即以补益药治疗虚证。例如，阳气虚衰用温阳益气的方药、阴血不足用滋阴养血的方药等。

（4）实则泻之　邪实之病的表现为实象，需用攻邪泻实类方药进行治疗，即以泻实药治疗实证。例如，采用消食导滞的方药治疗食滞、采用活血化瘀的方药消除瘀血、采用祛痰除湿的方药化痰利湿等。

3. 反治法

"反治"是指在病证临床表现与本质相反的情况下，采用顺从疾病外在现象而用药的治疗方法，即药物的属性与疾病的假象相一致，如临床表现虽为热象但本质为寒而用热药，即见寒象而用寒药。反治法，又称从治法，故曰"从者反治"。常用的反治法有以下四种。

（1）寒因寒用　虽见寒象、本质为热证而用寒凉药，适用于里热极盛、阳盛格阴的真热假寒证。寒药才是针对疾病的本质"真热"，内热一除，假寒的表象也就消失了。如治真热假寒证，症见四肢厥冷、恶寒而兼壮热口渴、胸腹灼热、烦躁不宁、便秘尿黄、舌红苔黄、脉弦数等，就必须用大量清热药为主进行治疗。

（2）热因热用　虽见热象、本质为寒证而用温热药，适用于阴寒极盛、阳气大衰、阴盛格阳的真寒假热证。热药才是针对疾病的本质"真寒"，内寒一除，阳气得复，假热之象就消失了。如治真寒假热证，症见发热、面红、口渴但喜热饮、体热但四肢冷、下利清谷、小便清长等，就必须用大量温热药为主进行治疗。

（3）塞因塞用　虽见胀满不通但本虚标实，用补益药物来治疗具有闭塞不通症状的虚证，即以补开塞。适用于因体质虚弱、脏腑精气功能减退而出现闭塞症状的真虚假实证。如小儿因脾气虚弱，出现纳呆、脘腹胀满、大便不畅时，是因为脾气虚衰无力运化所致，当采用健脾益气的方药治疗，使其恢复正常的运化及气机升降。因此，以补开塞主要是针对病证虚损不足的本质而治疗。

（4）通因通用　虽见通泻、但实邪内阻，用通利的药物来治疗具有通泻症状的实证，适用于因实邪内阻出现通泄症状的真实假虚证。如食滞内停、阻滞胃肠所致的腹痛泄泻，泻下物臭如败卵，不仅不能止泄，相反应当消食、攻下导滞，使消食积而泄自止。

此外，临床上经常还会遇到以热治寒而寒拒热，以寒攻治则病剧；以寒治热而热拒寒，以热攻治则病剧等，必须使用反佐疗法方能取效。所谓反佐，就是药同于病而顺其性之意。反佐法包括药物反佐和服法反佐两种。药物反佐：治寒证时，在温热药中，佐以少量寒凉药；治热证时，在寒凉药中，佐以少量温热药。服法反佐：热证用寒凉药，而采取温服的方法，如承气汤热服；寒证用温热药，采取凉服法，如姜附剂冷服。

二、扶正祛邪

疾病的过程，是正气与邪气矛盾双方互相斗争的过程，邪胜则病进，正胜则病止。因而治疗疾病，就是要扶助正气、祛除邪气，改变正邪双方的力量对比，使之有利于疾病向痊愈方面转化。可见，扶正祛邪是解决邪正矛盾的基本方法，是指导临床治疗的一条重要法则。邪正盛衰，决定着病变的虚实。所以，补虚泻实就是扶正祛邪这一法则的具体运用。

1. 扶正

扶正即扶助正气，增强体质，提高抗病能力，就是补法，用于以正虚为主的病证。临床上常用扶正的补法有益气、养血、滋阴、助阳等。艾灸、补充营养、加强身体锻炼等，也属扶正范畴。

2. 祛邪

祛邪即祛除邪气，祛除病邪的侵袭和损害，就是泻法，用于以邪实为主的病证。临床上常用祛邪的泻法有发表、泻下、清热、渗湿、利水、消导、活血化瘀等。

扶正与祛邪，虽然具有不同内容，但二者是相互为用、相辅相成的。扶正使正气加强，有助于抗御和驱逐病邪；祛邪排除了病邪对正气的损伤，有利于保存正气和正气的恢复。

扶正与祛邪的基本原则是扶正不留邪，祛邪不伤正，临床上应根据邪正斗争的趋势，权衡邪正的盛衰，分别采用"扶正"或"祛邪"，或"扶正祛邪并用"，或"先扶正后祛邪"，或"先祛邪后扶正"的方法。如：

（1）邪气亢盛，正气未衰　新病多是邪气实而正不虚，此时应以祛邪为主，使邪气退则病自愈，所谓"祛邪正自安"。如果先扶正，反而会助长邪气，加重病情。

（2）正气已虚，邪气不盛　久病多是正气虚而邪气不盛，此时应以扶正为主，使正气复则邪自除，所谓"扶正以祛邪"。如果妄用攻伐之药，就会造成正气愈伤，病情愈重的后果。

（3）正气已虚，邪气亢盛　此种情况，如单纯祛邪则更伤正气，单纯扶正又会助邪，故应根据病情采取攻补兼施、先攻后补、先补后攻之法。采取攻补兼施之法时，也要分清是以正虚为主，还是以邪实为主。以正虚较急重的，应以扶正为主，兼顾祛邪；以邪实较急重的，则以祛邪为主，兼顾扶正。先补后攻法，用于正虚邪实以正虚为主，正气虚弱不耐攻伐，倘兼以祛邪反而更伤正气的病证。先攻后补法，用于邪实而正不甚虚，或虽邪实正虚，倘兼以扶正反会更加助邪的病证。

三、调整阴阳

疾病的发生，从根本上说是阴阳的相对平衡遭到了破坏，出现阴阳的偏盛偏衰代替了正常的阴阳消长。所以，从广义来说，调整阴阳适用于一切疾病，是临床治疗的根本法则之一。在具体运用上，有"泻其有余""补其不足"两个不同原则。

1. 泻其有余

阴阳偏盛时，即阴或阳的过盛有余。由于阳盛则阴病，阴盛则阳病，阳热盛会损伤阴液，阴寒盛会损伤阳气，所以，当阴偏盛或阳偏盛时，另一方没有构成虚损时，即可采用"泻其有余"的方法，清泻阳热或温散阴寒。

2. 补其不足

阴阳偏衰时，即阴或阳的虚损不足，或为阴虚，或为阳虚，或阴阳俱虚。阴虚则不能制阳，常表现为阴虚阳亢的虚热证；阳虚则不能制阴，常表现为阳虚阴盛的虚寒证。阳病治阴，阴病治阳。如阴虚而致阳热亢盛者，不能用寒凉药物清热，应滋阴以制阳，即所谓"壮水之主，以制阳光"。阳虚而致阴寒偏盛者，不能用温热药以散寒，应补阳以制阴，即所谓"益火之源，以消阴翳"。若属阴阳两虚，则应阴阳双补。

对阴阳偏衰的病证，其治疗原则，还应注意"阴中求阳""阳中求阴"，即补阳时加补阴药，补阴时要加补阳药，因"无阳则阴无以生，无阴则阳无以化"，所以，"善补阳者，必于阴中求阳，则阳得阴助而生化无穷；善补阴者，必于阳中求阴，则阴得阳升而泉源不竭"。又由于阴阳是辨证的总纲，疾病的各种病理变化也均可以阴阳失调加以概括，如表里出入、上下升降、寒热进退、邪正虚实、营卫不和、气血不和等，无不属于阴阳失调的具体表现。因此，从广义而言，解表攻里、越上引下、升清降浊、寒热温清、虚实补泻、调和营卫、调理气血等治疗方法，也皆属于调整阴阳的范围。

四、三因制宜

三因制宜是指因时、因地、因人制宜，在治疗疾病的过程中要根据季节、地区，以及人的体质、年龄等不同情况而制定适宜的治疗方法。《素问·五常政大论》指出"圣人之治病也，必知天地阴阳四时经纪五藏六府雌雄表里刺灸砭石毒药所主"，这是由于疾病的发生、发展，会受到时令气候、地理环境、个体因素等多方面的影响。因此，在治疗疾病时，必须把各个方面的因素考虑进去，制定出适宜的治疗方法。

1. 因时制宜

四时气候的变化对人体的生理功能、病理变化均会产生影响。根据季节气候的不同，来考虑治疗用药的原则，就是"因时制宜"。一般来说，春夏季节，气候由温渐热，阳气升发，人体腠理疏松开泄，就是患外感风寒，也不宜过用辛温发散之品，以免开泄太过，耗伤气阴；而秋冬季节，气候由凉变寒，阳气敛藏于内，此时若病非大热，就当慎用寒凉之品，以防苦寒伤阳。

2. 因地制宜

我国地域辽阔，各地的气候条件不同，地理环境及各地居民的生活习惯不同，故生理活动和病理变化的特点也不相同，还会出现某些地方病。根据不同地区的气候条件、地理环境及生活习惯，来考虑治疗用药的原则，即"因地制宜"。如我国西北地区，地势高而寒冷少雨,故其病多燥寒,治宜辛润;东南地区,地势低而温热多雨,故其病多湿热,治宜清化。说明地区不同,患病特点和治法也有区别。

即使是患有相同的病证,治疗用药也当考虑不同地区的特点,如用辛温解表药治外感风寒证时,在西北严寒地区,药量可以稍重;而在东南温热地区,药量就应稍轻。至于地方病,则应根据具体情况,采取防治措施。

3. 因人制宜

根据患者的年龄、性别、体质、生活习惯、职业等不同特点,来考虑治疗用药的原则,叫"因人制宜"。如男女性别不同,各有其生理特点,尤其妇女有月经、怀孕、生产等情况,须在治疗时加以区分考虑。此外,年龄不同,生理功能与病变特点也不同。如老年人气血虚弱,生理功能减退,患病多虚证或正虚邪实,治疗时,虚证宜补,而邪实须攻者也应考虑老年人的体质情况,以免损伤正气。如小儿生机旺盛,但气血未满,脏腑娇嫩,易于寒温失调、饥饱不匀,在治小儿病时,应考虑小儿的脏腑特点。用药剂量也要根据患者年龄区别用药,药量太小则不足以祛病,药量太大则反伤正气。在体质方面,由于每个人的先天禀赋和后天调养不同,个体素质强弱不等,还有偏寒偏热或慢性疾病等不同情况,所以虽患相同疾病,治疗用药也应有所区别,如阳盛之体慎用温热药,阳虚之体慎用寒凉药等,其他如患者的职业与工作条件等也会与某些疾病的发生有关,在诊治时也应注意问诊并辨证。

由上可知,因时、因地制宜是指治疗时要看到人与自然环境的密切关系;因人制宜是指在治疗中不能只孤立地看病证,还要看到人的整体和不同人的具体情况。只有善于因时、因地、因人三因制宜,全面又具体地分析和认识疾病,才能取得较好的治疗效果。

学习小结

本章通过讲解预防原则的内容及临床应用,使学生掌握未病先防、既病防变两个方面的预防原则。

本章通过讲解治疗原则的内容及临床应用,使学生掌握治病求本、扶正祛邪、调整阴阳、三因制宜四个方面的治疗原则。

考点提示

1. 中医药体系中主要从未病先防与既病防变两方面进行预防。
2. 主要的治疗原则有治病求本、扶正祛邪、调整阴阳、三因制宜四个方面。

思考练习题

1. "寒因寒用"的治疗法则是(　　)
   A. 虚寒证用寒药　　　　　　　B. 实寒证用热药
   C. 假热证用寒药　　　　　　　D. 假寒证用寒药
2. 中医治疗疾病的根本原则是(　　)
   A. 调整阴阳　　B. 治病求本　　C. 三因制宜　　D. 标本缓急
3. "通因通用"适用于下列哪种病证(　　)
   A. 脾虚泄泻　　B. 肾虚泄泻　　C. 食积泄泻　　D. 寒湿泄泻
4. "寒者热之,热者寒之"属于(　　)

A. 阴中求阳 　　　　B. 反治 　　　　　　C. 正治 　　　　　　D. 因地制宜
5."虚则补之，实则泻之"属于（　　）
A. 反治 　　　　　　B. 正治 　　　　　　C. 治标 　　　　　　D. 标本兼顾
6. 下列哪种治法属于反治法（　　）
A. 热者寒之 　　　　B. 热因热用 　　　　C. 下病上治 　　　　D. 阴中求阳
7. 可用"扶正祛邪并用法"所治疗的病证有（　　）
A. 邪气盛，正气未衰 　　　　　　　　　B. 正气虚，邪气未盛
C. 邪正俱虚 　　　　　　　　　　　　　D. 邪气盛，正气已衰
8. 下列关于疾病的标与本的论述，哪项是错误的（　　）
A. 本质与现象 　　　　　　　　　　　　B. 外感与内伤
C. 原因与结果 　　　　　　　　　　　　D. 原发病与继发病
9. 患者，女，52岁，素体阳虚，近来又感受寒邪，中医师采用助阳解表法治疗，属于（　　）
A. 急则治其标 　　　B. 缓则治其本 　　　C. 因时制宜 　　　　D. 标本兼治
10."见肝之病，当先实脾"的治疗原则，属于（　　）
A. 既病防变 　　　　B. 治病求本 　　　　C. 三因制宜 　　　　D. 调理气血

中篇

中药篇

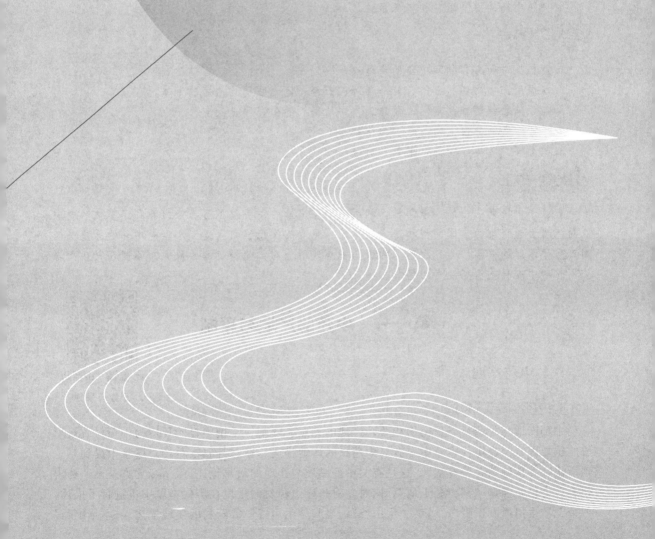

第九章 中药基础知识

知识目标

1. 了解中药的产地与采制，理解道地药材的含义。
2. 掌握四气五味、归经的内容及其临床应用。
3. 熟悉升降浮沉、有毒无毒的概念和对临床用药的指导意义。
4. 掌握中药的配伍关系与用药禁忌。
5. 理解中药的安全用量和特殊用法。

能力目标

1. 能根据中药名称判断中药的产地或采制方法。
2. 能运用药物的四气五味、升降浮沉、归经理论说明药物治病的基本原理。
3. 能正确看待药物的毒性，关注工作中所遇到的中药不良反应。
4. 掌握中药的配伍七情关系与配伍禁忌。
5. 熟悉不同种类中药的常用量和煎服法。

课堂互动

就读于中医药院校的小李同学，利用暑期在当地的中医院见习，亲眼看到了多位名老中医对患者经过仔细的望闻问切和遣方用药后，患者的疾患很快康复。小李对中药的性能与应用产生了浓厚的兴趣：为什么不同的中药配合使用会有如此神奇的效果呢？不同药材在配合使用过程中有什么需要注意的吗？

第一节 中药的产地与采制

视频10：中药的产地与采制

一、中药产地

1. 中药产地与质量的关系

中药产地与中药材质量密切相关，产地的光照、降雨、土壤等自然环境为中药材质量形成的重要因素。在历代本草中多有对中药材的产地描述，在《神农本草经》序录中提到"土地所出，真伪陈新并各有法"，这是有关中药品质与产地的最早论述。《千金翼方》设"药出州土"专论，强调"其出药土地"。同时，对一些中药材的生境在历代本草中也进行了描述，如菊花"生川泽及田野"；人参"生山谷"；当归"生川谷"等药物的生境描述。《本草纲目》

记载:"当归川产者刚而善攻,秦产者力柔而善补,五味子南产者色红,北产者黑",表明不同产区的药材在性状、质量和药效上具有差别。

2. 中药材的道地性

道地中药材,是指经过中医临床长期应用优选出来的,产在特定地域,与其他地区所产同种中药材相比,品质和疗效更好,且质量稳定,具有较高知名度的中药材,该特定地域即为道地产区。道地产区的地理环境、气候条件等多种生态因素影响中药材的生长发育和有效成分的积累,从而形成了药材的道地性。根据我国地理环境特点和药材资源分布,药材可分为关药、北药、怀药、浙药、南药、云药及川药等。如,河南的"四大怀药"、浙江等产区的"浙八味"、甘肃的当归、吉林的人参和四川的川芎、重庆的黄连等道地药材。由于不同产区的中药材性状、质量的差异,形成冠以地名的中药材,如西宁大黄、宁夏枸杞、川贝母等。

3. 中药材产地适宜性区划

道地药材与道地产区的特定生态环境关系密切,但并非所有药材的道地性都很强。有的种类药材的道地性是受技术、交通等原因限制而形成的,这类药材引种后生长发育、质量与原产地一致,如山药、芍药、忍冬和菊花等;同时,随着科学研究水平的提高,选择药材适宜的生态环境,利用现代农业技术进行引种栽培,亦能保证部分药材的品质与原产地一致。因此,随着社会发展与中医药学的进步,当药材出现比原道地产地更为质优效佳的产地时,就产生道地产区的变迁。"诸药所生,皆有其境",需要根据产地的气候、土壤、地形地貌、群落生态等药材质量形成的生态环境因子,进行中药材产地适宜性区划,指导中药材生产。

我国各主要区域适宜品种:

东北地区的栽培种类以人参、辽细辛为代表,野生种类则以黄檗、防风、龙胆等为代表。

华北地区的栽培种类以党参、黄芪、地黄、薯蓣、忍冬为代表,野生种类则以黄芩、柴胡、远志、知母、酸枣、连翘等为代表。

华东地区的栽培种类以浙贝母、忍冬、延胡索、芍药、厚朴、白术、牡丹为代表,野生种类则以夏枯草、侧柏等为代表。

华中地区的栽培种类以茯苓、山茱萸、望春花、独活、续断、酸橙等为代表,野生种类则以半夏、射干为代表。

华南地区的栽培种类以阳春砂、巴戟天、益智、槟榔、佛手、广藿香为代表,野生种类则以何首乌、防己、草果、石斛等为代表。

西南地区的栽培种类以黄连、杜仲、川芎、乌头、三七、郁金、麦冬、党参、川白芷、川牛膝等为代表,野生种类则以川贝母、冬虫夏草、羌活为代表。

西北地区的栽培种类以天麻、杜仲、当归、党参、宁夏枸杞等为代表,野生种类则以甘草、麻黄、大黄、秦艽、肉苁蓉、锁阳等为代表。

二、中药采制

我国古代非常重视中药材的采收和加工,《千金翼方》指出"凡药,皆须采之有时日,阴干、暴干,则有气力。若不依时采之,则与凡草不别,徒弃功用,终无益也";元代的李杲曾云:"凡诸草、木、昆虫,产之有地,根、叶、花、实,采之有时。失其地,则性味少异;失其时,则气味不全。"这些论述都为中药材积累了宝贵的采制经验。《中国药典》也对各品种中药材的采收、加工、贮藏做了明确规定。

1. 药材采收

药材采摘的时间、季节、药材的成熟程度均与药物性状和疗效紧密相关。药材的生长年限和采收季节是影响中药材质量的重要因素。由于各中药材生长发育周期不同,不同的药用部位成熟时间不同,导致采收时间差异。根据不同药用部位分类,可将药材分为根及根茎类、皮类、茎木类、叶类、花类、果实种子类等,各有其最佳的采收期。

根及根茎类的中药材,由于根茎是植株重要的营养存储器官,一般在植株停止生长之后或者在枯萎期、萌芽前采收,根及根茎内的营养和有效成分得到最大积累。此外,药用植物的生育期长短不一,白术、苍术、地黄、玄参、木香等均在秋季采收,半夏、太子参、川芎、麦冬等在夏季采收,山药、山奈、天麻等在冬季采收。采收时用人工或机械挖取,除净泥土,除去非药用部位,及时加工干燥。

皮类药材大部分来源于木本植物,如杜仲、厚朴、黄檗、川楝、肉桂等,少数根皮来源于多年生草本植物,如白鲜皮。树木须发育成熟,且具有一定的生长年限才可剥皮。一般在春末夏初时节采收,如杜仲、厚朴的采收需选择15年以上的树龄,在4~6月采收树皮。剥皮时,可采取全环状剥皮、半环状剥皮等,去除无用部分,及时加工干燥。

茎类、叶类、全草类药材,其中茎类药材宜在全株枯萎后或开花前、果熟期之后采收,如忍冬藤、首乌藤等。叶类药材一般在植物开花前或者果实未完全成熟时采收,如艾叶、紫苏叶等。全草类,如淡竹叶、金钱草、蒲公英、细辛、淫羊藿等药材,以地上部分或全株入药,一般在植株生长盛期,初花期或果熟期之后采收。有的品种一年当中可采收几次,如枇杷叶、金钱草等。

花类药材主要根据药用植物的花期采收,观察花色变化情况进行采收,如金银花、辛夷、菊花、旋覆花等。由于植物花期长短不一、开花整齐度不一,一些品种需分批次进行采收。

果实、种子类药材为植物的繁殖器官,由植物子房发育而成的为果实,其中含有种子;由胚珠发育而成的为种子。可分为以整个果实入药(如五味子、枸杞子、枳实等)、果实的一部分入药(陈皮、丝瓜络等)和种子入药(决明子、白扁豆等),也有使用种子的一部分入药,如龙眼肉(假种皮)、肉豆蔻(种仁)、莲子芯(胚芽)等。果实、种子类药材一般根据植株结果期或种子成熟期进行采收,果实多是人工采摘,种子类多为人工或机械收割,脱粒,除净杂质,晾晒干燥。

2. 中药加工

中药采收后,一般需经过产地加工和炮制,才能使之成为供患者服用的药物。新鲜采收的药材为鲜药材,不利于贮藏和运输,需在产地进行初步的整理和干燥,这个过程即为产地初加工。中药材的产地加工是其由新鲜药材成为商品药材的关键,亦是中药材质量重要的影响因素。中药炮制则是将药材进行切片、炒、炙等,使中药材变成药物的过程。

中药产地加工是指药材采收后进行挑选、冲洗、粗切、蒸煮、发汗、熏烤、干燥等初步加工的过程。挑选、冲洗的主要目的是除去杂质和非药用部位,包括筛选、清洗、去皮、去芦头、去须根等方法。一些较大的根及根茎类药材,往往要趁鲜时切成片或块状,利于干燥。蒸、煮、烫的主要目的是杀死植物细胞,使酶灭活,杀死微生物和害虫,使淀粉糊化而增强药材的角质样透明状等,如在金银花干燥过程中采用杀青烘干技术,对天麻、黄精等进行蒸煮,可提高药材性状和质量。

发汗为部分根及根茎类、皮类和全草类药材的特殊加工方法。将鲜药材加热或半干燥后，停止加温，密闭堆积使之发热，内部水分向外蒸发，使水气凝结成水珠附于药材的表面，如人出汗，因此称为"发汗"。发汗能使药材内外干燥一致，促使挥发油渗出或某些化学成分发生变化，药材干燥后显得更油润、有光泽，或者香气更浓烈。如玄参采挖曝晒至半干后，需堆闷 3~4 天发汗，反复曝晒至八九成干，再堆闷至内心发黑油润，晒干，才能具有质地坚实、断面黑色、微有光泽的性状。

干燥是药材加工的重要环节，除鲜用的药材外，绝大部分药材要进行干燥。传统的药材干燥方法有阴干、晾干、晒干、烘干等，现代的干燥技术则有真空干燥、冷冻干燥、微波干燥、远红外干燥等。干燥的目的是及时除去鲜药材中的大量水分，避免发霉、虫蛀以及活性成分的分解和破坏，保证药材的质量，有利于贮藏。不同的干燥方法，对药材质量的影响较大，因此在干燥过程中，应根据各种药材的要求，进行干燥。

3. 中药材贮藏

中药材的贮藏是为了避免污染和降解而对药品进行适宜的贮存与保管。《中国药典》对每种中药材都规定了贮藏方法，主要有遮光、避光、密闭、密封、阴凉处或凉暗处贮藏、常温贮藏等。在贮藏过程中，药材易受周围环境和自然条件等因素的影响，常会发生霉烂、虫蛀、变色、泛油等现象，导致中药材变质，甚至失去疗效。

因此必须合理贮存和保管中药材，以保证其应有的品质。同时，选用适当的材料对药材进行包装，达到密封、隔热、避光的效果，避免中药材霉蛀、泛油、潮解、粘连、变色和散失气味等，从而保证中药材的品质，并便于运输。

第二节　中药药性理论

中药性能是对中药作用的基本性质与性能特征的高度概括，又称之为药性。中药药性理论是研究中药的性质、性能及其运用规律的理论。中药药性理论是中药理论的核心，主要包括四气、五味、升降浮沉、归经、有毒无毒等内容。

视频 11：中药药性理论

中药之所以能发挥预防和治疗作用，就是因为不同的中药具有不同的性能，前人也称之为偏性。中医药学认为以药物的偏性纠正疾病所表现的阴阳偏盛或偏衰的情况，可以起到以偏纠偏的作用。中药的性能是古人根据用药后机体的反应归纳出来的，以人体作为观察对象，以中药的作用为结果，从而总结出运用规律。

一、四气

1. 四气的含义

四气也称四性，即中药所具有的寒热温凉四种药性，它反映出药物会影响人体的阴阳盛衰、寒热变化方面的作用性质，是说明药物作用性质的重要概念之一。此外，还有部分中药为平性，即药物的寒热偏性不明显、药性平和、作用缓和的一类中药。

2. 四气的确定依据

药性的寒热温凉是从药物作用于机体所发生的反应概括而来的，与所治疗疾病的寒热性质恰好相反。所以，四气的确定是以用药的反应为依据，以病证的寒热为基准，而总结得出的。

能够减轻或消除热证的药物，一般属于寒性或凉性。如石膏能清热泻火、除烦止渴，用于外感热病、高热烦渴、肺热喘咳、胃火亢盛、头痛、牙痛，表明石膏具有寒凉性质；黄连能清热燥湿、泻火解毒，用于湿热痞满、呕吐吞酸、泻痢、黄疸、高热神昏、心火亢盛、心烦不寐、心悸不宁、血热吐衄、目赤、牙痛、消渴、痈肿疔疮，表明黄连具有寒凉性质。

能够减轻或消除寒证的药物，一般属于温性或热性。如附子能回阳救逆、补火助阳、散寒止痛，用于亡阳虚脱、肢冷脉微、心阳不足、胸痹心痛、虚寒吐泻、脘腹冷痛、肾阳虚衰、阳痿宫冷、阴寒水肿、阳虚外感、寒湿痹痛，表明附子具有温热性质；干姜能温中散寒、回阳通脉、温肺化饮，用于脘腹冷痛、呕吐泄泻、肢冷脉微、寒饮喘咳，表明干姜具有温热性质。

中医药学认为"寒者热之，热者寒之"，即寒凉药用来治阳盛热证，温热药用来治阴盛寒证，简洁地指出了不同药性所适用的症状和体质。

3. 四气与临床应用的关系

寒凉药常具有清热、泻火、凉血、解热毒等作用，常用以减轻或消除热证。温热药常具有温里散寒、补火助阳、温经等作用，常用以减轻或消除寒证。但在临床应用中，需要注意寒凉性的中药有伤阳助寒之弊，而温热性中药则有伤阴助火之害。有些药物还标示以大热、大寒、微温、微寒等予以区别，是对中药四气程度不同的进一步区分，以便临床上斟酌使用。

在四气中，温热属阳，寒凉属阴。温次于热，凉次于寒，由于寒与凉、热与温之间具有程度上的差异，因而在临床用药时要注意在共性基础上的差异。如应当用热药而用了温药、应当用寒药而用了凉药，则病重药轻达不到治愈疾病的目的；反之，应当用温药而用了热药则反伤其阴，应当用凉药而用了寒药则易损其阳。寒热错杂的病证，需寒药、热药并用，使寒、热并调。尤其要辨清寒、热的真假，切不可混淆。另外，由于每种药同时具备性味，所以四性也要与五味相配合，才能最好地发挥药效。

4. 四气的临床意义

（1）根据病证的寒热，选择相应药物，即治热病用寒药、治寒病用热药。如治气分高热，用性寒的石膏、知母；治亡阳欲脱证，用性热的附子、干姜等。

（2）根据病证寒热程度的差别，选择相应药物。如治亡阳欲脱，选用大热的附子；而治一般的中寒腹痛，用温性的炮姜即可；反之，会对治疗不利，甚至损伤人体。

（3）对于寒热错杂的病证，则寒热药并用，孰多孰少需根据病情而定。

（4）对于真寒假热或真热假寒的病证，应分别治以热药或寒药，必要时可加用药性相反的反佐药。

二、五味

1. 五味的含义

五味最开始是指部分药物真实滋味的具体表示，后发现辛、甘、酸、苦、咸等味的药物具有不同功效，逐步发展为对药物作用规律的高度概括。此外，还有淡味和涩味，常将涩附于酸，淡附于甘，以便符合五行的配属关系，所以，在中医药学中习称"五味"。

2. 五味的确定依据

五味确定之初是依据部分药物的真实滋味而来，如黄连、黄柏味极苦；甘草、枸杞味甘；桂枝、川芎味辛；乌梅、木瓜味酸；芒硝、昆布味咸。而随着古人的用药实践，人们对药物作用的认识在不断丰富和发展，一些药物的功能很难用其滋味来解释，因而发展到以功效推断其味的方法。如葛根，经诊疗实践证明其既能生津止渴，又能发表透疹，用口尝所得甘味只能解释归纳其生津止渴作用，而发表透疹则难以归纳解释，所以根据发表透散的药物多具有辛味的原则，再赋予其辛味的特征。由此可知，确定味的主要依据有二：一是药物的真实滋味，二是药物的功能。

3. 五味与临床应用的关系

（1）辛　能散、能行，有发散、行气、活血等作用。一般治疗表证的药物，如荆芥、薄荷；治疗气滞的香附；治疗血瘀的川芎、红花，都有辛味。因为辛味药大多能耗气伤阴，所以气虚阴亏者慎用。

（2）甘　能补、能缓、能和，有补益、缓急止痛、调和药性、和中的作用。如治虚证的黄芪、熟地黄、枸杞子；治挛急作痛、调和药性的饴糖、甘草等；某些甘味药还能解药食之毒，如甘草、蜂蜜等。此外，甘味药多质润而能滋燥。因甘味药大多会腻膈碍胃，令人中满，所以凡湿阻、食积、中满气滞者慎用。

（3）酸　能收、能涩，有收敛固涩的作用。多用于体虚多汗、久泻久痢、肺虚久咳、遗精滑精、尿频遗尿等滑脱不禁的证候。山茱萸、五味子能涩精、敛汗，五倍子涩肠止泻，乌梅敛肺止咳、涩肠止泻等。因酸味药大多能收敛邪气，所以凡邪未尽之证均当慎用。

（4）苦　能泄、能燥、能坚。苦能泄的含义较广，有通泄、降泄、清泄三种。

① 通泄。如大黄泻下通便，用于热结便秘。

② 降泄。如杏仁降泄肺气，用于肺气上逆之咳喘，枇杷叶能降泄肺气外，还能降泄胃气，可用于胃气上逆之呕吐呃逆。

③ 清泄。如栀子、黄芩清热泻火，用于火热上炎、神躁心烦、目赤口苦等证。

苦能燥即燥湿，用于湿证，而湿证有寒湿和湿热的区别，所以温性的苦燥中药如苍术、厚朴，用于寒湿证，称为苦温燥湿；寒性的苦燥药如黄连、黄柏，用于湿热证，称为苦寒燥湿。

苦能坚的提法源于《素问·脏气法时论》："肾欲坚，急食苦以坚之。"如以知母、黄柏等苦味药用以治肾阴亏虚、相火亢盛等证为例，认为苦能坚阴，并以"泻火存阴"之理来解释。"存阴"是间接作用，"泻火"是直接作用。苦能坚阴与苦能清泄直接相关。坚还能厚脾胃；增进食欲，如黄连、龙胆等。

（5）咸　能软、能下，有软坚散结和泻下通便作用。如治瘰疬、痰核的昆布、海藻，治癥瘕的鳖甲，治热结便秘的芒硝等。

（6）涩　能收敛固涩，与酸味作用相似。如龙骨、牡蛎涩精，赤石脂涩肠止泻，莲子固精止带，乌贼骨收敛止血、固精止带等。

（7）淡　能渗、能利，有渗湿利水作用。多用于治疗水肿、小便不利等证，如猪苓、茯苓、薏苡仁、通草等。

五味也有阴阳的分属，即辛、甘、淡属阳，酸、苦、咸属阴。五味对五脏也有一定的选择性，《素问·宣明五气》中有："酸入肝、辛入肺、苦入心、咸入肾、甘入脾"五入之说。其作用是酸味药以敛肝阴，辛味药以散肺气之郁，苦味药以泻心火，咸味药以补肾虚，甘味药以补脾气之虚。

有关五味的现代研究发现，五味主要与中药所含的化学成分、化学结构有关，如辛味药多含挥发油、皂苷及生物碱、酚类物质等；甘味药多含糖类、苷类、氨基酸及蛋白质、脂肪等；酸味药多含有机酸、鞣质等；苦味药多含生物碱、苷类等；咸味药多含无机盐。

4. 气味的配合

（1）气味配合的意义　气与味分别从不同角度说明药物的作用，其中气偏于定性，味偏于定能，只有将二者合参才能较全面地认识药物的性能。如紫苏与薄荷虽均味辛而能发散表邪，但紫苏性温而发散风寒，薄荷性凉而发散风热；黄芪与石斛虽均味甘而能补虚，但黄芪性温而善补气升阳，石斛性微寒则善清热养阴。

（2）气味配合的原则　一为任何气与任何味均可组配；二为一药中气只能有一，而味可以有一个也可以有两个或更多。味越多，说明其作用越广泛。

（3）气味配合的规律　气味均一，一气二味或多味。

（4）气味配合与疗效的关系　味同气异者，作用有共同特点，也有不同之处。例如，紫苏、薄荷皆有辛味，能发散表邪，但紫苏辛温，能发散风寒；薄荷辛凉，能发散风热。再如，麦冬、黄芪皆有甘味，麦冬甘凉，有养阴生津的作用；黄芪甘温，有温养中焦、补中益气的作用。气同味异者，作用有共同之处，也有不同之处。例如，黄连、生地黄均性寒，皆能清热，均可用治热证；但黄连苦寒，清热燥湿，主治湿热证；生地黄甘寒，清热养阴，用治虚热证。性味还必须与药物的具体功效结合起来，方能全面、准确地认识药物。

此外，气味相同，功能相近。辛温的药品多能发散风寒，如麻黄、白芷；辛凉的药品多能发散风热，如薄荷；苦寒的药品多能清热解毒，如黄连、黄柏；甘温的药品多能补气或助阳，如黄芪、人参、肉苁蓉。气味还有主次之分，如黄芪与锁阳虽均为甘温，黄芪以甘为主，则补气为主要功效；锁阳以温为主，则助阳为主要功效。

三、升降浮沉

1. 升降浮沉的含义

升降浮沉反映出药物作用的趋向性，选用药物的趋向应与所治疗疾患的病位相同，与所治疗疾患的病势趋向相反，即"顺病位、逆病势"。

2. 升降浮沉的确定依据

（1）药物的质地轻重　凡花、叶类质轻的中药多主升浮，如菊花、桑叶等；种子、果实及矿物、贝壳类等质重的中药多主沉降，如苏子、枳实、磁石、石决明等。

（2）药物的气味厚薄　凡气味薄的中药多主升浮，如桑叶、紫苏叶、金银花等；气味厚的中药多主沉降，如熟地黄、大黄等。

（3）药物的性味　凡性温热、味辛甘的中药性属阳，多主升浮，如桂枝、藿香等；而性寒凉、味酸苦咸的药性属阴，多主沉降，如天花粉、芒硝等。

（4）药物的作用　病势趋向常表现为向上、向下、向外、向内，病位常表现为在上、在下、在外、在里；能够针对病情，改善或消除这些病证的药物，相对也具有向上、向下、向里、向外的不同作用趋向。如苦杏仁能降气止咳平喘，润肠通便，用于咳嗽气喘，胸满痰多，肠燥便秘，故性属沉降；升麻能发表透疹，清热解毒，升举阳气，多用于风热头痛、齿痛、口疮、咽喉肿痛、麻疹不透等，故性属升浮。

经用药实践，药物疗效是确定其升降浮沉的主要依据。不能只凭前三点简单确定升降浮沉，必须结合药物的作用才能准确判定其性属升浮还是沉降，确定后再指导临床实践。这是一个从实践到理论，再用于临床指导实践的过程。

3. 升降浮沉所示效用与临床应用的关系

升浮属阳，沉降属阴。升浮类中药能上行、能向外，多具有升阳发表、祛风散寒、涌吐、开窍等作用，宜用于病位在上、在表，或病势下陷类疾病的防治；沉降类中药能下行、能向内，多具有泻下、清热、利水渗湿、重镇安神、潜阳息风、消积导滞、降逆止呕、收敛固涩、止咳平喘等作用，宜用于病位在下、在里，或病势上逆类疾病的防治。

（1）顺其病位选择用药　如治疗病位在上之风热目赤肿痛，常选用药性升浮的薄荷、蝉蜕、蔓荆子等；又如治疗病位在下的脚气肿痛，常选用药性沉降的黄柏、蛇床子、牛膝等。

（2）逆其病势选择用药　如治疗病势下陷之久泻脱肛，常在补中益气的基础上再配用药性升浮而能升举阳气的升麻、柴胡等；治疗病势上逆之肝阳上亢，常选用药性沉降的夏枯草、磁石、熟地黄等。

（3）根据气机运行特点选择用药　有时也根据气机升降出入周而复始的特点，在组方用药时，常将升浮性药与沉降性药同用。至于以哪种为主、以哪种为辅，应当视情况。如黄龙汤为泻热通便、益气养血之方，即以性沉降的大黄、芒硝、枳实等为主药，以少量性升浮的桔梗为辅药，使降中有升，以增强疗效。

4. 影响升降浮沉的因素

炮制会影响药物的升降浮沉：如酒炒则升，姜汁炒则发散，醋炒则收敛，盐炒则下行。

配伍也会影响药物的升降浮沉：在中药的配伍中，性属升浮的药物在同较多沉降药配伍时，其升浮之性会受到一定的制约；反之，性属沉降的药同较多的升浮药同用，其沉降之性会受到一定程度的制约。

四、归经

1. 归经的含义

归即作用的归属，经是脏腑经络的概称。归经是指药物作用的定位，就是把药物的作用与人体的脏腑经络紧密联系起来，以说明药物作用对机体某部分的选择性，从而为临床辨证用药提供依据。

2. 归经的理论基础

（1）脏象学说　如心主神志，心藏神，为人体生命活动的中心，主思维、意识、精神，当出现思维、意识、精神异常的证候表现，如癫狂、痴呆、健忘等，可以推断为心的病变。据于此，能缓解或消除上述病变的药物，如开窍醒神的麝香、清心镇惊安神的朱砂、补气益智的人参均归心经。

（2）经络学说　如桔梗、苦杏仁能止咳、平喘，均归肺经；全蝎能息风镇痉，通络止痛，归肝经；火麻仁能润肠通便，归大肠经；山药补脾养胃，用于脾虚食少，归脾经。

3. 归经的确定依据

（1）药物特性　每种药物都具有不同的形、色、气、味等特性，有时以此作为归经的依据，其中尤以五味多用，如辛入肺，陈皮、半夏、荆芥均味辛，故归肺经；甘入脾，饴糖、甘草、党参均味甘，故归脾经等。

（2）药物疗效　如苏子、白前能治疗咳喘，而咳喘为肺脏功能失调所致，故归肺经；茯神、柏子仁能治疗心悸、失眠，而心悸、失眠为心脏功能失调所致，故归心经。

4. 归经的表述方法

一般采用十二脏腑经络法表述，如归心、肝、脾、肺、肾、胃、大肠、小肠、膀胱、胆、心包、三焦经等十二脏腑经络；或不提脏腑之名而用经络的阴阳属性表述，如入少阴、入太阴、入厥阴、入少阳、入太阳、入阳明经；有时也将上述二法合并表述，如入少阴心经、入厥阴肝经等。

5. 归经对临床用药的指导意义

掌握归经有助于提高用药的准确性，使临床用药更加合理。

五、有毒与无毒

1. 有毒与无毒的含义

有毒与无毒，从狭义上讲，是指药物用于人体后能否造成伤害；从广义上讲，除指药物的作用能否对人体造成伤害外，还应包括药物对人体治疗作用的强弱。也就是说，药物的有毒与无毒反映了药物偏性对人体的两面性。一般说，药物的有毒与无毒和"毒性"的大小、与药物对人体伤害程度的轻重及治疗作用的强弱成正比。

有毒与无毒是中药药性理论的重要组成部分。对中药有毒与无毒的认识可以上溯到远古时代，古有云"神农尝百草，一日而遇七十毒"。

2. 毒的特性

狭义的"毒"是指药物对人体造成的伤害。有毒的药物大多性质强烈、作用峻猛，极易损伤人体，常用治疗量的范围较小，安全性较低。药量稍微超过常用治疗量，即可对人体造成伤害。

广义的"毒"主要有两种含义：①药物的总称，即"毒"与"药"相通，如在《周礼·天官》中有"医师掌医之政令，聚毒药以供医事"的论述。明代《类经·卷十二》中有"毒药者，总括药饵而言，凡能除病者，皆可称之为毒药"的论述。以上文献中，"毒"即是"药"。②药物的偏性，中医药学认为，药物之所以能治疗疾病，就在于它具有某种偏性。临床用药取其偏性，以祛除病邪，调节脏腑功能，纠正阴阳盛衰，调整气血紊乱，最终达到治愈疾病、强身健体的目的。所以，古人常将药物的这种偏性称之为"毒"。

广义的"毒"虽在表述上有药物的总称与药物的偏性之分，而实际上却很难完全分割开。因为从理论上说，凡药必有偏性，有偏性才可称其为药，正所谓"是药三分毒"。

3. 有毒与无毒的确定依据

（1）是否含有毒成分　一般有毒药大多会含毒性成分，如马钱子含有毒性成分马钱子碱，斑蝥含有毒性成分斑蝥素；无毒药不含毒性成分或含毒性成分甚微。

（2）整体是否有毒　中药大多来自天然，一味药中常含有许多成分，这些成分往往相互制约，有毒成分也不例外，使得有的中药虽含有毒性成分，但在整体上并不显示毒性。

（3）用量是否适当　使用剂量适当与否是确定药物有毒或无毒的关键，未超出人体对药物的最大承受量即为无毒，超过则为有毒。

4. 影响药物有毒与无毒的因素

药物的有毒与无毒会受到多种因素的影响，主要有品种、入药部位、产地、环境污染、采集时间、贮存、加工炮制、剂型、制剂工艺、配伍、给药途径、用量、用药次数与时间长短、皮肤与黏膜的状况、使用面积的大小，以及患者的体质、年龄、性别、证候性质等。

5. 引起中药不良反应的主要原因

目前，中药的毒性常常表现为中药不良反应，其原因主要有：

（1）品种混乱　有些人不辨中药品种的真伪，误将混淆品作正品使用，而引发中毒。如有的地区将有毒的香加皮作五加皮入药，导致中毒。

（2）误服毒药　有些人迷信传说和土方，误服有毒中药，致使中毒。如有人误信马钱子能避孕，取七粒捣碎服，导致中毒死亡。

（3）用量过大　有些人误认为中药均无毒或毒性很小，不必严格控制用量，在治病心切的心理支配下，盲目加大用量，导致中毒。如有人过量服用人参或大面积涂敷斑蝥而致中毒死亡。

（4）炮制失度　有些有毒中药生用时毒性大，炮制后毒性会减小。若炮制失度，毒性不减，会引发中毒。如有人服用含有先煎程度不够的草乌而致中毒。

（5）剂型失宜　有些药物在服用时对剂型有一定的要求，违反会发生中毒。如雄黄作酒剂会增加砷的溶出，增加中毒风险。

（6）疗程过长　有些人误认为中药均无毒或毒性甚小，长期使用有毒的中药或含有有毒成分的中成药，导致不良反应的发生。

（7）配伍不当　中成药组方不合理、中药汤剂配伍不合理、中西药联用不合理等也会导致不良反应。

（8）管理不善　有些单位对剧毒药管理不善，造成错发毒药，导致患者中毒。如有人在调剂时未看清处方，误将附子当白附子发给患者，并未标注先煎，造成患者中毒身亡。

（9）辨证不准　临床因辨证失准，寒热辨证有误，攻补应用倒置，导致不良反应的案例偶有发生。如明为脾虚泄泻，反用大剂黄连，致使溏泄加重。

（10）个体差异　个体对某些中药的耐受性不同，有的病患甚至高度敏感，也会引起不良反应。如白芍、熟地黄、牡蛎，本为无毒之品，常人服用一般不会发生不良反应，但有个别患者服后会引起过敏，临床时有报道。

（11）离经悖法　无论是应用单味中药，还是复方中药及中成药，都应在中医药理论的指导下进行，否则就会引发或轻或重的不良反应。

6. 使用有毒中药的注意事项

（1）用量要适当，应用有毒中药时宜采用小量渐增法，切忌初用即给足量，以免中毒。

（2）采制要严格，在保证药效的前提下，严格把控采制中药的各个环节，杜绝伪劣品，按要求炮制。

（3）用药要合理，杜绝乱用滥投，孕妇、老幼病患及体弱者忌用或慎用毒烈中药。

（4）识别过敏病患或过敏体质，避免使用有毒中药，趁早予以防治。

第三节　中药的配伍与禁忌

中药的用法包括配伍禁忌、用药禁忌、剂量和服法等几项主要内容。掌握这些知识与方法，按照病情、药性和治疗要求进行正确应用，对于充分发挥药效和确保用药安全具有十分重要的意义。

视频 12：中药的配伍与禁忌

一、配伍

前人把单味药的应用以及药与药之间的配伍关系总结为七个方面,称为药物的"七情"。

(1) 单行　即单一一种药材就能发挥预期的治疗效果,不需要其他药材的辅助。如用独参汤大补元气、用鹤草芽驱虫,以及许多行之有效的"单方"等。它符合简便廉验的要求,便于使用和推广。

(2) 相须　即把性能功效相类似的药材配合使用,可以增强药材的原有疗效。如石膏与知母配合,能明显地增强清热泻火的治疗效果;大黄与芒硝配合,能明显地增强攻下泻热的治疗效果。

(3) 相使　即把在性能和功效方面有某种共性的药材配合使用,以其中一种药材为主,另一种药材辅助,从而提高主药的功效。如补气利水的黄芪与利水健脾的茯苓配合时,茯苓能提高黄芪补气利水的治疗效果;清热泻火的黄芩与攻下泻热的大黄配合时,大黄能提高黄芩清热泻火的治疗效果。

(4) 相畏　即一种药物的毒性反应或副作用能被另一种药物减轻或消除。如生半夏和生天南星的毒性能被生姜减轻和消除,所以说生半夏和生天南星畏生姜。

(5) 相杀　即一种药物能减轻或消除另一种药物的毒性或副作用。如生姜能减轻或消除生半夏和生天南星的毒性或副作用,所以说生姜杀生半夏和生天南星的毒。

由此可知,相畏、相杀实际上是同一种配伍关系的两种提法。

(6) 相恶　即两种药物合用,一种药物与另一药物之间的相互作用会导致药物的原有功效降低,甚至丧失药效。如人参恶莱菔子,因莱菔子能削弱人参的补气作用。

(7) 相反　即两种药物合用,能产生毒性反应或副作用。如"十八反""十九畏"中的若干药物(见"用药禁忌")。

除了单行用药,其他六个方面,其配伍关系可以概括如下,即在配伍应用的情况下:①有些药物因产生协同作用而增进疗效,是临床用药时要充分利用的;②有些药物可能互相拮抗而抵消,削弱原有功效,用药时应加以注意;③有些药物由于相互作用,而能减轻或消除原有的毒性或副作用,在应用毒性药或剧烈药时必须考虑选用;④另一些本来单用无害的药物,却因相互配伍作用而产生毒性反应或强烈的副作用,则属于配伍禁忌,原则上应避免配用。

由此可知,古代医药学家通过很长的实践与认识过程,逐渐积累丰富起来的中药配伍应用关系,是中医用药的主要形式。

二、用药禁忌

中药的用药禁忌主要有以下几个方面:

1. 配伍禁忌

前述"配伍"部分曾提到,在复方配伍中,有些药物应避免合用。《神农本草经》称这些药物之间的关系为"相恶"和"相反"。历代关于配伍禁忌的认识和发展,在古籍中说法并不一致。至金元时期概括为"十九畏"和"十八反",并编成歌诀,广为传诵,流传至今。其内容如下:

(1) 十九畏　硫黄畏朴硝,水银畏砒霜,狼毒畏密陀僧,巴豆畏牵牛,丁香畏郁金,川乌、草乌畏犀角、牙硝畏三棱,官桂畏石脂,人参畏五灵脂。

(2) 十八反　甘草反甘遂、大戟、海藻、芫花，乌头反贝母、瓜蒌、半夏、白蔹、白及；藜芦反人参、沙参、丹参、玄参、细辛、芍药。

《神农本草经·序例》指出"勿用相恶、相反者""若有毒宜制，可用相畏、相杀者，不尔，勿合用也"。自宋代以后，将"相畏"关系也列为配伍禁忌，与"相恶"混淆不清。因此，"十九畏"的概念与"配伍"部分所谈的"七情"之一的"相畏"，含义并不相同。

"十九畏"和"十八反"诸药，有一部分同实际应用有些出入，历代医家也有所论及，并引古方为据，证明某些药物仍然可以合用。如感应丸中的巴豆与牵牛同用，甘遂半夏汤以甘草同甘遂并列等。由于对"十九畏"和"十八反"的研究，还有待进一步作较深入的实验和观察，并研究其机制，因此，目前应采取慎重态度。一般说来，对于其中一些药物，若无充分根据和应用经验，仍须避免盲目配合应用。

2. 妊娠用药禁忌

某些药物具有损害胎元以致堕胎的副作用，所以应该作为妊娠禁忌的药物。根据药物对于胎元损害程度的不同，一般可分为禁用与慎用两类。禁用的大多是毒性较强或药性猛烈的药物，如巴豆、牵牛、大戟、斑蝥、商陆、麝香、三棱、莪术、水蛭、虻虫等；慎用的包括通经去瘀、行气破滞，以及辛热等药物，如桃仁、红花、大黄、枳实、附子、干姜、肉桂等。

凡禁用的药物，绝对不能使用；慎用的药物，则可根据孕妇患病的情况斟酌使用，但没有特殊必要时，应尽量避免，以防发生事故。

3. 服药时的饮食禁忌

饮食禁忌简称食忌，也就是通常所说的忌口。在古代文献中有常山忌葱，地黄、何首乌忌葱、蒜、萝卜，薄荷忌鳖肉，茯苓忌醋，鳖甲忌苋菜，以及蜜反生葱等记载。这说明服用某些药时不可同吃某些食物。另外，由于疾病的关系，在服药期间，凡属生冷、黏腻、腥臭等不易消化及有特殊刺激性的食物，都应根据需要予以避免。高烧患者还应忌油。

第四节　中药的用量用法

一、中药的用量

中药的计量单位，古代有重量（如铢、两、分、钱、斤等）、度量（如尺、寸等）及容量（如斗、升、合等）多种计量方法，用来量取不同的药物。此外还有可与上述计量方法换算的"刀圭""方寸匕""撮""枚"等较粗略的计量方法。由于古今度量衡制的变迁，后世多以重量为计量固体药物的方法。明清以来，普遍采用16进位制，即1斤＝16两＝160钱。现在我国对中药生药计量采用公制，即1kg＝1000g。为了处方和配药特别是古方的配用需要进行换算时的方便，按规定以如下的近似值进行换算：

一两（16进位制）＝30g

一钱＝3g

一分＝0.3g

视频13：中药的用量用法

用药量，称为剂量，首先是指每一味药的成人一日量（按：本书各药物所标注的用量，除特别注明以外，都是指干燥后的生药在汤剂中的成人一日内服量）。其次是指在方剂中药与药间的比较分量，即相对剂量。一般非毒性的药物，单用时用量可较大，而在复方中的用量可略小。主要药物用量可较大，辅助性药物一般可用较低于主药的剂量。

在确定剂量时，要根据病者的年龄、体质强弱、病程久暂、病势轻重以及所用药物的性质和作用强度等具体情况来进行全面考虑。一般是：老年人气血渐衰，对药物的耐受力较弱，特别是作用峻烈的攻病祛邪药物易损正气，应适当低于成人量；五岁以下小儿通常用成人量的四分之一，五六岁以上可按成人量减半用；体弱患者也不宜用较大剂量；久病者又应低于新病者的剂量。老人及身体已极度衰弱者用补药时，一般剂量可较重，但开始时的剂量宜轻，逐渐增加，否则药力过猛而病者虚不受补，反致委顿。若属峻补药物，则用量尤不宜重。就病势而言，凡病势重剧而药力弱、药量轻，则效果不佳；病势轻浅而药力猛、药量过大，极易损耗正气，这些也是必须充分注意的。至于药物方面，质轻的用量宜轻、质重的可稍大；性味浓厚、作用较强的用量可较小，性味淡薄或作用较温和的可用较大量。而毒性药则须严格控制剂量在安全限度内。除峻烈药、毒性药和某些精制药剂外，一般中药的常用内服剂量（即有效剂量）为 5～10g，部分常用量较大的为 15～30g。

二、中药的用法

本节所述中药的用法，主要指常用汤剂的煎煮应当注意的事项以及各种药剂的服用方法。

煎煮汤药是最为常用的一种制剂形式，煎药用水和火候都有一定要求。用水必须洁净，一般可用清澈的泉水、河水及自来水，井水则须选择水质较好的。煎药时先用适量水在容器内浸药令匀，用水量应以淹没药物或稍高为度。至于火候的控制，则主要取决于不同药物的性质和质地，通常发散药及其他芳香性药物都应避免久煎，应当用"武火"迅速煮沸数分钟后改用"文火"略煮即可，以避免久煮而致香气挥散、药性损失。而补益滋腻药物则大多可以较久煎煮，使有效成分充分溶出、药力完全。其他如贝壳、甲壳及多数矿物药入汤更宜久煮。

在一首处方中，如果各个药物的性质和质地有显著差别，就应当分别先后、次第煎煮，其中的芳香药等则须待矿物、贝壳及某些根类药物先煮沸约 10min 后再放入。有些粉末状药物及细小的植物种子，可用纱布包裹煎煮，使不致浮散，以便饮服。若处方中有不宜煎煮的药物，可另行溶化（如芒硝），然后同煎取的其他药液混合。方剂中的液态药物（如竹沥、姜汁等）亦不入煎，与其他药液煎煮好后混合即得。较贵重的药物（如人参、三七、川贝母）通常多制成散剂与煎得的其他药物药液同服。胶质药物如鹿角胶、龟板胶等则当另行烊化然后混合其他药汁服用。

服药方法：汤剂一般都宜于温服；发散风寒药最好是热服；呕吐或易致中毒的药物，宜小量频服；用从治法时，也有热药冷服或凉药热服的。丸、散等固体药剂，除特别规定以外，一般都用温开水送服。

服药时间也必须根据病情和药性而定。一般说来，滋补药宜在饭前服；驱虫药和泻下药大多在空腹时服；健胃药和对胃肠刺激性较大的药物宜于饭后服；其他药物一般也宜在饭后服；而安眠的药物则应在睡前服。无论食前或饭后服药都应略有间隔，如饭前后 1～2h，以免影响疗效。

一剂中药，一天通常服三次。病缓可服两次；而病重、病急的可隔 4h 左右服药一次，昼夜不停，使药力持续，利于顿挫病势。在应用发汗、泻下等药时，若药力较强，要注意病者个体差异，一般以得汗、泻下为度，适可而止，不必尽剂，以免汗下太过，损伤正气。

学习小结

通过对本章的学习，熟悉中药的道地产区分布与采制要求，了解中药的性味归经与毒性的含义，掌握中药的配伍原则与用药禁忌，熟悉中药的用法与用量要求。

考点提示

1. 不同中药的传统道地产区。
2. 中药四气五味的含义。
3. 中药的性味归经与升降浮沉的含义。
4. 中药的配伍关系与配伍禁忌。
5. 中药传统用量与现代用量之间的转换。

思考练习题

1. 按升降浮沉理论，以下哪一项是错误的？（   ）
   A. 辛甘温热药主升浮，如桂枝　　　　B. 矿物质重的药主沉降，如磁石
   C. 花类质轻的药主升，如旋覆花　　　D. 性味苦寒的药主降，如大黄

2. 平性药是指（   ）。
   A. 寒热偏性不显著的药物　　　　　　B. 毒性不显著的药物
   C. 无毒药物　　　　　　　　　　　　D. 药性平和的药物

3. 表示药物作用定位概念的是（   ）。
   A. 升降浮沉　　　B. 四气　　　　C. 五味　　　　D. 归经

4. 下列哪项功效与甘味无关？（   ）
   A. 补气健脾　　　　　　　　　　　　B. 缓急止痛
   C. 活血祛瘀　　　　　　　　　　　　D. 养阴生津

5. 咸味药的作用主要有（   ）。
   A. 补益、和中、缓急　　　　　　　　B. 软坚、散结、泻下
   C. 燥湿、通泄、软坚　　　　　　　　D. 行气、活血、发散

6. 不属酸味药适应证的是（   ）。
   A. 体虚多汗　　　B. 肺虚久咳　　　C. 遗精崩带　　　D. 湿热泻痢

7. 属升浮药性的药味是（   ）。
   A. 甘、辛、凉　　B. 辛、苦、温　　C. 辛、甘、温　　D. 淡、甘、寒

8. 下列配伍关系可以增强药效的是（   ）。
   A. 相须　　　　　B. 相恶　　　　　C. 相畏　　　　　D. 相杀

9. 下列属于妊娠禁用药材的是（   ）。
   A. 党参　　　　　B. 黄芪　　　　　C. 巴豆　　　　　D. 北沙参

10. 下列属于东北特产名贵中药材的是（   ）。
    A. 巴戟天　　　　B. 人参　　　　　C. 肉苁蓉　　　　D. 地黄

第十章

常用中药

知识目标

1. 掌握解表药、清热药、泻下药、祛湿药等18类常用中药的含义、性质特点、功能主治及使用注意。
2. 掌握各类中药中重点药物的药性、功效与主治等情况。
3. 了解各类中药中重点药物的来源、处方用名、用法用量及使用注意事项。
4. 熟悉各类中药中一般药物的药性、功效与应用情况。

能力目标

1. 能正确解析不同类型中药的药性特点、功用主治及使用注意。
2. 具备运用常用中药的专业知识正确选用不同种类中药的能力。

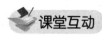

神农尝百草

说到中药的起源，就不能不讲起"神农尝百草"的故事。传说，神农氏是中国古代农业和医药的发明者。他牛头人身，出生在烈山的一个石洞里。由于他特殊的外貌和勤劳勇敢的性格，长大后被人们推为部落首领。他带领人民种植五谷（稻、黍、稷、麦、菽），制作农耕用具，观察农时。后来，他看到身边的人们常常被各种疾病折磨，苦不堪言，却得不到有效的救治，因此下决心去寻找药物。神农氏亲尝药物的"气""味"，并以身、口的感受来辨别药性，他一边观察一边详细记录：哪些草是苦的，哪些是甜的，哪些温热，哪些寒凉，哪些能充饥，哪些能治病，都写得清清楚楚。后来，人们将神农氏亲尝百草所得到的知识传承下来，汇编成书，就是我国现存最早的药物学著作《神农本草经》了。

但是，经后人综合研究，《神农本草经》的成书并非一时，作者也非一人，应为秦汉时期众多医学家搜集、总结、整理当时药物学经验成果的著作，是对中国传统药物的第一次系统总结，也是中药学理论发展的源头，传承至今仍然真实有效。

第一节 解表药

凡以发散表邪、解除表证为主要功效的药物，称为解表药。

解表药多具有辛味，性发散，使肌表之邪外散或从汗解。由于表证有风寒和风热两种不同性质，故本类药物相应分为辛温解表和辛凉解表两类。主要用于外感风寒或风热所致的恶寒、发热、头痛、身痛、无汗（或有汗）、脉浮等证。部分解表药还可用于水肿、咳喘、疹发不畅，可借其辛散祛邪作用，以宣肺散邪和促使疹子透发；有些解表药兼能祛除湿邪并缓解疼痛，故可用于风湿所致的肢体疼痛。

应用解表药时，除必须针对外感风寒或风热的不同而分别选用长于发散风寒或解散风热的药物外，对于正气偏虚的患者，还应随证配伍必要的助阳、益气、养阴等扶正之品，以保护正气并利于祛邪。辛凉解表药用于温病初起，要配伍适当的清热解毒药。

使用发汗力强的解表药，要注意不可使患者出汗过多，以免损耗阳气和津液。解表药忌用于多汗及热病后期津液亏耗者；对于久患疮痈、淋病及失血患者，虽有外感表证，要慎重使用。

一、辛温解表药

辛温解表药因性味多属辛温，故以发散风寒为其主要作用，适用于外感风寒而出现的恶寒、发热、无汗、头痛、身痛、舌苔薄白、脉浮紧等风寒表实证。部分药物对具有风寒表证的咳喘、水肿、疮疡以及风湿痹痛证也可应用。

辛温解表药大多有较强的发汗作用，体虚者慎用。

麻黄

【药材来源】 本品为麻黄科植物草麻黄、木贼麻黄及中麻黄的干燥草质茎。

【处方用名】 生麻黄、净麻黄、蜜炙麻黄。

【性味归经】 辛、微苦，温。归肺、膀胱经。

【功效应用】 发汗散寒，宣肺平喘，利水消肿。

(1) 发汗散寒　用于风寒表实证。麻黄性温辛散，能发汗散寒而解表，又可散风透疹。用治外感风寒所引起的发热恶寒、无汗等症，常与桂枝相须为用。如治麻疹透发不畅，兼有咳嗽气急症状时，可在辛凉透疹药中酌加麻黄，可收透疹、平喘的效果；用治风疹身痒，可与薄荷、蝉衣等药配伍应用。

(2) 宣肺平喘　用于风寒束肺之喘咳实证。麻黄能宣畅肺气而止咳平喘，如寒邪咳喘，多配杏仁、甘草同用；外有寒邪、内有痰饮，常配细辛、干姜、五味子、半夏等同用；肺热咳喘，常配石膏、杏仁、甘草等同用。

(3) 利水消肿　用于水肿兼有表证者。麻黄既能发汗又能利尿，故适用于水肿而伴有表证者，常与白术、生姜等同用。

【用法用量】 煎服，2～10g。

【使用注意】 本品发汗力强，凡表虚止汗、阴虚盗汗、虚喘等均慎用；本品能升高血压，失眠及高血压患者慎用。

桂枝

【药材来源】 本品为樟科植物肉桂的干燥嫩枝。

【处方用名】 桂枝、川桂枝。

【性味归经】 辛、甘，温。归心、肺、膀胱经。

【功效应用】 发汗解肌，温通经脉，助阳化气，平冲降气。

(1) 发汗解肌　用于风寒表证。桂枝辛温，善祛风寒，能治感冒风寒、发热恶寒。如风寒表证、身不出汗，配麻黄同用，有相须作用，可促使发汗；如风寒表证、身有汗出，配芍药等，有协调营卫的作用。

(2) 温通经脉　用于风寒湿痹等证。桂枝能温通经脉，对寒湿性风湿痹痛，多配合附子、羌活、防风等同用；对气血寒滞所引起的经闭、痛经等症，常配合当归、芍药、桃仁等同用。

（3）助阳化气　用于心脾阳虚、水湿内停而致的痰饮证。桂枝性温，善通阳气，能化阴寒。对阴寒遏阻阳气，津液不能输布，因而水湿停滞形成痰饮的病证，常与茯苓、白术等配伍应用；如膀胱气化失司、小便不利，用桂枝以通阳化气，助利水药以通利小便，常配合猪苓、泽泻等同用（如五苓散）。

【用法用量】煎服，3～10g。

【使用注意】桂枝性温助热，如应用不当则有伤阴、动血之虞，故在温热病、阴虚火旺及出血症时，不宜应用。孕妇及月经量过多者慎用。

紫苏叶

【药材来源】本品为唇形科植物紫苏的干燥叶（或带嫩枝）。

【处方用名】紫苏、紫苏叶。

【性味归经】辛、温。入肺、脾经。

【功效应用】解表散寒，行气和胃。

（1）解表散寒　用于风寒表证，见恶寒、发热、无汗等症。紫苏能散表寒，发汗力较强，常配生姜同用；如表证兼有气滞，又可与香附、陈皮等同用。

（2）行气和胃　用于脾胃气滞、胸闷、呕吐之症。取其行气宽中的作用，临床常与藿香配伍应用。此外，本品又能行气安胎，常配砂仁、陈皮同用，治疗妊娠恶阻、胎动不安。

此外，紫苏辛温，还能解鱼蟹毒。中鱼蟹毒后，可用单味紫苏煎服，或配合生姜同用。

【用法用量】煎服，5～10g。

生姜

【药材来源】本品为姜科植物姜的新鲜根茎。

【处方用名】生姜（用新鲜者）。

【性味归经】辛，微温。入肺、脾、胃经。

【功效应用】解表散寒，温中止呕，化痰止咳，解鱼蟹毒。

（1）解表散寒　用于外感风寒等证。生姜用于解表，主要为发散风寒，多用治感冒轻症，煎汤，加红糖趁热服用，往往能得汗而解，也可用作预防感冒药物。生姜配合麻黄、桂枝等同用，作为发汗解表辅助的药品，能增强发汗力量。

（2）温中止呕　用于胃寒呕吐等证。生姜为止呕要药，可单独应用，治疗胃寒呕吐；也可治胃热呕吐，配合半夏、竹茹、黄连等同用。

（3）化痰止咳　用于风寒客肺等证。有温肺除痰止咳之效。常配伍其他散寒止咳药同用。

（4）解鱼蟹毒　单用或配紫苏同用。此外，生姜又能解生半夏、生南星之毒，煎汤饮服，可用于中半夏、南星毒所引起的喉哑舌肿麻木等症。因此在炮制半夏、南星的时候，常用生姜同制，以减除它们的毒性。

【用法用量】煎服，3～10g。

【使用注意】生姜助火伤阴，故热盛及阴虚内热者忌服。

💡 知识拓展

生姜皮：生姜根茎切下的外皮，性味辛、凉。能和脾行水，主要用于水肿。常配伍茯苓皮、桑白皮、大腹皮等以利水退肿，如五皮饮。用量为3～10g，煎服。

香薷

【药材来源】本品为唇形科植物石香薷或江香薷的干燥地上部分。

【处方用名】香薷、陈香薷、香茹。

【性味归经】辛,微温。入肺、胃经。

【功效应用】发汗解表,化湿和中,利水消肿。

(1) 发汗解表　用于风寒表证。香薷发散风寒,有发汗解表作用,多用于夏季贪凉、风寒感冒所引起的发热、恶寒、头痛、无汗等症,往往与藿香、佩兰等配合应用。

(2) 化湿和中　用于呕吐、腹泻等症。香薷有祛除暑湿的作用,故适用于暑季恣食生冷、湿阻脾胃所引起的呕吐、泄泻,可配合白扁豆、黄连、厚朴等同用。

(3) 利水消肿　用于水肿、小便不利等证。香薷利小便、消水肿,可单独应用,也可配白术同用以健脾利水。

【用法用量】煎服,5~10g。

【使用注意】本品表虚者忌服。

荆芥

【药材来源】本品为唇形科植物荆芥的干燥地上部分。

【处方用名】荆芥、荆芥穗;炒荆芥、荆芥炭。

【性味归经】辛,温。入肺、肝经。

【功效应用】解表散风,透疹,消疮。

(1) 解表散风　用于外感表证。荆芥有发汗解表作用,且有祛风功效。主要治疗感冒风寒、发热恶寒、无汗头痛身痛等症,常与防风相须为用。也可配辛凉解表药或清热解毒药治疗感冒风热、发热恶寒、目赤咽痛等症,如薄荷、菊花、桑叶、银花等。

(2) 透疹　用于风疹瘙痒或麻疹不透。荆芥有辛散作用,能助麻疹透发,常与薄荷、蝉衣、牛蒡子等配合应用。

(3) 消疮　用于疮疡初起兼有表证者,可配伍防风、银花、连翘、赤芍等同用,既退寒热,又消痈肿。

此外,荆芥炒炭应用,有止血的作用,可用于便血、崩漏等症,在临床上常配合其他止血药同用。

【用法用量】煎服,5~10g。

【使用注意】表虚自汗、阴虚头痛者忌服。

白芷

【药材来源】本品为伞形科植物白芷或杭白芷干燥根。

【处方用名】白芷、香白芷。

【性味归经】辛,温。归胃、大肠、肺经。

【功效应用】解表散寒,祛风止痛,宣通鼻窍,燥湿止带,消肿排脓。

(1) 解表散寒　用于风寒表证。白芷发散风寒,且有止痛、通鼻窍等作用,如头痛剧烈者加羌活、细辛;鼻塞者配藿香(为理脾肺之气)、薄荷等。

(2) 祛风止痛　用于病在阳明经者。白芷祛风止痛,头额、眉棱骨、上下龈都属于阳明经循行部位,因此都可用白芷进行治疗。治头痛可配藁本、蔓荆子等;治眉棱骨痛属风寒者可单独应用;属风热者可配黄芩同用。

(3) 燥湿止带　用于寒湿带下证。白芷温燥寒湿,主要用治寒湿白带,常配合海螵蛸等同用；如属湿热带下，也可配清热燥湿药（如黄柏、椿根皮等）同用。

（4）消肿排脓　用于疮疡肿痛。白芷治疮疡，初起能消散，溃后能排脓，为外科常用的辅助药品。如乳痈初起可配蒲公英、瓜蒌同用；脓出不畅配金银花、天花粉同用。在消散疮疡方面还可以研末外敷。

此外，白芷又为治鼻渊要药，有化湿通鼻窍之功，多配合辛夷、鹅不食草等同用，既可内服，又可外用。还可用于毒蛇咬伤，有解蛇毒作用，古代有单用煎汤内服，药渣外敷的记载，现代有些蛇药解毒片即有本品配伍在内。

【用法用量】煎服，3～10g。

【使用注意】阴虚血热者忌服。

二、辛凉解表药

辛凉解表药性味多为辛凉，发散作用亦较辛温解表药缓和，以宣散风热为其主要作用。适用于外感风热所致的发热、微恶风寒、咽干口渴、舌苔薄黄、脉浮数等证。部分药物兼具清头目、利咽喉，或宣肺止咳、散邪透疹等作用，故风热性眼病、咽喉肿痛、疹出不透或风热咳嗽诸证亦可选用，并常与清热、解毒药物配伍应用。

薄荷

【药材来源】本品为唇形科植物薄荷的干燥地上部分。

【处方用名】薄荷、薄荷叶、苏薄荷。

【性味归经】辛，凉。入肺、肝经。

【功效应用】疏散风热，清利头目，利咽，透疹，疏肝行气。

（1）疏散风热　用于风热感冒、温病初起等症。薄荷为疏散风热要药，有发汗作用，主要用于风热表证、身不出汗、头痛目赤等症，常与荆芥、桑叶、菊花、牛蒡子等配合应用；如果风寒感冒、身不出汗，也可配合紫苏、羌活等同用。

（2）利咽　用于咽喉肿痛。薄荷清利咽喉作用显著，主要用于风热咽痛，兼有疏散风热作用，常配合牛蒡子、马勃、甘草等应用。也可研末吹喉，治咽喉红肿热痛病症。

（3）透疹　用于麻疹不透。薄荷有透发作用，能助麻疹透发，可配合荆芥、牛蒡子、蝉衣等同用。

【用法用量】煎服（后下），3～6g。

【使用注意】薄荷芳香辛散，发汗耗气，故体虚多汗者不宜使用。

牛蒡子

【药材来源】本品为菊科植物牛蒡的干燥成熟果实。

【处方用名】牛蒡子、大力子、熟牛蒡、炒牛蒡。

【性味归经】辛、苦，寒。入肺、胃经。

【功效应用】疏散风热，宣肺透疹，解毒利咽。

（1）疏散风热　用于外感风热，咽喉肿痛等症。本品疏散风热，且能利咽，临床应用以风热表证兼有咽喉肿痛者为宜，常配合桔梗、银花、连翘等同用。

（2）宣肺透疹　用于麻疹初起、疹出不畅及风热发疹等症。牛蒡子散风热而透疹，往往配伍升麻、葛根、蝉蜕、薄荷等同用。

（3）解毒利咽　用于外感风热，咳嗽不畅痰多者。牛蒡子散风热，宣肺气，祛痰而止咳，往往用为要药，配伍荆芥、桔梗、甘草等同用。

此外，牛蒡子配黄连、板蓝根等又能清解热毒，对热毒疮痈有一定疗效。

【用法用量】 煎服，6～12g。

【使用注意】 本品性寒滑利，能滑肠通便，故脾虚腹泻、气虚便溏者忌用；痈疽已溃、脓水清稀者也不宜应用。

蝉蜕

【药材来源】 本品为蝉科昆虫黑蚱的若虫羽化时脱落的皮壳。

【处方用名】 蝉蜕、蝉退、蝉衣、净蝉衣。

【性味归经】 甘、寒。入肺、肝经。

【功效应用】 疏散风热，利咽，透疹，明目退翳，解痉。

（1）疏散风热　用于外感风热及温病初期，发热、头痛等症。蝉蜕有疏散风热作用，用于风热表证常配合薄荷等同用；蝉蜕有疏风热、利咽喉作用，多与薄荷、牛蒡子、连翘、桔梗、甘草配合应用。至于治音哑，则常合桔梗、玉蝴蝶、胖大海等同用。

（2）透疹　用于麻疹初起透发不畅者。蝉蜕透发而有清热作用，常与牛蒡子、薄荷同用；但如热盛疹出不畅，又可配紫草、连翘等应用。此外，本品对风疹瘙痒也有祛风止痒的功能。

（3）明目退翳　用于目赤翳障等症。本品对风热引起的目赤、翳障及麻疹后目生翳膜，有明目退翳作用，可配菊花、谷精草、白蒺藜等应用。

（4）解痉　用于急慢惊风、破伤风症。蝉蜕既能祛外风，又能息内风而定惊解痉，对破伤风出现四肢抽搐，可配全蝎等同用；对惊风、小儿夜啼出现惊痫不安，可配钩藤等同用。

【用法用量】 煎服，3～6g。

【使用注意】 孕妇慎用。

桑叶

【药材来源】 本品为桑科植物桑的干燥叶。初霜后采集者，作用较好。

【处方用名】 冬桑叶、霜桑叶。

【性味归经】 甘、苦、寒。入肺、肝经。

【功效应用】 疏散风热，清肺润燥，清肝明目。

（1）疏散风热　用于风热感冒。桑叶善于散风热而泄肺热，对外感风热、头痛、咳嗽等，常与菊花、银花、薄荷、前胡、桔梗等配合应用。

（2）清肝明目　用于目赤昏花等症。桑叶不仅可用于风热引起的目赤羞明，且可清肝火，对肝火上炎的目赤肿痛，可与菊花、决明子、车前子等配合应用。至于肝阴不足，眼目昏花，桑叶还可配滋养肝肾的女贞子、枸杞子、黑芝麻等同用。

【用法用量】 煎服，5～10g。

【使用注意】 该品蜜制能增强润肺止咳的作用，故肺燥咳嗽多用蜜制桑叶。

菊花

【药材来源】 本品为菊科植物菊的干燥头状花序。

【处方用名】 黄菊花、杭菊花、白菊花、甘菊花、滁菊花。

【性味归经】 甘、苦，微寒。入肺、肝经。

【功效应用】 散风清热，平肝明目，清热解毒。

（1）散风清热　用于风热感冒等证。菊花疏风较弱，清热力佳，用于外感风热常配伍桑叶同用，也可配黄芩、栀子治热盛烦躁等症。

(2) 平肝明目　用于目赤昏花等症。菊花治目赤肿痛，无论属于肝火或风热引起者，均可应用，常配合蝉衣、白蒺藜等同用。菊花能平降肝阳，对肝阳上亢引起的头目眩晕，往往与珍珠母等配伍应用。如肝阴不足，眼目昏花，则多配生地黄、枸杞子等同用。

(3) 清热解毒　用于热毒疮疡、红肿热痛等症。菊花清热解毒之功甚佳，为外科要药，特别对于疔疮肿毒有良好疗效，既可内服，又可捣烂外敷。临床上常与地丁草、蒲公英等清热解毒之品配合应用。

【用法用量】煎服，5～10g。

【使用注意】气虚胃寒，食少泄泻者慎用。

葛根

【药材来源】本品为豆科植物野葛的干燥根。

【处方用名】生葛根、粉葛根、煨葛根。

【性味归经】甘、辛，凉。入脾、胃、肺经。

【功效应用】解肌退热，生津止渴，透疹，升阳止泻，通经活络，解酒毒。

(1) 解肌退热　用于表证发热。葛根有发汗、退热作用，与柴胡等配伍可用于表热证；与麻黄、桂枝、芍药同用，治风寒表证而见项背强、无汗、恶风者。

(2) 透疹　用于麻疹不透。葛根有透发麻疹作用，因其兼有生津、止泻功能，所以麻疹发热口渴，或伴有腹泻等症，常与升麻等配合应用。

(3) 生津止渴　用于热病口渴，阴虚消渴等证。可配麦冬、天花粉等同用。

(4) 升阳止泻　用于脾虚泄泻、湿热泻痢等证。本品性能升发清阳，鼓舞脾胃阳气上升，有制止泄泻的作用，临床常配合党参、白术等治疗脾虚泄泻；但又可配伍黄连、黄芩等，用于湿热泻痢。

【用法用量】煎服，10～15g。

【使用注意】虚寒者忌用，胃寒呕吐者慎用。

知识拓展

葛花：药用粉葛的花，性味甘、平，能解酒毒、醒胃止渴，适用于饮酒过度、口渴、胃气受伤。一般用量为一钱至二钱，煎服。

柴胡

【药材来源】本品为伞形科植物柴胡或狭叶柴胡的干燥根。

【处方用名】柴胡、硬柴胡、北柴胡。

【性味归经】辛、苦，微寒。入肝、胆、肺经。

【功效应用】疏散退热，疏肝解郁，升举阳气。

(1) 疏散退热　用于表证发热，少阳证。柴胡功能解表，治疗感冒常与葛根、羌活等同用。柴胡有较佳的退热作用，邪在少阳、寒热往来，常与黄芩、半夏等同用（如小柴胡汤）；对疟疾，柴胡又可与草果、青皮等配伍应用。

(2) 疏肝解郁　用于肝郁气滞等证。柴胡既具良好的疏肝解郁作用，又为疏肝诸药之向导，是治肝气郁结之要药。对胸胁疼痛无论内由肝郁、外因伤扑皆可应用；凡见肝气郁结所致的月经不调或痛经等，均可与当归、白芍、香附、郁金等药同用。

(3) 升举阳气　用于气虚下陷、脏器脱垂等症。柴胡药性升浮，配党参、黄芪等补气药物，对气虚下陷的久泻脱肛、子宫下垂等症，有升举阳气作用。

【用法用量】煎服，3～10g。

【使用注意】柴胡其性升散，肝风内动、肝阳上亢、气机上逆者忌用或慎用。另有一种大叶柴胡的干燥根茎，表面密生环节，有毒，不可当柴胡用。

第二节 清 热 药

凡以清泄里热为主要作用的药物，称为清热药。

清热药性属寒凉，具有清热泻火、解毒、凉血、清虚热等功效，主要用于热病高热、热痢、痈肿疮毒以及阴虚内热等所呈现出的各种里热证候。

里热证由于发病因素不一，病情发展变化的阶段不同，以及患者体质情况的特殊，因而里热证有多种类型的脉证表现，需要相应地选择针对性强的清热药去治疗。而清热药也各有所长，有的以泻火为主，有的以解毒为主，有的以凉血为主，有的以清虚热为主，这就需要在了解共性的基础上区别掌握其特性，才能恰当投药。当然，也有少数清热药的功效较为复杂，同时具有凉血、解毒等几种作用，难于简单划分。

根据清热药的主要性能，大体分为以下五类。

① 清热泻火药：能清气分热，对气分实热证，有泻火泄热的作用。
② 清热燥湿药：偏于苦燥，有清热燥湿的作用，可用于实热病证。
③ 清热凉血药：主要入血分，能清血分热，对血分实热有凉血清热作用。
④ 清热解毒药：有清热解毒的作用，常用于瘟疫、毒痢及痈肿、疮毒等热毒病证。
⑤ 清虚热药：能清虚热，退骨蒸，常用于午后潮热、低热不退等症。

应用清热药时，应辨清热证属气分还是血分，属实热还是虚热，并以整个病情来决定主次先后。如有表证的，当先解表或表里同治；气分热兼血分热的，宜气血两清。

清热药性多寒凉，易伤脾胃，影响运化，对脾胃虚弱的患者，宜适当辅以健胃的药物；热病易伤津液，清热燥湿药，又性多燥，也易伤津液，对阴虚的患者，要注意辅以养阴的药，祛邪而不忘扶正。

对脾胃虚寒，胃纳不佳，肠滑易泻的要慎用。如遇阴盛格阳、真寒假热之证。尤须明辨，不可妄投。

使用本类药物，要注意中病即止，避免克伐太过，损伤正气。

一、清热泻火药

本处所列药物主要具有清热泻火作用，适用于急性热病具有高热、汗出、烦渴、谵语、发狂、小便短赤、舌苔黄燥、脉象洪实等证候，并包括一些由于肺热、胃热、心热、暑热引起的多种实热证。

对于体质虚弱的患者使用本类药物时，当考虑照顾正气，应适当配伍扶正药物。其次，应根据各药作用部位的不同（如清肺热、心热），有针对性地选择使用。

石膏

【药材来源】本品为硫酸盐类矿物硬石膏族石膏，主含含水硫酸钙。
【处方用名】生石膏、煅石膏。
【性味归经】甘、辛，大寒。入肺、胃经。
【功效应用】清热泻火，除烦止渴。

(1) 清热泻火 用于温热病气分实热证。石膏药性大寒，善清气分实热，故适用于肺胃实热的证候，常与知母相须为用。临床上的温病发斑证候，常用清热泻火较强的石膏，配合凉血解毒的药物（如玄参、牡丹皮、赤芍、鲜地黄、板蓝根等）同用。

（2）除烦止渴　用于肺热喘咳证。邪热袭肺，身发高热、咳嗽、气急鼻煽、口渴欲饮等症，可用石膏清泄肺热，佐以麻黄、杏仁等宣肺、止咳平喘等品（即麻杏石甘汤）。石膏还能清泄胃火，故胃火亢盛所引起的疾病，如胃火牙痛、头痛、实热消渴等，可配合知母、牛膝、生地黄等同用。

此外，石膏煅后研末外用，可治疗溃疡不敛，湿疹瘙痒，水火烫伤，外伤出血等外科病，有清热、收敛、生肌的作用，常合红粉、黄柏、青黛等同用。

【用法用量】煎服（先煎），15～60g。

【使用注意】凡阳虚寒证，脾胃虚弱及血虚、阴虚发热者慎用。

知母

【药材来源】本品为百合科植物知母的干燥根茎。

【处方用名】肥知母、知母、炒知母、盐水炒知母。

【性味归经】苦、甘，寒。入肺、胃、肾经。

【功效应用】清热泻火，滋阴润燥。

（1）清热泻火　用于肺胃实热证。知母苦寒，常和石膏同用，增强石膏的清热泻火作用。

（2）滋阴润燥　用于肺热燥咳，骨蒸潮热，内热消渴等证。知母能泻肺火而滋肾，在临床上多与黄柏同用，配入滋阴药中，用治阴虚火旺、潮热骨蒸等，如知柏地黄丸。又可配伍养阴润肺药如沙参、麦冬、川贝母等品，用于肺虚燥咳；配伍清热生津药如天花粉、麦冬、葛根等，用治消渴。

【用法用量】煎服，6～12g。

【使用注意】本品能润燥滑肠，故脾虚便溏者不宜使用。

芦根

【药材来源】本品为禾本科植物芦苇的新鲜或干燥根茎。

【处方用名】鲜芦根、芦根、干芦根。

【性味归经】甘，寒。入肺、胃经。

【功效应用】清热泻火，生津止渴，除烦，止呕，利尿。

用于温热病高热口渴，胃热呕吐，以及肺热咳嗽、痰稠而黄等症。芦根能清肺胃热，且有生津作用，常配合麦冬、天花粉以清热生津；配竹茹、枇杷叶以清热止呕；配瓜蒌皮、知母、浙贝母以清肺止咳；配冬瓜子、薏苡仁、桃仁以清肺排脓。

【用法用量】煎服，15～30g；鲜品用量加倍，或捣汁用。

【使用注意】脾胃虚寒者忌服。

天花粉

【药材来源】本品为葫芦科植物栝楼或双边栝楼的干燥根。

【处方用名】天花粉、花粉。

【性味归经】甘、微苦，微寒。入肺、胃经。

【功效应用】清热泻火，生津止渴，消肿排脓。

（1）清热泻火　用于热病烦渴等证。用于肺热燥咳，可与沙参、麦冬等配伍；用于热病伤津及消渴等证，可与麦冬、知母等配伍。

（2）消肿排脓　用于疮疡肿毒。本品对疮疡未溃者有消肿作用，已溃脓出不畅者有排脓作用，但均以热毒炽盛者为宜，常与连翘、蒲公英、浙贝母等药同用。

【用法用量】煎服，10～15g。

【使用注意】孕妇慎用；不宜与川乌、制川乌、草乌、制草乌、附子同用。

栀子

【药材来源】本品为茜草科植物栀子的干燥成熟果实。

【处方用名】栀子、生山栀、山栀子。

【性味归经】苦，寒。入心、肺、三焦经。

【功效应用】泻火除烦，清热利湿，凉血解毒；外用消肿止痛。

（1）泻火除烦　用于热病心烦等症。栀子善能泻火泄热而除烦。在外感热病的气分证初期，可用栀子配合豆豉，以透邪泄热、除烦解郁。如属一切实热火证而见高热烦躁、神昏谵语等症，可用本品配黄连等泻火而清邪热。

（2）清热利湿　用于湿热郁蒸所致的黄疸、疲倦、饮食减少等症。常与黄柏、茵陈蒿、大黄等同用。

（3）凉血解毒　用于血热吐衄，目赤肿痛，疮疡肿毒等症。栀子又有凉血止血、清热解毒的作用，用治血热妄行，常与生地黄、侧柏叶、牡丹皮等配伍；治目赤肿痛，可与菊花、石决明等配伍；治疮疡肿毒，可与黄连、金银花、连翘等同用。

（4）外用消肿止痛　用于跌扑损伤、扭挫伤、皮肤青肿疼痛等症。用生栀子研末，与面粉、黄酒调服，有消肿活络的作用。

【用法用量】煎服，6～10g；外用生品适量，研末调敷。

【使用注意】栀子苦寒伤胃，脾虚便溏者不宜用。

夏枯草

【药材来源】本品为唇形科植物夏枯草的干燥果穗。

【处方用名】夏枯草。

【性味归经】辛、苦，寒。入肝、胆经。

【功效应用】清肝泻火，明目，散结消肿。

（1）清肝泻火　用于目赤肿痛、目珠夜痛，头痛晕眩等。夏枯草为治肝火上炎所致的目赤、头痛、头晕的要药，常配菊花、石决明等同用；如肝虚目珠疼痛，至夜尤剧，可与当归、白芍等配合应用。

（2）散结消肿　用于瘰疬痰核。夏枯草能清肝火、散郁结，为治疗瘰疬结核属于痰火者的一味常用药物，临床常配合玄参、连翘、牡蛎、昆布等同用。

【用法用量】煎服，9～15g。

【使用注意】脾胃寒弱者慎用。

二、清热燥湿药

清热燥湿药的性味多苦寒，苦能燥湿，寒能清热，用于湿热内蕴或湿邪化热的症候，如心烦口苦、小便短赤、泄泻、痢疾、黄疸、关节肿痛、耳肿疼痛流脓等病症。

本处中黄连、黄芩、黄柏、龙胆草等，亦为常用的泻火解毒药，宜互相参证。

清热燥湿药一般不适用于津液亏耗或脾胃虚弱等证，如需使用，亦应分别配伍养阴或益胃药同用。

黄芩

【药材来源】 本品为唇形科植物黄芩的干燥根。

【处方用名】 黄芩、淡黄芩、淡芩、子芩、炒黄芩、酒炒黄芩、酒芩、黄芩炭。

【性味归经】 苦,寒。入肺、胆、脾、大肠、小肠经。

【功效应用】 清热燥湿,泻火解毒,止血,安胎。

(1) 清热燥湿　黄芩清热燥湿作用颇强,对湿温发热,可与滑石、白蔻仁、茯苓等配合应用;对湿热泻痢、腹痛,又常与白芍、葛根、甘草同用;对于湿热蕴结所致的黄疸,可与绵茵陈、栀子、淡竹叶等同用。

(2) 泻火解毒　黄芩能清实热,泻肺火。治热病高热,常与黄连、栀子等配伍;治肺热咳嗽,可与知母、桑白皮等同用;治血热妄行,可与生地黄、丹皮、侧柏叶等同用;对热毒疮疡,可与金银花、连翘等药同用。

(3) 安胎　用于胎动不安。常与白术、竹茹等配合应用。

【用法用量】 煎服,3~10g。

【使用注意】 脾胃虚寒者不宜使用。

黄连

【药材来源】 本品为毛茛科植物黄连、三角叶黄连或云连的干燥根茎。以上三种分别习称"味连""雅连""云连"。

【处方用名】 川连、川雅莲、小川连、炒川连、姜川连、酒炒川连等。

【性味归经】 苦,寒。归心、脾、胃、肝、胆、大肠经。

【功效应用】 清热燥湿,泻火解毒。

(1) 清热燥湿　用于湿热痞满、呕吐吞酸等症。黄连清热燥湿作用很强,配黄芩、大黄等,能治湿热内蕴之证。对湿热留恋肠胃,常配合半夏、竹茹以止呕,配木香、黄芩、葛根等以治泻痢。

(2) 泻火解毒　用于高热神昏,心烦不寐,血热吐衄,痈肿疔疮等症。黄连为泻火解毒要药,对热病高热、心火亢盛,有良好疗效,常配合栀子、连翘等同用;对于血热妄行,可配伍黄芩、大黄等同用;对热毒疮疡,可配伍赤芍、丹皮等药同用。黄连还可用于胃火炽盛的中消证,可配合天花粉、知母、生地黄等同用。外用以黄连汁点眼,可治火盛目赤;涂口,可治口舌生疮。

此外,酒黄连善清上焦火热,用于目赤、口疮。姜黄连清胃和胃止呕,用于寒热互结,湿热中阻,痞满呕吐。萸黄连舒肝和胃止呕,用于肝胃不和,呕吐吞酸。

【用法用量】 煎服,2~5g;外用适量。

【使用注意】 本品大寒,过量久服易伤脾胃,脾胃虚寒者忌用;且苦燥易伤阴津,阴虚津伤者慎用。

黄柏

【药材来源】 本品为芸香科植物黄皮树的干燥树皮。

【处方用名】 川柏、川黄柏(生用,泻实火)、盐水炒黄柏(盐水炒,清虚热,泻肾火)。

【性味归经】 苦,寒。入肾、膀胱经。

【功效应用】 清热燥湿,泻火除蒸,解毒疗疮。

(1) 清热燥湿　用于湿热带下,热淋涩痛等症。黄柏清热燥湿之力,与黄芩、黄连相似,但以除下焦之湿热为佳。治泻痢合黄芩、黄连;疗黄疸合栀子、茵陈;如配苍术、牛膝，可用于足膝肿痛、下肢萎软无力；配合知母、生地、竹叶、木通，可用于小便淋涩热痛；配合白芷、龙胆草，可用于带下阴肿。

（2）泻火除蒸　用于骨蒸劳热，盗汗，遗精。黄柏除清实热外，尚能清虚热以疗潮热骨蒸、泻肾火以疗梦遗滑精，常合知母、地黄等同用。盐黄柏滋阴降火，多用于阴虚火旺，盗汗骨蒸。

（3）解毒疗疮　用于疮疡肿毒，湿疹瘙痒等症。黄柏清热燥湿、泻火解毒的功效颇好，用治湿热疮疡、湿疹之症，既可内服，又可外用；内服配黄芩、栀子等药同用，外用可配大黄、滑石等研末撒敷。

【用法用量】煎服，3～12g；外用适量。

【使用注意】本品苦寒伤胃，脾胃虚寒者忌用。

龙胆

【药材来源】本品为龙胆科植物条叶龙胆、龙胆、三花龙胆或坚龙胆的干燥根和根茎。

【处方用名】龙胆、龙胆草。

【性味归经】苦、寒。入肝、胆经。

【功效应用】清热燥湿，泻肝胆火。

（1）清热燥湿　用于湿热黄疸、阴肿阴痒，带下等。龙胆善清下焦湿热，治湿热黄疸常配茵陈、栀子同用；治下部湿热可配苦参、黄柏同用。

（2）泻肝胆火　用于肝火头痛、目赤、胁痛，小儿惊风抽搐等症。龙胆为泻肝胆实火的要药，对肝火上炎的证候，多配合栀子、黄芩等应用；小儿惊风、手足抽搐由肝经热盛所致者，可用龙胆草以泻实火，配钩藤、牛黄以息风定惊、火退风息、惊搐自止。

【用法用量】煎服，3～6g。

【使用注意】龙胆善泻肝胆实火，除下焦湿热。

三、清热凉血药

清热凉血药，多为苦甘咸寒之品。具有清解营分、血分热邪的作用。主要用于血分实热证，温热病热入营血，血热妄行，症见斑疹和各种出血（如鼻衄、牙龈出血、吐血、便血等）以及舌绛、烦躁，甚至神昏谵语等症。

热邪入于营分，往往伤阴耗液，本类药物中的生地黄、玄参等，既能清热凉血，又能养阴增液。因此，不仅血分实热证常用，热病伤阴亦常选用。

清热凉血药，一般适用于热在血分的病证，如果气血两炽，可配合清热泻火药同用。

生地黄

【药材来源】本品为玄参科植物地黄的干燥块根。

【处方用名】生地黄。

【性味归经】甘、苦，寒。入心、肝、肾经。

【功效应用】清热凉血，养阴生津。

（1）清热　用于热入营血，身热口干，舌绛或红等症。本品具有清热凉血和养阴的作用。常与犀角❶、玄参等配伍，以增强清营养阴功效，如清营汤。这种作用又适用于温热病后期，以及慢性病由于阴虚内热所致的潮热证。常与知母、青蒿、鳖甲等配伍，如青蒿鳖甲汤。

---

❶ 现均以水牛角代替。

（2）凉血　用于热在血分，迫血妄行的吐血、衄血、尿血、崩漏下血等症。本品又能凉血、止血，常与侧柏叶、生荷叶、艾叶等同用，如四生丸。又对于血热毒盛，发疹发斑而斑疹紫黑之症，亦常与犀角、丹皮、赤芍等配伍以凉血消斑，即犀角地黄汤。

（3）养阴生津　用于热病伤阴，舌红口干，或口渴多饮，以及烦渴多饮等症。本品能养阴生津。常与麦冬、沙参、玉竹等配伍以养胃阴，生津液，如益胃汤。治消渴证多用与葛根、天花粉、五味子等配伍，如玉泉散。

此外，用于热甚伤阴劫液而致肠燥便秘，多与麦冬、玄参同用，即增液汤。

【用法用量】煎服，10～15g。

【使用注意】脾虚湿滞，腹满便溏者不宜使用。

知识拓展

新鲜地黄，洗净后入药称为鲜地黄，用量为12～30g。有清热生津，凉血，止血的功效。用于热病伤阴，舌绛烦渴，温毒发斑，吐血，衄血，咽喉肿痛等症。配以丹皮、赤芍，则清热凉血，用于热入营血；配以茅根、侧柏叶，则凉血止血，用于血热妄行；配以鲜石斛、麦冬，则清热生津，用于热病伤津。

玄参

【药材来源】本品为玄参科植物玄参的干燥根。

【处方用名】元参、玄参、乌元参、黑玄参。

【性味归经】苦、咸，寒。入肺、胃、肾经。

【功效应用】清热凉血，滋阴降火，解毒散结。

（1）清热凉血　用于热入营血，温毒发斑等。玄参能清热凉血，并有养阴生津作用，常合鲜生地、麦冬、黄连、连翘、银花、竹叶卷心等同用。

（2）滋阴降火　用于目赤咽痛，白喉，瘰疬，痈肿疮毒等症。玄参为喉科常用之品，如感受风热者须配辛凉解表药如薄荷、牛蒡子等品；虚火上炎者配合养阴药如鲜生地、麦冬等品同用。至于目赤而有阴虚火旺的证候，可用本品配合生地、石决明、夏枯草、青葙子、密蒙花等同用。治瘰疬结核，可配贝母、牡蛎等同用。

【用法用量】煎服，9～15g。

【使用注意】不宜与藜芦同用。脾胃虚寒，胸闷少食者不宜用。

牡丹皮

【药材来源】本品为毛茛科植物牡丹的干燥根皮。

【处方用名】粉丹皮、丹皮、炒丹皮、丹皮炭。

【性味归经】苦、辛，微寒。入心、肝、肾经。

【功效应用】清热凉血，活血化瘀。

（1）清热凉血　用于温毒发斑、血热吐衄、温病伤阴、阴虚发热等证。清血分实热，常与鲜生地、赤芍等同用；疗虚热，常与生地黄、知母、青蒿、鳖甲等药相配伍；治血热妄行，常与鲜茅根、侧柏叶、栀子等同用。

（2）活血化瘀　用于血滞经闭、痛经、跌打伤痛等症。牡丹皮能活血散瘀，常和当归、赤芍、桃仁、红花等同用。疗疮痈可配合清热解毒药，如银花、连翘、地丁草之类同用；治肠痈初起未能脓者可和大黄、芒硝、桃仁、冬瓜子等同用；已成脓者合红藤、连翘、败酱草之类应用。

【用法用量】煎服，6～12g。

【使用注意】血虚有寒、孕妇及月经过多者不宜用。

赤芍

【药材来源】本品为毛茛科植物芍药或川赤芍干燥根。

【处方用名】赤芍、京赤芍。

【性味归经】苦，微寒。入肝经。

【功效应用】清热凉血，散瘀止痛。

（1）清热凉血　用于温毒发斑，血热吐衄等症。赤芍功能凉血散瘀，配鲜生地、牡丹皮等，可清热凉血，用于热入营血及血热妄行等。

（2）散瘀止痛　用于经闭、跌扑损伤、疮痈肿毒等气血瘀滞证。赤芍活血散瘀之功颇佳，配川芎、当归、桃仁、红花等，可用于经闭及跌扑损伤；配当归、金银花、甘草等，可用于疮痈肿毒。

【用法用量】煎服，6～12g。

【使用注意】不与藜芦同用；血虚者慎服。

紫草

【药材来源】本品为紫草科植物新疆紫草或内蒙紫草的干燥根。

【处方用名】紫草、紫草根、紫草茸、老紫草。

【性味归经】甘、咸，寒。入心、肝经。

【功效应用】清热凉血，活血解毒，透疹消斑。

用于血热毒盛、斑疹紫黑、麻疹不透、疮疡、湿疹、水火烫伤等症。本品性寒，有清热凉血、解毒、透疹之功，故对血热毒盛，麻疹、斑疹透发不畅等症，可与蝉衣、牛蒡子、连翘、荆芥等配伍应用；如疹出而色甚深，呈紫暗色而不红者，也是血热毒盛的证候，须以凉血解毒药如牡丹皮、赤芍、金银花、连翘等同用。

【用法用量】煎服，5～10g；外用适量，熬膏或用植物油浸泡涂擦。

【使用注意】胃肠虚弱者、大便滑泄者慎用。

四、清热解毒药

凡能清热邪、解热毒，适用于各种热毒病证的药物，就叫清热解毒药。热毒病证主要是指丹毒、斑疹、疮痈、喉痹、痢疾等，由于火热痈盛、郁结成毒的病证。

本节药物都能清热解毒，但由于各药性能不同，所以在应用上又各有特长，在应用于时必须做适当的选择与配伍。若热毒在血分，可与凉血药配合应用；火热炽盛，可与泻火药配合应用；挟湿者，可与燥湿药配合应用。此外，痢疾里急后重，宜配行气药；疮痈属虚者，宜配补益药等。但发斑、疮疡、喉痹、痢疾等疾患，而属于阴证、寒证者，则不宜使用清热解毒药。

金银花

【药材来源】本品为忍冬科植物忍冬的干燥花蕾或带初开的花。

【处方用名】金银花、双花、银花、银花炭。

【性味归经】甘，寒。入肺、心、胃经。

【功效应用】清热解毒，疏散风热。

（1）清热解毒　用于外感风热，温病初起等证。金银花甘寒，能治外感风热或温病初起的表证未解、里热又盛的病证。常配合连翘、牛蒡子、薄荷等同用。

（2）疏散风热　用于热毒血痢等证。在临床上常以金银花炒炭，合黄芩、黄连、白芍、马齿苋等同用。此外，金银花清热解毒作用颇强，在外科中为常用之品，一般用于有红肿热痛的疮痈肿毒，可合蒲公英、地丁草、连翘、丹皮、赤芍等煎汤内服，或单用新鲜者捣烂外敷。

【用法用量】煎服，6～15g。

【使用注意】脾胃虚寒及疮疡属阴者慎服。

大青叶

【药材来源】本品为十字花科植物菘蓝的干燥叶。

【处方用名】大青叶。

【性味归经】苦，寒。入心、胃经。

【功效应用】清热解毒，凉血消斑。

用于热入营血、温毒发斑等证。大青叶在临床多用为热入营血、神昏发斑的要药，常与黄连、栀子、赤芍、丹皮、升麻等同用。大青叶能泻心胃热毒，常合玄参、石膏、黄连、栀子、板蓝根等用于喉痹口疮、痄腮丹毒等症。

【用法用量】煎服，9～15g。

【使用注意】脾胃虚寒者忌服。

穿心莲

【药材来源】本品为爵床科植物穿心莲的干燥地上部分。

【处方用名】穿心莲、一见喜。

【性味归经】苦，寒。入肺、胃、大肠、小肠经。

【功效应用】清热解毒，凉血消肿。

（1）清热解毒 用于外感风热，温病初起等证。用于肺热喘咳，可与地骨皮、桑白皮合用；用于肺痈，咳吐脓痰，可配伍鱼腥草、桔梗、冬瓜仁等；若与银花、桔梗、牛蒡子等同用，可用于温病初起，发热，或咽喉肿痛之症。

（2）凉血消肿 用于湿热泻痢，热淋涩痛、湿疹瘙痒等症。用于疗泻，可单用或与马齿苋、银花等配伍；若配伍虎杖、车前子、白茅根等，可治热淋、尿频涩痛；治湿疹可以研为粉末加甘油调涂。此外，以鲜品捣烂敷于症肿及毒蛇咬伤处，能解毒消肿。

【用法用量】煎服，6～9g；外用适量。

【使用注意】本品苦寒，不宜多服久服，以免损胃气。

鱼腥草

【药材来源】本品为三白草科植物蕺菜的新鲜全草或干燥地上部分。

【处方用名】鱼腥草。

【性味归经】辛，微寒。入肺经。

【功效应用】清热解毒，消痈排脓，利尿通淋。

（1）清热解毒 用于热毒痈肿。可单味煎汤内服，也可用鲜草捣烂外敷。

（2）消痈排脓 用于肺痈吐脓、肺热咳嗽等症。常与桔梗、鲜芦根、瓜蒌皮、冬瓜子、薏苡仁、桃仁、浙贝母等同用；与百部、鹅不食草、麦冬、蜂蜜等药配伍，可用于百日咳。

【用法用量】煎服，15～25g，不宜久煎；鲜品用量加倍，水煎或捣汁服；外用适量，捣敷或煎汤熏洗患处。

【使用注意】凡属脾胃虚寒或虚寒性病证者均忌食。

马齿苋

【药材来源】本品为马齿苋科植物马齿苋的干燥地上部分。

【处方用名】马齿苋。
【性味归经】酸,寒。入肝、大肠经。
【功效应用】清热解毒,凉血止血,止痢。
(1) 清热解毒　用于热毒疮痈。可单味煎汤内服,或用鲜草洗净,捣烂外敷。
(2) 止痢　用于热毒血痢。马齿苋为治痢疾要药,可单用本品煎服,也可配合辣蓼等药同用。
【用法用量】煎服,9～15g;外用适量捣敷患处。
【使用注意】脾胃虚寒者慎用;孕妇忌用。

五、清虚热药

清虚热药主要用于阴虚内热病机所表现的发热、骨蒸潮热、手足心热以及口燥咽干、虚烦不寐、盗汗、舌红少苔、脉细数等症,亦适用于温热病后期、邪热未尽、伤阴劫液,或发热、夜热早凉等证。本类药物通常要配伍生地、麦冬、玄参、鳖甲、龟板等养阴药同用,方能标本兼顾。

青蒿

【药材来源】本品菊科植物黄花蒿的干燥地上部分。
【处方用名】青蒿、香青蒿。
【性味归经】苦、辛,寒。入肝、胆经。
【功效应用】清虚热,除骨蒸,解暑热,截疟,退黄。
用于温邪伤阴、夜热早凉、阴虚发热、骨蒸劳热、暑邪发热、疟疾寒热、湿热黄疸等证。本品气味芳香,虽属苦寒而不伤脾胃,常与藿香、佩兰、滑石等配伍用于外感暑热;和黄芩、半夏、竹茹等配伍用于温热病寒热往来及疟疾等。本品又能退虚热,可用于阴虚发热或原因不明的低热,常和秦艽、鳖甲、地骨皮等同用。
【用法用量】煎服(后下),6～12g。
【使用注意】产后血虚、内寒作泻及饮食停滞泄泻者,勿用。

地骨皮

【药材来源】本品为茄科植物枸杞或宁夏枸杞的干燥根皮。
【处方用名】地骨皮。
【性味归经】甘,寒。入肺、肝、肾经。
【功效应用】凉血除蒸,清肺降火。
(1) 凉血除蒸　用于血热出血,可与白茅根、侧柏叶等配用。用于阴虚发热,常与青蒿、鳖甲、白薇等药物配伍应用。
(2) 清肺降火　用于肺热咳嗽。常与桑白皮等同用。
【用法用量】煎服,9～15g。
【使用注意】外感风寒发热及脾胃便溏者不宜用。

第三节　泻　下　药

凡能引起腹泻或滑利大肠,促使排便的药物称泻下药。
泻下药能通利大便,排除积滞、水饮及其他有害物质,有的还能使实热下泄,适用于大便秘结、肠道积滞、实热内结及水肿停饮等里实证。根据其作用与适应证的不同，可分为攻下药、润下药和峻下逐水药三类。其中攻下药和峻下逐水药泻下作用峻猛，尤以后者为甚。润下药能润滑肠道，作用缓和。

使用泻下药应注意：里实兼有表邪者，当先解表而后攻里，必要时攻下药与解表药同用，表里双解，以免表邪陷里；里实而正虚者，应与补益药同用，攻补兼施，使攻下而不伤正；泻下作用峻者易伤正气，久病体弱、妇女胎前产后及月经期应慎用或忌用。

此类药易伤胃气，奏效即止，慎勿过剂。

一、攻下药

本类药具有较强的泻下作用，性味大多苦寒，既能通便，又能泻火，主要适用于实热积滞，燥屎坚结，大便秘结者。常配行气、清热药以加强泻下清热作用。部分药通过配伍温里药，也可用于寒积便秘。

攻下药的清热泻火作用，还可用于外感热病所致的高热神昏、谵语发狂；或火热上炎所致的头痛、目赤、咽痛、牙龈肿痛、吐血、衄血等症。不论有无便秘，均可取其苦寒泄降之力以清除实热，导热下行，起到"釜底抽薪"的效果。

目前，中西医结合治疗多种急腹症，根据"六腑以通为用""通则不痛"的原理，以攻下药为主，适当配伍清热解毒、活血化瘀药物，取得了较好的效果。

大黄

【药材来源】本品为蓼科植物掌叶大黄、唐古特大黄或药用大黄的干燥根和根茎。

【处方用名】生军、生川军、生锦纹、生大黄、酒川军、酒大黄、制大黄。

【性味归经】苦，寒。入脾、胃、大肠、心包、肝经。

【功效应用】泻下攻积，清热泻火，凉血解毒，逐瘀通经，利湿退黄。

(1) 泻下攻积　用于积滞便秘等症。大黄泻下通便、清除积滞，用于实热积滞便秘，在临床应用时，常与芒硝、厚朴、枳实等配伍。

(2) 清热泻火　用于血热吐衄，目赤咽肿等症。大黄泻下泄热，有泻血分实热的功效，可配黄连、黄芩、丹皮、赤芍等同用。

(3) 凉血解毒　用于瘀血诸证，热毒疮疡。大黄入血分，又能破血行瘀，在使用时须配合活血行瘀的药物，如桃仁、赤芍、红花等同用。如将本品研末，还可作为烫伤及热毒疮疡的外敷药，具有清热解毒的作用。

(4) 利湿退黄　用于湿热黄疸。临床多与茵陈、栀子等药配伍应用。

【用法用量】煎服，3～15g；用于泻下不宜久煎；外用适量，研末敷于患处。

【使用注意】孕妇及月经期、哺乳期慎用。

> 知识拓展
>
> 酒大黄善清上焦血分热毒，用于目赤咽肿、齿龈肿痛。熟大黄泻下力缓、泻火解毒，用于火毒疮疡。大黄炭凉血化瘀止血，用于血热有瘀出血证。

芒硝

【药材来源】本品为硫酸盐类矿物芒硝族芒硝，经加工精制而成的结晶体。

【处方用名】芒硝、朴硝、玄明粉、元明粉、风化硝、皮硝。

【性味归经】甘，平。归肺、肝、大肠经。

【功效应用】润燥通便，养血祛风。

用于肠燥便秘、皮肤干燥、瘙痒、脱发等症。芒硝味咸苦而性大寒,对实热积滞、大便秘结之症,常配合大黄相须为用,泻热导滞的作用较为显著。此外,芒硝外用能清热消肿,如皮肤疮肿,或疮疹赤热、痒痛,可用本品溶于冷开水中涂抹;口疮、咽痛,可用本品配合硼砂、冰片等外吹患处,有清凉、消肿、止痛的功效。

【用法用量】煎服,9~15g。

【使用注意】孕妇慎用;不宜与硫黄、三棱同用。

番泻叶

【药材来源】本品为豆科植物狭叶番泻或尖叶番泻的干燥小叶。

【处方用名】番泻叶。

【性味归经】甘、苦,寒。入大肠经。

【功效应用】泻热行滞,通便,利水。

用于热结积滞、便秘腹痛、水肿胀满等症。本品性寒味苦,质黏而润滑,能进入大肠经泻积热而润肠燥,故可用于热结便秘。但服量不宜过大,过量则有恶心、呕吐、腹痛等副作用,一般配木香、藿香等行气和中的药品同用,可减少此弊。

【用法用量】煎服(后下),或开水泡服,2~6g。

【使用注意】孕妇慎用。

芦荟

【药材来源】本品为百合科植物库拉索芦荟、好望角芦荟或其他同属近缘种植物叶的汁液浓缩干燥物。

【处方用名】芦荟、真芦荟。

【性味归经】苦,寒。入肝、胃、大肠经。

【功效应用】泻下通便,清肝泻火,杀虫疗疳。

(1) 泻下通便　用于热结便秘、头晕目赤、烦躁失眠等症。可与茯苓、朱砂等配伍应用。

(2) 清肝泻火　用于肝经实火的躁狂易怒、惊悸抽搐等症。常与龙胆、黄芩、黄柏、黄连、大黄、当归等同用。

(3) 杀虫疗疳　用于小儿疳积、虫积腹痛等症。本品既能泄热通便,又能驱虫,故对蛔虫腹痛,可与使君子、苦楝根皮等配合应用。此外,本品外用可治癣疾。

【用法用量】煎服,2~5g;宜入丸散;外用适量,研末敷患处。

【使用注意】孕妇慎用。

二、润下药

润下药,多为植物的种仁或果仁,富含油脂,具有润滑作用,使大便易于排出,适用于一切血虚津枯所致的便秘。临床还根据不同病情,适当地与其他药物配伍应用,如热盛伤津而便秘者,可与养阴药配伍;兼血虚者,可与补血药配伍;兼气滞者,须与理气药配伍。

火麻仁

【药材来源】本品为桑科植物大麻的干燥成熟果实。

【处方用名】大麻仁、火麻仁。

【性味归经】甘,平。入脾、胃、大肠经。

【功效应用】润肠通便。

用于血虚津亏、肠燥便秘等症。火麻仁在临床上常用于体质较为虚弱、津血枯少的肠燥便秘，可配合柏子仁、瓜蒌仁、郁李仁等同用。

【用法用量】煎服，10～15g。

三、峻下逐水药

峻下逐水药作用峻猛，能引起强烈腹泻，而使大量水分从大小便排出，以达到消除肿胀的目的，故适用于水肿、胸腹积水、痰饮结聚、喘满壅实等症，近代又用以治疗晚期血吸虫病的腹水证候，可改善症状。

本节药物非但药性峻猛，且多具有毒性，故对炮制、配伍、剂量、运用方法及禁忌等，都必须注意。

牵牛子

【药材来源】本品为旋花科植物裂叶牵牛或圆叶牵牛的干燥成熟种子。

【处方用名】牵牛子、黑丑、白丑、二丑、黑白丑。

【性味归经】苦，寒。有毒。入肺、肾、大肠经。

【功效应用】泻水通便，消痰涤饮，杀虫攻积。

（1）泻水通便　用于水肿臌胀、二便不利等。单用研末服；或与茴香为末，姜汁调服。病情较重者，可配合攻下逐水药（如甘遂、大戟等）同用。

（2）消痰涤饮　用于痰饮喘咳等症。本品常与葶苈子、杏仁等配合应用。

（3）杀虫攻积　用于虫积腹痛。本品常配伍槟榔、使君子等同用，对蛔虫、绦虫都有驱杀作用。

【用法用量】煎服，3～6g；入丸散服，每次1.5～3g。

【使用注意】脾虚水肿及孕妇忌用。不宜与巴豆、巴豆霜同用。

商陆

【药材来源】本品为商陆科植物商陆或垂序商陆的干燥根。

【处方用名】商陆。

【性味归经】苦，寒。有毒。入肺、脾、肾、大肠经。

【功效应用】逐水消肿，通利二便，外用解毒散结。

用于水肿胀满、二便不通等症。外用治痈肿疮毒。商陆苦寒沉降，能通利二便，对水肿胀满、小便不利者，常与甘遂、大戟等配伍应用。用新鲜商陆，酌加食盐，捣烂外敷，可治疮疡肿毒，有消散作用。

【用法用量】煎服，3～9g；外用适量，煎汤熏洗。

【使用注意】脾虚水肿及孕妇忌用。

第四节　祛　湿　药

一、祛风湿药

凡以祛除风湿、解除痹痛为主要作用的药物，称祛风湿药。

本类药物能祛除留着于肌表、经络的风湿，其中部分药还分别具有舒筋、通络、止痛，及强筋骨等作用。适用于风湿痹痛、筋脉拘急、麻木不仁、半身不遂、腰膝酸痛、下肢痿弱等症。

使用祛风湿药,可根据痹证的性质、部位等具体情况,选用相应的药物,并予适当配伍。如病邪在表,或疼痛偏于上部者,配祛风解表药;病邪入络、血凝气滞者,配活血通络药;寒湿偏盛者,配温经药;郁久化热者,配清热药;病久气血不足者,配益气养血药;肝肾亏损,腰痛脚弱者,配补养肝肾药,等等。

痹证多属慢性疾患,为服用方便,可作酒剂或丸散常服;酒剂还能加强祛风湿药的功效。本类部分药物辛温香燥,易耗伤阴血,故阴亏血虚者应慎用。

独活

【药材来源】本品为伞形科植物重齿毛当归的干燥根。

【处方用名】独活、川独活。

【性味归经】辛、苦,微温。归肾、膀胱经。

【功效应用】祛风除湿,通痹止痛。

(1) 祛风除湿　用于风寒挟湿表证。常与羌活同用。

(2) 通痹止痛　用于风寒湿痹、腰膝疼痛等症。尤以下部之痹痛、腰膝酸痛、两足痿痹、屈伸不利等症为适宜,常与桑寄生、秦艽、牛膝等同用。

【用法用量】煎服,3~10g。

【使用注意】阴虚血燥者慎服,气血虚而遍身痛及阴虚下体痿弱者禁用。"一切虚风类中,咸非独活所宜"(《本经逢原》)。

威灵仙

【药材来源】本品为毛茛科植物威灵仙、棉团铁线莲或东北铁线莲的干燥根和根茎。

【处方用名】威灵仙。

【性味归经】辛、咸,温。归膀胱经。

【功效应用】祛风湿,通经络。

用于风湿痹痛。威灵仙是治疗风湿痹痛的常用药物。用于风湿所致的肢体疼痛及脚气疼痛等症,常与羌活、独活、牛膝、秦艽等配伍同用。此外,单用威灵仙15g,水煎,或加米醋煎汁,分数次含口中,缓缓吞咽,可治疗诸骨鲠喉。

【用法用量】煎服,6~10g。

【使用注意】本品辛散走窜,久服易伤正气,气血虚弱,无风寒湿邪者慎服。

防己

【药材来源】本品为防己科植物粉防己的干燥根。

【处方用名】汉防己、粉防己。

【性味归经】苦,寒。归膀胱、肺经。

【功效应用】祛风止痛,利水消肿。

(1) 祛风止痛　用于风湿痹痛。以治湿热痹痛为宜,多配伍薏苡仁、滑石、蚕沙等清热除湿之品。对寒湿痹痛,须用温经止痛的肉桂、附子等药同用。

(2) 利水消肿　用于水肿、脚气、小便不利等症。可与椒目、葶苈子、大黄等配伍同用;若属虚证,常与黄芪、茯苓、白术等配伍。

【用法用量】煎服,5~10g。

桑寄生

【药材来源】本品为桑寄生科植物桑寄生的干燥带叶茎枝。

【处方用名】桑寄生、杜寄生、北寄生。
【性味归经】苦、甘,平。归肝、肾经。
【功效应用】祛风湿,补肝肾,强筋骨,安胎元。

(1) 祛风湿、补肝肾、强筋骨　用于风湿痹痛,腰膝酸软,筋骨无力等症。本品常与独活、牛膝等配伍应用。本品药性平和,专入肝肾,为补益肝肾要药,故对老人体虚、妇女经多带下而肝肾不足、腰膝疼痛、筋骨无力者,亦可与杜仲、续断等配伍应用。

(2) 安胎元　用于崩漏经多,妊娠漏血,胎动不安等症。本品常与续断、菟丝子、阿胶等配伍。

【用法用量】煎服,9～15g。

金钱白花蛇

【药材来源】本品为眼镜蛇科动物银环蛇的幼蛇干燥体。
【处方用名】金钱白花蛇、白花蛇。
【性味归经】甘、咸,温;有毒。归肝经。
【功效应用】祛风,通络,止痉。

(1) 祛风通络　用于风湿顽痹、麻木拘挛、中风口眼㖞斜、半身不遂等症。对风湿痹痛、筋脉拘急等症,可配伍豨莶草、独活、威灵仙等药同用;治口眼㖞斜、语言謇涩,或筋脉挛急、肌肉麻痹等症,可与全蝎、当归、羌活、白芷等配伍应用,或浸酒服。

(2) 止痉　用于破伤风、惊风抽搐、麻风、疥癣等症。治破伤风、痉挛抽搐及小儿惊风,配伍乌梢蛇、蜈蚣等药同用;用于麻风,疥癣,可与乌梢蛇、雄黄等药同用。

【用法用量】煎服,2～5g;研粉吞服,1～1.5g。

二、芳香化湿药

凡是气味芳香,具有化湿运脾作用的药物,称为芳香化湿药。

脾恶湿而喜燥,湿浊内阻中焦,则脾胃运化失常。芳香化湿药辛香温燥,能疏畅气机、宣化湿浊、健脾醒胃,适用于脾为湿困,运化失职而致的脘腹痞满、呕吐泛酸、大便溏薄、食少体倦、口甘多涎、舌苔白腻等症。此外,湿温、暑湿等证,亦可选用。

湿有寒湿、湿热之分,使用化湿药时应根据湿的不同性质进行配伍:寒湿者,配温里药;湿热者,配清热燥湿药。湿性黏滞,湿阻则气滞,行气有助于化湿,故使用化湿药时,常配伍行气药。脾弱则生湿,脾虚而生湿者,须配补脾的药物,以培其本。

本类药偏于温燥,易致伤阴,阴虚者应慎用。又因其芳香,含挥发油,入汤剂不宜久煎,以免降低药效。

苍术

【药材来源】本品为菊科植物茅苍术或北苍术的干燥根茎。
【处方用名】制苍术、炒苍术、生苍术、茅苍术、炒茅术、焦茅术、茅术。
【性味归经】辛、苦,温。归脾、胃、肝经。
【功效应用】燥湿健脾,祛风散寒,明目。

(1) 燥湿健脾　用于湿阻中焦、脘腹胀满、脚气痿躄等症。临床用治湿阻脾胃,而见脘腹胀满、食欲不振、倦怠乏力、舌苔白腻厚浊等症,常与厚朴、陈皮等配伍应用;用治寒湿白带,配白芷同用。本品虽属温燥之品,然燥湿力强,又每配合清热之品以治湿热为患之证,如湿热白带,可配知母、苦参等;湿热下注、脚膝肿痛、痿软无力,可配黄柏、牛膝、薏苡仁等同用；湿温病证可配石膏、知母等同用。

（2）祛风散寒　用于风湿痹痛，风寒表证。本品既能温燥除湿，又能辛散祛风，对寒湿偏重的痹痛尤为适宜，可配合羌活、独活等同用。本品辛散，兼能散寒解表，适用于感受风寒湿邪的头痛、身痛、无汗等症，常与羌活、细辛、防风等同用。

（3）明目　用于夜盲、眼目昏涩等症。苍术生用有明目之功，为治夜盲要药，可与猪肝或羊肝、石决明等配伍。

此外，本品气味芳香，又能辟秽，民间每于夏历端午节用苍术与白芷在室内同燃，用以辟疫，起到消毒杀菌的作用。

【用法用量】煎服，3～9g。

【使用注意】《本草纲目》：忌桃、李、雀肉、菘菜、青鱼。

厚朴

【药材来源】本品为木兰科植物厚朴或凹叶厚朴的干燥干皮、根皮及枝皮。

【处方用名】厚朴、制川朴、制厚朴。

【性味归经】苦、辛，温。归脾、胃、肺、大肠经。

【功效应用】燥湿除满，下气消痰。

（1）燥湿除满　用于湿滞伤中、脘痞吐泻、食积气滞、腹胀便秘等症。厚朴为消胀除满之要药，常与苍术、陈皮等配合用于湿困脾胃、脘腹胀满等症。

（2）下气消痰　用于气滞腹痛，痰湿内蕴、胸闷喘咳等症。本品行气作用较佳，对气滞胸腹胀痛，可配木香、枳壳同用；便秘腹胀，可配大黄、芒硝、枳实同用；痰湿喘咳，常与紫苏子、半夏，或麻黄、杏仁等同用。

【用法用量】煎服，3～10g。

【使用注意】本品辛苦温燥，易耗气伤津，故气虚津亏者及孕妇当慎用。

> **知识拓展**
>
> 厚朴花：即厚朴的花蕾。功能宽中利气、化湿开郁，适用于湿阻气滞所致的胸脘痞满及肝胃气郁、胃脘疼痛等症。一般用量一钱至二钱，煎服。

广藿香

【药材来源】本品为唇形科植物广藿香的干燥地上部分。

【处方用名】藿香、广藿香、鲜藿香。

【性味归经】辛，微温。归脾、胃、肺经。

【功效应用】芳香化浊，和中止呕，发表解暑。

（1）芳香化浊　用于湿阻中焦、脘腹胀满、湿温初起等证。藿香为芳化湿浊之要药，故适用于湿阻中焦、脘闷纳呆之证候，在临床上常与佩兰等同用。用于湿温出起，可配薄荷、茵陈、黄芩等同用。本品既能化湿，又能解表，故适用于外感风寒兼有湿阻中焦的证候，常配伍紫苏、陈皮等同用。

（2）和中止呕　用于呕吐泄泻等症。藿香芳香辟秽浊而能和理脾胃，适用于感受秽浊、呕吐泄泻之症，可配苏叶、半夏、厚朴、陈皮等同用。对于胃寒呕吐之症，可配半夏同用；如湿热者，可配黄连、竹茹；脾胃虚弱者，可配党参、甘草；妊娠呕吐，可配砂仁同用。

（3）发表解暑　用于暑湿、鼻渊等证。藿香微温，化湿而不燥热，又善于解暑，为解暑要药。其治暑湿之证，不论偏寒、偏热，都可应用，临床经常与佩兰配伍同用。

此外，本品可治鼻渊，常可配猪胆汁等同用。

【用法用量】煎服，3～10g。

【使用注意】暑热及阴虚火旺者不宜使用。

佩兰

【药材来源】本品为菊科植物佩兰的干燥地上部分。

【处方用名】佩兰、佩兰叶、陈佩兰、鲜佩兰。

【性味归经】辛，平。归脾、胃、肺经。

【功效应用】芳香化湿，醒脾开胃，发表解暑。

（1）化湿醒脾　用于湿浊中焦等证。佩兰气味芳香，善于化湿醒脾，功效与藿香相似，治疗湿阻脾胃证候，两药往往相须为用。本品气味清香，性平不温，故又为治疗湿温病证要药，常与藿香、黄芩、薏苡仁等药配合应用。此外，又适用于湿热内阻、口中甜腻多涎、口气腐臭之症。

（2）发表解暑　用于暑湿，湿温初起等证。佩兰能醒暑化湿，常配合藿香、厚朴、荷叶同用。

【用法用量】煎服，3～10g。

【使用注意】阴虚血燥、气虚者慎用。

砂仁

【药材来源】本品为姜科植物阳春砂、绿壳砂或海南砂的干燥成熟果实。

【处方用名】缩砂仁、春砂仁、阳春砂、砂仁壳砂。

【性味归经】辛，温。归脾、胃、肾经。

【功效应用】化湿开胃，温脾止泻，理气安胎。

（1）化湿开胃　用于湿阻中焦及脾胃气滞证。砂仁为醒脾和胃之良药，对于湿阻脾胃引起的食欲不振及呕吐泄泻等症，常配合白术、陈皮等同用；对于脾胃气滞、脘腹胀满，常配合陈皮、厚朴、木香等同用；对于脾虚气滞，可与党参、白术等同用。

（2）温脾止泻　用于脾胃虚寒，腹痛泄泻等。多与温中祛寒的干姜、附子、陈皮等同用。

（3）理气安胎　用于妊娠恶阻，胎动不安。临床上用治胎动不安，常配合白术、紫苏梗等同用；治妊娠恶阻，可配合半夏、竹茹等同用。

【用法用量】煎服（后下），3～6g。

【使用注意】阴虚血燥者慎用。

三、利水渗湿药

凡能通利水道、渗泄水湿的药物称利水渗湿药。

本类药物，服后能使尿量增多，小便通畅，将体内蓄积的水湿从小便排泄。部分药物兼有清利湿热的作用。主要适用于小便不利、水肿、淋病、痰饮、湿温、黄疸、湿疮等水湿病证。本类药物性味甘淡平或微寒。"淡能渗泄"，偏于利水渗湿，习称为淡渗利湿药；寒能清热，除利水外，并能清利下焦湿热，长于治疗下焦湿热证，习称为清热利湿药，因其多用于淋证，故亦称利尿通淋药。

应用利水渗湿药，须视不同病证，选用有关药物，并作适当配伍。如水肿骤起，有表证者，配宣肺发汗药；水肿日久，脾肾阳虚者，配温补脾肾药；湿热交蒸者，配清热泻火药；

热伤血络而尿血者，配凉血止血药。

利水渗湿药应用不当，容易耗伤阴液，阴虚津伤者应慎用。

茯苓

【药材来源】 本品为多孔菌科真菌茯苓的干燥菌核。

【处方用名】 茯苓、白茯苓、云茯苓、云苓；赤茯苓、赤苓；朱茯苓、辰茯苓、朱砂拌茯苓。

【性味归经】 甘、淡，平。归心、肺、脾、肾经。

【功效应用】 利水渗湿，健脾宁心。

（1）利水渗湿　用于小便不利、水湿停滞等证。茯苓为利水渗湿要药。如偏于寒湿者，可与桂枝、白术等配伍；偏于湿热者，可与猪苓、泽泻等配伍；属于脾气虚者，可与党参、黄芪、白术等配伍；属虚寒者，还可配附子、白术等同用。

（2）健脾　用于脾虚证。对于脾虚泄泻，带下者，常与党参、白术、山药等配伍；对于脾虚不能运化水湿，停聚化生痰饮之证，可用半夏、陈皮同用，也可配桂枝、白术同用；用治痰湿入络、肩酸背痛，可配半夏、枳壳同用。

（3）宁心　用于心悸，失眠。常与人参、远志、酸枣仁等配伍。

【用法用量】 煎服，10～15g。

【使用注意】 阴虚火旺者忌服。

知识拓展

茯苓皮：即茯苓菌核的外皮。性味甘、淡、平。功能利水消肿。用于水肿、小便不利，煎服用量15～30g。

泽泻

【药材来源】 本品为泽泻科植物泽泻的干燥块茎。

【处方用名】 泽泻、建泽泻、炒泽泻（炒用，多用于利水止泻）。

【性味归经】 甘、淡，寒。归肾、膀胱经。

【功效应用】 利水渗湿，泄热，化浊降脂。

用于小便不利、水肿、泄泻、淋浊、带下、痰饮等证。泽泻甘淡渗湿，利水作用与茯苓相似，亦为利水渗湿常用之品，且药性寒凉，能泄肾与膀胱之热，故对水湿偏热者，尤为适宜。治小便不利、水肿、淋浊、带下等症，常与茯苓、猪苓、车前子等配伍；治泄泻及痰饮所致的眩晕，可与白术配伍。

【用法用量】 煎服，6～10g。

【使用注意】 肾虚滑精、无湿热者禁服。

薏苡仁

【药材来源】 本品为禾本科植物薏苡的成熟种仁。

【处方用名】 薏苡仁、薏米、苡仁、生苡仁（去壳晒干用，清利湿热宜生用）、炒薏苡仁（炒用，健脾宜炒用）。

【性味归经】 甘、淡，凉。归脾、胃、肺经。

【功效应用】 利水渗湿，健脾止泻，除痹排脓，解毒散结。

（1）利水渗湿　用于湿热内蕴之证。对小便短赤，可与滑石、通草等同用；对湿温病邪在气分，湿邪偏盛者，可与苦杏仁、竹叶、木通等同用。本品又具健脾之功，用以治脾虚水肿、脚气肿痛，配伍茯苓、白术、木瓜、吴茱萸等。

（2）健脾止泻　用于脾虚泄泻。可与白术、茯苓等配伍。

（3）除痹　用于湿痹拘挛。常与桂枝、苍术等配伍。

（4）排脓　用于肺痈、肠痈。治肺痈胸痛、咯吐脓痰可与鲜芦根、冬瓜子、桃仁、鱼腥草等配伍；治肠痈，可与败酱草、附子等同用。

【用法用量】煎服，9～30g。

【使用注意】孕妇慎用。

车前子

【药材来源】本品为车前科植物车前或平车前的干燥成熟种子。

【处方用名】车前子。

【性味归经】甘，寒。归肝、肾、肺、小肠经。

【功效应用】清热利尿通淋，渗湿止泻，明目，祛痰。

（1）清热利尿通淋　用于湿热下注、小便淋沥涩痛等症。常与木通、滑石等配伍应用。对于水肿、小便不利等症，也有显著功效；如肾虚水肿，可配熟地黄、肉桂、附子、牛膝等同用。

（2）渗湿止泻　用于湿热泄泻。轻者可以单味使用，较重者可配茯苓、猪苓、泽泻、薏苡仁等同用。

（3）明目　用于目赤肿痛、目暗昏花等症。如肝火上炎所致的目赤肿痛者，可与菊花、决明子、青葙子等同用；如肝肾不足所致的眼目昏花、迎风流泪，可与熟地黄、菟丝子等同用。

（4）祛痰　用于痰热咳嗽。可与杏仁、桔梗、苏子等化痰止咳药同用。

【用法用量】煎服（包煎），9～15g。

【使用注意】肾虚精滑者及孕妇慎用。

金钱草

【药材来源】本品为报春花科植物过路黄的干燥全草。

【处方用名】金钱草、过路黄。

【性味归经】甘、咸，微寒。归肝、胆、肾、膀胱经。

【功效应用】利湿退黄，利尿通淋，解毒消肿。

（1）利湿退黄　用于湿热黄疸、肝胆结石等。可与茵陈、栀子同用。现代治疗胆石症配伍茵陈、黄芩、木香等同用。

（2）利尿通淋　用于热淋、石淋等证。可单味浓煎代茶饮服，或与海金沙、鸡内金等同用。

（3）解毒消肿　用于痈肿疔疮、毒蛇咬伤。可用鲜金钱草捣汁饮服，以渣外敷局部。

【用法用量】煎服，15～60g。

茵陈

【药材来源】本品为菊科植物滨蒿或茵陈蒿的干燥地上部分。

【处方用名】茵陈蒿、茵陈、绵茵陈。

【性味归经】苦、辛，微寒。归脾、胃、肝、胆经。

【功效应用】清利湿热，利胆退黄。

用于黄疸尿少、湿温暑湿、湿疮瘙痒等症。茵陈苦泄下降，功专清利湿热，为治黄疸之要药。可单用一味，大剂量煎汤内服；亦可配合大黄、栀子等同用。若小便不利显著者，又可与泽泻、猪苓等配伍。本品退黄疸之效甚佳，除用于湿热黄疸之外，对于因受寒湿或素体阳虚发生的阴黄病证，也可应用。但须配合温中祛寒之品（如附子、干姜等药）同用，以奏除阴寒而退黄疸之功。

【用法用量】煎服，6～15g；外用适量，煎汤熏洗。

【使用注意】蓄血发黄者及血虚萎黄者慎用。

第五节 温 里 药

凡以温里祛寒为主要作用，用以治疗里寒证的药物，称为温里药，亦称祛寒药。

本类药物多味辛苦，性温热，以脾、胃、肾、心、肝经为主，主要以温里驱寒、温经止痛为长，有的药物兼能温经止痛、温火助阳，主要用于里寒证。

使用本类药物时，应根据病因及不同兼证，做适当的配伍。外寒内侵，有表证者，可选用配伍解表药；寒凝气滞者，配伍行气药；兼血瘀者，又配活血祛瘀药；寒湿内阻者，当配利尿化湿药；脾肾阳虚者，当配温补脾肾药；气虚亡阳者，还应配伍补气药。

视频14：温里药

本类药物多辛热燥烈，使用不当，易伤阴耗液，故阴亏、血虚患者慎用或忌用；真热假寒者，不可妄投；气候炎热或素体火旺者，用量宜少。

附子

【药材来源】本品为毛茛科植物乌头的子根加工品。

【处方用名】附片、附子、炮附片、淡附片。

【性味归经】辛、甘、大热；有毒。归心、肾、脾经。

【功效应用】回阳救逆，补火助阳，散寒止痛。

(1) 回阳救逆　用于亡阳证。本品辛热燥烈，药效迅猛，能通周身阳气，挽将散之元阳，为"回阳救逆第一品药"。治阳虚欲脱、冷汗自出、四肢厥逆、下利清谷、脉微欲绝，与干姜、炙甘草同用，如四逆汤；治阳衰气脱、自汗气促、四肢厥逆、呃逆自利，宜与大补元气之人参同用，如参附汤。

(2) 补火助阳　用于阳虚证。本品能上助心阳、中温脾阳、下补肾阳，凡肾、脾、心诸脏阳气衰弱者均适用。治心阳衰弱、心悸气短、胸痹心痛，可与人参、桂枝等同用；治湿久伤阳、痿弱不振、肢体麻痹、痔疮下血，与生白术、干姜、茯苓同用，如术附姜苓汤；治阳痿滑精、宫冷不孕、腰膝冷痛、形寒肢冷、大便溏薄、尿频清长，常与肉桂、杜仲、山茱萸等同用，如右归丸（《景岳全书》）；治阳虚兼外感风寒，常与麻黄、细辛同用，如麻黄附子细辛汤。

(3) 散寒止痛　用于寒痹证。本品能温通经络、散寒止痛，尤宜治寒痹剧痛。治风湿相搏，骨节烦痛，掣痛不得屈伸、伸之痛剧，汗出短气，小便不利，恶风不欲去，与桂枝、炙甘草、白术同用，如甘草附子汤（《伤寒论》）。

【用法用量】先煎，久煎，3～15g。

【使用注意】孕妇慎用；不宜与半夏、瓜蒌、瓜蒌子、瓜蒌皮、天花粉、川贝母、浙贝母、平贝母、伊贝母、湖北贝母、白蔹、白及同用。

干姜

【药材来源】本品为姜科植物姜的干燥根茎。

【处方用名】干姜、炮姜、姜炭。

【性味归经】辛,热。归脾、胃、心、肺经。

【功效应用】温中散寒,回阳通脉,温肺化饮。

(1) 温中散寒　用于脾胃寒证。本品主入脾胃而长于温中散寒,无论外寒内侵之实寒或脾胃阳气不足之虚寒均可应用。治脾胃实寒腹痛吐泻,单研末服即效,或配附子、高良姜等药,如二姜丸;脾胃虚寒、脘腹冷痛、呕吐泄泻,常与党参、白术等同用,如理中丸。

(2) 回阳通脉　用于亡阳证。厥逆、脉微欲绝之亡阳证,每与附子相须为用,既助其回阳救逆,又降低其毒性,如四逆汤。

(3) 温肺化饮　寒饮伏肺喘咳清稀者,常配麻黄、细辛等药,如小青龙汤。

【用法用量】煎服,3~10g。

【使用注意】本品辛热燥烈,凡阴虚内热、血热妄行者忌用。

肉桂

【药材来源】本品为樟科植物肉桂的干燥树皮。

【处方用名】肉桂。

【性味归经】辛、甘,大热。归肾、脾、心、肝经。

【功效应用】补火助阳,引火归元,散寒止痛,温通经脉。

(1) 补火助阳　用于肾阳虚证。本品善补命门之火而助阳,为治命门火衰之要药。治肾阳不足,命门火衰所致畏寒肢冷、腰膝软弱、男子阳痿、遗精滑精、女子宫寒不孕、夜尿频多等,常与附子相须为用,并配熟地黄等,如桂附八味丸;下元虚冷,虚阳上浮之面赤虚喘、汗出、心悸、尺脉微弱者,每与山茱萸、五味子等配伍,以引火归元。

(2) 引火归元,散寒止痛　用于寒凝诸痛、吐泻。如血滞之脘腹冷痛、寒湿痹痛、胸痹、寒疝腹痛、阴疽等。本品善温脾胃而散寒邪,又散血分阴寒以温经通脉。治寒邪内侵或脾胃虚寒所致脘腹冷痛、呕吐泄泻等,可单研末吞服,或配高良姜、干姜等;脾肾阳虚之腹痛呕吐、四肢厥冷、食少便溏、完谷不化,常配附子、干姜等药,如桂附理中丸;尤善疗寒痹腰痛,与独活、桑寄生、当归等同用,如独活寄生汤;胸阳不振,寒邪内侵所致胸痹心痛,与附子、干姜等同用,如桂附丸;寒疝腹痛,与小茴香、吴茱萸等同用;阳虚寒凝湿滞,气血虚寒之阴疽,常配熟地黄、鹿角胶、麻黄等,如阳和汤。

(3) 温通经脉　用于痛经、闭经。寒凝血滞之痛经、经闭,常配当归、川芎等,可用少腹逐瘀汤。另外,在补气益血方剂中少量配用本品能温运阳气,鼓舞气血化生,助阳生阴长,用治久病体虚、气血不足等证,如十全大补汤、人参养营汤。

【用法用量】煎服,1~5g。

【使用注意】阴虚阳亢、里有实热、血热出血者及孕妇忌用。不宜与赤石脂同用。

吴茱萸

【药材来源】本品为芸香科植物吴茱萸、石虎或疏毛吴茱萸的干燥近成熟果实。

【处方用名】吴茱萸、吴萸、淡吴萸、制吴萸。

【性味归经】辛、苦,热;有小毒。归肝、脾、胃、肾经。

【功效应用】散寒止痛,降逆止呕,助阳止泻。

(1) 散寒止痛　用于寒滞肝脉诸痛证。本品善疏肝解郁,祛寒止痛,为治肝寒气滞诸痛之要药。治寒疝腹痛,常配小茴香、川楝子等药,如导气汤;冲任虚寒,瘀血阻滞痛经,每与当归、桂枝等配伍,如温经汤;寒湿郁结,脚气肿痛,又与槟榔、木瓜等配用,如鸡鸣散；厥阴头痛，多与人参、生姜等同用，如吴茱萸汤。

（2）降逆止呕　本品有温中散寒，疏肝降逆止呕之效。治肝火犯胃、肝胃不和所致呕吐吞酸，常配黄连，如左金丸；胃寒呕吐，常与半夏、生姜等同用。

（3）助阳止泻　本品有温脾益肾、助阳止泻之功。为治脾肾阳虚，五更泄泻之常用药，常配伍补骨脂、肉豆蔻、五味子等药，如四神丸（《校注妇人良方》）。

此外，以本品为末，醋调敷足心（涌泉穴），可治口疮，现代临床用以治疗高血压。

【用法用量】煎服，2～5g。外用适量。

【使用注意】辛热燥烈，易耗气动火，不宜多服、久服。阴虚有热者忌服。

小茴香

【药材来源】本品为伞形科植物茴香的干燥成熟果实。

【处方用名】小茴香、盐小茴香。

【性味归经】辛，温。归肝、肾、脾、胃经。

【功效应用】散寒止痛，理气和胃。

（1）散寒止痛　用于寒疝腹痛、睾丸偏坠胀痛、少腹冷痛、痛经。本品有温肾暖肝、散寒止痛之功，为治寒疝腹痛、睾丸偏坠胀痛之要药。治寒疝腹痛，可盐炙或配乌药、川楝子等药，如天台乌药散；肝气郁滞，睾丸偏坠胀痛，每与橘核、荔枝等同用；肝经受寒，少腹冷痛，或虚寒痛经，又与当归、肉桂、川芎等配伍。

（2）理气和胃　用于中焦寒凝气滞证。本品可与高良姜、香附、生姜等同用。

【用法用量】煎服，3～6g。外用适量。

【使用注意】阴虚火旺者慎用。

丁香

【药材来源】本品为桃金娘科植物丁香的干燥花蕾。

【处方用名】丁香。

【性味归经】辛，温。归脾、胃、肺、肾经。

【功效应用】温中降逆，补肾助阳。

（1）温中降逆　用于胃寒呕吐、呃逆。本品辛温气香，暖脾胃而行气滞，尤善降逆，为治胃寒呃逆之要药。治胃寒呕吐，常配半夏、生姜等药；虚寒呃逆，多与党参、柿蒂等配伍，如丁香柿蒂汤；脾胃虚寒呕吐、食少泄泻等，多与砂仁、白术等配伍。用于脘腹冷痛，本品常与小茴香、高良姜等同用，如丁香止痛散。

（2）补肾助阳　用于肾虚阳痿、宫冷。本品常与淫羊藿、巴戟天、附子等同用。

【用法用量】煎服，1～3g。

【使用注意】热证及阴虚内热者忌用。畏郁金。

第六节　理　气　药

凡以疏通气机、消除气滞或气逆证为主要作用的药物，称为理气药，又称行气药。

理气药大多辛、苦、性温、气味芳香，辛行苦降、温通、芳香疏泄，分别可调脾气、和胃气、舒肝气、理肺气，故有行气消胀、解郁止痛、破气散结、顺气宽胸、降气止呕、平呃、平喘等作用。

一般气滞证与肝、脾、胃有关，气逆证与肺、胃有关。如肝气郁滞，见胸胁满痛、乳房胀痛、疝气疼痛、月经不调、痛经、闭经等症；脾胃气滞，见脘腹胀痛、不思饮食、呕恶反酸。用于反酸、便秘或腹泻等症；肺失宣降，见胸闷不畅、咳嗽气喘等症。

此类药物辛温香燥，易耗气伤阴，故气虚、阴亏者慎用。破气药孕妇应忌用。因其气味芳香，故不宜久煎。

陈皮

【药材来源】 本品为芸香科植物橘及其栽培变种的干燥成熟果皮。

【处方用名】 陈皮、土制陈皮、麸制陈皮、蜜制陈皮。

【性味归经】 苦、辛，温。归肺、脾经。

【功效应用】 理气健脾，燥湿化痰。

(1) 理气健脾　用于脾胃气滞证。本品辛行苦燥温通，为理气健脾之要药。凡脾胃气滞之呕泻及湿阻气滞者尤为适宜。治脾胃气滞较甚、脘腹胀痛较剧，常与木香、枳壳等配伍；尤善治寒湿中阻、脾胃气滞之脘腹胀痛、呕泻，常配苍术、厚朴等药，如平胃散；脾虚气滞之腹痛喜按、食后腹胀、纳呆便溏，常配党参、白术等，如异功散；肝气乘脾、腹痛泄泻，常与白术、白芍等同用，如痛泻要方。

(2) 燥湿化痰　用于痰湿壅滞证。本品苦温而燥，善燥湿、温化寒湿痰涎，为治痰之要药，尤善治寒痰、湿痰。治湿痰壅滞之胸闷、咳嗽气促、痰多色白，常与半夏相须为用，如二陈汤；寒痰咳嗽，痰多清稀，常配干姜、细辛等；痰湿阻滞之呕呃，常与生姜配伍，如橘皮汤。

此外，在补益方中少佐本品，以助脾运，使补而不滞。

【用法用量】 煎服，3～10g。

青皮

【药材来源】 本品为芸香科植物橘及其栽培变种的干燥幼果或未成熟果实的果皮。

【处方用名】 青皮、醋青皮、四花青皮、麸炒青皮。

【性味归经】 苦、辛，温。归肝、胆、胃经。

【功效应用】 疏肝破气，消积化滞。

(1) 疏肝破气　用于肝气郁结诸重证。本品辛散苦泄，性峻烈，善沉降，疏肝胆，破气滞。治肝郁气滞、胸胁胀痛，多配柴胡、郁金等药；乳房胀痛或结块，常配柴胡、橘叶等；乳痈初起，配金银花、蒲公英等药；疝气肿痛，每与小茴香、橘核等同用，如天台乌药散；气滞血瘀胁下癥块，又配三棱、莪术等，如大七气汤。

(2) 消积化滞　用于食积气滞重证。本品善行散降泄、消积化滞，常配神曲、山楂等，如青皮丸；食积气滞甚，腹痛大便不通，多与大黄、槟榔等同用。

【用法用量】 煎服，3～10g。醋炙疏肝止痛力强，麸炒缓和药性，破气宜生用。

【使用注意】 性燥烈，易耗气伤正，气虚及孕妇慎用。

枳实

【药材来源】 为芸香科植物酸橙及其栽培变种或甜橙的干燥幼果。

【处方用名】 枳实、麸炒枳实。

【性味归经】 苦、辛、酸，微寒。归脾、胃经。

【功效应用】 破气消积，化痰除痞。

(1) 破气消积　用于胃肠气滞证。本品辛苦性微寒，行气力强，有"冲墙倒壁之功"，善破气消积而除胀满，为破气消积要药。用于食积气滞、脘腹痞满胀痛，常与麦芽、神曲等同用，如曲麦枳术丸；用于热结便秘气滞、腹满胀痛拒按，常与大黄、芒硝等同用，如大承气汤；用于湿热泻痢或大便不爽，常配伍黄连、黄芩等，如枳实导滞丸。

(2) 化痰除痞　用于痰浊阻滞，胸脘痞满。本品能化痰以消痞，破气以散结。用于胸痹证，痰浊阻于胸中之胸闷、胸痛、心悸、气短等症，常与薤白、桂枝、瓜蒌等同用，如枳实薤白桂枝汤。

【用法用量】 煎服，3～10g。炒后药性较平和。

【使用注意】 孕妇及脾胃虚弱者慎用。

木香

【药材来源】 本品为菊科植物木香的干燥根。

【处方用名】 木香、煨木香。

【性味归经】 辛、苦，温。归脾、胃、大肠、三焦、胆经。

【功效应用】 行气止痛，健脾消食。

用于脾胃气滞证，本品善行脾胃气滞而止痛，且有健脾消食之功，为行气止痛之要药。治脾虚气滞、纳呆、脘腹胀满，常配伍砂仁，如香砂六君子丸；治脾胃气滞、脘腹胀痛，常配伍陈皮、厚朴；治食积气滞，常配伍枳实、白术等，如枳术丸。用于大肠气滞证，本品入大肠经，善行大肠之气滞，为治湿热泻痢、里急后重之要药。用于湿热泻痢、腹痛、里急后重，常与黄连、槟榔、大黄等同用，如香连丸、木香槟榔丸。用于肝胆气滞证，本品兼疏利肝胆而止痛，用于肝气郁结、胁肋胀痛及黄疸，常与茵陈、栀子、柴胡等同用；治寒疝腹痛及睾丸偏坠疼痛，可与川楝子、小茴香等同用。

【用法用量】 煎服，3～6g。生用行气力强，煨用行气力缓而多用于止泻。

【使用注意】 阴虚津亏火旺者慎用。

> **知识拓展**
>
> 川木香为菊科植物川木香或灰毛川木香的干燥根。《中国药典》单独收载，性味、归经与木香同，功偏行气止痛，用于胸胁、脘腹胀痛、肠鸣腹泻、里急后重。

香附

【药材来源】 本品为莎草科植物莎草的干燥根茎。

【处方用名】 香附、醋香附、酒香附。

【性味归经】 辛、微苦、微甘，平。归肝、脾、三焦经。

【功效应用】 疏肝解郁，理气宽中，调经止痛。

(1) 疏肝解郁，理气宽中　用于肝郁气滞诸痛证。本品为疏肝解郁、行气止痛之要药。肝气郁滞诸痛，无论寒热虚实均可配用。治胁肋胀痛，常配柴胡、白芍等，如柴胡疏肝散；寒凝气滞之腹胀痛者，常与高良姜配伍，如良附丸；寒疝腹痛，多与小茴香、乌药等配伍；肝气犯胃所致脘腹胀痛，又与木香、佛手等同用。

(2) 调经止痛　用于肝郁月经不调、痛经、乳房胀痛等。本品为妇科疏肝、调经、止痛之要药，被李时珍誉为"气病之总司，女科之主帅也"。治月经不调、痛经经闭，多与柴胡、当归等配伍；乳房结块，可与青皮、橘核等同用。

【用法用量】 煎服，6～10g。

沉香

【药材来源】 本品为瑞香科植物白木香含有树脂的木材。

【处方用名】沉香。
【性味归经】辛、苦，微温。归脾、胃、肾经。
【功效应用】行气止痛，温中止呕，纳气平喘。

(1) 行气止痛　用于胸腹胀痛，本品温而不燥，行而不泄，理气而不耗气，为理气良药。治寒凝气滞之胸腹胀痛，可与乌药、木香等配伍，如沉香四磨汤；治脾胃虚寒之脘腹冷痛，常配伍肉桂、附子、干姜等，如沉香桂附丸；用治湿阻气滞之胸痞、脘腹胀痛，常配半夏、木香等。

(2) 温中止呕　用于胃寒呕吐，本品为温中降逆止呕之良药。治寒邪犯胃、呕吐清水，常配陈皮、荜澄茄等；胃寒久呃，每与丁香、柿蒂等同用。

(3) 纳气平喘　用于虚喘证。本品质重下行，有温肾散寒、纳气平喘之效。治下元虚冷、肾不纳气之气逆喘息，常与肉桂、附子等配用，如黑锡丹；若上盛下虚痰饮喘咳，常与紫苏子、半夏等同用，如苏子降气汤。

【用法用量】煎服（宜后下），2~6g。
【使用注意】气虚下陷、阴虚火旺者忌用。

乌药

【药材来源】本品为樟科植物乌药的干燥块根。
【处方用名】乌药、麸炒乌药。
【性味归经】辛，温。归肺、脾、肾、膀胱经。
【功效应用】行气止痛，温肾散寒。

(1) 行气止痛　用于寒凝气滞诸痛证。本品善顺气散寒以止痛，又上走肺脾，疏理胸膈之气。治胸胁闷痛，常与薤白、瓜蒌皮等同用；脘腹胀痛，可与木香、吴茱萸等配伍；寒疝腹痛，常配小茴香、青皮等，如天台乌药散；经行腹痛，多与香附、当归等同用，如乌药汤。

(2) 温肾散寒　用于下元虚冷之遗尿、尿频。本品能温肾散寒，除膀胱冷气，治下元虚冷、治小便频数、遗尿，常配益智仁、山药等，如缩泉丸。

【用法用量】煎服，6~10g。
【使用注意】本品辛温香燥，能耗气伤阴，故气阴不足或有内热者慎服。

第七节　消　食　药

凡以健脾开胃、消食导滞为主要作用，用于治疗食伤积滞的药物，称为消食药。

本类药物多甘平，主入脾、胃经，长于消食化积、健脾开胃、和中导滞，主要用于宿食停留、饮食不消所致的不思饮食、脘腹胀满、嗳气吞酸、恶心呕吐、大便失常等脾胃虚弱、消化不良病症。部分消食药兼有化瘀、消肿、消石等作用，随证配伍可用于血瘀、乳房肿胀、结石等病症。

使用本类药物时，应根据食积的性质及其兼证，选择并配伍相应的药物。若宿食停积、气机阻滞者，当配理气药以行气导滞；若脾胃气虚，运化无力者，须配健脾益胃药以消补并用，标本兼顾；若中焦虚寒者，宜配温里药以温运脾阳，散寒消食；若兼湿浊中阻者，宜配芳香化湿药以化湿醒脾、消食开胃；若食积化热，可配伍清热药或配苦寒轻下之品以泄热导滞。

使用注意：本类药物作用缓和，但部分药物也有耗气之弊，气虚无食积痰滞者应慎用；不宜过用久服，以免耗伤正气；病情急重者，本类药物缓不济急，当改用其他药物或方法。

山楂

【药材来源】 本品为蔷薇科落叶灌木或小乔木山里红或山楂的干燥成熟果实。

【处方用名】 山楂、炒山楂、焦山楂、山楂炭。

【性味归经】 酸、甘,微温。归脾、胃、肝经。

【功效应用】 消食健胃,行气散瘀,化浊降脂。

(1) 消食健胃　用于肉食积滞。本品为消化油腻肉积之要药。治肉食积滞之脘腹胀满、嗳气吞酸、腹痛便溏,单服即效,或与神曲、麦芽共炒焦入药;食积气滞,脘腹胀痛较甚者,可配青皮、枳实等;治伤食泻痢腹痛,以焦山楂煎服,或配木香、槟榔等;若脾虚食滞,可配党参、白术等。

(2) 行气散瘀　用于血瘀证。本品入肝脾经,能行气化浊散瘀,宜生用。治食积血瘀、疝气疼痛,与香附、吴茱萸等同用,如立效散;治妇人气滞血瘀、经水不利,与当归尾、香附等同用,如通瘀煎;治产后伤食、恶露不尽,与川芎、桃仁等同用。

此外,本品能化浊降脂,现代临床常用其治疗冠心病、心绞痛、高脂血症等。

【用法用量】 煎服,9~12g,大剂量30g。

【使用注意】 脾胃虚弱而无积滞者或胃酸分泌过多者慎用。

神曲

【药材来源】 本品为面粉或麸皮和其他药物混合后经发酵而成的加工品。

【处方用名】 神曲、炒神曲、焦神曲。

【性味归经】 甘,辛,温。归脾、胃经。

【功效应用】 健脾和胃,消食化积。

用于饮食积滞。略兼解表,尤适宜伤食发热泄泻或外感兼食滞者,常与麦芽、山楂共炒焦入药,称"焦三仙"。

【用法用量】 煎服,10~15g。

麦芽

【药材来源】 本品为禾本科植物大麦的成熟果实经发芽干燥的炮制加工品。

【处方用名】 麦芽、炒麦芽、焦麦芽。

【性味归经】 甘,平。归脾、胃经。

【功效应用】 行气消食,健脾开胃,回乳消胀。

(1) 行气消食,健脾开胃　用于食积证。本品善促进淀粉性食物的消化,长于消米面薯芋积滞,常与山楂、神曲等配伍;小儿乳食停滞,单煎服或研末冲服;脾虚食少、食后饱胀,与党参、白术等同用。

(2) 回乳消胀　用于断乳及乳房胀痛。本品有回乳之功,可单用生麦芽或炒麦芽120g(或生炒麦芽各60g),煎服,对妇女断乳或乳汁郁积之乳房胀痛有效。

本品兼能疏肝解郁,可用治肝气郁滞或肝胃不和之证。

【用法用量】 煎服,10~15g,大剂量30~120g。

【使用注意】 哺乳期妇女不宜使用。

知识拓展

山楂与神曲、麦芽的异同

三药均有消食化积之功,治疗食积常相须为用,共炒焦后入药合称"焦三仙",善治一切食积。山楂善消油腻肉食积滞，并能行气散瘀。神曲善消面食积滞，略兼解表之功。麦芽善消米面薯芋积滞；兼回乳消胀、疏肝解郁，用治断乳、肝气郁结证。

鸡内金

【药材来源】本品为雉科动物家鸡的干燥砂囊内壁。
【处方用名】醋鸡内金、炒鸡内金、鸡内金。
【性味归经】甘，平。归脾、胃、小肠、膀胱经。
【功效应用】健胃消食，涩精止遗，通淋化石。

(1) 健胃消食　用于饮食积滞证。本品具有较强的消食化积、运脾健胃作用，广泛用于各种饮食积滞证。轻者，单味研末服即效；较重者，常配山楂、青皮；小儿脾虚疳积，可与白术、使君子等配伍。

(2) 涩精止遗　用于遗精遗尿证。本品有固精缩尿之功。肾虚遗尿，常配桑螵蛸、覆盆子等；肾虚遗精，可与芡实、菟丝子等配伍。

(3) 通淋化石　本品可化结石，用治石淋或胆结石，常配金钱草、海金沙等。

【用法用量】煎服，3～10g；研末服，每次1.5～3g，效果强于煎剂。
【使用注意】脾虚无积滞者慎用。

谷芽

【药材来源】本品为禾本科植物粟的成熟果实经发芽干燥的炮制加工品。
【处方用名】谷芽、稻芽、炒稻芽、焦稻芽。
【性味归经】甘，温。归脾、胃经。
【功效应用】消食和中，健脾开胃。

用于食积停滞证。本品功似麦芽而力较缓，常与之相须为用。治食滞脘腹胀满，可配山楂、神曲等；脾虚食少、体倦乏力、面色无华，常配党参、白术等。

【用法用量】煎服，9～15g。

莱菔子

【药材来源】本品为十字花科植物萝卜的干燥成熟种子。
【处方用名】莱菔子、炒莱菔子。
【性味归经】辛、甘，平。归肺、脾、胃经。
【功效应用】消食除胀，降气化痰。

(1) 消食除胀　用于食积气滞证。本品能消食化积，下气除胀。治食积停滞、胸脘痞满、嗳腐吞酸等，常与炒山楂、炒神曲、陈皮等同用，如保和丸；脾胃虚弱者，加白术同用，如大安丸。

(2) 降气化痰　用于痰壅喘咳。本品辛散，生用能降气化痰，尤宜治喘咳痰壅、胸闷食积。治气壅痰盛咳嗽，与苦杏仁同用，如杏仁萝卜子丸；治咳嗽多痰、气喘唾血，与桃仁、杏仁同用，如莱菔子煎；治高年寒咳，气逆痰痞，多与紫苏子、白芥子同用，如三子养亲汤。

【用法用量】煎服，5～12g。
【使用注意】气虚及无食积、痰滞者慎用。不宜与人参同用。

第八节　驱　虫　药

凡以驱除或杀灭人体寄生虫为主要作用，用于治疗消化道寄生虫病的药物，称为驱虫药。

本类药物多具毒性，主入脾、胃、大肠经，生用长于杀灭、麻痹及驱除寄生虫，主要用于消化道蛔虫病、绦虫病、蛲虫病、姜片虫病等。部分驱虫药有消积、行气、利水、润肠等作用，随证配伍可用于食积、气滞、水肿、便秘等病症。

使用驱虫药，应注意根据寄生虫的种类及患者的证候，相应地选择配伍药物以增强疗效。一般蛔虫病可见脐周阵痛、睡眠不安、磨牙等症；绦虫病可见大便不调、便中有白色节片状虫体等症；钩虫病可见嗜食异物、面黄虚肿等症；蛲虫病可见夜间及熟睡肛门或会阴奇痒等症。若久病虚寒，可与补中祛寒药配伍；证见热者，可与苦寒清热药配伍；病急实证者，可与泻下药配伍；病缓虚证者，可与补益扶正药配伍。

驱虫药一般应在空腹时服用，使药力较易作用于虫体，以收驱虫之效；在发热或腹痛剧烈时，暂时不宜使用驱虫药，待疼痛缓解后再行驱虫；部分药物毒副作用较大，应用时要注意用量及用法，以免损伤正气，孕妇及老弱患者也均当慎用；使用驱虫药获效后，注意养胃气以善后调理。

槟榔

【药材来源】 本品为棕榈科植物槟榔的干燥成熟种子。

【处方用名】 槟榔、槟榔炭、炒槟榔、焦槟榔。

【性味归经】 苦、辛，温。归胃、大肠经。

【功效应用】 杀虫，消积，行气，利水，截疟。

（1）杀虫　用于多种肠道寄生虫病。本品为广谱驱虫药，对绦虫、蛔虫、蛲虫、钩虫、姜片虫都有作用。尤其对绦虫病疗效最佳，单用或与南瓜子配伍；蛔虫、蛲虫病，常与使君子、苦楝皮等同用；姜片虫病，常与乌梅、甘草等配伍；钩虫病，多与贯众、榧子等同用。

（2）消积，行气　用于食积气滞证。本品能行气消积以导滞，兼缓泻而通便。治食积气滞，泻痢后重，常与木香、青皮等同用，如木香槟榔丸；小儿疳积，可单用，或与芦荟、使君子、黄连等配伍，如芦荟肥儿丸。

（3）利水　用于水肿、脚气肿痛。本品辛温行气又利水，可治水肿喘息、二便不利，常与商陆、木通等同用，如疏凿饮子；寒湿脚气肿痛，多与木瓜、吴茱萸等同用，如鸡鸣散。

（4）截疟　用于疟疾。本品可用治疟疾寒热久发不止，常与常山、草果配伍，如截疟七宝饮。

【用法用量】 煎服，3~10g；驱绦虫、姜片虫 30~60g。

【使用注意】 脾虚便溏或气虚下陷者忌用。

使君子

【药材来源】 本品为使君子科植物使君子的干燥成熟果实。

【处方用名】 使君子、使君子仁、炒使君子仁。

【性味归经】 甘，温。归脾、胃经。

【功效应用】 杀虫消积。

用于蛔虫病、蛲虫病、钩虫病。本品为作用较强的广谱驱虫药，可用于多种肠道寄生虫病。治蛔虫，单用煎服，或配槟榔等，如化虫丸；治蛲虫，常配百部、乌梅，煎取浓液，每晚保留灌肠，连用 2~4 天；治钩虫，可与石榴皮同煎服。

此外，本品还可用于疥癣湿疮。外用有清热燥湿，杀虫止痒作用。治疥疮、头癣、体癣、湿疮、湿疹等，常单用研末，以醋或猪脂调涂患处。

【用法用量】使君子捣碎入煎剂，9～12g；使君子仁多入丸散或单用，6～9g。

【使用注意】服药时忌饮浓茶。大量服用或生品内服可致呃逆、眩晕、呕吐、腹泻等不良反应。

苦楝皮

【药材来源】本品为楝科植物川楝或楝的干燥树皮和根皮。

【处方用名】苦楝皮、苦楝根皮。

【性味归经】苦，寒；有毒。归肝、脾、胃经。

【功效应用】杀虫，疗癣。

（1）杀虫　用于驱杀肠道寄生虫，是驱杀蛔虫之良药。用治虫积腹痛，可单用煎水熬膏服用，亦可与槟榔同用煎服，能增强杀虫之力；用治蛲虫病，常与苦参、蛇床子同用。

（2）疗癣　用于湿热蕴结证。常单用研粉，用醋或猪脂调涂；亦可加凡士林油调成苦楝皮油膏外擦。

【用法用量】煎服，3～6g。外用适量，研末，用猪脂调敷患处。

【使用注意】本品有毒，不可过量或持续服用。孕妇及肝肾功能不全者慎用。

雷丸

【药材来源】本品为多孔菌科真菌雷丸的干燥菌核。

【处方用名】雷丸、雷丸粉。

【性味归经】微苦，寒。归胃、大肠经。

【功效应用】杀虫消积。

用于绦虫病、钩虫病、蛔虫病等，尤宜治寸白虫病，可单用研末口服；治三虫病，与川芎同用，如雷丸散；治小儿虫作腹痛，与槟榔、使君子、苦楝皮等同用，如安虫丸。用于小儿疳积，治小儿疳积，与使君子同用，如消疳散；治食积兼虫证，与山楂、神曲、使君子等同用，如芦荟肥儿丸。

【用法用量】不宜入煎剂，一般研粉服用，15～21g。

【使用注意】脾胃虚寒者慎服。

第九节　止 血 药

凡以制止体内外出血为主要作用，用于治疗各种出血证的药物，称为止血药。

止血药大多味苦涩或甘，其性寒温有异，均入血分，以归心、肝、脾经为主。止血药以止血为主要功效，主要适用于体内外各部位出血病证，如咯血、衄血、吐血、尿血、便血、崩漏、紫癜及创伤出血等。

根据止血药药性寒、散、敛、温之不同特点，可将其分为凉血止血药、化瘀止血药、收敛止血药和温经止血药四类。临床应用时需根据出血证的不同病因和病情，选择相适应的药物进行治疗。

值得注意的是，止血药是治标之品，临床应用时需配合相应药物如清热药、温热药、活血药、补益药等，以标本兼治之。如使用止血药不可一味清泄或止涩，使用大剂量凉血止血药或收敛止血药时，可适当加入活血之品以止血而不留瘀；大量出血常有气随血脱现象，这时单用止血药缓不济急，故首应考虑大补元气、急救回阳、益气固脱以救其急。另外，多数止血药物在炒炭后药味多苦、涩，可产生或增强止血效力，但有些药物生用或鲜品入药，止血效果更佳。

一、凉血止血药

凉血止血药的药性寒凉，多入血分，能清泄血分之火热而止血，适用于血热妄行之出血证，证见出血量多而色鲜红，伴心烦、口渴、舌红、苔黄、脉数、尿黄、便秘等特点。出血之证，以血热出血为多见，故在止血药中，凉血止血药应用较广。本类药物因药性寒凉，易伤阳留瘀，故当中病即止，原则上不宜用于虚寒性出血。某些药物用鲜品捣汁内服，可增强清热凉血之效。

大蓟

【药材来源】 本品为菊科植物蓟的干燥地上部分或根。

【处方用名】 大蓟、大蓟草、大蓟炭。

【性味归经】 甘、苦，凉。归心、肝经。

【功效应用】 凉血止血，散瘀解毒消痈。

（1）凉血止血　用于血热出血证。本品凉血止血，略有化瘀之力，止血而不留瘀。治血热妄行之咯血、吐血、衄血、尿血、崩漏等，可单用，或与小蓟、生地黄、蒲黄、侧柏叶、藕节等药配伍应用。

（2）散瘀解毒消痈　用于痈肿疮毒证。治外痈，可单用捣敷或配伍其他清热解毒药内服，尤以鲜品为佳。

【用法用量】 煎服，9~15g；鲜品可用30~60g；外用适量。

【使用注意】 脾胃虚寒而无瘀滞者忌服。

> **知识拓展**
>
> 大蓟是一味临床常用的凉血止血药，本品主要含生物碱、挥发油、苦味质等化学成分。临床药理实验表明，大蓟炒炭能缩短出血时间，对人型结核杆菌、白喉杆菌、脑膜炎球菌等均有一定的抑制作用。另外有临床报道，大蓟对肺结核、荨麻疹、烧伤、带状疱疹病毒等疾病，内服或外用均有一定的治疗效果。

小蓟

【药材来源】 本品为菊科植物刺儿菜的干燥地上部分。

【处方用名】 小蓟、小蓟草、小蓟炭。

【性味归经】 甘、苦，凉。归心、肝经。

【功效应用】 凉血止血，散瘀解毒消痈。

（1）凉血止血　用于血热妄行之出血证。本品与大蓟功用相同，且常配伍使用。其凉血止血作用较大蓟稍逊，但小蓟尤其善于治疗尿血及血淋，可与地黄、滑石、木通等同用，如小蓟饮子。

（2）散瘀解毒消痈　用于热毒痈肿诸证。可单用内服，亦可取鲜品捣敷患处。

【用法用量】 煎服，9~15g；鲜品可用30~60g；外用鲜品适量，捣烂敷患处。

【使用注意】 脾胃虚寒而无瘀滞者忌服。

槐花

【药材来源】 本品为豆科植物槐的干燥花及花蕾。

【处方用名】槐花、炒槐花、槐花炭。
【性味归经】苦,微寒。归肝、大肠经。
【功效应用】凉血止血,清肝泻火。

(1) 凉血止血　用于血热妄行之出血证。本品寒凉而苦降,长于清泄大肠之火热而凉血止血。主要用于大肠湿热引起的痔血、便血、血痢及血热引起的吐血、衄血等。

(2) 清肝泻火　用于肝火上炎之目赤肿痛、头胀痛等症。对肝火上炎之证,可单用本品煎水代茶饮,或配伍菊花、夏枯草、黄芩等同用。

【用法用量】煎服,10~15g;外用适量。槐花生品多用于清肝泻火、清热凉血,槐花炭偏于收敛止血。
【使用注意】脾胃虚寒及阴虚发热者慎服。

地榆

【药材来源】本品为蔷薇科植物地榆或长叶地榆的干燥根及根茎。
【处方用名】生地榆、地榆炭。
【性味归经】苦、酸、涩,微寒。归肝、大肠经。
【功效应用】凉血止血,解毒敛疮。

(1) 凉血止血　用于各种血热出血证。本品性苦寒沉降,长于凉血止血,尤其适用于下焦各种出血证,如便血、血痢、痔血及崩漏等。治便血、痔血,常与槐花同用;治血痢,可与黄连、木香同用;治崩漏,常配伍生地黄、蒲黄等。

(2) 解毒敛疮　用于烫伤,湿疹,痈肿疮毒等。本品能清火解毒、收湿敛疮,为"治烧烫伤之要药"。治烧烫伤,可单用研末,麻油调敷,或与大黄、黄连、冰片同用,可减少渗出,促进愈合;治湿疹及皮肤溃烂,可将本品浓煎,纱布浸药外敷于患处,或与煅石膏、枯矾研末后加凡士林调膏外涂;治疮疡肿毒,可单用煎汁温洗、湿敷或捣敷,亦可与清热解毒药配伍内服或外用。

【用法用量】煎服,10~15g;外用适量,研末涂敷患处。生地榆凉血解毒止血力强,地榆炭偏于收敛止血。
【使用注意】大面积烧伤,不宜外涂,以防其所含鞣质被大量吸收而引起中毒性肝炎;虚寒性的便血、下痢、崩漏及出血有瘀者慎用。

二、化瘀止血药

化瘀止血药既能止血,又能化瘀,适用于因瘀血内阻而血不循经之出血证。证见出血血色暗紫或夹有血块,或疼痛部位固定不移,舌质紫暗。亦可配伍其他各类止血药,用于各种内外出血证,有"止血而不留瘀"的优点。此外,此类药又因能化瘀血而消肿止痛,亦常用于跌打损伤、心腹疼痛、经闭、痛经等多种瘀滞疼痛证。

三七

【药材来源】本品为五加科植物三七的干燥根和根茎。
【处方用名】三七、田七、参三七、三七参。
【性味归经】甘,微苦,温。归肝、胃经。
【功效应用】散瘀止血,消肿定痛。

(1) 散瘀止血　用于体内外各种出血证。如咯血、吐血、衄血、便血、尿血、崩漏、外伤出血等,可单用内服或外用,亦可与花蕊石、血余炭同用,如化血丹。本品既能止血,又善化瘀止痛，有"止血而不留瘀，化瘀而不伤正"的特点。

(2) 消肿定痛　用于跌打损伤，瘀肿疼痛。本品活血消肿定痛力强，又为"伤科之要药"。可单味内服或外敷；或配桃仁、红花等同用，如跌打丸。

【用法用量】 煎服，3~9g；研粉吞服，一次1~3g；外用适量。

【使用注意】 孕妇慎用。

知识拓展

中药三七是常见的名贵药材之一，主要生长于温暖、阴湿的环境内，多在疏松红壤、微酸性土壤、棕红壤内生长，因仅限生长在中西南部，故有"南国明珠"的美称。三七的主产地是云南、广西，该药材属于五加科植物，外形与伞相似，其根部是该药的重要用药部位，具有散瘀止血、消肿镇痛的功效。三七的主要化学成分有三七皂苷、槲皮素、黄酮苷等，现代药理研究表明：其既有止血作用，又有显著的抗凝血作用。它能使全血黏度下降，增加冠脉血流量，降低心肌耗氧量，增加心排血量，并有抗心律失常的作用。据临床报道，三七粉内服可治疗冠心病、心绞痛、高血压、高脂血症、牙周疾病等，外用既可止血又能治疗褥疮，其临床应用价值极高。

蒲黄

【药材来源】 本品为香蒲科植物水烛香蒲、东方香蒲或同属植物的干燥花粉。

【处方用名】 生蒲黄、炒蒲黄、蒲黄炭。

【性味归经】 甘，平。归肝、心包经。

【功效应用】 止血，化瘀，通淋。

(1) 止血　用于各种内外伤出血证。本品既能止血，又可化瘀。因其性平，故对出血证无论属寒属热皆可应用，对出血而夹瘀者尤宜。治吐血、咯血、衄血、尿血等出血证，可单味冲服，亦可与其他止血药同用；治外伤出血，可单味外敷。

(2) 化瘀　用于血瘀痛证。本品能活血化瘀止痛，善于治疗心腹痛证，常与五灵脂相须为用，如失笑散。

(3) 通淋　用于淋证。本品既能利尿通淋，又能化瘀止血，故多用于血淋证。常与生地黄、冬葵子、栀子、小蓟等同用。

【用法用量】 包煎，3~10g；外用适量，研末撒或调敷患处。止血多炒用，化瘀多生用。

【使用注意】 孕妇慎用。

三、收敛止血药

收敛止血药大多味涩，长于收敛止血，且性多平，广泛用于各种出血证。但因本类药物味涩收敛，有留瘀恋邪之弊，故以治疗出血而无明显瘀滞者为宜，且临床多配伍化瘀止血药或活血化瘀药同用。

白及

【药材来源】 本品为兰科植物白及的干燥块茎。

【处方用名】 白及、白芨、白及粉。

【性味归经】 苦，甘，涩，微寒。归肺、肝、胃经。

【功效应用】 收敛止血，消肿生肌。

(1) 收敛止血　用于体内外各种出血证。本品质黏而涩，止血作用佳，为"收敛止血要药"，尤多用于肺、胃出血证。如治肺络受损之咯血，若属肺阴不足，常配枇杷叶、阿胶等同用，如白及枇杷丸；若属肺气不足者，可配人参、黄芪等；治胃出血之吐血、便血，常配乌贼骨，如乌及散。

（2）消肿生肌　用于疮疡肿毒、烫伤、手足皲裂及肛裂等。治疮疡初起者，可与金银花、天花粉等同用，若痈肿已溃、久不收口者，可单味研粉外用；治烫伤，可与虎杖同用，消肿生肌止痛；治手足皲裂及肛裂，可研末用麻油调敷，以促进裂口快速愈合。

【用法用量】煎服，6～15g；研末吞服3～6g；外用适量。

【使用注意】反乌头。不宜与川乌、制川乌、草乌、制草乌、附子同用。

仙鹤草

【药材来源】本品为蔷薇科植物龙芽草的干燥地上部分。

【处方用名】仙鹤草。

【性味归经】苦、涩，平。归肺、肝、脾经。

【功效应用】收敛止血，截疟，止痢，解毒，补虚。

（1）收敛止血　用于多种出血证。本品味涩性平，无论属寒属热出血证皆可应用。如治吐血、咯血、衄血、便血、崩漏等血热妄行之出血证，可配伍生地黄、牡丹皮等同用；若属虚寒性出血证，可与党参、艾叶等同用。

（2）截疟　用于疟疾。可研末单用，或与青蒿等截疟药同用。

（3）止痢　用于泻痢。本品具涩敛之性，因能止血又可补虚，故对血痢及久病泻痢者尤为适宜。可单用或与黄连、白头翁等其他药物同用。

（4）解毒　用于疮痈肿毒证。单用或配伍其他清热解毒之品外用均可。

（5）补虚　用于脱力劳伤证。本品有补虚强壮作用，民间称之为"脱力草"，常与大枣同用，或配伍党参、龙眼肉等同用。

【用法用量】煎服，6～12g；外用适量。

【使用注意】因本品药性敛涩，用治腹泻痢疾，当以慢性泻痢为宜。

四、温经止血药

温经止血药的药性温热，既能温通血脉，又能消散瘀滞，主要适用于脾阳虚不能统摄血液或冲脉失固之虚寒性出血证，症见出血日久，血色暗淡等。本类药能温内脏、益脾阳，可与益气健脾药同用，但因此类药药性温热，故热盛火旺之出血证禁用。

艾叶

【药材来源】本品为菊科植物艾的干燥叶。

【处方用名】生艾叶、陈艾炭、蕲艾、艾绒。

【性味归经】辛、苦，温；有小毒。归肝、脾、肾经。

【功效应用】温经止血，散寒止痛；外用祛湿止痒。

（1）温经止血　用于虚寒性出血证。本品辛温，能温经脉、暖胞宫，尤宜于妇女崩漏的治疗。常与阿胶、生地黄等配伍，为"温经止血之要药"。

（2）散寒止痛　用于下焦虚寒或寒客胞宫所致的月经不调、痛经、宫冷不孕或胎动不安等。本品辛散温热，能温经脉而调经，又有止痛之效。如治血虚气滞、下焦虚寒所致的月经不调、痛经，常与香附、肉桂、当归等同用，如艾附暖宫丸；治胎动不安，常配川断、桑寄生等同用。

（3）外用祛湿止痒　用于湿疹瘙痒、疥癣等。治皮肤湿疹瘙痒，可用本品煎汤熏洗或与白鲜皮、地肤子等同用。

【用法用量】煎服，3~9g；外用适量，供灸治或熏洗用。

【使用注意】本品药性温燥，阴虚血热者慎用。

知识拓展

自古至今，艾就和中国人的日常生活有着非常紧密的关系。清明时节，人们用艾叶制作青团；端午时节，在家中悬挂艾蒿以驱蚊避邪，用艾叶制作天然染料，用艾绒制作艾条用于艾灸等。

艾叶是中医常用的一味中药，其性温而辛香，主产于湖北、安徽、山东、河北。《本草从新》记载："艾叶苦辛，生温，熟热，纯阳之性，能回垂绝之阳，通十二经，走三阴，理气血，逐寒湿，暖子宫……以之灸火，能透诸经而除百病。"

现代药理学研究证明，艾叶还具有抗菌抗病毒、镇静抗过敏、镇咳祛痰、止血抗凝血及护肝利胆等作用。另外，艾叶也是现今常用的养生保健之品，具有很强的健体作用。将艾叶捣制成绒，制成艾条、艾炷等，用之熏灸体表穴位，能使热气内注筋骨而温煦气血、透达经络，为温灸的主要药料。

炮姜

【药材来源】本品为姜科植物姜的干燥根茎的炮制加工品。

【处方用名】炮姜、黑姜、姜炭、炮姜炭、黑姜炭。

【性味归经】苦、涩、微辛，温。归脾、肝经。

【功效应用】温经止血，温中止痛。

（1）温经止血　用于虚寒性所致的吐血、便血、崩漏等出血证。主入脾经，对脾阳虚、脾不统血者，此为首选要药。可单用，亦可与艾叶、白及等药同用。

（2）温中止痛　用于虚寒性腹痛、腹泻等症。本品性温，可治脾肾阳虚、腹痛久泻、中焦虚寒腹痛等。可单味使用，也可配伍炮制附子、肉豆蔻、高良姜等药应用。

【用法用量】煎服，3~9g；外用适量。

【使用注意】本品性温助热，故阴虚阳盛及血热妄行、月经过多者应忌用；孕妇慎用。

第十节　活血化瘀药

凡以通利血脉、消散瘀血为主要作用，用于治疗瘀血阻滞之证的药物，称为活血化瘀药或活血祛瘀药，简称活血药或化瘀药。

本类药味多辛、苦，性易走散，入血分，主归心、肝二经，具有活血止痛、活血消肿、活血通经等功效。适用于血行不畅或瘀血阻滞之证，如瘀血疼痛、风湿痹痛、跌打损伤及血滞所致痛经、月经不调、经闭、产后腹痛等。因"气行则血行、气滞则血瘀"，故临床活血药常与理气药相配伍应用。

活血化瘀药易耗血动血，故对妇女月经过多、血虚无瘀之经闭者忌用，孕妇也应慎用或忌用。

川芎

【药材来源】本品为伞形科植物川芎的干燥根茎。

【处方用名】川芎、杭芎、炙川芎。

【性味归经】辛，温。归肝、胆、心包经。

【功效应用】活血行气，祛风止痛。

(1) 活血行气　用于血瘀气滞诸痛证。本品辛散温通，既能活血，又能行气，为"血中之气药"，用于各种血瘀气滞之证。本品也为"妇科活血调经之要药"，治妇女月经不调、痛经、经闭、产后瘀滞腹痛等症。月经不调，常配伍当归、桃仁等药同用；若血瘀痛经、经闭，可配伍桃仁、赤芍等药；若产后瘀滞腹痛，则配伍当归、桃仁、干姜等药，如生化汤。本品又能"中开郁结"，用于内科疾病的治疗。如治肝郁气滞、胁肋疼痛者，常与柴胡、白芍等药配伍；治瘀血停滞、胸胁刺痛，可与桃仁、当归、柴胡等药同用；若心脉瘀阻、胸痹心痛者，常配伍桂枝、丹参等药。

(2) 祛风止痛　用于头痛、风湿痹痛证。本品辛温升散，能"上行头目"，祛风止痛，为"治头痛之要药"，无论风寒、风热、风湿及血瘀、血虚头痛，均可随证配伍用之，故前人有"头痛不离川芎"之说。如是外感风寒头痛，常配伍细辛、白芷等药同用；风热头痛，常配伍菊花、石膏等药；风湿头痛，可配伍羌活、防风等药；若血瘀头痛，可与当归、红花、桃仁等药相配伍；血虚头痛，可配当归、白芍、地黄等药。本品亦可用治风湿痹痛证，常与独活、桂枝、防风等药配伍同用。

【用法用量】煎服，3～10g。

【使用注意】阴虚阳亢之头痛忌用；月经过多、出血性疾病者慎用。

知识拓展

川芎原名芎䓖，其辛温香燥，走而不守，既能行散，上行可达巅顶；又入血分，下行可达血海，活血祛瘀作用广泛，适宜瘀血阻滞各种病证。主要含有生物碱（川芎嗪、异亮氨酰缬氨酸酐、黑麦碱等）、挥发油（藁本内酯、香桧烯等）、酚类（阿魏酸、大黄酚等）、萜类化合物及酞内酯等化学成分。

近代川芎及以川芎为主的复方制剂，在治疗冠心病、心绞痛方面，有较好的效果。此外，本品亦为伤外科常用之品。如外科之疮疡痈肿、脓已成而正气虚难溃者，可配伍黄芪、当归、皂角刺等以托毒排脓；治跌扑损伤、瘀血肿痛者，常配伍三七、乳香、没药等药同用，以活血消肿止痛。

丹参

【药材来源】本品为唇形科植物丹参的干燥根和根茎。

【处方用名】丹参、炒丹参、紫丹参、赤丹参。

【性味归经】苦，微寒。归心、肝经。

【功效应用】活血祛瘀，通经止痛，清心除烦，凉血消痈。

(1) 活血祛瘀　用于各种瘀血阻滞病证。丹参活血祛瘀的作用较强，适应范围较广，被誉为"活血祛瘀之要药"，能"内达脏腑而化瘀滞，外利关节而通脉络"，可用于内科胸腹疼痛诸证，如治胸痹心痛、脘腹疼痛，常与砂仁、檀香等配伍同用；治癥瘕积聚，常与三棱、莪术相配伍。此外，本品还适用于瘀血阻滞、血行不畅所致的肢体关节疼痛，如治风湿痹痛，常配伍秦艽、防风等药同用；治跌打损伤，常与当归、红花等同用，以活血祛瘀。

(2) 通经止痛　用于妇科血滞瘀阻诸证。本品善调妇女经水，为"妇科活血调经之要药"，常用治妇女月经不调、痛经、经闭、产后瘀血阻滞腹痛等证。可单味为末，温黄酒调服，或常配当归、益母草、川芎等药同用，以加强疗效。

(3) 清心除烦　用于热扰心神或血不养心之烦躁失眠证。本品入心经、性微寒，能清心凉血、除烦安神，且有养血作用。治热病邪入心营之心烦不寐，可配伍生地黄、竹叶、玄参等药；治心血不足、血不养心之心悸、失眠，则配伍生地黄、柏子仁、酸枣仁等药同用。

（4）凉血消痈　用于血热瘀结之疮疡痈肿证。本品性微寒，既能凉血，又能活血，有清瘀热以消痈肿之功。常配伍金银花、连翘、蒲公英等清热解毒药同用。

【用法用量】煎服，10～15g。

【使用注意】不宜与藜芦同用。

益母草

【药材来源】本品为唇形科植物益母草的新鲜或干燥地上部分。

【处方用名】益母草、坤草。

【性味归经】苦、辛，微寒。归肝、心包、膀胱经。

【功效应用】活血调经，利尿消肿，清热解毒。

（1）活血调经　用于痛经、经行不畅、血滞经闭、产后瘀滞腹痛及恶露不尽等。本品苦泄辛散、主入血分，善于活血祛瘀调经，为"妇科经产要药"。可单用熬膏服，如益母草流浸膏、益母草膏；亦常与当归、川芎、赤芍等药配伍，以增强活血调经之功。

（2）利尿消肿　用于水肿、小便不利。本品入膀胱经，有利尿消肿之功，又因其具有活血化瘀作用，故对水瘀互阻的水肿尤为适宜。可单用，亦可与泽兰、白茅根等药同用。

（3）清热解毒　用于疮痈肿毒、皮肤痒疹等。可单用鲜品捣敷或煎汤外洗，也可与黄柏、黄连、苦参等药配伍应用。

【用法用量】煎服，9～30g；鲜品12～40g。

【使用注意】孕妇慎用。

💡 知识拓展

益母草是传统的妇科良药，因其产后多用，故有"益母"之名。女性生产之后，子宫需要一段时间才能完全复原，这个阶段容易患上子宫炎症。很多医生都会推荐产后的妇女服用益母草产品，因为益母草中的有效成分可以促进子宫的收缩，有利于排除体内瘀血，促进子宫的复原。

本品含益母草碱、水苏碱、益母草宁等多种生物碱，以及苯甲酸、月桂酸、兰香苷等黄酮类物质。对多种动物的离体、在体及未孕、已孕或产后子宫均呈明显兴奋作用，使子宫收缩频率、幅度及紧张度增加，能增加冠脉血流量、减慢心率、降低血压、改善微循环、抑制血小板聚集及血栓形成等；另外本品还有抑制呼吸中枢、抗早孕等作用。

红花

【药材来源】本品为菊科植物红花的干燥花。

【处方用名】红花、炒红花、醋红花。

【性味归经】辛，温。归心、肝经。

【功效应用】活血通经，散瘀止痛。

（1）活血通经　用于血滞经闭、痛经、产后瘀滞腹痛等。本品辛散温通，专入血分，活血祛瘀作用较强，为治血瘀证的常用之品，尤长于通经止痛，故临床被广泛使用于妇产科血瘀病证。单用即可奏效，也常与当归、川芎、桃仁等药同用，如桃红四物汤。

（2）散瘀止痛　用于心腹瘀痛、癥瘕积聚及跌打损伤等症。本品能活血祛瘀、通畅血脉、消肿止痛。治心脉瘀阻、胸痹心痛，常配伍桂枝、瓜蒌等药；治癥瘕积聚，可配伍三棱、莪术等药；治外伤跌打损伤，则常与乳香、没药等配伍。

【用法用量】煎服，3～10g。
【使用注意】孕妇及月经量过多者忌用。

桃仁

【药材来源】本品为蔷薇科植物桃或山桃的干燥成熟种子。
【处方用名】桃仁、炒桃仁、桃仁泥。
【性味归经】苦、甘、平。归心、肝、大肠经。
【功效应用】活血祛瘀，润肠通便，止咳平喘。

(1) 活血祛瘀　用于瘀血所致诸证。本品味苦而入心肝血分，善泄血分之壅滞，祛瘀力较强。临床治血瘀经闭、痛经，常配伍当归、红花等同用；治产后瘀滞腹痛，常配伍炮姜、川芎等药；如治癥瘕痞块，可配伍莪术、三棱等药；治跌打损伤，常与红花、当归、大黄等配伍，以散瘀消肿。此外，本品对于肺痈、肠痈也有效，常与清热药同用，以清热解毒活血消痈。

(2) 润肠通便　用于肠燥便秘证。本品为种仁，富含油脂，故能润燥滑肠，常与苦杏仁、郁李仁、柏子仁等润肠之品配伍同用。

(3) 止咳平喘　用于治咳嗽气喘证。本品味苦，能降肺气，有止咳平喘的作用，常与苦杏仁配伍同用。

【用法用量】煎服，5～10g。宜捣碎入煎。
【使用注意】孕妇忌服，便溏者慎用。

牛膝

【药材来源】本品为苋科植物牛膝的干燥根。
【处方用名】怀牛膝、淮牛膝、酒牛膝、盐牛膝。
【性味归经】苦、甘、酸，平。归肝、肾经。
【功效应用】逐瘀通经，补肝肾，强筋骨，利尿通淋，引血下行。

(1) 逐瘀通经　用于瘀血阻滞的妇科经产诸疾及跌打损伤等症。本品活血祛瘀力较强，长于活血通经、祛瘀止痛。多用治女痛经、月经不调、经闭、产后腹痛等，常配伍红花、桃仁、当归等药同用；治跌打损伤、腰膝瘀痛者，可配续断、乳香、没药等同用。

(2) 补肝肾、强筋骨　用于肾虚腰痛及久痹下肢痿软乏力等。本品归肝、肾二经，性善下行，制用能补肝肾、强筋骨，长于治疗下半身腰膝筋骨之酸痛。治肝肾亏虚、腰膝酸痛者，常配伍杜仲、熟地黄、续断等补肝肾药同用；若久痹之腰痛膝软者，常配伍独活、桑寄生等祛风湿强筋骨药同用。

(3) 利尿通淋　用于淋证、水肿、小便不利等证。牛膝性善下行，能利水通淋。对于湿热下注之热淋、血淋、石淋等证，常配伍瞿麦、车前子、滑石等药同用；治水肿、小便不利，可配伍猪苓、泽泻、生地黄等药。

(4) 引血下行　用于头痛、眩晕、吐血、衄血等症。本品味苦泄降，能导热下泄、引血下行，以降上炎之火。如肝阳上亢之头痛眩晕、目赤肿痛等症，常与代赭石、牡蛎等平肝潜阳药同用；若阴虚火旺、胃火上炎所致口舌生疮、齿龈肿痛等症，可配伍石膏、麦冬等药；若气火上逆、血热妄行之吐血、衄血，则配伍白茅根、山栀子等凉血止血药同用。

【用法用量】煎服，5～12g。
【使用注意】孕妇及月经量过多者忌用。

莪术

【药材来源】本品为姜科植物蓬莪术、广西莪术或温郁金的干燥根茎。

【处方用名】莪术、蓬莪术、炒莪术、醋莪术。

【性味归经】辛、苦，温。归肝、脾经。

【功效应用】行气破血，消积止痛。

（1）行气破血　用于气滞血瘀所致的癥瘕积聚、经闭以及心腹瘀痛等证。本品辛散苦泄、温通经脉，既能破血逐瘀，又能行气止痛，且消癥瘕力强，为"破血消癥的代表药"。癥瘕积聚，常与三棱、川芎配伍应用；妇科经闭、痛经，常配伍当归、红花等药同用；心腹瘀痛，可配伍丹参、川芎等药；若体虚而瘀久不去者，则配人参、黄芪等以消补兼施。

（2）消积止痛　用于食积气滞、脘腹胀痛等证。本品可入气分，能破气消食积而化积止痛，常配伍青皮、木香、槟榔等药同用。

【用法用量】煎服，6～9g。

【使用注意】孕妇及月经量过多者禁用。

郁金

【药材来源】本品为姜科植物温郁金、姜黄、广西莪术或蓬莪术的干燥块根。

【处方用名】郁金、玉金、广郁金、川郁金、醋郁金、酒郁金。

【性味归经】辛、苦，寒。归肝、心、肺经。

【功效应用】活血止痛，行气解郁，清心凉血，利胆退黄。

（1）活血止痛　用于气滞血瘀证。本品既能活血又能行气，可治疗肝郁气滞之胸胁刺痛、心血瘀阻之胸痹心痛、气滞血瘀之痛经等证。如治胸腹胁肋胀痛、刺痛，属血瘀有热者，常与延胡索、丹参等药配伍同用。

（2）行气解郁　用于肝郁化火及妇女倒经等血热瘀滞、气火上逆之证。常与牛膝、牡丹皮等药同用，兼有郁热者，常以本品为主药。

（3）清心凉血　用于热病神昏、癫痫、火热迫血妄行之各种出血证。郁金性寒能清热，入心经、清心热，能解郁开窍。治疗痰浊蒙蔽心窍、热陷心包之神昏之证，常配伍石菖蒲、栀子等药同用；用于吐血、衄血、尿血、血淋等，可配伍凉血止血药同用。

（4）利胆退黄　用于肝胆湿热之黄疸、胆石症。本品性苦寒、入肝经，能清湿热而利胆退黄，临床可用于治疗肝胆湿热证。如治湿热黄疸、尿赤口苦等，常配伍茵陈蒿、栀子等药同用；如治胆石症，可配伍金钱草。

【用法用量】煎服，3～10g。

【使用注意】不宜与丁香、母丁香同用。

土鳖虫

【药材来源】本品为鳖蠊科昆虫地鳖或冀地鳖的雌虫干燥体。

【处方用名】土鳖虫、地鳖虫、土元。

【性味归经】咸，寒；有小毒。归肝经。

【功效应用】破血逐瘀，续筋接骨。

（1）破血逐瘀　用于经产瘀滞之证及积聚痞块。本品主入肝经血分，长于破血逐瘀、消除癥瘕。治血瘀经闭、产后瘀滞腹痛，常与大黄、桃仁等药同用；治经闭腹满、肌肤甲错者，则配伍水蛭、土鳖虫等药；治积聚痞块，常配伍鳖甲、柴胡、桃仁等药以化瘀消癥。

（2）续筋接骨　用于瘀血肿痛、筋伤骨折等证。本品咸寒入血、性善走窜，能活血消肿止痛、续筋接骨疗伤。可单用本品研末调敷，或研末用黄酒冲服，临床也常与自然铜、骨碎补、乳香、没药等同用。

【用法用量】煎服，3~10g。
【使用注意】孕妇禁用。

第十一节 补虚药

凡能补益人体正气、增强体质和抗病能力，主要用以治疗各种虚证的药物，称为补益药，又称补虚药。

补虚药多味甘，主入脾、肝、肾经，能滋养补虚，补充人体气血阴阳之不足，从而改善脏腑功能、增强体质、提高抗病能力。同时，某些补虚药还具有调和药性、缓急止痛和解毒的功效。

根据补虚药的功效及适应证，通常将其分为补气药、补血药、补阴药和补阳药四类。因补虚药中补血和补阴药味甘滋腻之品较多，虽能滋养补虚，但易滞碍脾胃，应用时应酌情选配具有行气健脾，消食和胃作用的药物，使其"补而不滞"。另外，补肾阳药性多温燥，易耗伤阴液，阴虚火旺者慎用，应用时可适当配伍补阴药。

另外还需要注意的是，补虚药是为虚证而设，故凡身体健康并无虚弱表现者，不宜滥用，以免导致阴阳平衡失调，"误补益疾"；对于邪气盛而正气不虚者，以祛邪为要，亦不宜用，以免"闭门留寇"；对病邪未尽而正气已虚者，可适当应用补虚药以扶正祛邪，但应分清主次，处理好扶正与祛邪的关系。

一、补气药

补气药，又称"益气药"，是指以治疗气虚病证为主的药物。其重在补脾肺之气，主要适用于脾气虚证，见食欲不振、脘腹胀满、大便溏泄、神疲乏力，甚至浮肿或脱肛等症；肺气虚证，见咳喘气短、动则益甚、语声低微、头晕自汗、脉弱等症。补气药又常用于血虚证的治疗，因"气行则血行"，气旺才能生血。尤其在大失血时，必须运用补气药，故临床上有"血脱益气"的治法。

人参

【药材来源】本品为五加科植物人参的干燥根和根茎。
【处方用名】野山参、吉林参、生晒参、糖参、红参、别直参、高丽参、朝鲜参。
【性味归经】甘、微苦，微温。归脾、肺、心经。
【功效应用】大补元气，复脉固脱，补脾益肺，生津止渴，安神益智。

（1）大补元气 用于气虚欲脱、脉微细等症。本品补气固脱之力最强，为"拯危救脱要药"。临床上如遇气息短促、汗出肢冷、脉微欲绝，或大量失血引起的虚脱等危急证候，可单用一味人参煎服，以补气固脱，如独参汤；如出现阳气衰微、四肢逆冷等亡阳征象，又可与附子、干姜等同用，以益气回阳，如四逆汤。

（2）补脾益肺 用于脾肺气虚证。本品能补肺气益脾气，可用于肺虚气喘、懒言声微、脾胃虚弱、倦怠乏力、胸腹胀满、食少便溏以及久泻脱肛等症。此外还可治疗心气虚所致心悸、失眠、健忘、胸闷等症，肺气虚证多与常与蛤蚧、胡桃肉等配伍；脾气虚证，常与黄芪、白术等配伍；心气虚证多与安神药等配伍。

（3）生津止渴 用于热病耗伤津液及消渴证。本品能益气生津，为治疗虚劳内伤之常用药。气伤液耗而见身热口渴者，可与石膏、知母等同用；消渴证可与生地黄、天花粉配伍；

热伤气阴、口渴汗多、气虚脉弱者，又可用本品与麦冬、五味子相配伍，以达益气养阴敛汗之功，如生脉饮。

(4) 安神益智　用于心气虚弱所致神志不安、失眠健忘、心悸怔忡等症。本品能益心气、安心神，常与酸枣仁、桂圆肉、丹参、当归等同用。

【用法用量】另煎兑服，3～9g，挽救虚脱可用15～30g；或研粉吞服，一次2g，一日2次。

【使用注意】反藜芦；实证、热证忌服；服人参期间不宜饮茶或吃萝卜。

💡 知识拓展

在我国，人参历来被视为"百草之王"，其为"大补元气之要药"，既能用于久病气虚，又可用于急救虚脱，故也为"补虚扶正的要药"。主含多种人参皂苷、人参多糖、氨基酸、有机酸、酯类、挥发油、黄酮类、木脂素、维生素类等化学成分。现代药理研究表明本品具有广泛的药理作用，具体可以体现在以下几个方面：

(1) 对中枢神经系统的作用　人参能调节中枢神经系统兴奋过程和抑制过程的平衡。其小剂量对中枢神经系统有兴奋作用，大剂量则转为抑制。人参能增强机体对一切非特异性刺激的适应能力，能减少疲劳感。

(2) 对心血管系统的作用　药理实验研究表明：人参对多种动物的心脏均有先兴奋后抑制、小量兴奋、大量抑制的作用；人参对心肌有保护作用；人参有双向调节血压的作用，其对麻醉动物的血压，小剂量升压，大剂量降压；人参或其提取物对骨髓的造血功能有保护和刺激作用；人参对健康人及高血脂患者均有降血脂和抗动脉粥样硬化作用。

(3) 对内分泌系统的作用　人参能兴奋垂体性腺系统，研究表明人参对垂体-肾上腺皮质系统有刺激作用，其有效成分是人参皂苷。

(4) 对机体防御系统的作用　人参具有"适应原"样作用，即能增强机体对各种有害刺激的反应能力，提高机体的适应性。有研究报告指出，人参皂苷和人参多糖能提高机体免疫功能，有抗肿瘤作用。

西洋参

【药材来源】本品为五加科植物西洋参的干燥根。

【处方用名】洋参、花旗参。

【性味归经】甘、微苦，凉。归心、肺、肾经。

【功效应用】补气养阴，清热生津。

(1) 补气养阴　用于气阴两伤证。本品补气作用弱于人参，但因其药性凉，故兼能清火养阴生津，最适于气虚较轻而兼有阴虚的证候。可单用或与川贝母、知母、阿胶等药同用，以增强养阴清肺、止咳化痰之效。

(2) 清热生津　用于热病之津伤口渴及消渴证。主要适用于热伤气津所致身热汗多、口渴心烦、身体倦怠、少气懒言、脉虚数者。临床常与知母、石斛等养阴清热生津药或山药、黄芪等益气生津药同用。

【用法用量】另煎兑服，3～6g。

【使用注意】不宜与藜芦同用。

党参

【药材来源】本品为桔梗科植物党参、素花党参或川党参的干燥根。

【处方用名】党参、台党参、潞党参、炒党参。

【性味归经】甘，平。归脾、肺经。

【功效应用】健脾益肺，养血生津。

（1）健脾益肺　用于脾肺气虚证。本品甘平，不腻不燥，为临床常用的补中益气药，功能补脾益肺，效近人参而较弱之。如是脾气虚所致倦怠乏力、脾虚食少、面目浮肿、久泻脱肛等症，常与白术、茯苓、甘草等补气健脾药同用；如是肺气虚导致的气急喘促、言语无力、语声低微等症，常与黄芪、白术、山药等配伍应用；如是血虚萎黄及慢性出血疾患引起的气血两亏之证，又可与补血药当归、熟地等配伍应用。

（2）养血生津　用于热伤气津、气短口渴之证。本品对热伤气津之气短口渴，有补气生津作用，适用于气津两伤的轻证，宜与五味子、麦冬等同用，如生脉饮；本品既能补气，又能养血，常用于因气虚不能生血，或血虚无以化气所致的面色苍白或萎黄、乏力、头晕、心悸等症的治疗，临床可与熟地黄、当归等补血药同用，如八珍汤。

【用法用量】煎服，9～30g。

【使用注意】不宜与藜芦同用。

黄芪

【药材来源】本品为豆科植物蒙古黄芪或膜荚黄芪的干燥根。

【处方用名】生黄芪、绵黄芪、北黄芪、炙黄芪。

【性味归经】甘，微温。归脾、肺经。

【功效应用】补气升阳，固表止汗，利水消肿，生津养血，行滞通痹，托毒排脓，敛疮生肌。

（1）补气升阳　用于脾气虚弱及中气下陷等证。黄芪健脾益气，且具升阳举陷的功效，凡气虚衰弱、倦怠乏力、中气下陷之久泻脱肛、子宫脱垂等症均可应用。本品为"补气升阳之要药"，在临床上用于补气健脾，常与党参、白术等配伍；用于升阳举陷，常与升麻、柴胡、党参等同用。

（2）固表止汗　用于表虚不固的自汗证。黄芪能补脾肺之气，益卫固表，用于表虚自汗，常与麻黄根、浮小麦等配伍；如是表虚易感风寒者，可与白术、防风等配伍。

（3）利水消肿　用于脾虚水肿、面目浮肿、小便不利等症。黄芪能益气而健脾、运阳而利水，故可用于气虚水肿者，多配伍茯苓、白术等药同用。

（4）托毒生肌　用于气血不足所致疮疡内陷、疮痈不溃或久溃不敛者。如用于疮疡内陷或久溃不敛，可与党参、当归、肉桂等配伍；用于疮痈不溃，可与当归、白芷等同用。

此外，本品还可治疗内热消渴、血虚萎黄等病症，常与生地黄、麦冬、山药等配伍；用于中风偏枯、半身不遂等症时，又可与川芎、当归、红花、地龙等活血祛瘀通络药物配伍。

【用法用量】煎服，9～30g。

【使用注意】凡表实邪盛，阴虚阳亢、内有积滞湿阻及疮疡初起者，应禁用。

山药

【药材来源】本品为薯蓣科植物薯蓣的干燥根茎。

【处方用名】山药、怀山药、淮山药。

【性味归经】甘，平。归肺、脾、肾经。

【功效应用】补脾养胃，生津益肺，补肾涩精。

（1）补脾养胃　用于脾胃虚弱、食少体倦、泄泻等证。本品性味甘平，为一味平补脾胃的佳品，不论脾阳亏或胃阴虚，皆可应用。临床上用治食少倦怠或脾虚便溏，常与白术、党参、白扁豆等补脾胃之品配伍应用。

(2) 生津益肺　用于肺虚久咳、虚劳痰嗽等证。本品既能补肺气，又能滋肺阴，故可用于肺虚痰嗽久咳之症。如有肺阴不足症状者，可与麦冬、沙参等同用；此外，本品又适用于消渴证，可与生地黄、知母、黄芪等同用。

(3) 补肾涩精　用于肾虚不固之遗精、尿频、妇女带下等证。如肾亏遗精，则可与熟地黄、山茱萸等配伍应用；如小便频数，则可配伍益智仁、桑螵蛸等同用；如治妇女白带过多，常与茯苓、芡实等同用。

【用法用量】煎服，15～30g。麸炒山药可增强补脾止泻作用。

【使用注意】湿盛中满或有实邪、积滞者禁服。

白术

【药材来源】本品为菊科植物白术的干燥根茎。

【处方用名】生白术、炒白术、焦白术、制白术。

【性味归经】甘、苦，温。归脾、胃经。

【功效应用】健脾益气，燥湿利水，止汗，安胎。

(1) 健脾益气　用于脾气虚证。本品主归脾、胃经，以健运脾胃为主，被前人誉之为"补气健脾第一要药"，常与人参、黄芪、茯苓等药共同配伍用于治疗脾气虚证。

(2) 燥湿利水　用于脾气虚弱水停所致痰饮、水肿、带下诸证。本品可通过补气健脾而燥湿利水，被誉为"治痰饮、水肿之良药"，临床可与茯苓、甘草等配伍应用。

(3) 止汗　用于表虚自汗证。本品补气止汗作用与黄芪相似而力稍逊，可单用，也可与黄芪、防风配伍，如玉屏风。

(4) 安胎　用于脾虚气弱之胎动不安证。脾虚胎儿失养可致胎动不安，本品宜与人参、阿胶、当归等补益气血之品配伍应用。

【用法用量】煎服，6～12g。麸炒白术可增强健脾止泻作用。

【使用注意】津液亏少、烦躁口渴、阴虚内热者慎用。

甘草

【药材来源】本品为豆科植物甘草、胀果甘草或光果甘草的干燥根和根茎。

【处方用名】生甘草、生草、粉甘草、炙甘草、国老。

【性味归经】甘，平。归心、肺、脾、胃经。

【功效应用】补脾益气，清热解毒，祛痰止咳，缓急止痛，调和诸药。

(1) 补脾益气　用于脾胃虚弱及气血不足等证。甘草为甘平之品，能补脾胃不足而益中气，对于脾胃虚弱之证，常与白术、人参、茯苓等补气健脾药配伍应用；对于心阳不振、心血不足之证，常与温通心阳药人参、桂枝及补血养阴药如阿胶、麦冬等品配合应用。

(2) 清热解毒　用于疮疡肿毒、咽喉肿痛、食药中毒等证。甘草生用则能泻火解毒，故常用于疮痈肿痛，多与金银花、连翘等清热解毒药配伍；对咽喉肿痛，可与桔梗、牛蒡子等利咽药配合应用；此外，本品对附子等多种药物和食物所致的中毒，有一定的解毒作用。

(3) 祛痰止咳　用于咳嗽气喘等症。本品甘缓润肺，有祛痰止咳的功效。轻证单用有效，亦可与化痰止咳药配伍应用，作为辅助之品。因其性质平和，故不论寒热虚实多种咳喘，均可配合应用，有痰无痰均宜。

(4) 缓急止痛　用于脘腹疼痛、四肢挛急作痛。本品味甘能缓，善于缓急止痛，对脾胃虚寒所致脘腹疼痛者，可与白芍、桂枝等配伍，如小建中汤；对阴血不足之四肢挛急作痛者，常与白芍配伍，如芍药甘草汤。

(5) 调和药性　用于调和诸药或降低其他药味的毒副性。本品在许多方剂中都可发挥调和药性的作用，应用非常广泛。

【用法用量】煎服，2～10g。

【使用注意】不宜与海藻、京大戟、红大戟、甘遂、芫花同用。

知识拓展

甘草味甘性平，《本经》记载："主五脏六腑寒热邪气，坚筋骨，长肌肉，倍力，金疮肿，解毒。"《药性论》所记："主腹中冷痛，治惊痫，除腹胀满，补益五脏，制诸药毒，养肾气内伤，令人阴（不）痿，主妇人血沥腰痛，虚而多热，加而用之"。

甘草中主要含有甘草素等多种黄酮类化合物和甘草酸等三萜皂苷类物质。有数据资料表明，甘草具有镇静、解毒、解热、抗炎、止咳、化痰、抗心律失常、保肝、降脂及抗动脉粥样硬化等药理作用，其临床应用十分广泛。

二、补血药

补血药，又称"养血药"，是指以治疗血虚病证为主的药物。其重在补心血、养肝血，主要适用于心、肝血虚证，见面色萎黄、心悸失眠、唇甲色淡、头晕耳鸣、两目干涩，以及妇女月经失调等血虚病证的治疗。补血药性多黏腻，凡湿阻中焦、脘腹胀满、食少便溏的不宜应用；脾胃虚弱的患者应配伍健胃助消化的药同用，以免影响食欲。

熟地黄

【药材来源】本品为玄参科植物地黄经蒸制后的干燥块状根。

【处方用名】熟地、熟地炭、酒地。

【性味归经】甘，微温。归肝、肾经。

【功效应用】补血滋阴，益精填髓。

(1) 补血滋阴　用于血虚所致萎黄、眩晕、心悸、失眠及妇女月经不调、崩漏等证。熟地能补血滋阴、养肝益肾，凡血虚阴亏、肝肾不足所致诸证均可应用，为"养血补虚、滋补肾阴之要药"。常与当归、白芍等补血药同用于血虚证的治疗；与山茱萸、山药等同用于补肝肾；与党参、茯苓、酸枣仁等品配伍，可用于心悸、失眠等；如配伍当归、香附、白芍、阿胶、艾叶等药，可治妇女月经不调及崩漏。

(2) 益精填髓　用于肝肾阴虚诸证。本品滋肾益阴，适用于肝肾阴不足所引起的各种病症，如阴虚火旺、骨蒸潮热、盗汗、遗精及须发早白、筋骨痿软之小儿"五迟五软"等。常与山茱萸、牡丹皮、山药、知母、黄柏、龟板等药配伍应用。

【用法用量】煎服，9～15g。

【使用注意】本品性质黏腻，有碍消化，凡气滞痰多、脘腹胀痛、食少便溏者忌服。

知识拓展

地黄一物，在临床应用上根据加工情况不同，有下列三种：新鲜的叫鲜地黄，将鲜地黄缓缓烘焙至约八成干者叫生地黄，将生地黄用黄酒蒸或炖制后叫熟地黄。鲜地黄长于清热凉血，生地黄长于凉血养阴，熟地黄则长于补血滋阴。

临床需根据用药需求合理选用，如常用于肾阴虚证治疗的六味地黄丸《小儿药证直诀》："地黄、山茱萸、山药、茯苓、泽泻、丹皮"，方中所用地黄应为熟地黄。

当归

【药材来源】本品为伞形科植物当归的干燥根。

【处方用名】当归、全当归、西当归、酒当归。

【性味归经】甘、辛，温。归肝、心、脾经。

【功效应用】补血活血，调经止痛，润肠通便。

(1) 补血活血　用于血虚、血滞诸证。当归功能既补血又活血，有"血病要药"及"补血之圣药"的美誉。临床常与白芍、熟地、川芎等配伍，治疗血虚证；又可用于治疗血滞兼寒的头痛、风湿痹痛、虚寒性腹痛、气血瘀阻疼痛及跌打损伤瘀痛等症。

(2) 调经止痛　用于血虚所致月经不调、痛经、经闭等症。本品能活血调经而止痛，为妇科常用之品，故又被称为"妇科调经之要药"。用治月经不调，常与熟地、白芍等配伍；治痛经，常与香附、元胡等配伍；治经闭，可与红花、桃仁等配伍。

(3) 润肠通便　用于血虚肠燥便秘。本品性甘滋润，能补阴血而润肠燥，尤适用于老年及孕产妇的肠燥便秘。临床常与肉苁蓉、生首乌等同具有润肠通便作用的药配伍应用，以增药效。

【用法用量】煎服，6～12g。

【使用注意】湿盛中满、大便泄泻者忌服。

制何首乌

【药材来源】本品为蓼科植物何首乌的干燥块根的炮制加工品。

【处方用名】制首乌，蒸首乌。

【性味归经】苦、甘、涩，微温。归肝、心、肾经。

【功效应用】补肝肾，益精血，乌须发，强筋骨，化浊降脂。

(1) 补肝肾，益精血　用于肝肾精血亏虚证。制首乌的补肝肾作用较为显著，又有补血作用，主要用于肝肾精血亏虚之血虚萎黄、头晕目眩、失眠健忘、眩晕耳鸣、肾虚无子等症，常与熟地黄、菟丝子、当归、五味子、酸枣仁等同用。

(2) 乌须发，强筋骨　用于肝肾精血不足所致须发早白、牙齿不固、腰膝酸软、筋骨不健、肢体麻木等症。本品被誉为"乌须发、抗早衰之滋补要药"，常与熟地黄、枸杞子、菟丝子等配伍。

(3) 化浊降脂　用于高脂血症。本品具有降胆固醇的作用，临床可用于动脉粥样硬化、冠心病、高血压等症的治疗。

【用法用量】煎服，6～12g。

【使用注意】大便溏泄及湿痰较重者不宜用。

知识拓展

《中国药典》记载，生首乌具有解毒、消痈、截疟、润肠通便的功效，经炮制加工成制首乌后，可以补肝肾、益精血。现今制何首乌的炮制方法一般是将生何首乌用黑豆汁炖或蒸制后而得，其表面黑褐色或棕褐色、凹凸不平、质坚硬，主要含蒽醌类、葡萄糖苷类、磷脂等成分。

据历史文献记载，唐代以前的何首乌主要以生首乌入药。从唐代开始，古人就将黑色入肾理论应用于何首乌的炮制上，于是就开启了将黑豆用作炮制用辅料的先河，而且这种黑豆制法为宋代至清代时期盛行的"九蒸九晒"制法提供了丰富的理论基础与临床经验。

白芍

【药材来源】本品为毛茛科植物芍药除去外皮的干燥根。

【处方用名】生白芍、炒白芍。

【性味归经】苦、酸，微寒。归肝、脾经。

【功效应用】养血调经，敛阴止汗，柔肝止痛，平抑肝阳。

（1）养血调经　用于肝血亏虚诸证。白芍能养血调经，治肝血亏虚所致面色苍白、眩晕心悸、妇女月经不调、行经腹痛、崩漏等症。常与熟地黄、川芎、当归等药配合应用。

（2）敛阴止汗　用于营卫不和的表虚自汗及阴虚盗汗证。若治外感风寒、表虚自汗而恶风，可用本品配伍桂枝、生姜同用，如桂枝汤；用治阴虚阳浮所致的自汗、盗汗等症，可与龙骨、浮小麦等药同用，以敛阴潜阳。

（3）柔肝止痛　用于肝气不舒所致的胸胁脘腹疼痛及四肢挛急疼痛等症。本品能养血柔肝、缓急止痛，治胸胁疼痛，常与柴胡、陈皮等同用；治腹痛及手足拘挛疼痛，常与甘草配伍，如芍药甘草汤。

（4）平抑肝阳　用于肝阳上亢证。本品可用于肝阴不足或肝阳亢盛所引起的头痛、眩晕等症，常与桑叶、菊花、代赭石、牡蛎等同用。

【用法用量】煎服，6～15g。

【使用注意】不宜与藜芦同用。

阿胶

【药材来源】本品为马科动物驴的干燥皮或鲜皮经煎煮、浓缩制成的固体胶块。

【处方用名】阿胶、陈阿胶、驴皮胶、阿胶珠、蛤粉炒阿胶、蒲黄炒阿胶。

【性味归经】甘，平。归肺、肝、肾经。

【功效应用】补血，滋阴，润燥，止血。

（1）补血　用于血虚诸证。本品甘平质润，为"补血之要药"，尤以治疗出血导致的血虚为佳，单用本品即有效，也常配伍当归、人参、黄芪、熟地等同用。

（2）滋阴、润燥　用于阴虚及燥证。本品能滋阴而润燥，对肺热阴虚、燥咳痰少、咽喉干燥、痰中带血者，常与杏仁、麦冬、沙参等同用；对阴亏火炽、虚烦不眠者，常配合黄连、白芍等同用；对热病伤阴、内风欲动者，常配合牡蛎、钩藤等同用。

（3）止血　用于出血证。本品善于止血，临床多种出血之证均可应用，亦被称为"止血之要药"。如虚劳咯血、吐血、便血、尿血及崩漏等症，可单用，亦可与生地、蒲黄、艾叶等同用止血。

【用法用量】烊化兑服，3～9g。

【使用注意】本品黏腻，有碍消化，故脾胃虚弱者不宜用。

三、补阴药

补阴药，又称"滋阴药"或"养阴药"，是指以治疗阴虚病证为主的药物。其重在补肺、胃、肝、肾之阴，主要适用于肺阴虚证，见干咳、少痰、痰中带血及口燥咽干等症；胃阴虚证，见津少口渴、胃中嘈杂、饥不欲食或大便燥结等症；肝阴虚证，见头晕眼花、两眼干涩、胁肋灼痛等症；肾阴虚证，见头晕耳鸣、五心烦热、遗精盗汗等症。补阴药大多甘寒滋腻，如遇胸闷食少、便溏腹泻等症宜慎用。

北沙参

【药材来源】本品为伞形科植物珊瑚菜的干燥根。
【处方用名】北沙参、北条参、鲜沙参、辽沙参、莱阳参。
【性味归经】甘、微苦,微寒。归肺、胃经。
【功效应用】养阴清肺,益胃生津。

(1) 养阴清肺　用于肺阴虚证。本品甘润而偏于苦寒,能清肺养阴,且益肺气,适用于肺阴虚有热之干咳少痰、久咳声哑或咯血等症。为"治肺虚热咳的要药",常与川贝、杏仁、麦冬、桑叶等药配伍。

(2) 益胃生津　用于胃阴虚证。本品能养胃阴而生津止渴,故可用于胃阴虚之热病伤津、舌绛口渴、饥不欲食、大便干结及胃胀、干呕等症。常与麦冬、乌梅、生地、石斛等养阴生津之品同用。

【用法用量】煎服,5～12g。
【使用注意】不宜与藜芦同用。

南沙参

【药材来源】本品为桔梗科植物轮叶沙参或沙参的干燥根。
【处方用名】南沙参、大沙参、空沙参。
【性味归经】甘,微寒。归肺、胃经。
【功效应用】养阴清肺,益胃生津,化痰,益气。

(1) 养阴清肺　用于肺阴虚证。本品适用于肺阴虚之燥热咳嗽、干咳少痰、咽干音哑等症,可与麦冬、川贝母等养阴润肺止咳药同用。

(2) 益胃生津　用于胃阴虚证。本品能养胃阴而生津止渴,用于胃阴不足所致舌红少津、烦热口干、食少呕吐等症,常与麦冬、石斛等养阴生津之品同用。

(3) 化痰、益气　用于肺阴虚之痰黏不易咳出及热病后气津不足或脾胃虚弱等证。本品既能养阴生津,又兼益气健脾。对于阴虚劳嗽、干咳痰黏等情况,可配伍川贝母、麦冬等药同用;对于热病后期气津不足或脾胃虚弱等,常与石斛、玉竹、山药等药配伍应用。

【用法用量】煎服,9～15g。
【使用注意】不宜与藜芦同用。

百合

【药材来源】本品为百合科植物百合或细叶百合等的干燥肉质鳞叶。
【处方用名】百合、野百合、炙百合。
【性味归经】甘,微寒。归心、肺经。
【功效应用】养阴润肺,清心安神。

(1) 养阴润肺　用于肺阴虚之热咳、燥咳等症。本品甘寒,能清肺润燥,治燥热咳嗽、痰中带血,常与款冬花配伍,如百花膏;治肺虚久咳、劳嗽咯血,常与生地、玄参、桔梗等配伍,如百合固金汤。

(2) 清心安神　用于热病后余热未清之虚烦惊悸、神思恍惚、失眠多梦等症。本品能入心经,故能清心安神,常与生地黄或知母配伍,如百合地黄汤、百合知母汤。

【用法用量】煎服,6～12g。蜜炙百合可增强润肺作用。
【使用注意】风寒咳嗽及脾胃虚寒便溏者忌用。

麦冬

【药材来源】本品为百合科植物麦冬的干燥块根。

【处方用名】麦冬、麦门冬、寸麦冬。

【性味归经】甘、微苦,微寒。归心、肺、胃经。

【功效应用】养阴生津,润肺清心。

(1) 养阴生津　用于胃阴虚证。本品味甘柔润、性偏苦寒,长于益胃生津、兼清胃热。广泛用于胃阴虚有热及消渴证,常与生地、玉竹、乌梅等品同用。

(2) 润肺清心　用于心肺阴虚证。用于阴虚肺燥有热之鼻燥咽干、干咳少痰、咯血、咽痛音哑及心阴虚和温病热邪扰及心营之心烦失眠、多梦健忘、心悸怔忡等症。前者常与石膏、天冬、枇杷叶、阿胶等品同用;后者宜与生地黄、酸枣仁、柏子仁等品配伍。

【用法用量】煎服,6～12g。

【使用注意】脾胃虚寒溏泄者慎用。

枸杞子

【药材来源】本品为茄科植物宁夏枸杞的干燥成熟果实。

【处方用名】枸杞子、甘杞子。

【性味归经】甘,平。归肝、肾经。

【功效应用】滋补肝肾,益精明目。

(1) 滋补肝肾　用于肝肾不足之腰膝酸痛、遗精等症。本品有补益肝肾之功,不论肾阴虚亏或肾阳不足,皆可应用。治肾虚遗精等症,常与巴戟天、肉苁蓉、沙苑子等配伍应用;凡肝肾阴虚诸证,均可应用,单用即有效,常配黄精以增效,如二精丸。

(2) 益精明目　用于肝肾不足之头晕目眩、视力减退、内障目昏等症。本品为"补肝肾、益精血、明目之良药",用于肝肾阴虚所致头晕目昏、视物模糊等症,可与菊花、地黄、山药等配伍,如杞菊地黄丸。

此外,本品还可用于阴虚劳嗽,常与贝母、麦冬等养阴润肺止咳药同用。

【用法用量】煎服,6～12g。

【使用注意】脾虚大便溏泄者慎用。

💡 知识拓展

枸杞子味甘性平,柔润多汁,主含甜菜碱、多糖、胡萝卜素、多种维生素及钙、磷、铁、锌等物质,是一味补养肝肾的常用中药,自古至今也常作为食疗养生之佳品。中医认为它有促进和调节免疫功能、保护肝脏、抗衰老三大功效,尤其适合用来消除疲劳,且因为其性平和,一年四季都可以用来保健应用。如:

(1) 春季　用枸杞泡茶,可以滋阴明目。

(2) 夏季　以枸杞配菊花或金银花,泡茶饮用,可以清除肝火。

(3) 秋季　用枸杞加川贝、百合、玉竹、雪梨,煲汤食之,有很好的滋阴润燥效果。

(4) 冬季　以枸杞做火锅底料,既可以提升体内阳气,又不至于阳气过盛而上火。

龟甲

【药材来源】本品为龟科动物乌龟的背甲和腹甲。

【处方用名】生龟板、龟板、炙龟板。

【性味归经】咸、甘,微寒。归肝、肾、心经。

【功效应用】滋阴潜阳，益肾强骨，养血补心，固经止崩。

(1) 滋阴潜阳　用于肾阴不足之阴虚发热、阴虚阳亢以及阴虚风动等证。本品能滋肾阴而潜浮阳，被誉为"滋阴潜阳之要药"。在临床应用方面，用治阴虚发热，可与熟地、黄柏、知母等配伍；用治阴虚阳亢，可与菊花、生牡蛎、石决明等配伍；用治阴虚风动，可与阿胶、生地、鳖甲等配伍。

(2) 益肾强骨　用于肾虚骨痿，筋骨不健，小儿囟门不合等症。本品能益肾阴而健骨，常用于小儿囟门不合、齿迟、行迟等，临床可与熟地、鹿茸、牛膝、锁阳等品同用。

(3) 养血补心　用于心虚惊悸、失眠健忘等症，常与远志、龙骨等配伍。

(4) 固经止崩　用于阴虚血热所致的月经过多、崩漏等症。本品能益肾阴而通任脉，且性偏寒，故可用于血热所致的妇女月经过多、崩漏不止等症，常配伍黄柏、香附、白芍等同用。

此外，本品还可与川芎、当归、牛膝等品配伍，用于难产的治疗。

【用法用量】煎服，9～24g。宜先煎。

【使用注意】孕妇、脾胃虚寒者忌服。

四、补阳药

补阳药，又称"助阳药"，是指以治疗阳虚病证为主的药物。其重在补助肾阳，主要适用于肾阳不足证，见畏寒肢冷、腰膝酸痛、阳痿遗精、尿频、遗尿、虚喘、久泻等症。补阳药性多温燥，阴虚火旺者应慎用。

鹿茸

【药材来源】本品为鹿科动物梅花鹿或马鹿的雄鹿未骨化密生茸毛的幼角。

【处方用名】鹿茸、鹿茸血片、鹿茸粉片。

【性味归经】甘、咸，温。归肾、肝经。

【功效应用】壮肾阳，益精血，强筋骨，调冲任，托疮毒。

(1) 壮肾阳，益精血　用于肾阳不足、精血亏虚所致诸证。本品是一味"补督脉、益精血的要药"，主要用于治疗肾阳不足、精衰血少所致阳痿早泄、宫寒不孕、尿频不禁、腰膝酸痛、肢冷神疲等症。本品可单味研末服用，也可配合人参、熟地、山萸肉、巴戟天等同用。

(2) 强筋骨　用于肝肾不足所致诸证。本品既能补益肾阳，又能强壮筋骨，主要用于肝肾不足的筋骨痿软、小儿发育不良、囟门过期不合、骨软行迟、齿迟等，临床常与熟地黄、山萸肉等配伍应用，如加味地黄丸。

(3) 调冲任　用于冲任虚损、带脉不固之崩漏带下等证。本品能补益肝肾、调理冲任、固摄带脉，用治崩漏带下属于虚寒症状者，可与阿胶、当归、熟地、蒲黄、白芍、狗脊等配伍同用。

(4) 托疮毒　用于疮疡久溃不敛或阴疽内陷不起等症。本品有补养气血、托毒升肌及内托升陷的功效，临床常与补气药（如黄芪）和补血药（如当归）共同配伍应用。

【用法用量】研末冲服，1～2g；或入丸、散剂，不入汤剂。

【使用注意】本品属性温助阳之品，对于阴虚阳亢及内热者均应忌用。

杜仲

【药材来源】本品为杜仲科植物杜仲的干燥树皮。

【处方用名】杜仲、厚杜仲、炒杜仲。

【性味归经】甘，温。归肝、肾经。

【功效应用】补肝肾，强筋骨，安胎。

（1）补肝肾，强筋骨　用于肝肾不足之腰膝酸痛、下肢痿软等症。本品善补肝肾而强筋骨，为治肝肾不足致腰膝酸痛、筋骨痿软之要药。可单用浸酒服即有效，对于腰膝冷痛者，常配伍补骨脂、菟丝子、胡桃肉等以增效；对于阳痿尿频者，可与鹿茸、山茱萸、覆盆子等药同用。

（2）安胎　用于肝肾亏虚、下元虚冷之胎漏下血、胎动不安、习惯性流产等症。本品有补肝肾安胎之效，尤其适用于肝肾亏虚所致胎动不安等症，临床可与桑寄生、续断、砂仁等药配伍应用。

【用法用量】煎服，6～10g。

【使用注意】本品为温补之品，阴虚火旺者慎用。

知识拓展

杜仲以树皮入药，是一味常用的补阳中药。因其树皮折断后，可见有细密的银白色并富弹性的橡胶丝相连，故而又有"扯丝皮、丝连皮"的别名。通常以其皮厚而大、粗皮刮净、内表面色暗紫、断面银白色橡胶丝多者为佳。本品主要含有杜仲胶、杜仲苷、杜仲醇、杜仲酚、鞣质、绿原酸、黄酮类化合物等化学成分。现代临床药理研究表明，杜仲具有显著的降压及增强人体免疫力的作用，其煎液可以扩张血管、分解体内胆固醇、镇静、镇痛、抗菌、利尿等。

淫羊藿

【药材来源】本品为小檗科植物淫羊藿、箭叶淫羊藿、柔毛淫羊藿或朝鲜淫羊藿的干燥叶。

【处方用名】淫羊藿、羊藿叶、仙灵脾。

【性味归经】辛、甘，温。归肝、肾经。

【功效应用】补肾阳，强筋骨，祛风湿。

（1）补肾壮阳　用于肾阳虚衰所致之阳痿、不孕等症。本品能温肾助阳，故适用于肾阳不足的遗精早泄、腰膝痿软、肢冷畏寒、宫寒不孕等，被誉为"益精起痿，暖宫助孕之良品"。可单用有效，亦可与其他补肾壮阳药同用。

（2）强筋骨，祛风湿　用于寒湿痹痛证。本品性味辛温、入肝肾经，故能散风除湿，用于肝肾不足之筋骨痹痛、四肢拘挛麻木等。可单味浸酒服用，也可与威灵仙、桑寄生、巴戟天、川芎等配伍同用。

【用法用量】煎服，6～10g。

【使用注意】阴虚火旺者不宜服用。

补骨脂

【药材来源】本品为豆科植物补骨脂的干燥成熟果实。

【处方用名】补骨脂、破故纸。

【性味归经】辛、苦，温。归脾、肾经。

【功效应用】温肾助阳，纳气平喘，温脾止泻；外用消风祛斑。

（1）温肾助阳　用于肾阳虚诸证。本品苦辛温燥，能温补肾阳，用于肾阳不足、腰膝冷痛、阳痿遗精、遗尿、尿频等症，对于肾阳不足、腰部冷痛，常与仙灵脾、菟丝子、狗脊、续断等配合应用；另外，本品兼有涩性，善补肾助阳、固精缩尿，单用有效，亦可随证配伍他药，如补骨脂丸。

（2）纳气平喘　用于肾不纳气，虚寒喘咳证。本品温肾而纳气平喘，多与蜂蜜、胡桃肉等配伍以治虚寒性咳喘。

（3）温脾止泻　用于脾肾阳虚，五更泄泻之证。补骨脂能补命门火而温运脾阳，治虚冷泄泻，常与肉豆蔻、五味子、吴茱萸等同用，治疗五更泄泻。

（4）消风祛斑　本品是治疗白癜风的常用中药，外用可以治疗白癜风、斑秃。

【用法用量】煎服，6～10g；外用，20%～30%酊剂涂患处。

【使用注意】本品性温燥，能伤阴助火，故阴虚火旺及大便秘结者忌服。

冬虫夏草

【药材来源】本品为麦角菌科真菌冬虫夏草菌寄生在蝙蝠蛾科昆虫幼虫上的子座和幼虫尸体的干燥复合体。

【处方用名】冬虫夏草、冬虫草、虫草。

【性味归经】甘，平。归肺、肾经。

【功效应用】补肾益肺，止血化痰。

（1）补肾益肺　用于肾虚腰疼、肺虚咳喘等症。本品有补肾阳、滋肺阴的作用，为一种平补阴阳的药物。长于补肾益精、兴阳起痿，用于治疗肾阳不足、精血亏虚之阳痿遗精、腰膝酸痛等症，可与巴戟天、淫羊藿等同用；本品既能补肺气，又能益肺阴，用于肺虚咳喘治疗时，常与麦冬、沙参等配合应用。

（2）止血化痰　用于久咳虚喘，劳嗽痰血等症。本品甘平，为平补肺肾之佳品，善于治疗肺肾两虚之虚喘、劳嗽痰血等，能够止咳平喘、止血化痰。可单用，或与人参、蛤蚧、贝母等同用。

【用法用量】煎服，3～9g；也可入丸、散。

【使用注意】有表邪者不宜用。

> 💡 **知识拓展**
>
> 冬虫夏草是一种传统的名贵滋补中药材，与人参、鹿茸并列为三大滋补品。它药性平和，适用于老、少、病、弱、虚等各种体质者，一年四季均可食用，比其他类型的滋补品有更广泛的应用价值。冬虫夏草主要生长在高海拔的森林草甸或草坪上，在我国主要产于中国大陆青海、西藏、四川、云南、甘肃五省的高寒地带和雪山草原。以虫体色泽黄亮、丰满肥大、断面黄白色、菌座短小者为佳。
>
> 冬虫夏草所含的化学成分有粗蛋白、D-甘露醇（虫草酸）、脂肪、麦角甾醇、腺苷、虫草多糖、多种氨基酸等。现代医学研究表明，虫草可适宜于癌症、糖尿病、红斑狼疮、慢性肾炎、老年性慢性支气管炎、肺气肿、虚咳咯血，或年老体弱、体虚多汗、肾气不足、腰膝酸痛、阳痿遗精者食用。

第十二节　化痰止咳平喘药

凡以消除或祛除痰浊为主要作用，用以治疗痰证的药物，称为化痰药；凡以减轻或制止咳嗽喘息为主要作用，用以治疗咳喘证的药物，称为止咳平喘药。因为在病证上，痰、咳、喘三者常相互兼杂，在病机上联系紧密，故通常将化痰药与止咳平喘药合在一起进行介绍。

本类药物多具有辛、苦或甘味，药性寒凉或温热。化痰药具有宣肺祛痰功效，适用于各种痰证，痰证有寒痰、热痰、燥痰、湿痰之分；止咳平喘药具有润肺止咳、降气平喘等作用，主要用于外感、内伤所引起的各种咳喘证。

据本类药物的性能特点及临床应用的不同，一般将其分为温化寒痰药、清化热痰药和止咳平喘药三类。

使用本类药物时必须注意：温化寒痰药的药性温燥，不宜用于热痰、燥痰；清化热痰药的药性寒凉，不宜用于寒痰、湿痰。另外，凡咳嗽兼咯血、胃肠有出血等有出血倾向者及孕妇，均不宜使用刺激性较强的化痰药，以免加重出血或引起胎动不安。

一、温化寒痰药

温化寒痰药，药性多辛、苦、温燥，有温化寒痰、燥湿化痰之功，部分药物兼有散结消肿止痛的作用。主要用于治疗寒痰证、湿痰证，症见咳嗽气喘、痰白清稀、量多易咳、舌苔白腻，以及由寒痰湿痰所致的头晕目眩、肢体麻木、中风痰迷、癫痫惊厥等。因本类药物药性温燥，故不宜用于热痰、燥痰、阴虚热证等。

半夏

【药材来源】本品为天南星科植物半夏的干燥块茎。

【处方用名】生半夏、清半夏、姜半夏、法半夏、制半夏、半夏曲。

【性味归经】辛，温；有毒。归脾、胃、肺经。

【功效应用】燥湿化痰，降逆止呕，消痞散结。

(1) 燥湿化痰　用于湿痰寒痰诸证。本品味辛性温，能燥湿化痰，为"治疗湿痰、寒痰咳嗽之要药"，症见咳嗽气喘、痰多清稀、风痰眩晕等。治疗湿痰壅滞、咳嗽气喘、痰多清稀者，常与陈皮、茯苓等同用，如二陈汤；治疗风痰吐逆、头晕目眩、手足麻木、半身不遂等，常与天麻、蔓荆子等同用。

(2) 降逆止呕　用于胃气上逆，恶心呕吐。本品善于降逆和胃，为"止呕之要药"，尤宜于对痰饮或胃寒所致的胃气上逆之呕吐者。治胃寒或痰饮呕吐，常与生姜同用；治胃热呕吐，常配伍黄连、竹茹等；治胃虚呕吐，常配伍人参、党参等；如配伍干姜、砂仁等又可用于治疗妊娠呕吐。

(3) 消痞散结　用于胸脘痞闷、胸痹、梅核气及瘰疬痰核、痈疽肿毒等。治胸脘痞满疼痛，常与黄连、瓜蒌等药配伍；如为痰热互结、咳嗽痰黄等，可配伍黄连、黄芩等；若是治疗痰气互结、梗于咽中之梅核气，可配伍厚朴、紫苏叶等药，如半夏厚朴汤；如治疗瘿瘤痰核，常与香附、青皮、海藻等同用；若治痈疽肿毒、毒蛇咬伤等，可用其生品研末以蛋清调敷或鲜品捣敷患处。

【用法用量】煎服，3~9g，内服一般需炮制后使用；或外用适量，磨汁涂或研末以酒调敷于患处。

【使用注意】反乌头；生品内服宜慎。

天南星

【药材来源】本品为天南星科植物天南星、异叶天南星或东北天南星的干燥块茎。

【处方用名】生南星、制南星、胆南星。

【性味归经】苦、辛，温；有毒。归肺、肝、脾经。

【功效应用】燥湿化痰，祛风止痉，散结消肿。

（1）燥湿化痰　用于湿痰、寒痰证。天南星祛痰力强，功似半夏而温燥之性胜于半夏。治疗痰湿咳喘、胸膈胀闷等症，常与半夏、枳实、橘皮等药配伍；治疗痰热咳嗽，常与瓜蒌、黄芩等药同用，以清热化痰。

（2）祛风止痉　用于风痰所致的眩晕、半身不遂、癫痫及破伤风等症。本品入肝经，走经络，善祛风痰而止痉。治疗风痰眩晕之症，常与半夏、天麻同用；若治风痰阻络所致半身不遂、手足麻木、口眼歪斜等，可与半夏、白附子、川乌配伍同用；如用治癫痫证，可配伍远志、石菖蒲等药；用治破伤风之四肢抽搐、角弓反张等，常与防风、白附子、僵蚕、天麻同用。

（3）散结消肿　用于痈疽肿痛、毒蛇咬伤等症。本品生用可消肿散结，治疗痈疽肿痛、瘰疬痰核，可研末以醋调敷；如治疗毒蛇咬伤，可配伍雄黄共同研末外敷。

【用法用量】煎服，3~9g，多制用；外用生品适量，研末以醋或酒调敷患处。

【使用注意】孕妇及阴虚燥痰者忌用；生品内服宜慎。

旋覆花

【药材来源】本品为菊科植物旋覆花或欧亚旋覆花的干燥头状花序。

【处方用名】旋覆花、复花。

【性味归经】苦、辛、咸，微温。归肺、脾、胃、大肠经。

【功效应用】降气，消痰，行水，降逆止呕。

（1）降气、消痰、行水　用于痰浊阻肺之气逆咳喘及痰饮蓄结之胸膈痞满等症。本品味苦，善降气消痰，常与麻黄、桔梗等药配伍，如旋覆花散。治疗寒痰咳喘，可配半夏、紫苏子等药；若治痰热咳喘，可配瓜蒌、桑白皮等；如治疗胸膈痞满之症，则可配伍海浮石、海蛤壳等，以化痰消痞软坚。

（2）降逆止呕　用于嗳气、呕吐。本品苦降入胃经，能降逆止呕、止嗳气。治疗脾胃虚寒、痰浊中阻之呕吐、嗳气不止者，常与人参、代赭石、半夏、生姜等药配伍，如旋复代赭汤；治疗饮停胸膈、胃脘痞满、呕吐不止者，则可配伍半夏、茯苓、青皮等药；用于目眩眩晕之风痰呕逆证，可配伍天麻、川芎、茯苓等。

【用法用量】包煎，3~9g。

【使用注意】阴虚劳嗽、津伤燥咳者忌用。

知识拓展

自古有"诸花皆升，旋覆独降"的说法，其善降肺胃之气逆而消痰、止呕，为"肺、胃二经之要药"。旋覆花的化学成分主要有蒲公英甾醇、黄酮苷、生物碱、菊糖、挥发油等。

现代药理作用主要包括升高动脉血压、解除痉挛、平喘、镇咳、抑菌等方面。此外，旋覆花及其制剂现代还常用于支气管炎、胸胁疼痛、顽固性呃逆、胃神经官能症、慢性胃炎和胃下垂等疾病的治疗。

芥子

【药材来源】本品为十字花科植物白芥或芥的干燥成熟种子。前者习称"白芥子"，后者习称"黄芥子"。

【处方用名】白芥子、黄芥子、炒芥子。

【性味归经】辛，温。归肺经。

【功效应用】温肺豁痰利气，散结通络止痛。

（1）温肺豁痰利气　用于寒痰喘咳、悬饮等证。芥子辛温走窜、温肺散寒、利气消痰，能透达经络，善治"皮里膜外之痰"。主治寒痰壅肺、胸胁胀满、气逆喘咳等，可与紫苏子、莱菔子相配伍，组成"三子养亲汤"。

（2）散结通络止痛 用于阴疽流注或痰阻经络关节之肢体麻木、关节肿痛等症。本品能消肿散结、通络止痛，用于阴疽流注之证，可配伍肉桂、熟地、鹿角等，以温阳通滞、消痰散结；用治痰阻经络之肢体麻木、关节肿痛等，可与活血化瘀药没药、马钱子等配伍应用。

【用法用量】煎服，3～9g；外用适量。

【使用注意】久咳肺虚及阴虚火旺者忌用。

二、清化热痰药

清化热痰药，药性多苦寒或甘寒，有清热化痰、润燥化痰之功。主要用于治疗热痰证、燥痰证，症见咳嗽气喘、痰黄质稠、舌红苔黄以及痰少质黏、干咳等，亦可用于治疗痰火郁结所致的瘰疬、瘿瘤等症。因本类药物药性寒凉，故不宜用于寒痰、湿痰、阳虚寒证等。

川贝母

【药材来源】本品为百合科植物川贝母、暗紫贝母、甘肃贝母或梭砂贝母等的干燥鳞茎。

【处方用名】川贝母、川贝。

【性味归经】苦、甘，微寒。归肺、心经。

【功效应用】清热润肺，化痰止咳，散结消痈。

（1）清热润肺、化痰止咳 用于风热咳嗽、肺热燥咳、肺虚劳嗽等。本品既性寒味苦，能清热化痰，又味甘质润，能润肺止咳，尤宜于内伤久咳燥痰、热痰之证。如治痰热咳嗽、咳痰黄稠等常与知母、黄芩、枇杷叶同用；治疗肺热燥咳、干咳少痰等症，常配伍百合、知母、款冬花等药同用；若治肺虚、肺痨久咳等，常配伍沙参、麦冬等药以养阴润肺、化痰止咳。

（2）散结消痈 用于痰核瘰疬、瘿瘤、乳痈、肺痈及疮痈等症。本品性寒味苦，具有清热之性，可清热化痰、散结消痈。治疗痰火郁结之瘰疬痰核，常配伍玄参、牡蛎等药；治疗瘿瘤之证，可配伍海藻、昆布、莪术等药以化痰软坚散结；若治疗乳痈可与蒲公英、连翘、赤芍等清热解毒、活血消肿药配伍；治肺痈多与芦根、鱼腥草等药同用；若治热毒壅盛所致的疮痈，可配伍鱼腥草、蒲公英等药，以清热解毒散结。

此外，川贝母还可用于忧思郁结所致胸闷脘胀等症，可单用或与郁金、当归、柏子仁等药同用；其制剂现代还用于治疗慢性支气管炎、百日咳等疾病。

【用法用量】煎服，3～10g；研粉冲服，一次1～2g。

【使用注意】不宜与川乌、制川乌、草乌、制草乌、附子同用。

浙贝母

【药材来源】本品为百合科植物浙贝母的干燥鳞茎。

【处方用名】浙贝母、浙贝、大贝母、大贝、象贝母、象贝。

【性味归经】苦，寒。归肺、心经。

【功效应用】清热化痰止咳，解毒散结消痈。

（1）清热化痰止咳 用于风热、痰热、燥热咳嗽之证。本品功似川贝母而苦寒之性更大，故清热化痰力更强。常用于治疗风热、痰热咳嗽，可配伍前胡、桑叶等药；若治疗燥热犯肺之咳嗽，常与知母、瓜蒌等药相配伍。

（2）解毒散结消痈　用于瘰疬、瘿瘤、肺痈、疮痈等证。本品苦泄清热力强，长于开郁散结。治疗瘰疬结核，可配牡蛎、玄参等药，如消瘰丸；若治疗瘿瘤，可配伍海藻、昆布等药；治疗肺痈，常与鱼腥草、芦根等药同用；治热毒疮痈，可配伍连翘、蒲公英等清热解毒药同用。

【用法用量】 煎服，5~10g。

【使用注意】 不宜与川乌、制川乌、草乌、制草乌、附子同用。

桔梗

【药材来源】 本品为桔梗科植物桔梗的干燥根。

【处方用名】 桔梗、苦桔梗、白桔梗、玉桔梗。

【性味归经】 苦、辛，平。归肺经。

【功效应用】 宣肺，利咽，祛痰，排脓。

（1）宣肺，利咽　用于肺气不宣所致咳嗽痰多、胸闷不畅及咽痛音哑等症。本品辛散苦泄，能开宣肺气、利气化痰、利咽开音，无论属寒属热皆可应用，为宣肺利咽之佳品。若风寒犯肺，常与杏仁、紫苏叶等同用，如杏苏散；若风热犯肺，则可配伍桑叶、菊花等同用，如桑菊饮；如治痰阻气滞、胸膈痞满者，常配伍枳壳、半夏、陈皮等药，以理气宽胸；若治疗热毒盛之咽喉肿痛，常配板蓝根、射干等清热解毒药以利咽；又如肺阴不足、咳嗽失音者，可与百合、玄参、麦冬等药同用，如百合固金汤。

（2）祛痰，排脓　用于肺痈咳吐脓痰及痈疽肿毒之症。本品辛散上行，能开宣肺气、祛痰、排脓。用于治疗肺痈咳嗽胸满、久吐脓痰者，常与鱼腥草、贝母、桑白皮、薏苡仁、甘草、芦根等药同用，以加强清肺排脓之功。

此外，桔梗能载药上浮，为治疗胸膈以上疾病的引经药。现代还用于治疗小儿喘息型支气管炎、急性扁桃体炎、扁桃体周围炎、急性咽喉炎等疾病。因桔梗开宣肺气而通二便，故还可用于癃闭、便秘的治疗。

【用法用量】 煎服，3~10g。

【使用注意】 凡气机上逆之呕吐、呛咳、眩晕、阴虚火旺等，不宜用。

竹茹

【药材来源】 本品为禾本科植物青秆竹、大头典竹或淡竹的茎秆的干燥中间层。

【处方用名】 淡竹茹、鲜竹茹、姜竹茹、青竹茹。

【性味归经】 甘，微寒。归肺、胃、心、胆经。

【功效应用】 清热化痰，除烦，止呕。

（1）清热化痰　用于痰热咳嗽。竹茹甘寒，善清痰热，使肺气清肃而咳止。治疗肺热咳嗽、痰黄黏稠等，常与桑白皮、瓜蒌、枳实等药配伍同用。

（2）除烦　用于痰热所致的心烦不眠。本品性寒，能使痰火清、心神安而烦除、寐安。若治热痰内扰、心烦不眠者，可与半夏、枳实、陈皮、茯苓等药配伍，如温胆汤。

（3）止呕　用于胃热呕吐。本品具甘寒之性，能清胃止呕。用于治疗胃热呕吐，常与半夏、黄连等药同用；若治疗胃虚有热呕吐，可配伍橘皮、生姜、甘草、人参等药，如橘皮竹茹汤。

此外，竹茹还有凉血止血的作用，可用于衄血、吐血、崩漏等证。

【用法用量】 煎服，5~10g。

【使用注意】 胃寒呕吐者需慎用。

三、止咳平喘药

止咳平喘药，药性或寒或热，有止咳平喘之功，主要用于各种咳嗽气喘病证。因咳喘病因复杂，既有外感内伤之别，又有寒热虚实之异，故本类药物止咳平喘之功各有侧重，临床应用时应审证求因，合理选用不同类型的止咳平喘药，并配伍相应的药物进行治疗。

苦杏仁

【药材来源】本品为蔷薇科植物山杏、西伯利亚杏、东北杏或杏的干燥成熟种子。

【处方用名】杏仁、苦杏仁、炒苦杏仁。

【性味归经】苦，微温；有小毒。归肺、大肠经。

【功效应用】降气止咳平喘，润肠通便。

(1) 降气止咳平喘　用于咳嗽气喘证。本品味苦能降肺气，有止咳平喘之功，为治咳喘之要药，可随配伍不同而用于多种咳喘证的治疗。如是外感风寒咳喘痰多，常与麻黄、紫苏、甘草等配伍；如属风热咳嗽，则可配伍桑叶、菊花、桔梗等药同用；若燥热咳嗽，常配伍桑叶、沙参、栀子、贝母等药；肺热咳喘，则配伍生石膏、麻黄、甘草等药；如是肺阴不足之干咳少痰证，则可与沙参、百合、麦冬等药同用。

(2) 润肠通便　用于肠燥便秘证。本品苦味降气，质润通肠，常配伍火麻仁、桃仁等药应用，如润肠丸；兼血虚者，可配伍当归、生地黄；如是肠燥有热者，则需与川贝母、瓜蒌仁等配伍应用。

此外，苦杏仁及其制剂现代还用于治疗慢性气管炎、急性呼吸道感染、便秘和蛲虫病等。

【用法用量】生品入煎剂后下，5~10g。

【使用注意】本品有小毒，内服不宜过量，以免中毒。

百部

【药材来源】本品为百部科植物直立百部、蔓生百部或对叶百部的干燥块根。

【处方用名】百部、炙百部。

【性味归经】甘、苦，微温。归肺经。

【功效应用】润肺下气止咳，杀虫灭虱。

(1) 润肺下气止咳　用于肺气上逆之咳嗽，肺痨咳嗽、百日咳等症。本品苦降甘润、微温不燥，功专润肺止咳、降气化痰，无论风寒、肺热、痰湿、久咳者皆可用之。治疗风寒咳嗽，可配伍荆芥、紫菀、桔梗等药；如是肺热之咳嗽痰黄而稠，可配伍桑白皮、贝母、杏仁等药；若是痰湿蕴肺之咳嗽有痰、胸闷气促，可与厚朴、紫苏子、半夏等药配伍；治疗秋燥咳嗽，常配伍菊花、桑叶、沙参等药；若治肺痨咳嗽，可配伍麦冬、沙参、三七、阿胶等同用；用治久咳不止、气阴两虚者，可与黄芪、沙参、紫菀、白前等药配伍。

(2) 杀虫灭虱　用于蛲虫、阴道滴虫、头虱及疥癣等症。本品有杀虫灭虱之功，治疗蛲虫病可用本品浓煎，睡前灌肠应用；若治阴道滴虫症，可单用或与苦参、蛇床子等药配伍煎汤外洗应用；如治疗头虱、体虱及疥癣，则可将其制成水煎剂或20%乙醇提取液涂抹外用。

【用法用量】煎服，3~9g；外用适量，水煎或酒浸。

【使用注意】本品易伤胃滑肠，脾虚食少、便溏者忌用。

葶苈子

【药材来源】本品为十字花科植物播娘蒿或独行菜的干燥成熟种子。

【处方用名】大适、大室、丁历。
【性味归经】辛、苦，大寒。归肺、膀胱经。
【功效应用】泻肺平喘，行水消肿。

（1）泻肺平喘　用治痰涎壅肺所致咳喘气逆、胸胁胀满等症。本品辛散苦降，性大寒，能清热，专泻肺中水饮及痰火而平喘咳。用于痰涎壅盛、喘咳不得平卧，常佐大枣以缓其性同用；若治外邪犯肺、痰阻所致咳嗽，常配伍紫苏子、苦杏仁、桑白皮等药同用。

（2）行水消肿　用于水肿、悬饮、胸腹积水、小便不利等症。本品可泄肺气之壅闭而通调水道、利水消肿，若治悬饮、小便不利，常配伍杏仁、大黄、芒硝同用；用治胸腹积水、腹水胀满属湿热者单用有效，或配伍防己、大黄、椒目等药同用。

【用法用量】包煎，3～10g。
【使用注意】肺虚喘咳、脾虚肿满者慎服。

知识拓展

葶苈子的种子中主要含有脂肪油、挥发油、蛋白质、芥子苷及强心苷类等化学成分。现代药理研究表明，葶苈子主要有两大药理作用，即强心作用和利尿作用。

强心苷类成分具有强心作用，能使心肌收缩力增强、心率减慢，对衰弱的心脏可增加输出量；另外，强心苷类成分也有利尿作用；葶苈子中的苄基芥子油还具有广谱抗菌作用，对酵母菌等20种真菌及数十种其他菌株均有抗菌作用。

除此之外，葶苈子现代还用于治疗上呼吸道感染、大叶性肺炎、渗出性胸膜炎、自发性气胸、充血性心力衰竭、慢性肺源性心脏病、肺脓疡和百日咳等疾病。

紫苏子

【药材来源】本品为唇形科植物紫苏的干燥成熟果实。
【处方用名】苏子、紫苏子、炒紫苏子、黑苏子。
【性味归经】辛，温。归肺经。
【功效应用】降气化痰，止咳平喘，润肠通便。

（1）降气化痰、止咳平喘　用于痰壅气逆、咳嗽气喘等症。本品辛温而不燥、质润下降、单入肺经，具降气、化痰、止咳、平喘等作用。用于气逆咳喘、痰多胸痞，甚则不能平卧之症，常配伍莱菔子、白芥子同用，如三子养亲汤；如治上盛下虚之久咳痰喘，则可与肉桂、厚朴等药配伍，如苏子降气汤。

（2）润肠通便　用于肠燥便秘证。本品长于降泄肺气以助大肠之传导，质润富含油脂。有滑肠通便的作用，临床常用于肠燥便秘证的治疗，可配伍苦杏仁、火麻仁等药同用。

【用法用量】煎服，3～10g。
【使用注意】阴虚喘咳及脾虚便溏者慎用。

第十三节　安　神　药

凡以安定神志为主要功效，用于治疗心神不宁病证的药物，称为安神药。

本类药物根据作用和来源不同，分为养心安神药和重镇安神药。以养心肝、益血滋阴为主要作用的药物，称为养心安神药，适用于心血不足、心肾不交、心脾两虚和阴虚阳亢所致的失眠多梦、心悸怔忡、精神失常等虚证；以重镇潜阳、安神定志为主要作用的药物为重镇安神药，适用于心火亢盛、痰火扰心所致的惊悸失眠、心神不安、烦躁易怒、惊痫癫狂等实证。

本类药物多属对症治标之品,应针对导致神志不宁的病因,选择适宜的药物配伍应用;矿物类安神药,久服有不良反应,应中病即止。

一、养心安神药

本类药物多来源于植物,具有安神兼有滋养之性,主要用治阴血不足、心脾两虚、心肾不交等导致的虚烦不眠、健忘多梦、心神不宁、心悸怔忡等症。

酸枣仁

【药材来源】 本品为鼠李科植物酸枣的干燥成熟种子。

【处方用名】 酸枣仁、枣仁、生枣仁、炒枣仁。

【性味归经】 甘、酸,平。归肝、胆、心经。

【功效应用】 养心补肝,宁心安神,敛汗,生津。

(1) 养心补肝、宁心安神　用于心悸、失眠等症。本品能养心阴、益肝血而有安神之效,为养心安神之要药。治疗神经衰弱、失眠,可单用煎服或研末冲服;用在复方中常为主药,如酸枣仁汤、天王补心丹。

(2) 敛汗、生津　用于体虚多汗等。本品味酸,有生津、收敛止汗的作用,用治自汗、盗汗症,可与五味子、牡蛎、浮小麦等药配伍同用。

【用法用量】 煎服,10～15g;研末吞服,每次 1.5～3g。

【使用注意】 凡有实邪郁火及患有滑泄症者慎服。

知识拓展

酸枣仁常见伪品为滇枣仁,又名缅枣仁或黄枣仁,为鼠李科植物缅枣的干燥成熟种子,主产于缅甸和我国云南,不能替代酸枣仁使用。其药材性状与酸枣仁相似,唯表面颜色不同,呈黄棕色至红棕色,中间隆起的纵线纹较不明显,种脐一端较窄,呈猪拱嘴状,另一端宽而钝圆。

柏子仁

【药材来源】 本品为柏科植物侧柏的干燥成熟种仁。

【处方用名】 柏子仁、柏子仁霜、柏子霜。

【性味归经】 甘,平。归心、肾、大肠经。

【功效应用】 养心安神,润肠通便,止汗。

(1) 养心安神　用于虚烦失眠、心悸、怔忡等症。本品味甘,主入心、肾二经,尤适用于心阴虚及心肾不交所致心悸失眠。常与人参、熟地、麦冬等药配伍同用。

(2) 润肠通便　用于肠燥便秘证。本品质地滋润,有润肠之功,故可用于阴虚、产后、年老等肠燥便秘之症,常与松子仁、郁李仁、桃仁、杏仁等配伍同用,如五仁丸。

【用法用量】 煎服,3～10g。

【使用注意】 大便溏泄及痰湿者慎用。

远志

【药材来源】 本品为远志科植物远志和卵叶远志的干燥根。

【处方用名】 远志、远志肉、炙远志、炒远志、蜜远志。

【性味归经】 苦、辛,温。归心、肾、肺经。

【功效应用】安神益智、交通心肾,祛痰,消肿。

(1) 安神益智、交通心肾　用于惊悸、失眠、健忘等症。远志主入心肾二经,既可"上开心气而宁心安神"、又能"下通肾气而强志不忘",被誉为"交通心肾、安定神志之佳品"。治疗心肾不交之心神不宁、惊悸、失眠、健忘等症,常与人参、茯神、石菖蒲等药相配伍,如安神定志丸。

(2) 祛痰　用于痰阻心窍、癫痫发狂等症。本品味辛通达,可祛痰开心窍。用于咳嗽痰多,可配伍杏仁、桔梗等药;治疗痰阻心窍之癫痫狂躁,常配伍石菖蒲、白矾等药同用。

(3) 消肿　用于痈疽疮毒、乳房肿痛等症。远志苦泄温通,辛行气血而消散痈肿,可单用研末内服,或黄酒送服,或外用调敷患处即可。

【用法用量】煎服,3～10g;外用适量。

【使用注意】阴虚火旺、脾胃虚弱者及孕妇慎服。

二、重镇安神药

本类药物多来源于矿石、化石或贝壳,质重有沉降之性,安神作用较强,主要用治心火炽盛、痰火扰心、肝郁化火及惊吓等引起的心神不宁、心悸失眠及惊痫、肝阳眩晕等实证。

朱砂

【药材来源】本品为硫化物类矿物辰砂族辰砂,主含硫化汞(HgS)。

【处方用名】朱砂、辰砂、丹砂、飞朱砂。

【性味归经】甘,微寒;有毒。归心经。

【功效应用】清心镇惊,安神,明目,解毒。

(1) 清心镇惊、安神　用于心神不安、惊悸失眠、癫痫、惊风等症。朱砂性寒质重,专入心经,善清降心火、镇惊安神,为"重镇安神之要药"。治疗心火亢盛之心神不宁、烦躁不眠,多配伍黄连、莲子心等药,以清心降火;若治疗心血亏虚所致心神不安,可配伍地黄、当归等药;治疗阴血亏虚所致惊悸失眠,则配伍酸枣仁、柏子仁等同用;治疗癫痫、惊风等症,常与磁石、胆南星、僵蚕等药配伍同用。

(2) 明目　用于多种眼目疾患。朱砂甘寒入心,能清心降火而明目。治疗头晕眼花、耳聋耳鸣,可与磁石等药配伍,如磁朱丸。

(3) 解毒　用于疮疡肿痛、口舌生疮等症。朱砂性寒有毒,有清热解毒之功。治疗疮疡肿毒,常配伍雄黄、麝香、山慈菇等药;治疗咽喉肿痛、口舌生疮等,可配伍冰片、硼砂等药,如冰硼散。

【用法用量】多入丸、散或研末吞服,0.1～0.5g;外用适量。

【使用注意】本品有毒,不宜大量服用,也不宜少量久服;孕妇及肝肾功能不全者禁用。

第十四节　开　窍　药

凡是以开窍醒神为主要功效,用以治疗闭证神昏的药物,称为开窍药。

本类药物多辛香行散、性善走窜、主入心经,功能通闭开窍、苏醒神智。主要用于热病神昏、中风昏厥、癫痫痉厥,以及七情郁结、气血逆乱、痰浊阻闭引起的昏迷、惊风等症的治疗。

神志昏迷证有虚实之分。虚证即脱证,证见神昏冷汗、脉微欲绝,当回阳固脱,不宜用开窍药。实证即闭证,以手握拳、脉有力为辨证依据,可用开窍药。窍闭神昏又有热闭、寒闭之分,故热闭用凉开药、寒闭用温开药。在应用开窍药时,除对证选药外,还应根据不同的病因,配伍用药。

需要注意的是,开窍药是急以治标之药,其性偏走窜发散,能耗散元气,不宜久服,只可暂用。且因其辛香走窜性强,故对于汗、吐、下引起的虚脱及肝阳上亢所致的昏厥等症,都应慎用。内服宜制成丸、散剂,一般不入煎剂。

麝香

【药材来源】 本品为鹿科动物林麝、马麝或原麝成熟雄体香囊中的干燥分泌物。

【处方用名】 麝香、香子、当门子。

【性味归经】 辛,温。归心、脾经。

【功效应用】 开窍醒神,活血通经,消肿止痛。

(1) 开窍醒神　用于邪蒙心窍、神志昏迷等症。本品辛温、气极香,开窍力强,有辟秽化浊之功,为"开窍醒神回苏之要药"。无论寒闭、热闭,皆可应用。治痰热蒙蔽心窍、中风、气厥及温病热陷心包等热闭,常与牛黄、冰片等配伍,如安宫牛黄丸、牛黄抱龙丸等;治神昏四肢厥冷、食物不洁等寒湿或痰阻心窍之寒闭者,常配苏合香、安息香等,如苏合香丸。

(2) 活血通经　用于血瘀经闭、跌打损伤、风寒湿痹等。本品辛香、走窜之性甚烈,能开通经络,有活血散结之功。与活血行瘀药物如红花、丹参、赤芍、乳香等配伍,可用于治疗经闭、跌打损伤、癥瘕积聚等症;与祛风湿药物如独活、威灵仙、桑寄生等同用,可治疗风寒湿痹疼痛诸证。

(3) 消肿止痛　用于疮疡肿毒。本品辛香行散,有良好的活血散结、消肿止痛作用。与蟾酥、雄黄等解毒消肿的药物配伍,可用治疮疡痈疽等证。

此外,本品还有催产的作用。用于难产、死胎、胞衣不下等,常与肉桂配伍同用。

【用法用量】 多入丸散用,0.03~0.1g;外用适量。

【使用注意】 孕妇禁用。

知识拓展

麝香为雄麝的肚脐和生殖器之间的腺囊的分泌物,干燥后呈颗粒状或块状,有特殊的香气,具有很高的香用和药用价值。中国人汉代以前就有使用麝香的记载,并将其视作一种高级的和香、调香之原料。其实原始状态下的麝香香气并不讨喜,由于浓度过高,且带有一种腥臊之气,需要通过稀释后才能使用。麝香在稀释后会带有一种芬芳的清香,稳定性甚佳,香气持久,如与其他的香料组合,香气更加丰富怡人,特别适合在调香中使用。

麝香的药用价值很高,主要含麝香酮、降麝香酮、麝香醇等成分,尚含蛋白质与氨基酸,其中麝香酮为重要的有效成分,其含量占天然麝香肉中的1.58%~1.84%,占天然麝香毛壳中的0.90%~3.08%。现代药理研究表明,麝香有一定的中枢神经系统兴奋作用,能促使血液流通加快,能刺激哺乳动物孕期的宫缩,此外其提取物还具有一定的抗炎作用、抗肿瘤作用等。

冰片

【药材来源】 本品为龙脑香科植物龙脑香树脂的加工品,或龙脑香树的树干、树枝切碎,经水蒸气蒸馏冷却而得的结晶,称"龙脑冰片";现多用松节油、樟脑等,经化学方法合成,称"机制冰片"。

【处方用名】龙脑香、龙脑、梅花冰片、梅花脑。
【性味归经】辛、苦,凉。归心、脾、肺经。
【功效应用】开窍醒神,清热止痛。

(1) 开窍醒神 用于闭证神昏。本品气香味辛,有开窍醒神之功效,功似麝香但作用稍逊,用治窍闭神昏,二者常相须为用。冰片性偏寒凉,在临床上主要用于温热病昏厥、中风痰厥、气厥等内闭证候,常与黄连、牛黄等配伍;如与性偏温热的开窍药配伍,也可用治寒闭证。

(2) 清热止痛 用于目赤肿痛,喉痛口疮,疮疡疥癣等症。本品性凉,有清热止痛、解毒消肿、明目退翳之功,且有防腐、止痒之效,主要作为外用。如治咽喉肿痛、口舌生疮,牙龈红肿等常配伍硼砂、玄明粉共研细末,吹敷患处;治疮疡溃后久不收敛,可配伍炉甘石、珍珠等。

【用法用量】多入丸散用,0.3～0.9g;外用适量,研粉点敷患处。
【使用注意】孕妇慎用。

石菖蒲

【药材来源】本品为天南星科植物石菖蒲的干燥根茎。
【处方用名】石菖、石菖蒲、鲜菖蒲、九节菖蒲。
【性味归经】辛、苦,温。归心、胃经。
【功效应用】开窍豁痰,醒神益智,化湿开胃。

(1) 开窍豁痰 用于痰湿蒙蔽清窍之神昏、头晕、耳鸣、耳聋等症。本品辛香走窜,能化痰湿而开窍,主用治痰浊壅闭、神志昏迷、舌苔厚腻之症,治痰热蒙蔽、高热、神昏谵语者,常与鲜竹沥、郁金、制半夏等品配伍,如菖蒲郁金汤;治湿浊蒙蔽、头晕、嗜睡、健忘、耳鸣、耳聋者,又常与茯苓、远志等药配伍,如安神定志丸。

(2) 醒神益智 用于失眠、健忘等症。本品入心经,能开心窍、安心神、益心智。用于高热引起的神昏、癫狂、痴呆、耳鸣耳聋等,常与人参、远志、茯苓等药同用。

(3) 化湿和胃 用于湿阻中焦之脘腹胀满、胸闷疼痛。本品辛温芳香,善化湿浊、醒脾胃、行气滞、消胀满。常与砂仁、苍术、陈皮、厚朴等药配伍。

【用法用量】煎服,3～10g;鲜品加倍。
【使用注意】阴虚阳亢、烦躁汗多、咳嗽、吐血、滑精者慎服。

第十五节 平肝息风药

凡以平肝潜阳、息风止痉为主要功效,治疗肝阳上亢或肝风内动证的药物,称为平肝息风药。

本类药物多为贝壳、昆虫等动物类和矿石类,皆入肝经,具有平肝潜阳、息风止痉的功效,主要适用于肝阳上亢、头痛眩晕、肝风内动、惊痫抽搐等症。部分药物兼有清肝明目、解毒、散结等作用,还用于肝热目赤、瘰疬痰核、疮痈等症。

根据药物性能及应用的差异,平肝息风药可分为以平肝潜阳为主要作用的平抑肝阳药和以息肝风、止痉挛抽搐为主要作用的息风止痉药两类。由于肝阳上亢常引致肝风内动,而息风止痉的药物常兼有平肝作用,故两类药物多互相配伍应用,合称平肝息风药。

本类药物性有寒温之异,应注意区别使用。凡药性偏于寒凉者,肝经热盛者用之相宜,脾虚慢惊则不宜用;而药性偏于温燥者,阴虚血亏者又当忌用。

一、平抑肝阳药

凡以平抑肝阳、治疗肝阳上亢为主的药物，称为平抑肝阳药。

本类药物多为贝壳类或矿石类，质地沉重，具有平肝潜阳或平抑肝阳之功效，部分药物还兼有清肝热、安心神等作用。主要适用于肝阳上亢的头晕目眩、头痛、耳鸣以及肝火上攻之面红目赤、头痛头昏、烦躁易怒等症。本类药物常与息风止痉药或安神药配伍，治疗肝风内动之痉挛抽搐或浮阳上扰之烦躁不眠。

石决明

【药材来源】本品为鲍科动物杂色鲍、皱纹盘鲍、羊鲍、澳洲鲍、耳鲍或白鲍的贝壳。

【处方用名】石决明、生石决明、煅石决明。

【性味归经】咸，寒。归肝经。

【功效应用】平肝潜阳，清肝明目。

(1) 平肝潜阳　用于肝阳上亢、头晕目眩等。石决明咸寒清热、质重潜镇、专入肝经，为镇肝、凉肝之要药。治疗肝肾阴虚、肝阳上亢所致的眩晕、头痛等，常配伍牡蛎、生地、白芍等药，以养阴平肝；若治肝火上炎的头痛、眩晕等，可配伍夏枯草、菊花、钩藤等药，以清热平肝；若治肝热风动之惊痫抽搐，多配伍钩藤、白芍、生地等药，以清热息风。

(2) 清肝明目　用于目赤肿痛、翳膜遮睛、视物昏花等症。本品善清肝火而有明目退翳之效，故为"肝火目疾之常用药"。治疗肝火上炎之目赤肿痛，常配伍菊花、决明子等药；若治风热目赤、翳膜遮睛，则配伍菊花、蝉蜕等药；若治肝血亏少之目涩、视物模糊，可与熟地黄、菟丝子、枸杞子等补益肝肾药配伍同用。

【用法用量】先煎，6～20g。清肝平肝宜生用；外用于眼疾，点眼宜煅用或水飞用。

【使用注意】本品咸寒易伤脾胃，故脾胃虚寒、食少便溏者慎用。

牡蛎

【药材来源】本品为牡蛎科动物长牡蛎、大连湾牡蛎或近江牡蛎的贝壳。

【处方用名】牡蛎、生牡蛎、煅牡蛎。

【性味归经】咸，微寒。归肝、胆、肾经。

【功效应用】重镇安神，潜阳补阴，软坚散结。

(1) 重镇安神、潜阳补阴　用于肝阳上亢、头晕目眩。牡蛎入肝、肾二经，咸寒质重，有清热、平肝潜阳的作用。治疗阴虚阳亢所致的失眠、眩晕、耳鸣、惊悸等症，常配伍龙骨、龟板、白芍等药同用；若治热病伤阴所致虚风内动、四肢抽搐，可配伍鳖甲、龟板、生地黄等药。

(2) 软坚散结　用于痰核、瘰疬、癥瘕积聚等。本品味咸，能软坚以散气血痰结。治疗痰火郁结之瘰疬、痰核，常与玄参、浙贝母等药配伍同用；若治血瘀气结之癥瘕积聚，多与鳖甲、丹参等药相配伍。

此外，本品煅后还有收敛固涩、制酸止痛的作用。临床常用于治疗自汗、盗汗、遗精、滑精、崩漏、带下等各种滑脱证，以及胃酸过多、胃脘胀满之疼痛等症。

【用法用量】先煎，9～30g。平肝潜阳、软坚散结宜生用，收敛固涩宜煅用。

【使用注意】脾胃虚寒、便溏、滑精者慎服。

赭石

【药材来源】本品为氧化物类矿物刚玉族赤铁矿，主含三氧化二铁（Fe_2O_3）。

【处方用名】赭石、代赭石、煅赭石、生赭石。
【性味归经】苦，寒。归肝、心、肺、胃经。
【功效应用】平肝潜阳，重镇降逆，凉血止血。

(1) 平肝潜阳　用于肝阳上亢、头晕目眩等。本品质重主降，苦寒清火，长于平肝潜阳。治疗肝阳上亢兼肝火盛者，常与石决明、夏枯草等药配伍同用；若治肝肾阴虚、水不涵木所致肝阳上亢者，可配伍牡蛎、龟板等药，以滋阴潜阳。

(2) 重镇降逆　用于呕吐、呃逆、嗳气及喘咳等症。本品质重降气，既降上逆之胃气而止呕、止呃、止嗳，也降上逆之肺气而平喘。治呕吐、呃逆、嗳气，常配伍旋覆花、半夏等药同用；若治肺肾不足之气逆喘咳，可配伍党参、山茱萸等药；治疗痰浊阻肺之喘息，常配伍贝母、皂角等药，以降气化痰。

(3) 凉血止血　用于血热吐衄、崩漏等症。本品性寒，入心肝血分而凉血止血。治疗血热妄行之吐血、衄血，常配伍白芍、竹茹等药同用；治疗崩漏日久者，可配伍赤石脂、禹余粮等药同用。

【用法用量】先煎，9～30g。降逆、平肝生用，止血煅用。
【使用注意】虚寒证及孕妇慎用。

💡 知识拓展

赭石为鲕状、豆状、肾状集合体，多呈不规则的扁平块状。一面多有圆形的突起，习称"钉头"，另一面与突起相对应处有同样大小的凹窝。主含三氧化二铁，尚含有少量二氧化硅及铝、钙等元素。

现代临床研究表明，赭石可用于治疗内耳眩晕症、青年早衰脱发、牙痛、扁平疣、百日咳、胃下垂、胆汁返流性胃炎、肠梗阻、消化道癌症、癫痫等疾病。

罗布麻叶

【药材来源】本品为夹竹桃科植物罗布麻的干燥叶。
【处方用名】罗布麻、罗布麻叶。
【性味归经】甘、苦，凉。归肝经。
【功效应用】平肝安神，清热利水。

(1) 平肝安神　用于头晕目眩症。本品苦凉、主入肝经，故有清热平肝之功。治疗肝火上炎之头晕目眩，可单用本品煎服或开水泡服，也可与夏枯草、野菊花等药配伍同用；若治肝阳上亢之头目晕眩，则常配伍石决明、牡蛎、赭石等药，以平肝潜阳。

(2) 清热利水　用于水肿、小便不利兼有热象者。罗布麻叶性凉、能清热利尿，可单用或与木通、车前子等药配伍同用。

此外，罗布麻叶及其制剂现代还常用于治疗高血压、高脂血、心功能不全和慢性支气管炎等疾病。

【用法用量】煎服或开水泡服，6～12g。
【使用注意】脾胃虚寒、肾功能不全者及孕妇慎用。

二、息风止痉药

凡以平息肝风止痉为主要作用，主治肝风内动、痉挛抽搐为主的药物，称息风止痉药。

风有外风、内风之分，外风宜疏散，内风宜平息。本类药物主入肝经，适用于温热病热极动风、肝阳化风及血虚生风等所致眩晕欲扑、项强肢颤、痉挛抽搐；或风阳挟痰、痰热上扰之惊风抽搐、癫痫；或风毒侵袭引动内风之破伤风等。

羚羊角

【药材来源】 本品为牛科动物赛加羚羊的角。

【处方用名】 羚羊角、羚羊角片、羚羊角粉。

【性味归经】 咸，寒。归肝、心经。

【功效应用】 平肝息风，清肝明目，散血解毒。

(1) 平肝息风　用于肝阳上亢、头晕目眩，或肝风内动、惊痫抽搐等症。本品质重咸寒、入肝经，既可清肝热，又能息风止痉，为"治肝风内动、惊风抽搐之要药"。如治疗肝阳上亢、头晕目眩，常配伍石决明、天麻、菊花等药同用，以增强平肝潜阳之功效；治高热不退、手足抽搐、热极生风等证，常与钩藤、菊花、白芍等药同用；治疗癫痫，多配伍钩藤、郁金等药同用。

(2) 清肝明目　用于肝火上炎所致目赤头痛、羞明流泪等症。本品咸寒入肝经，长于清泄肝火，常与决明子、黄芩等药同用。

(3) 散血解毒　用于温热病壮热神昏、热毒发斑之症。本品性寒、入心肝经，能清热泻火解毒。治疗温病气血两燔、壮热躁狂、神昏谵语、热毒发斑等症，常配伍石膏、生地黄、牡丹皮、连翘等药同用。

此外，羚羊角及其制剂现代还常用于治疗小儿外感发热、小儿肺炎、急性扁桃体炎、流感、麻疹、高血压等疾病。

【用法用量】 宜另煎 2h 以上，1～3g；磨汁或研粉服，每次 0.3～0.6g。

【使用注意】 本品性寒，故脾虚慢惊者忌用。

天麻

【药材来源】 本品为兰科植物天麻的干燥块茎。

【处方用名】 天麻、明天麻。

【性味归经】 甘，平。归肝经。

【功效应用】 息风止痉，平抑肝阳，祛风通络。

(1) 息风止痉　用于肝风内动、惊痫抽搐及破伤风。天麻甘平质润、作用平和，专入肝经，能息风止痉，凡肝风内动、惊痫抽搐及头痛眩晕等一切内风证，无论寒热虚实，皆可应用。如治疗小儿急惊风，常配伍钩藤、羚羊角等药同用；若治脾虚慢惊，可配伍人参、僵蚕等药；治疗破伤风，常与天南星、白附子等药同用。

(2) 平抑肝阳　用于眩晕、头痛症。本品能平肝阳、息肝风，为治眩晕之良药。治疗肝阳上亢之头痛眩晕，常配伍钩藤、怀牛膝等药；如治风痰上扰之眩晕头痛，则常与半夏、茯苓等药配伍。

(3) 祛风通络　用于风湿痹痛、半身不遂、肢体麻木等症。治疗肢体麻木、痉挛抽搐等，常与羌活、盐杜仲、牛膝等药配伍同用，如天麻丸；治风湿痹痛、关节屈伸不利，可配伍桑寄生、秦艽等药同用。

【用法用量】 煎服，3～10g。

【使用注意】 血虚、阴虚者慎用。

钩藤

【药材来源】 本品为茜草科植物钩藤、大叶钩藤、毛钩藤、华钩藤或无柄果钩藤的干燥带钩茎枝。

【处方用名】钩藤、双钩藤、嫩钩藤。
【性味归经】甘，凉。归肝、心包经。
【功效应用】息风定惊，清热平肝。

(1) 息风定惊　用于肝风内动、惊痫抽搐。钩藤味甘、性凉，有良好的息风止痉作用，兼能清泄肝热，作用和缓而不易伤正。治疗热盛动风、四肢抽搐，常与羚羊角、菊花等药配伍；治小儿急惊风、壮热神昏、手足抽搐等，常与天麻、全蝎等药配伍；治疗癫痫之痉挛抽搐、神昏不识、口吐白沫等，可配伍黄连、蝉蜕、天竺黄等药同用。

(2) 清热平肝　用于头痛、眩晕症。本品既清泄肝热，又可平抑肝阳。治疗肝热上犯之头痛、眩晕、目赤等，常配伍黄芩、夏枯草等同用；若治肝阳上亢、烦躁不眠等，可配伍石决明、菊花等药。

【用法用量】煎服，入汤剂宜后下，3~12g。
【使用注意】肝、肾功能不全者慎服。

全蝎

【药材来源】本品为钳蝎科动物东亚钳蝎的干燥体。
【处方用名】全蝎、全虫、蝎子。
【性味归经】辛，平；有毒。归肝经。
【功效应用】息风镇痉，通络止痛，攻毒散结。

(1) 息风镇痉　用于痉挛抽搐。全蝎辛平、专入肝经，为治疗痉挛抽搐之要药。可治疗各种原因所致的痉挛抽搐，常配伍蜈蚣，共研细末服用，如止痉散；若治小儿急惊风，常与羚羊角、钩藤、天麻等药配伍，以达清热息风止痉之效；治脾虚慢惊，可配白术、天麻等药；治痰迷心窍之癫痫抽搐，常配伍蝉蜕、郁金等药同用；若治风中经络所致的口眼歪斜，则配伍僵蚕、白附子等药同用，如牵正散。

(2) 通络止痛　用于顽固性偏正头痛、风湿顽痹。本品味辛，能外散风邪、通络止痛。治疗顽固性偏正头痛，常与蜈蚣、川芎等药同用；如治风寒湿痹日久之筋脉拘挛、关节变形等，可配伍川乌、没药、白花蛇等药，以祛风通络、舒筋活血。

(3) 攻毒散结　用于疮疡肿毒、瘰疬结核。本品味辛、有毒，能解毒散结而治疗诸疮肿毒。治疗痈肿恶疮，可与栀子配伍，用麻油煎黑去渣，入黄蜡为膏外敷；治瘰疬、瘿瘤等症，常与马钱子、半夏、五灵脂等药配伍应用。

【用法用量】煎服，3~6g；研末吞服，每次0.6~1g；外用适量。
【使用注意】本品有毒，用量不宜过大；孕妇禁用。

地龙

【药材来源】品为钜蚓科动物参环毛蚓、通俗环毛蚓、威廉环毛蚓或栉盲环毛蚓的干燥体。前一种习称"广地龙"，后三种习称"沪地龙"。
【处方用名】地龙、广地龙、沪地龙、蚯蚓。
【性味归经】咸，寒。归肝、脾、膀胱经。
【功效应用】清热定惊，通络，平喘，利尿。

(1) 清热定惊　用于高热狂躁、惊风抽搐、癫痫等症。地龙咸寒、善清肝热，有息风定惊之效。治高热狂躁、神昏谵语、痉挛抽搐，可单用本品煎服，也可配伍钩藤、牛黄、僵蚕等药，以清热息风止痉；若治小儿急惊风、高热抽搐，可用本品配伍朱砂研末服之；治疗躁狂、癫痫，可单用鲜品加盐化为水，饮服。

(2) 通络　用于风热痹痛、四肢屈伸不利及气虚血滞、半身不遂等。本品长于通行经络，如治疗风湿热痹、关节红肿疼痛等，常配伍秦艽、防己等药；若治寒湿痹痛、关节屈伸不利，则配伍川乌、天南星等药同用；治疗气虚血滞、经络不利之半身不遂，常与黄芪、川芎等药配伍应用。

(3) 平喘　用于肺热哮喘证。本品性寒，能清肺热平喘。治疗热邪犯肺所致的喘息不止、喉中哮鸣有声，可单用研末内服或与麻黄、石膏等药配伍同用。

(4) 利尿　用于热结膀胱之小便不利、尿闭不通。地龙咸寒下行，能清热、通利水道，可单用或配伍车前子、木通等药同用。

【用法用量】煎服，5~10g。

【使用注意】阳气虚损、脾胃虚弱、肾虚喘促、血虚等人群慎用。

知识拓展

最早的中药学专著《神农本草经》中收载的67种动物药中就有蚯蚓的记载。蚯蚓是大家常见的一种陆生动物，它生活在土壤中，一般昼伏夜出，其再生能力强，它的五到八节切断能立即再生。李时珍说："蚓之行也，引而后申，其蠖如丘，故名蚯蚓。"又因其能穿地穴，故又名地龙。

地龙及其制剂现代还可用于治疗原发性高血压、支气管哮喘、消化道溃疡、慢性荨麻疹、带状疱疹、腮腺炎、中耳炎、烧烫伤等。

第十六节　收　涩　药

凡具有收敛固涩作用，可以治疗各种滑脱证的药物，称为收涩药，又称收敛药或固涩药。

本类药物味多酸、涩，性多温或平，具有固表止汗、敛肺止咳、涩肠止泻、固精缩尿、止血止带等作用。主要用于久病体虚、脏腑功能衰退所致的自汗、盗汗、久咳、虚喘、久泻、久痢、遗精、遗尿、尿频、崩漏、带下等症。

收涩药多为治标之品，在临床使用时，需与相应的补益药配合应用，以达到标本兼治的目的。需要注意的是，因收涩药性涩敛邪，故应用时还需防止"闭门留寇"，凡表邪未解、湿热内蕴之泻痢、带下、血热出血及郁热未清者，均不宜用。

五味子

【药材来源】本品为木兰科植物五味子的干燥成熟果实。

【处方用名】五味子、北五味子。

【性味归经】酸、甘，温。归肺、心、肾经。

【功效应用】收敛固涩，益气生津，补肾宁心。

(1) 收敛固涩　用于久咳虚喘、虚汗、遗精滑精等症。本品味酸能收敛，性温而质润，为治疗久咳虚喘之要药。其具有"上敛肺气，下滋肾阴"的特点，尤适用于肺虚久咳及肺肾两虚之虚喘证。治疗寒饮咳喘，常与麻黄、细辛等同用；治疗肺虚久咳，常与麦冬、五味子等配伍；治疗肺肾两虚之喘咳常与山药、山茱萸配伍；治气虚自汗，常配伍麻黄根、黄芪等药；治阴虚盗汗，常配伍玄参、麦冬等药；治肾虚之遗精、滑精，常配伍金樱子、桑螵蛸等固涩之品同用；治脾肾虚寒之久泻不止，常与吴茱萸、补骨脂等药配伍应用。

(2) 益气生津　用于津伤口渴、消渴证。本品味酸、甘，有益气生津止渴的作用。对于热伤气阴、汗多口渴者，常与人参、麦冬同用，如生脉散（饮）；治疗阴虚内热、口渴多饮之消渴证，常与山药、黄芪、知母等配伍，如玉液汤。

（3）补肾宁心　用于心悸、失眠、多梦等症。本品既能滋肾阴，又能安心神，适用于心肾阴血亏虚、心神失养或心肾不交所致虚烦心悸、失眠多梦等，常与人参、酸枣仁、当归、远志等配伍同用，如天王补心丹。

【用法用量】煎服，2~6g；研末服，1~3g。

【使用注意】凡表邪未解、咳嗽初起、麻疹初期、内有实热者，均不宜用。

乌梅

【药材来源】本品为蔷薇科植物梅的干燥近成熟果实。

【处方用名】乌梅、大乌梅、乌梅肉。

【性味归经】酸、涩，平。归肝、脾、肺、大肠经。

【功效应用】敛肺止咳、涩肠止泻、生津止渴、安蛔止痛。

（1）敛肺止咳　用于肺虚久咳。本品味酸涩、性平和，能敛肺气以止咳，适用于肺虚久咳、阴虚燥咳或干咳无痰之症，常与杏仁等药配伍同用。

（2）涩肠止泻　用于久泻久痢。本品酸涩，入大肠经而能涩肠止泻，为治久泻久痢之常用药，常配伍肉豆蔻、诃子等药。

（3）生津止渴　用于虚热消渴。本品味酸，善生津液、止烦渴。适用于虚热烦渴，可单用煎服，或与人参、山药、麦冬等配伍同用。

（4）安蛔止痛　用于蛔虫腹痛、呕吐。本品味酸，能安蛔止痛、和胃止呕，被誉为"安蛔之良药"。适用于蛔虫引起的腹痛、呕吐、四肢厥冷之蛔厥证，常与细辛、附子、黄连等同用。

【用法用量】煎服，6~12g，大剂量可用至30g；外用适量，捣烂或炒炭研末外敷。

【使用注意】外有表邪或内有实热郁滞者均不宜用。

山茱萸

【药材来源】本品为山茱萸科植物山茱萸的干燥成熟果肉。

【处方用名】山萸肉、枣皮。

【性味归经】酸、涩，微温。归肝、肾经。

【功效应用】补益肝肾，收涩固脱。

（1）补益肝肾　用于肝肾不足之腰膝酸软、头晕耳鸣等症。本品酸微温质润，其性温而不燥、补而不峻，既能补肾阳、又能益肾精，为平补阴阳之要药。治疗肝肾阴虚之头晕目眩、腰膝酸软者，常与熟地、山药、牡丹皮等药配伍，如六味地黄丸；治肾阳虚之腰膝冷痛、小便不利者，常与肉桂、附子、山药等同用，如肾气丸。

（2）收涩固脱　用于遗精滑精、遗尿尿频、自汗、盗汗等症。本品既能补肾益精，又能固精缩尿，为固精止遗之要药。治遗精滑精者，常与熟地、山药、补骨脂等药同用；治遗尿尿频者，常与覆盆子、金樱子、桑螵蛸等药同用；对于妇女肝肾亏损、冲任不固之崩漏下血、月经过多等症，常与当归、熟地、白芍等药同用。

此外，本品酸涩性温，还能收敛止汗，为防止元气虚脱之要药。对于自汗、盗汗症，常与黄芪、龙骨、牡蛎等药配伍，治大汗虚脱者，常与人参、附子等药同用。

【用法用量】煎服，6~12g，急救固脱20~30g。

【使用注意】素体湿热致小便淋涩者不宜应用。

桑螵蛸

【药材来源】 本品为螳螂科昆虫大刀螂、小刀螂或巨斧螳螂的干燥卵鞘。

【处方用名】 桑螵蛸、桑蛸。

【性味归经】 甘、咸,平。归肝、肾经。

【功效应用】 固精缩尿,补肾助阳。

(1) 固精缩尿　用于肾虚所致遗精滑精、遗尿尿频、白浊等症。本品甘能补益、咸以入肾,能补肾气、固精关、缩小便,为治疗肾虚不固所致诸证之良药。治肾虚遗精滑精者,常与龙骨、补骨脂、五味子等同用;治遗尿尿频、带下白浊等症,常与龟甲、龙骨、人参、远志等药配伍应用。

(2) 补肾助阳　用于肾虚阳痿。治肾虚阳痿者,常与鹿茸、淫羊藿、巴戟天、菟丝子等补肾壮阳药同用。

【用法用量】 煎服,5～10g。

【使用注意】 阴虚多火、膀胱有热者忌用。

知识拓展

桑螵蛸始载于《神农本草经》,列为上品。《本经》载:"桑螵蛸生桑枝上。"《别录》云:"螳螂子也。"《本草图经》载:"今在处有之,螳螂逢木便产,一枚出子百数,多在小木荆棘间。桑上者兼得桑皮之津气,故为佳。"《纲目》载:"(螳螂)深秋乳子作房,粘着枝上,即螵蛸也。房长寸许,大如拇指,其内重重有隔房。每房有子如蛆卵,至芒种节后一齐出。"

桑螵蛸为动物药,主含蛋白质、脂肪及糖类等化学成分,其卵囊附着的蛋白质膜上含有柠檬酸钙的结晶,卵黄球含糖蛋白及脂蛋白等。每年秋季至翌年春季在树上采集其卵鞘,需要蒸 30～40min,以杀死其中的虫卵,晒干或烘干再应用。

第十七节　涌　吐　药

凡以促使呕吐为主要作用,用于治疗毒物、宿食、痰涎等停滞在胃脘或胸膈以上所致病证的药物,称为涌吐药,又名催吐药。

本类药物多味苦性寒,作用趋向为向上。作用主要用于毒物尚停胃中,未被充分吸收;或宿食停滞不化,尚未入肠,胃脘胀痛不适;或痰涎阻滞于咽喉,呼吸困难;或痰浊壅滞于胸膈,痰迷心窍等证。除此之外,部分药物还兼有截疟、祛湿退黄、外用解毒收湿敛疮等不同功效。

因涌吐药作用强烈而多有毒性,故只适用于实证、急证,对体质虚弱及老人、小儿、妇女胎前产后,或头晕、心悸、劳嗽喘咳等症者,均应忌用或慎用。一般服用时,宜小量渐增,以防催吐太过或中毒。服药后宜饮热水,以助催吐,或用羽毛探喉引吐。

常山

【药材来源】 本品为虎耳草科植物常山的干燥根。

【处方用名】 常山、炒常山、酒常山。

【性味归经】 苦、辛,寒;有毒。归肺、肝、心经。

【功效应用】 涌吐痰涎,截疟。

(1) 涌吐痰涎　用于痰饮停聚、胸脘痰结等症。本品具强烈的涌吐作用,古方中常配伍甘草、蜂蜜可增强其涌吐效果,治胸中多痰,头疼不欲饮食等;与藜芦同用,可治疗中风、痰迷心窍、癫狂烦乱等，现代临床已较少将本品作涌吐药使用。

(2) 截疟　用于疟疾。本品为截疟要药，单用即有效，如《外台秘要》中记载的常山汤，单用本品煎服，可治疟疾。但常山用于治疗疟疾时，其涌吐作用即成为不为病情所需的副作用，故应用此功效时，通常将常山用酒炙法炮制，再配伍槟榔能使其涌吐作用减弱。

【用法用量】煎服，5～9g。

【使用注意】有催吐副作用，用量不宜过大；孕妇慎用。

瓜蒂

【药材来源】本品为葫芦科黄瓜属植物甜瓜的果梗。

【处方用名】瓜蒂、甜瓜蒂。

【性味归经】苦，寒；有小毒。归胃经。

【功效应用】涌吐痰涎，祛湿退黄。

(1) 涌吐痰涎　用于宿食痰涎、胸脘胀痛、喉痹等症。本品主要用于涌吐痰涎，在应用时常与赤小豆共研末，用香豉汤送服。

(2) 祛湿退黄　用于湿热黄疸证。本品有祛湿退黄的功用，临床用于治疗湿热黄疸、湿郁头痛等证可单用研末，吹入鼻中，以祛湿热之邪。

【用法用量】煎服，2.5～5g；入丸散服，每次0.3～1g；外用适量。

【使用注意】体虚、失血及上焦无实邪者忌服。

第十八节　攻毒杀虫去腐敛疮药

凡以外用攻毒或杀虫或去腐或敛疮为主要功效的药，称为攻毒杀虫去腐敛疮药。因本类药物多作外用，故又通常称之为外用药。

本类药物多具有不同程度的毒性，有解毒消肿、杀虫止痒、化腐排脓、敛疮生肌等功效，适用于疮疡肿痛、蛇虫咬伤、疥癣瘙痒、湿疹、外伤及五官疾患等，多以外用为主要给药形式，有些药物也可酌情内服。

因本类药物多数有毒，有的还具有大毒，外用时可通过皮肤、黏膜吸收，故在使用时应充分警惕其毒性，不宜大面积涂敷，以免吸收过量引起中毒。如内服更应严格控制剂量，避免过量、持续服用，一般宜制成丸、散剂应用。

雄黄

【药材来源】本品为硫化物类矿物雄黄的矿石，主含二硫化二砷（As_2S_2）。

【处方用名】雄黄、雌黄、腰黄、雄精。

【性味归经】辛，温；有毒。归肝、大肠经。

【功效应用】解毒杀虫，燥湿祛痰，截疟。

(1) 解毒　用于疮疡肿毒、湿疹疥癣、虫蛇咬伤等症。本品辛温、有毒，能以毒攻毒，无论外用、内服，均长于攻疮毒与蛇虫毒，被《本草纲目》誉之为治疮杀毒要药。疮痈肿痛者，宜与活血消痈止痛之品同用；如治疗湿疹疥癣，可配等量白矾为散，清茶调涂患处；治虫蛇咬伤，可单用雄黄为末，醋调涂，并用酒送服。

(2) 杀虫　用于虫积腹痛等症。本品能杀蛔虫、蛲虫，但临床较少专门用以驱虫。如用于蛔虫等肠道寄生虫引起的虫积腹痛，常与槟榔等驱虫药同用；治蛲虫病引起的肛门瘙痒，可用本品研末，外撒肛门用。

此外，本品亦有燥湿祛痰、截疟之功，临床可用于治疗哮喘、疟疾及小儿惊风等症。

【用法用量】 入丸散用，0.05～0.1g；外用适量，熏涂患处。

【使用注意】 毒性较强，内服宜慎；不可久用；孕妇禁用；忌火煅。

硫黄

【药材来源】 本品为天然硫黄矿的提炼加工品。

【处方用名】 硫黄。

【性味归经】 酸，温；有毒。归肾、大肠经。

【功效应用】 外用解毒杀虫疗疮，内服补火助阳通便。

(1) 外用解毒杀虫疗疮　用于疥癣、湿疹、秃疮等症。本品外用能治疗多种皮肤病，有很好的解毒杀虫疗疮之用，古今皆视为治疥疮之要药。治疥癣，可单用研末，麻油调涂患处；治湿疹瘙痒，可单用硫黄粉外敷，或与明矾、蛇床子同用；如治干湿癣、白秃疮等皮肤疾患，可单用或与其他杀虫攻毒止痒之品配伍应用。

(2) 内服补火助阳通便　用于肾虚喘息、阳痿及虚冷便秘等。本品可治下元虚冷之喘息，常与附子、肉桂等温里药同用；治肾阳虚之阳痿，可与鹿茸、补骨脂、肉苁蓉等补阳之品同用；治虚寒性便秘，常与半夏、生姜配伍，以温肾通便。

【用法用量】 内服入丸散，1～3g；外用适量，研末撒或用香油调涂敷于患处。

【使用注意】 阴虚火旺者及孕妇忌用；不宜与朴硝同用（十九畏）。

炉甘石

【药材来源】 本品为碳酸盐类矿物方解石族菱锌矿石，主含碳酸锌（$ZnCO_3$）。

【处方用名】 煅炉甘石、制炉甘石、飞甘石。

【性味归经】 甘，平。归肝、脾经。

【功效应用】 解毒明目退翳，收湿止痒敛疮。

(1) 解毒明目退翳　用于目赤翳障、眼睑溃烂。本品甘平无毒，能解毒明目退翳、收湿止痒敛疮，长于治目疾，为眼科外用药中退翳除障的通用药。如治目赤暴肿，可配伍玄明粉等份研末，化水点眼；如是火热眼病及翳膜胬肉，则可与硼砂、玄明粉等研细点眼；治目赤肿痛、眼眶破烂，可与硼砂、黄连、冰片等药配伍同用。

(2) 收湿止痒敛疮　用于湿疹湿疮、溃疡不敛。本品有收湿止痒、生肌敛疮的作用，为治皮肤湿痒之要药，无论有无皮损皆宜，对皮损糜烂者，还可生肌敛疮，兼能解毒防腐，保护创面。如治湿疹，可与苦参、马齿苋、五倍子、黄柏等品同用；治皮肤瘙痒、神经性皮炎等，可与铅丹、轻粉等药同用；治黄水疮，可与黄连、乳香等品配伍同用；如是疮久不敛，可配伍龙骨、煅石膏、青黛等药研末外用。

【用法用量】 外用适量，研末撒或调敷，水飞点眼、吹喉。

【使用注意】 一般煅制外用，不作内服。

💡 知识拓展

炉甘石的主要成分是碳酸锌（$ZnCO_3$），有资料表明，大剂量的锌盐口服可引起胃肠道功能紊乱，如恶心和腹泻。另外，在应用炉甘石时，需考虑到铅、镉的摄入而中毒的可能。故炉甘石一般不作内服，外用也常需要炮制后再应用。煅制后的炉甘石化学成分发生改变，主含氧化锌（ZnO）。

现代药理作用研究表明，炉甘石有一定的抑菌作用，能抑制葡萄球菌的生长，并有防腐和收敛作用。

 学习小结 ▶▶

　　本章为中药知识的各论部分，本章主要以中药的传统功效分类为依据，将其分为十八小节。其中，每味中药的功效应用情况作为本章的重点部分，学习时要注意运用中医药理论分析功效，以功效联系其主治、用法，将几方面的内容有机地结合起来，加强知识的联系性和系统性。对于功效近似的药物，可采用归纳比较的方法进行学习，便于理解和记忆。在中药的种类方面，应掌握常用重点中药的药性、功效、主治等情况，并了解其来源、处方用名、用法用量、使用注意等；同时也需熟悉常用一般中药的药性、功效及使用情况。

　　解表药一节中，应掌握的重点药物有：麻黄、桂枝、紫苏、生姜、香薷、荆芥、薄荷、牛蒡子、桑叶、菊花、柴胡。需熟悉的一般药物有：白芷、蝉蜕、葛根。

　　清热药一节中，应掌握的重点药物有：石膏、知母、芦根、黄芩、黄连、黄柏、生地黄、玄参、金银花、大青叶、青蒿、地骨皮。需熟悉的一般药物有：天花粉、栀子、夏枯草、龙胆、牡丹皮、赤芍、紫草、穿心莲、鱼腥草、马齿苋。

　　泻下药一节中，应掌握的重点药物有：大黄、芒硝、火麻仁、牵牛子。需熟悉的一般药物有：番泻叶、芦荟、商陆。

　　祛湿药一节中，应掌握的重点药物有：独活、威灵仙、防己、桑寄生、苍术、厚朴、广藿香、佩兰、茯苓、泽泻、薏苡仁、车前子、金钱草。需熟悉的一般药物有：金钱白花蛇、砂仁、茵陈。

　　温里药一节中，应掌握的重点药物有：附子、干姜、肉桂、吴茱萸。需熟悉的一般药物有：小茴香、丁香。

　　理气药一节中，应掌握的重点药物有：陈皮、枳实、木香、香附、沉香。需熟悉的一般药物有：青皮、乌药。

　　消食药一节中，应掌握的重点药物有：山楂、鸡内金。需熟悉的一般药物有：神曲、麦芽、谷芽、莱菔子。

　　驱虫药一节中，应掌握的重点药物有：槟榔、使君子。需熟悉的一般药物有：苦楝皮、雷丸。

　　止血药一节中，应掌握的重点药物有：大蓟、小蓟、三七、艾叶。需熟悉的一般药物有：槐花、地榆、蒲黄、白及、仙鹤草、炮姜。

　　活血化瘀药一节中，应掌握的重点药物有：川芎、丹参、益母草、红花、牛膝、郁金。需熟悉的一般药物有：桃仁、莪术、土鳖虫。

　　补虚药一节中，应掌握的重点药物有：人参、西洋参、党参、黄芪、山药、白术、甘草、熟地黄、当归、阿胶、北沙参、南沙参、枸杞子、鹿茸、杜仲、淫羊藿、补骨脂。需熟悉的一般药物有：制何首乌、白芍、百合、麦冬、龟甲、冬虫夏草。

　　化痰止咳平喘药一节中，应掌握的重点药物有：半夏、天南星、川贝母、浙贝母、桔梗、苦杏仁、百部。需熟悉的一般药物有：旋覆花、芥子、竹茹、葶苈子、紫苏子。

　　安神药一节中，应掌握的重点药物有：酸枣仁、柏子仁、朱砂。需熟悉的一般药物有：远志。

开窍药一节中，应掌握的重点药物有：麝香、冰片。需熟悉的一般药物有：石菖蒲。

平肝息风药一节中，应掌握的重点药物有：石决明、牡蛎、羚羊角、天麻、钩藤。需熟悉的一般药物有：赭石、罗布麻叶、全蝎、地龙。

收涩药一节中，应掌握的重点药物有：五味子、乌梅、山茱萸。需熟悉的一般药物有：桑螵蛸。

涌吐药一节中，应掌握的重点药物有：常山。需熟悉的一般药物有：瓜蒂。

攻毒杀虫去腐敛疮药一节中，应掌握的重点药物有：雄黄、硫黄。需熟悉的一般药物有：炉甘石。

考点提示

1. 解表药、清热药、泻下药、祛湿药、止血药、补虚药、化痰止咳平喘药、安神药、平肝息风药的含义、分类、药性特点、功能主治及使用注意。

2. 温里药、理气药、消食药、驱虫药、活血化瘀药、开窍药、收涩药、涌吐药、攻毒杀虫去腐敛疮药的含义、药性特点、功能主治及使用注意。

3. 各类别中药中，重点药物的药性特点、功效应用及使用情况。

4. 各类别中药中，一般药物的功效应用情况。

思考练习题

一、单项选择题

1. 下列哪味中药不能用于风寒表证的治疗（　　）
   A. 桂枝　　　　B. 生姜　　　　C. 牛蒡子　　　　D. 辛夷

2. 功能清热解毒而兼有疏散风热作用的中药是（　　）
   A. 金银花　　　B. 连翘　　　　C. 薄荷　　　　D. 桑叶

3. 发汗解表兼以安胎的中药是（　　）
   A. 麻黄　　　　B. 桂枝　　　　C. 荆芥　　　　D. 紫苏

4. 泻下药中没有毒性的中药是（　　）
   A. 甘遂　　　　B. 芫花　　　　C. 大黄　　　　D. 商陆

5. 连翘除具有清热解毒作用外，还能（　　）
   A. 除湿止痒　　B. 消痈散结　　C. 活血止痛　　D. 清肺利咽

6. 功能清热燥湿而长于泻肾火的中药是（　　）
   A. 知母　　　　B. 黄芩　　　　C. 黄连　　　　D. 黄柏

7. 既能清暑热，又能退虚热的中药是（　　）
   A. 青蒿　　　　B. 秦艽　　　　C. 黄柏　　　　D. 银柴胡

8. 具有泻下、软坚、清热作用的中药是（　　）
   A. 大黄　　　　B. 番泻叶　　　C. 芒硝　　　　D. 芦荟

9. 功能疏散风热、平肝明目的中药是（　　）
   A. 薄荷　　　　B. 柴胡　　　　C. 桑叶　　　　D. 菊花

10. 以下具有升阳退热功效的中药是（　　）
    A. 升麻　　　　B. 柴胡　　　　C. 葛根　　　　D. 牛蒡子

11. 肾虚胎动不安者，应首选（　　）
   A. 白术　　　　　B. 当归　　　　　C. 五加皮　　　　　D. 桑寄生
12. 既能祛风湿止痛又能解表的中药是（　　）
   A. 威灵仙　　　　B. 独活　　　　　C. 麻黄　　　　　D. 木瓜
13. 既能清热泻下、清热解毒，又能活血祛瘀的中药是（　　）
   A. 丹参　　　　　B. 连翘　　　　　C. 大黄　　　　　D. 芒硝
14. 功能利湿退黄、利尿通淋的中药是（　　）
   A. 金钱草　　　　B. 茵陈蒿　　　　C. 茯苓　　　　　D. 车前子
15. 薏苡仁与茯苓除能利水渗湿外，还可（　　）
   A. 清肺　　　　　B. 排脓　　　　　C. 除痹　　　　　D. 健脾
16. 引火归元最常用的中药是（　　）
   A. 附子　　　　　B. 干姜　　　　　C. 肉桂　　　　　D. 锁阳
17. 治肝郁气滞、月经不调、痛经宜选用（　　）
   A. 木香　　　　　B. 香附　　　　　C. 丹皮　　　　　D. 桂枝
18. 温里药的共同作用是（　　）
   A. 温里散寒　　　B. 温肺化痰　　　C. 温肝散寒　　　D. 温肾壮阳
19. 功能疏肝而行气作用较强的中药是（　　）
   A. 吴茱萸　　　　B. 青皮　　　　　C. 佛手　　　　　D. 香附
20. 长于消化肉食类食积的中药是（　　）
   A. 神曲　　　　　B. 麦芽　　　　　C. 山楂　　　　　D. 谷芽
21. 既能行气破血又能消积止痛的中药是（　　）
   A. 枳实　　　　　B. 香橼　　　　　C. 薤白　　　　　D. 莪术
22. 麦芽除能消食和中外，还能（　　）
   A. 化痰　　　　　B. 行气　　　　　C. 通乳　　　　　D. 回乳
23. 既能杀虫消积，又能行气利水的中药是（　　）
   A. 使君子　　　　B. 槟榔　　　　　C. 川楝子　　　　D. 苦楝皮
24. 具有"止血而不留瘀，化瘀而不伤正"特点的中药为（　　）
   A. 白及　　　　　B. 地榆　　　　　C. 三七　　　　　D. 茜草
25. 善于治疗湿痰咳嗽的中药为（　　）
   A. 半夏　　　　　B. 白前　　　　　C. 白芥子　　　　D. 川贝母
26. 治疗血热之尿血、血淋首选的中药是（　　）
   A. 大蓟　　　　　B. 小蓟　　　　　C. 地榆　　　　　D. 槐花
27. 为了增强行血散瘀的作用，应用活血化瘀药时常配合（　　）
   A. 温里药　　　　B. 清热药　　　　C. 理气药　　　　D. 补气药
28. 以下化痰药需要包煎的是（　　）
   A. 竹茹　　　　　B. 旋覆花　　　　C. 川贝母　　　　D. 天南星
29. 以下被誉为"养心安神之要药"的是（　　）
   A. 朱砂　　　　　B. 磁石　　　　　C. 琥珀　　　　　D. 酸枣仁
30. 气虚自汗应首选（　　）
   A. 白术　　　　　B. 太子参　　　　C. 黄芪　　　　　D. 山药
31. 肝火上炎、目赤肿痛宜用（　　）

A. 石决明　　　　B. 代赭石　　　　C. 生龙骨　　　　D. 杭白芍
32. 被誉为"补气健脾第一要药"的是（　　）
A. 人参　　　　　B. 白术　　　　　C. 山药　　　　　D. 扁豆
33. 石菖蒲的功效是（　　）
A. 开窍醒神，活血通经　　　　　B. 开窍豁痰，化湿和胃
C. 开窍醒神，止痛催产　　　　　D. 开窍宁神，行气解郁
34. 具有补血、滋阴、止血功效的中药是（　　）
A. 当归　　　　　B. 生地　　　　　C. 阿胶　　　　　D. 旱莲草
35. 既能清热息风，又能平喘利尿的中药是（　　）
A. 地龙　　　　　B. 僵蚕　　　　　C. 蜈蚣　　　　　D. 全蝎
36. 以下既能滋阴潜阳，又能养血补心的中药是（　　）
A. 沙参　　　　　B. 枸杞　　　　　C. 石斛　　　　　D. 龟甲
37. 以下既能补肝肾，又能安胎的中药是（　　）
A. 续断　　　　　B. 骨碎补　　　　C. 杜仲　　　　　D. 狗脊
38. 具有敛肺、涩肠、生津、安蛔作用的中药是（　　）
A. 五味子　　　　B. 乌梅　　　　　C. 山茱萸　　　　D. 石榴皮
39. 下列具有截疟作用的涌吐药是（　　）
A. 瓜蒂　　　　　B. 柿蒂　　　　　C. 常山　　　　　D. 藜芦
40. 下列属于硫黄功效的是（　　）
A. 明目退翳　　　B. 补火助阳　　　C. 杀虫截疟　　　D. 息风止痉

二、多项选择题

1. 肝郁气滞、胸胁胀痛、月经不调，常选用的中药是（　　）
A. 薄荷　　　　　B. 蝉蜕　　　　　C. 柴胡　　　　　D. 葛根
2. 牡丹皮与赤芍作用的共同点是（　　）
A. 清热息风　　　B. 清热凉血　　　C. 活血散瘀　　　D. 止血生肌
3. 为防止川乌中毒，应注意（　　）
A. 内服多用生品　B. 严格炮制加工　C. 入汤剂宜先煎　D. 剂量不宜过大
4. 功能化湿行气的中药有（　　）
A. 厚朴　　　　　B. 砂仁　　　　　C. 白豆蔻　　　　D. 佩兰
5. 理气药的性能特点为（　　）
A. 发散　　　　　B. 辛散　　　　　C. 温通　　　　　D. 善走窜
6. 桃仁的主治证有（　　）
A. 妇女血瘀经产诸证　B. 癥瘕积聚　　C. 止咳平喘　　　D. 肠燥便秘
7. 既能止咳平喘，又能润肠通便的药物为（　　）
A. 苦杏仁　　　　B. 白前　　　　　C. 桑白皮　　　　D. 苏子
8. 下列中药中能平肝阳、息肝风、清肝火的有（　　）
A. 羚羊角　　　　B. 钩藤　　　　　C. 朱砂　　　　　D. 天麻
9. 巴戟天与淫羊藿的共同功效是（　　）
A. 补肾阳　　　　B. 强筋骨　　　　C. 益精血　　　　D. 祛风湿
10. 外用药一般具有的功效是（　　）
A. 解毒消肿　　　B. 杀虫止痒　　　C. 化腐排脓　　　D. 生肌敛疮

第十一章

方剂基础知识

知识目标

1. 了解方剂与治法的关系，明确方剂学在中医学中的地位及其重要性。
2. 掌握8种常用的治法及方剂的组成与变化原则。
3. 熟悉方剂的常用剂型种类与方剂的服用方法。
4. 掌握解表剂、泻下剂、和解剂等18类常用方剂的含义、特点、功能主治及使用注意。
5. 掌握18类常用方剂中代表方剂的药物组成、功用及主治。
6. 熟悉18类常用方剂中代表方剂的用法及配伍意义。

视频15：方剂基础知识

能力目标

1. 能正确解析不同类型方剂的药物组成、功用主治及配伍规律。
2. 具备运用方剂基础知识正确选用不同类型方剂的能力。
3. 能根据病情特点及变化规律合理组方。

课堂互动

《红楼梦》第二十八回"蒋玉菡情赠茜香罗，薛宝钗羞笼红麝串"中写道：王夫人见了林黛玉，因问道："大姑娘，你吃那鲍太医的药可好些？"林黛玉道："也不过这么着，老太太还叫我吃王大夫的药呢。"宝玉道："太太不知道，林妹妹是内症，先天生的弱，所以禁不住一点风寒，不过吃两剂煎药就好了，散了风寒，还是吃丸药的好。"王夫人道："前儿大夫说了个丸药的名字，我也忘了。"宝玉道："我知道那些丸药，不过叫他吃什么人参养荣丸。"王夫人道："不是。"宝玉又道："八珍益母丸？左归？右归？再不就是麦味地黄丸。"……宝钗抿嘴道："想是天王补心丹。"

上文中有哪些是方剂的名称？通过这几个方剂可以看出其名称的由来吗？

第一节 方剂与治法

一、方剂与治法的关系

方剂是在辨证立法的基础上，按照一定法则选药配伍而成。理解方剂与治法的关系，才能准确而全面地遣药组方。

从中医药学的形成和发展来看，治法是在积累了相当的医疗经验基础上，由实践总结而来，是后于方药形成的理论；但是，当治法已由经验的总结上升为理论之后，又成为指导遣药组方和运用成方的指导原则，两者密切相关。例如患者有恶寒发热、头痛身疼、无汗而喘、舌质薄白、脉浮紧等表现，经医生辨证为外感风寒束表、肺气不宣，法当发汗解表、宣肺平喘，根据治法选用具有相应功效的方剂如麻黄汤，或自行依法选药组方，便能邪去正复、药到病除。

可见，方剂的功效与治法相同，治法与病证相符，方能获效。否则，治法与辨证不符，组方与治法脱节，必然治疗无效，甚则病情恶化。由此可见，治法是指导遣药组方的原则，方剂是体现和完成治法的主要手段，即"方从法出，法随证立"。既不能有法无方，也不能有方无法，两者关系十分密切，相互为用。

二、常用治法

治法是指治疗大法，是在辨清证候、审明病因、病机之后，有针对性确定的治疗方法。关于治法及其理论，早在秦汉时期的《内经》中就有记述，汉代张仲景有所发展。其后历代医家在长期医疗实践中又总结了许多具体治法。清代程钟龄在其《医学心悟》中把历代医家的治法概括为"八法"，即"汗、吐、下、和、温、清、消、补"八种治法。八法是以八纲辨证为依据进行的高度概括，其具体内容简要介绍于下：

1. 汗法

汗法是通过发汗开腠、宣发肺气、调畅营卫，使外感六淫之邪随汗而出表的一种治疗方法，又称为解表法。

2. 吐法

吐法是通过诱发呕吐，以消除停滞于咽喉、胸膈、胃脘中的痰涎、宿食、毒物的一种治疗方法。

3. 下法

下法是通过泻下通便、泻下水饮，以消除胃肠积滞证的一种治疗方法。

4. 和法

和法是通过和解与调和的方法，使半表半里之邪，或脏腑、阴阳、表里失和之证得以解除的一种治疗方法。

5. 温法

温法是通过温里祛寒或回阳，使里寒证改善或消除的一种治疗方法。

6. 清法

清法是通过清泄里热，使里热证得以改善或消除的一种治疗方法。

7. 消法

消法是通过消积滞、散郁结、化瘀滞、利水湿等，使食积、气滞、瘀血、痰凝、水停等病证得以改善或消除的一种治疗方法。

8. 补法

补法是通过补虚扶弱，纠正人体阴阳气血虚衰的病理偏向，使虚证得以改善或消除的一种治疗方法。

第二节 方剂的组成与变化

一、方剂的组成

方剂的组成，必须遵循一定的组方原则。组方原则是指根据患者病情的需要，在辨证立法基础上，选择适宜的药物，按照一定的原则进行配伍，即"君、臣、佐、使"。最早在《内经》中《素问·至真要大论》就有"主病之谓君，佐君之谓臣，应臣之谓使"的记述。此后，历代医家多有论释。"君、臣、佐、使"是说明方中药物配伍的主从关系，即反映药物在方中的不同地位或作用。现将其含义介绍如下。

1. 君药

君药是指针对主病或主证发挥主要治疗作用的药物，又称"主药"。一般而言，其药效居方之首，用量多大于臣药、佐药，是方中不可缺少的药物。

2. 臣药

臣药又称"辅药"。有两种含义：一是辅助君药增强治疗主病或主证的药物，二是针对兼证或兼病发挥主要治疗作用的药物。

3. 佐药

佐药有三种含义：一是佐助药，是指协助君、臣药以增强疗效，或直接治疗次要症状的药物；二是佐制药，用来降低或消除君、臣药的毒性、烈性的药物；三是反佐药，根据寒热虚实错杂病情的需要，选择与君药药性相反而又能在治疗中起相成作用的药物。佐药的药力小于臣药，一般在方中的用量较轻。

4. 使药

使药有两种意义。一是引经药，即能引方中诸药直达病所，起到向导作用。二是调和药，即具有调和方中诸药的作用，以使性味归经不同的药物能够协同起效，使药的药力较小、用量也轻。

方剂中药物君、臣、佐、使地位的确定，主要依据药物在方中所发挥作用的主次来区别。此外，还与药效的大小、用量的轻重有关。在临床遣方用药时，病情不甚复杂，组方简单，其君、臣、佐、使不一定俱全，但君药不可少。如病情比较单纯，用一、二味药即可奏效。君、臣药无毒烈之性，便不须要加用佐药。主病药物能至病所，则不必再加引经的使药。至于一方中君、臣、佐、使的药味多少和用量，须根据临床上辨证立法的需要而定。一般情况下，君药药味较少，臣、佐药的药味较多。在用量方面，君药比臣佐、使药量要大，金代名医张元素有"力大者为君，为君最多，臣次之，佐使又次之"之说。总之，一方中君、臣、佐、使是否齐备、组方药物味数的多寡，都应当根据患者的病情、治疗目的以及药物的特性和功效来确定。为进一步说明方剂的组成原则，现以麻黄汤为例分析如下：

麻黄汤主治外感风寒表实证，症见恶寒发热、头痛身疼、无汗而喘、舌苔薄白、脉浮紧等。其病机为风寒束表、肺气不宣，法当发汗解表、宣肺平喘。

君药——麻黄，辛温，发汗解表以散在表风寒，宣肺利气以平喘逆。

臣药——桂枝，辛甘温，发汗解表以助麻黄散风寒，又能温经和营止痛。

佐药——杏仁，苦温，宣降肺气，配合麻黄宣肺散邪，利肺平喘。

使药——甘草，甘温，调和诸药。并可延缓药力，以防麻、桂发汗太过。

通过以上对麻黄汤的大略分析，可知组成一首方剂，应依据辨证、治法的需要，选择药物、定用量、明确君臣佐使的配伍关系及作用，使之配伍组成一个有机整体，充分发挥其综合作用，达到最佳治疗效果。

二、方剂的变化

方剂的组成既有严格的原则性，又有极大的灵活性。临证组方在遵循君、臣、佐、使配伍原则的同时，还需根据病情轻重缓急、体质强弱、年龄大小、四时气候以及地域差异等因素，予以灵活加减变化。其组成变化主要有药味加减变化、药量加减变化及剂型更换变化三种情况。

1. 药味加减变化

药物组成方剂，因此药物是决定方剂功效的主要因素。方中药味的增减，必然会导致方剂配伍关系的改变，从而直接影响方剂的功能，即病变、药变、方亦变。方剂药味增减变化，是为了更好地适合病情的需要。

如在麻黄汤、三拗汤、麻黄加术汤中，麻黄汤中麻黄与桂枝君臣相配，其功效重在发汗解表，主治外感风寒表实重证；三拗汤为麻黄汤去桂枝而成，方中麻黄仍为君，配杏仁为臣，重在止咳平喘，主要用于表寒不重、以咳嗽痰多为主要见症者；麻黄加术汤为在麻黄汤的基础上加入苦温燥湿的白术为臣，共奏发汗解表、散寒祛湿之功，用于风寒湿痹初起，症见身体烦疼、无汗者。

上述三方，虽均以麻黄汤为基础，但由于药味增减，使方中君臣药配伍关系亦随之变化，功效主治也发生了变化。

2. 药量加减变化

药量是药力的标识。方剂中组成药物不变，其用量的变化也会使功效、主治病证随之发生变化，以适应病情的需要。如小承气汤与厚朴三物汤均由大黄、枳实、厚朴三味药组成。小承气汤大黄四两为君、枳实三枚为臣、厚朴二两为佐，功能攻下热结，主治阳明腑实证之潮热谵语、大便秘结、胸腹痞满、脉数；厚朴三物汤以厚朴八两为君、枳实五枚为臣、大黄四两为佐，功能行气通便，主治病证以气滞腹满、大便不通、身无热、脉弦为辨证要点。

3. 剂型更换变化

中药的剂型种类较多，各有特点，即使同一方剂，组成药物和剂量完全相同，应用时剂型的改变，方剂的作用强弱也会随之发生变化。一般认为："汤荡而丸缓"。病情急、重者，宜选用汤剂；病情轻、缓者，宜选用丸散剂。如人参汤与理中丸均由人参、干姜、白术、炙甘草组成，用量也完全相同，人参汤主治中上二焦虚寒之胸痹，症见心胸痞闷、气逆上冲等虚寒证重者；理中丸用于中焦虚寒、脘腹疼痛、自利不渴等虚寒证较轻，病势较缓者。因此，方药使用时剂型的选用，主要根据病情而定。

第三节　剂型与用法

在辨证立法原则指导下，将药物配伍成方后，无论从什么形式给药，都需要将药物加工制成适合医疗、预防应用的一定剂型，采用适当的给药方法，并指导患者如何应用，有助于发挥更好的治疗效果。

一、剂型

剂型是将处方按照医疗需要或药物特点制成一定大小和不同规格的制剂。方剂的剂型历史悠久，有着丰富的理论和宝贵的实践经验。早在《黄帝内经》中就有汤、丸、散、膏、酒、丹等剂型，历代医家又有诸多发展，明代《本草纲目》所载剂型已有40余种。中华人民共和国成立以来，随着制药工业的发展，又研制出了许多新的剂型，如片剂、颗粒剂、注射剂等。现将常用剂型分为传统剂型与现代剂型两类，简介如下。

1. 传统剂型

（1）汤剂　又称汤液、煎剂，是将组方后的药物饮片混合加水浸泡，再煎煮一定时间去渣取汁后制成的液体剂型。可供内服、外用（多作洗浴、熏蒸和含漱）。特点：吸收快、显效快，便于根据病情的变化而随证加减。适于病情重、病势急者。

（2）散剂　是将药物粉碎、混匀，制成的粉末状制剂。可供内服、外用（包括点眼、吹喉等）。特点：制作简便，吸收较快，便于携带和服用，节省药材，不易变质。

（3）丸剂　是将药物研成的细粉或用其提取物，加入适量的黏合剂制成的圆形固体剂型。可供内服。特点：与汤剂比，吸收较慢，药效持久，节省药材，便于携带，方便服用。

（4）膏剂　是将药物用水或植物油煎熬去渣浓缩制成的剂型。可供内服、外用。特点：体积相对小，使用方便，起效缓慢而持久。

（5）酒剂　又称药酒，是将药物用白酒或黄酒浸泡，或加温隔水炖煮，去渣所得的液体制剂。可供内服、外用。特点：酒能活血通经，有助于有效成分溶出而增强疗效，易于发散。

（6）露剂　多用新鲜含有挥发性成分的药物，放在水中加热蒸馏，所收集的蒸馏液即为药露。一般作为饮料及清凉解暑剂，常用的有金银花露、青蒿露等。

（7）条剂　又称纸捻，是将桑皮纸粘药物捻成细条线，或将桑皮纸捻成细条后粘药而成，是中医外科常用制剂。

（8）丹剂　丹剂分为内服和外用两类。内服丹剂有丸、散剂，以药品贵重或药效显著而名"丹"，如至宝丹（丸剂）、紫雪丹（散剂）；外用丹剂又称丹药，是将矿物药加热升华，制成剂量小、作用强的不同结晶形状的制剂，如红升丹等，用于外科。

（9）锭剂　是将药物研成细粉，单独或与黏合剂混合制成规定形状的固体制剂。如圆柱形、条形、纺锤形等。可供内服、外用，如紫金锭等。

（10）栓剂　亦称坐药或塞药，是将药物研成细粉或提取浓缩后与基质混合制成一定形状的固体制剂。可供腔道使用，如直肠、阴道等。特点：通过腔道给药，可不经过肝脏，减少药物的"首过作用"而直接进入大循环，可避免药物的毒性和副作用。用于腔道疾病，又可直达病所。

2. 现代剂型

（1）注射剂　也叫针剂，是将药物经过提取、精制、配制等步骤而制成的灭菌溶液、无菌混悬液或供配制成液体的无菌粉末，供皮下、肌内、静脉注射的一种制剂。注射剂具有剂量准确、药效迅速、适于急救、不受消化系统影响的特点，对于神志昏迷、难于口服用药的患者尤为适宜。

（2）片剂　是将中药加工或提炼后与辅料混合，压制成圆片状的剂型。其特点是用量准确，体积小。当药物味很苦或具恶臭的药物压片后可再包糖衣，使之易于服用。如需在肠道吸收的药物，又可包肠溶衣，使之在肠道中崩解。

（3）糖浆剂　是将药物煎煮去渣取汁浓缩后，加入适量蔗糖溶解制成的浓蔗糖饱和水溶液。糖浆剂具有味甜量小、服用方便、吸收较快等特点，主要适用于儿童的服用。

（4）颗粒剂　又称冲剂，是将药材提取物与适量赋形剂或部分药物细粉混合制成的干燥颗粒剂或块状制剂。是目前临床深受欢迎的常用剂型之一。可开水冲服。特点：服用方便、体积小、口感好、显效迅速。

（5）胶囊剂　是将药物盛装于空胶囊中制成的制剂，空胶囊分软、硬两种。

（6）气雾剂　是指药物和抛射剂同装封在带有阀门的耐压容器中，使用时借抛射剂的压力，将内容物以雾状形式喷出的液体制剂。

（7）口服液剂　是将药物用水或其他溶剂提取，经精制而成的内服液体制剂。该制剂具有剂量较少、吸收较快、服用方便、口感适宜等特点。

（8）膜剂　亦称薄片剂，是将药物提取物溶解或均匀分散在成膜材料配制的溶液中，制成的薄膜状制剂。可供局部应用（如口腔黏膜、眼结膜、阴道、皮肤黏膜等）和口服用。

二、方剂的用法

1. 服药时间

应根据胃肠的状况、病情需要及药物特性来确定。

（1）饭前服药　如驱虫药、攻下药及治疗胃肠道疾病的药宜清晨空腹服用。

（2）饭后服药　对胃肠道有刺激性的药宜饭后服。消食药亦宜饭后及时服用，以利充分发挥药效。一般药物，无论饭前或饭后服，服药与进食都应间隔1h左右，以免影响药物与食物的消化吸收与药效的发挥。

（3）特定时间服药　如安神药用于治失眠，宜在睡前30min至1h服药；缓下剂亦宜睡前服用，以便翌日清晨排便；截疟药应在疟疾发作前2h服药，急性病则不拘时服药。

2. 服药多少

一般疾病服药，多采用每日1剂，每剂分2服或3服。急重证者，可每隔4h左右服药1次，或昼夜不停服用，使药力持续。应用发汗药、泻下药时，如药力较强，服药应适可而止。呕吐患者服药宜小量频服。小量，药物对胃的刺激小不致药入即吐；频服，才能保证一定的服药量。使用外用熏洗的中药时，应先熏后洗每剂中药每天可熏洗2~3次。

3. 服药冷热

临床用药时，服药的冷热应具体分析，区别对待。一般汤药多宜温服。如治寒证用热药，宜于热服。特别是辛温发汗解表药用于外感风寒表实证时，不仅药宜热服，服药后还需温覆取汗。至于治热病所用寒药，如热在胃肠，患者欲冷饮者可凉服；如热在其他脏腑，患者不欲冷饮者，寒药仍以温服为宜。另外，用从治法时，也有热药凉服，或凉药热服者。此外，对于丸、散等固体药剂，除特别规定外，一般都宜用温开水送服。

第四节　常用方剂

一、解表剂

凡以解表药为主组成，具有发汗、解肌、透疹等作用，用以治疗表证的方剂，称为解表剂。属"八法"中的汗法。

解表剂适应外感六淫，邪留肌表、肺卫所致的各种表证，以恶寒、发热、苔白或黄、脉浮为特征；对麻疹、痈疡、水肿、疟疾、痢疾等疾病初起具有表证者，也可运用解表剂。根据表邪有寒热性质的不同，患者体质有强弱的区别，故解表剂一般分为辛温解表、辛凉解表、扶正解表三类，分别适用于表寒证、表热证以及虚人外感证等。

（1）辛温解表剂　以辛温解表药为主组成方剂，主治风寒表证、风湿在表或水肿在表者。代表方剂如麻黄汤、桂枝汤、九味羌活汤、小青龙汤、香薷散等。

（2）辛凉解表剂　以辛凉解表药为主组成方剂，主治风热表证、风温咳嗽、疮疡初起兼表者。代表方剂如银翘散，桑菊饮、麻黄杏仁甘草石膏汤等。

（3）扶正解表剂　以解表药分别配伍补气、助阳、滋阴、养血药物组方，具有发散表邪又有扶助正气的作用，用治既有表证又兼有正气不足者。代表方剂如败毒散、参苏饮、再造丸、加减葳蕤汤等。

使用注意：使用解表剂，不宜久煎，一般多浸少煮为原则，以免药性耗散，影响疗效。解表剂只适宜表证。解表取汗的标准是遍身微汗出，不可发汗太过。若表邪未尽，又见里证，宜先解表，后攻里，或表里双解；若病邪全部入里，则不宜再服解表剂。

麻黄汤 （《伤寒论》）

【组成】麻黄 9g　桂枝 6g　杏仁 6g　炙甘草 3g

【用法】水煎服，麻黄先下，去上沫，后入其他药。

【功用】发汗解表，宣肺平喘。

【主治】外感风寒表实证。症见恶寒发热，头痛身疼痛，无汗而喘，舌苔薄白，脉浮紧。

【配伍意义】麻黄味苦辛性温，入肺和膀胱经，善开腠理，具有发汗解表、宣肺平喘的作用，为方中的君药；桂枝解肌发表，温经散寒，透营达卫为臣药；加强发汗解表而散风寒、除身疼，配降利肺气的杏仁为佐药，以增强止咳平喘的作用；炙甘草既能调和宣降之麻、杏，又能缓和麻桂相合的峻烈之性，使汗出不致过猛而伤正气，是使药而兼佐药之用。四药合用，表寒得散，肺气宣通，则诸证自平。

桂枝汤 （《伤寒论》）

【组成】桂枝 9g　白芍 9g　炙甘草 6g　生姜 9g　大枣 3 枚

【用法】水煎服，服热稀粥以助药力。

【功用】解肌发表，调和营卫。

【主治】外感风寒表虚证。症见发热头痛，汗出恶风，鼻鸣干呕，舌苔白不渴，脉浮缓或浮弱者。

【配伍意义】方中桂枝为君药助卫阳，通经络，解肌发表，散外感之风邪；芍药为臣药，益阴敛营，既可补充因汗出而导致的营阴不足，又可酸收敛汗以止营阴外泄之势。桂、芍等量合用，一治卫强，一治营弱，合则调和营卫，既可发散以祛风邪，又可敛阴而和营卫。生姜辛温，既助桂枝辛散表邪，又兼和胃止呕；大枣甘平，益气补中，滋脾生津；姜、枣合用补脾和胃，调和营卫，共为佐药。炙甘草作用有二：一为佐药，益气和中，合桂枝辛甘化阳以实卫，合芍药酸甘化阴以和营；一为使药，调和诸药。

此外，九味羌活汤、香薷散、小青龙汤、止嗽散均属辛温解表剂。

银翘散 （《温病条辨》）

【组成】金银花 15g　连翘 15g　桔梗 6g　薄荷 6g　竹叶 4g　生甘草 5g　荆芥穗 4g　淡

豆豉 5g　牛蒡子 6g

【用法】共杵为散，鲜苇根汤煎服。

【功用】辛凉透表，清热解毒。

【主治】温病初起。症见发热无汗，或有汗不畅，微恶风寒，头痛口渴，咳嗽咽痛，舌尖红，苔薄白或微黄，脉浮数。

【配伍意义】方中重用金银花、连翘为君，既有辛凉透表、清热解毒的作用，又有芳香辟秽的功效，在透解卫分表邪的同时，兼顾温热病邪多挟秽浊之气的特点。薄荷、牛蒡子味辛而性凉，疏散风热，清利头目，且可解毒利咽；荆芥穗、淡豆豉辛而微温，助君药发散表邪透热外出，此两药辛而不烈，温而不燥，与辛凉配伍，可增强辛散透表作用，以上四味皆为臣药。竹叶清上焦热，芦根清热生津，桔梗宣肺止咳祛痰，共为佐药。甘草调和诸药，护胃安中，合桔梗清热利咽喉，是属佐使之用。本方为辛凉解表的常用方剂，随证加减，可广泛用于温病初起的温热表证。

此外，桑菊饮、麻杏石甘汤、柴葛解肌汤、升麻葛根汤均属辛凉解表剂。

败毒散（《小儿药证直诀》）

【组成】柴胡 9g　前胡 9g　川芎 9g　枳壳 9g　羌活 9g　独活 9g　茯苓 9g　桔梗 9g　人参 9g　甘草 5g

【用法】共杵为散，入生姜、薄荷煎服。

【功用】散寒祛湿，益气解表。

【主治】温病初起。症见气虚外感证。憎寒壮热，头项强痛，肢体酸痛，无汗，鼻塞声重，咳嗽有痰，胸膈痞满，舌淡苔白，脉浮而按之无力。

【配伍意义】方中羌活、独活为君，辛温发散，通治一身上下之风寒湿邪；川芎行气祛风，柴胡疏散解肌，并为臣药，助羌、独活散外邪，除疼痛；桔梗宣肺，枳壳降气，前胡祛痰，茯苓渗湿，以宣利肺气，化痰止咳，皆为佐药；甘草调和诸药，兼以益气和中，生姜、薄荷为引，助解表之力，皆属佐使之品。方中人参亦属佐药，用量虽小，但作用有二：一是扶助正气以驱邪外出；二是散中有补，不致耗伤真元。

此外，参苏饮、再造散、加减葳蕤汤，属于扶正解表剂。

二、泻下剂

凡以泻下药为主组成，具有通便、泻热、攻积、逐水等作用，治疗里实证的方剂，称为泻下剂，属"八法"中的下法。

泻下剂适用于里热积滞实证、里寒积滞实证、肠燥津枯便秘、里实正虚便秘以及水饮壅盛于里的实证等。

根据泻下剂的不同作用，一般分为寒下、温下、润下、攻补兼施、逐水五类。

（1）寒下剂　以清热泻下药为主组成方剂，具有荡涤实热的作用，适用于里热积滞实证，症见大便秘结、脘腹胀满疼痛，痛处拒按、口燥、甚或潮热、苔黄、脉实等。代表方剂如承气汤类、大黄牡丹汤等。

（2）温下剂　以泻下药与温中药为主，或用泻下药巴豆之类为主组成方剂，具有温里散寒、通下寒积的作用，适用于寒邪与胃肠积滞相混之里寒积滞实证，症见大便秘结、腹痛喜按、手足不温、脉沉紧等。代表方剂如大黄附子汤、温脾汤、三物备急丸等。

（3）润下剂　以润肠通便药为主组成，具有润燥滑肠通便的作用，用治津亏不能濡润肠道，宿粪内留之燥结证，症见大便秘结、小便短赤、舌红苔黄、脉滑数等。这一类病证，多因年老津枯、产后血虚或热病后津亏所致。代表方剂如麻子仁丸、济川煎、五仁丸等。

（4）攻补兼施剂　本类方剂具有扶助正气、泻下实积的作用，用治里实积结而正气内虚之证。代表方剂如黄龙汤、增液承气汤等。

（5）逐水剂　以峻下逐水药为主组成，具有攻逐水饮、消除水积肿胀的作用，适用于水饮停积于里之水结实证，诸如胸腹积水、水肿而体质尚壮实者，症见胸胁引痛，或水肿腹胀，二便不利，脉实有力等。代表方剂如十枣汤、禹功散等。

使用注意：里实未成者不可使用泻下剂；应中病即止，免耗正气；孕妇、产后、经期、体弱者虽有里实，应兼顾其虚，并忌食油腻、生冷之物，以防伤胃气。

大承气汤（《伤寒论》）

【组成】大黄12g　厚朴24g　枳实12g　芒硝6g

【用法】以水先煮枳实、厚朴二味，去渣；纳大黄煎煮，去渣；纳芒硝微火一两沸，分温再服。大便得下，余勿服。

【功用】峻下热结。

【主治】①阳明腑实证。大便不通，频转矢气，脘腹痞满，腹痛拒按，按之则硬，日晡潮热，神昏谵语，手足濈然汗出，舌苔黄燥起刺，或焦黑燥裂，脉沉实。②热结旁流。下利清水，色纯青，其气臭秽，脐腹疼痛，按之坚硬有块，口舌干燥，脉滑数。③里热实证之热厥、痉病或发狂。

【配伍意义】大黄苦寒泻热，祛瘀通便，荡涤肠胃邪热积滞，消除致病之因，为君药；芒硝咸寒泻热，软坚润燥通便，助大黄攻下热结之力，为臣药；积滞内阻，每致气机不行，故用厚朴行气散结，消胀除满，枳实苦辛破结，导滞除痞，两药相配行气导滞，并助大黄、芒硝推荡积滞，攻下热结，共为佐使药。四药相合，大黄、芒硝泻下通便以治燥实，厚朴、枳实行气散结以治痞满，共奏峻下热结之功。

此外，寒下剂还有小承气汤、调胃承气汤、大黄牡丹汤等。

大黄附子汤（《金匮要略》）

【组成】大黄9g　附子9g　细辛3g

【用法】水煎服。

【功用】温里散寒，通便止痛。

【主治】寒积腹痛。症见便秘腹痛，胁下偏痛，发热，手足不温，舌苔白腻，脉弦紧。

【配伍意义】方中附子辛热，温里散寒，止腹胁疼痛为君；大黄泻下通便，以荡涤里实积滞为臣；细辛辛温宣通，散寒止痛，助附子温里散寒止痛为佐。三药合用，共奏温下之功。

本方为温下剂的常用代表方，主治里寒积滞内结，阳气不运而产生的诸证。方中虽然性味苦寒，但得大量附子之辛热，则苦寒之性被制，而泻下之功犹存。

此外，温下剂还有温脾汤、三物备急丸等。

麻子仁丸（《伤寒论》）

【组成】麻子仁20g　芍药9g　枳实9g　大黄12g　厚朴9g　杏仁10g

【用法】研末，炼蜜为丸。

【功用】润肠泻热，行气通便。

【主治】寒积腹痛。症见便秘腹痛，胁下偏痛，发热，手足不温，舌苔白腻，脉弦紧。

【配伍意义】方中重用麻子仁质润多脂，滋脾润肠，润燥通便为君药。大黄苦寒泄热，攻积通便；杏仁利肺降气，润燥通便；白芍养阴敛津，柔肝理脾，共为臣药。枳实下气破结，厚朴行气除满，以加强降泄通便之力，用以为佐。使以蜂蜜润燥滑肠，调和诸药。综观全方，重用麻子仁滋脾润肠，配伍大黄、枳实、厚朴泄热导滞，组成攻润结合之剂，使腑气通顺、津液充足、下不伤正，主治脾津不足，肠胃燥热之脾约证。

十枣汤（《伤寒论》）

【组成】甘遂、大戟、芫花各等分。

【用法】三味捣为散。先煮大枣十枚，取汤纳药末。

【功用】攻逐水饮。

【主治】本方主治水饮内结之实证。①悬饮。症见咳唾胸胁引痛，心下痞硬，干呕气短，头痛目眩，或胸背掣痛不得息，脉沉弦。②水肿。症见一身悉肿，尤以身半以下为重，腹胀喘满，二便不利。

【配伍意义】方中甘遂苦寒有毒，善行经隧络脉之水湿之邪，为君药；芫花辛温有毒，善消胸胁之伏饮痰癖，大戟苦寒有毒，善泻脏腑水饮之邪，共为臣、佐药。三药相须为用，一走经隧、一走胸胁、一走脏腑之间，各有专功，合之攻逐水饮之力较强，然三药峻猛有毒，易伤正气，故用大枣十枚，煎汤送服，取其益气健脾以制水，防止逐水伤及脾胃，并缓和诸药毒性，使邪去而不伤正。

【注意事项】因为方中甘遂有效成分难溶于水，所以三药为散剂，大枣煎汤送服，疗效较好；需从小剂量开始服用，且宜清晨空腹服用，以免大下多伤正，如服后下少，明天可加量；服药快利后，可服糜粥保养脾胃。

三、和解剂

凡具有和解少阳、调和肝脾、调和寒热、表里双解等作用，治疗伤寒邪在少阳、肝脾不和、寒热互结，以及表里同病的方剂，统称和解剂，属于"八法"中的和法。

根据病情的不同，可分为以下几类：

(1) 和解少阳剂 本类方剂具有和解少阳，清透半表半里之邪的作用，适用于少阳半表半里证，症见往来寒热、胸胁苦满、默默不欲饮食、心烦喜呕，以及口苦、咽干、目眩、脉弦等。代表方剂如小柴胡汤、蒿芩清胆汤等。

(2) 调和肝脾剂 本类方剂具有调和肝脾、疏肝解郁的作用，适应肝脾不和之证，症见脘腹胸胁胀痛、神疲食少、月经不调、腹痛泄泻，以及手足不温等。代表方剂如四逆散、逍遥散、痛泻要方等。

(3) 调和寒热剂 本类方剂具有平调寒热，调和肠胃的作用，适用于肠胃寒热错杂而致的肠胃不和，心下痞硬之证，症见心下痞满、恶心呕吐、肠鸣下利等。代表方剂如半夏泻心汤、生姜泻心汤、甘草泻心汤、黄连汤等。

(4) 表里双解剂 本类方剂具有解表攻里的作用，适用于表里同病之证。根据具体病情，运用解表药和治里之品组合成方。代表方剂如大柴胡汤、防风通圣散、葛根黄芩黄连汤、疏凿饮子等。

小柴胡汤（《伤寒论》）

【组成】柴胡 24g 黄芩 9g 人参 9g 甘草 6g 半夏 9g 生姜 9g 大枣 4 枚

【用法】水煎煮，去渣，再煎，温服。

【功用】和解少阳。

【主治】①伤寒少阳证。症见往来寒热，胸胁苦满，默默不欲饮食，心烦喜呕，口苦，咽干，目眩，舌苔薄白，脉弦者。②妇人热入血室。经水适断，寒热发作有时。③疟疾、黄疸等病而见少阳证者。

【配伍意义】方中柴胡苦平，入肝胆经，透泄清解少阳之邪，兼疏泄气机之郁滞，少阳之邪得以疏散，为君药。黄芩苦寒，清泄少阳半表半里之热，为臣药。柴胡之升散，配黄芩之降泄，既可透泄少阳半表之邪，又可清泄少阳半里之热，共达和解少阳之目的。胆气犯胃，胃失和降，佐以半夏、生姜和胃降逆止呕；正气不足，邪从太阳传入少阳，故又佐以人参、大枣益气健脾，一是取其扶正以祛邪，二是取其益气以御邪内传。炙甘草助人参、大枣扶正补虚，兼调和诸药，为使药。诸药合用，以祛邪为主，兼顾正气；以和解少阳为主，兼和胃气。使邪气得解，枢机得利，脾胃调和，则诸证自除。本方以柴胡为君，作汤剂服用，且与大柴胡汤相对而言，故名小柴胡汤。

四逆散（《伤寒论》）

【组成】柴胡6g　芍药6g　枳实6g　炙甘草6g

【用法】上药共为细末，冲服。

【功用】透邪解郁，疏肝理气。

【主治】①肝脾不和证。胁肋胀闷，脘腹疼痛，脉弦。②阳郁厥逆证。手足不温，或身微热，或咳，或悸，或小便不利，或腹痛，或泄利，脉弦。

【配伍意义】方中柴胡入肝胆经，升发阳气，疏肝解郁，透邪外出为君药。白芍敛阴养血，柔肝止痛为臣药，与柴胡合用，以敛阴和阳，条达肝气，使柴胡升散而无耗阴伤血之弊。佐以枳实，理气行滞，泄热破结，与柴胡为伍，一升一降，升清降浊，气机调畅，一以疏肝，一以理脾，以达调和肝脾之效；与白芍相配，又能理气和血，使气血调和。使以炙甘草调和诸药，理脾和中。综合四药，共奏透邪解郁，疏肝理脾之效，使邪去郁解，气血调畅，四逆自愈。

半夏泻心汤（《伤寒论》）

【组成】半夏12g　黄芩9g　干姜9g　人参9g　黄连3g　大枣4枚　炙甘草9g

【用法】水煎温服。

【功用】寒热平调，散结除痞。

【主治】寒热互结之痞证。症见心下痞，满而不痛，或呕吐，肠鸣下痢，舌苔微黄而腻。

【配伍意义】方中以辛温之半夏散结除痞，降逆和胃止呕，为君药；臣以干姜辛热以温中散寒，黄连、黄芩之苦寒以泄热开痞；四药相伍，辛开苦降，平调寒热，痞结消散；然而寒热互结，又缘于中虚失运，升降失常，故佐以人参、大枣甘温益气，治既伤之脾胃，兼扶正祛邪；使以炙甘草，补脾和中，调和诸药。

葛根黄芩黄连汤（《伤寒论》）

【组成】葛根15g　黄芩9g　黄连9g　炙甘草6g

【用法】先煮葛根，后纳诸药，去渣温服。

【功用】解表清里。

【主治】协热下利。症见身热下利，胸脘烦热，口中作渴，喘而汗出，舌红苔黄，脉数或促。

【配伍意义】方中重用葛根既能解表退热，又能升阳而止泻，为君药；臣以黄芩、黄连清热燥湿，厚肠止利；使以炙甘草甘缓和中，调和诸药。四药合用，外解表邪，内清里热。

四、清热剂

凡是以清热药为主组成，具有清热、泻火、凉血、解毒等作用，用以治疗里热证的方剂，统称为清热剂，属于"八法"中的清法。

清热剂适用于气分实热，热入营血，热毒温疫，疮疡疔毒，脏腑实热，阴虚火旺等。

根据里热证的病邪病位，发病阶段，病变性质之不同，一般可分为以下六类：

(1) 清气分热的方剂　具有清热除烦，生津止渴的作用。适用于热盛津伤之气分实热证。症见发热、不恶寒反恶热、口渴、多汗、脉洪大等。代表方剂如白虎汤、竹叶石膏汤等。

(2) 清营凉血的方剂　具有清营透热，凉血散瘀，清热解毒的作用。适用于邪热传营，热入血分诸证。入营之症见有身热夜甚、神烦少寐、时有谵语或外布隐隐斑疹等，代表方剂如清营汤等；入血之症见有出血、发斑、如狂、谵语、舌绛起刺等，代表方剂如犀角地黄汤等。

(3) 清热解毒的方剂　具有清热、泻火、解毒的作用，适用于三焦火毒热盛，热毒痈疮，郁热内盛，疫毒大头瘟等证。代表方剂如黄连解毒汤、凉膈散、普济消毒饮、仙方活命饮等。

(4) 清脏腑热的方剂　具有清解脏腑、经络邪热的作用，适用于各脏腑的火热证。如：治疗心火亢盛之心烦失眠、口舌生疮、小便短赤的代表方剂导赤散；治疗肝胆实火之目赤肿痛、耳聋耳肿的代表方剂龙胆泻肝汤；治疗肝火犯胃之胁肋疼痛、嘈杂吞酸、呕吐口苦的代表方左金丸；治疗肺热喘咳之气喘咳嗽的代表方剂泻白散；治疗肺痈的代表方剂苇茎汤；治疗大肠湿热之大便泻泄、肠鸣腹痛的代表方剂如芍药汤等。

(5) 清热解暑的方剂　具有清热解暑，生津止渴等作用。适用于暑伤气阴证，代表方剂如清暑益气汤、六一散等。

(6) 清虚热的方剂　具有养阴透热，清热除蒸的作用。适用于热病后期、热伏阴分、阴液已伤之虚热证，代表方剂如青蒿鳖甲汤等。

白虎汤 (《伤寒论》)

【组成】石膏 50g　知母 18g　炙甘草 6g　粳米 9g

【用法】水煎服。

【功用】清热生津。

【主治】阳明气分热盛证。症见壮热面赤，烦渴引饮，汗出恶热，脉洪大有力或滑数。

【配伍意义】方中重用石膏，辛甘大寒，清热泻火，止渴除烦，为君药；臣以知母，清热除烦，润燥生津，与石膏相伍，加强清热除烦，生津止渴的作用；甘草、粳米和中益胃，缓解石膏、知母的大寒伤脾胃之弊，共为佐药；甘草兼以调和诸药为使。

犀角地黄汤 (《备急千金要方》)

【组成】水牛角 30g　生地黄 24g　芍药 12g　牡丹皮 9g

【用法】水煎服。

【功用】清热解毒，凉血散瘀。

【主治】①热入血分证，症见神昏谵语，斑色紫黑，舌绛起刺，脉细数，或善忘如狂，漱水不欲咽，胸中烦痛，自觉胀满，大便色黑易解等。②热伤血络证，症见吐血、衄血、便血、尿血、舌红绛，脉数。

【配伍意义】方中水牛角，苦咸寒，归经心肝经，清心肝而解热毒，直入血分而清血分之热，为君药；臣以生地黄，清热凉血，以助君药凉血止血，养阴生津以复已失之阴液，二药相伍，凉血解毒力强，使血热清而血止；白芍、丹皮既能凉血，又能散瘀，共为佐使。诸药合用，清热兼以养阴，使热清血宁而无耗血之虑，凉血止血兼以散瘀，使血止而无留瘀之弊。

龙胆泻肝汤（《医方集解》）

【组成】龙胆草6g 黄芩9g 栀子9g 泽泻9g 木通6g 酒当归3g 生地黄6g 柴胡6g 车前子6g 生甘草6g

【用法】水煎服。

【功用】清肝胆实火，泻下焦湿热。

【主治】①肝胆实火上炎证。症见头痛目赤、胁痛、口苦、耳聋、耳肿等，舌红苔黄，脉弦数有力。②肝胆湿热下注证。症见阴肿、阴痒、阴汗、小便淋浊，妇女带下黄臭等，舌红苔黄腻，脉弦数有力。

【配伍意义】方中用龙胆草，苦寒归肝胆经，上清肝胆实火，下泻下焦湿热，为君药。黄芩、栀子泻火解毒，清热燥湿为臣药，三药相伍，清肝泻火，燥湿泻热。泽泻、木通、车前子清热利湿，导湿热之邪下行，从水道排出；生地、当归滋阴养血，防肝热伤阴血，泻中兼补，又防苦燥渗利伤阴；柴胡疏肝清热，引诸药入肝胆经，直达病所，使气疏而热郁解，以上六味共为佐药。甘草即调和诸药，又可防苦寒之品伤胃，为使药。综观全方，泻中有补，降中寓升，祛邪而不伤正，泻火而不伤胃。

五、温里剂

凡是以温里药为主组成的，具有温里助阳、散寒通脉等作用，用于治疗里寒证的方剂，称温里剂。

温里剂适用于中焦虚寒、阳衰阴盛、亡阳欲脱、血痹寒厥、阴疽等。

根据里寒证有脏腑经络部位之异，病情有缓急轻重之别，可分温中祛寒、回阳救逆、温经散寒三类。

(1) 温中祛寒剂 主治中焦虚寒证。症见脘腹胀痛，肢体倦怠，手足不温，或恶心呕吐，腹痛下利，不思饮食，口淡不渴，脉沉细或沉迟等。代表方剂如理中丸、小建中汤、吴茱萸汤等

(2) 回阳救逆剂 主治阳气衰微、内外俱寒、阴盛格阳或戴阳等证。症见四肢厥逆、恶寒蜷卧、下利清谷、精神萎靡、脉微细或脉微欲绝等。代表方剂如四逆汤、回阳救急汤等。

(3) 温经散寒剂 主治阳气不足，阴血亦弱，复有外寒伤于经络，血脉不利所致诸证。故不宜纯用辛热之品温阳祛寒，而须温经散寒，与养血通脉配合组方。代表方剂如当归四逆汤、黄芪桂枝五物汤、阳和汤等。

理中丸（《伤寒论》）

【组成】干姜 人参 白术 炙甘草各90g

【用法】上药共研细末，蜜和为丸，每服9g。亦可作汤剂，水煎服。

【功用】温中祛寒，补气健脾。

【主治】脾胃虚寒证。症见脘腹疼痛，喜温欲按，自利不渴，四肢不温，畏寒肢冷，呕吐，不欲饮食，舌淡苔白，脉沉细；或阳虚失血，或小儿慢惊，或病后喜唾涎沫，或霍乱吐

泻，以及胸痹等由中焦虚寒所致者。

【配伍意义】 方中以干姜为君，大辛大热，温脾胃，化阴凝，祛寒湿，以达温中祛寒，扶阳抑阴之功；人参甘温入脾，补中益气，培补后天之本，气旺而阳亦复，为臣药；白术甘温苦燥，健脾燥湿，除湿益气，为佐药。以上三药，一温一补一燥，相须相济，可使寒湿去，阳气复，中虚得补，健运有权。炙甘草补脾益气，调和诸药，为使药。本方作汤剂，在《金匮要略》中称作人参汤，治疗胸痹等证。

四逆汤（《伤寒论》）

【组成】 生附子 15g　干姜 9g　炙甘草 6g

【用法】 水煎服。

【功用】 回阳救逆。

【主治】 ①少阴病。症见四肢厥逆，恶寒蜷卧，呕吐不渴，腹痛下利，神衰欲寐，舌淡苔白滑，脉沉微。②太阳病误汗亡阳，症见四肢厥冷，大汗淋漓，脉微欲绝。

【配伍意义】 方中以附子为君，大辛大热，入心脾肾经，为回阳救逆第一要药，上助心阳，中温脾土，下壮肾阳，复一身之阳气而回阳救逆，通行十二经，生用尤能迅达内外以温阳逐寒；以干姜为臣，亦辛热之品，可温中散寒，助阳通脉，助附子伸发阳气，故有"附子无姜不热"之说；配伍炙甘草为佐使，益气温中，调和诸药，并助干姜制附子之毒。综观全方，药简力专，温补并施，能于顷刻间使阳复厥回，故名"四逆"。

六、补益剂

凡以补益药为主组成，具有补养人体气、血、阴、阳之不足的作用，治疗各种虚证的方剂。统称补益剂，属于"八法"中的补法。

适用于各种虚证：气虚、血虚、气血两虚、阴虚、阳虚、阴阳两虚等。根据虚证类别不同，归纳起来有：补气、补血、气血双补、补阴、补阳及阴阳并补六种。

(1) 补气剂　以补气药为主组成，用于治疗脾肺气虚证。症见肢体倦怠乏力，少气懒言，语音低微，动则气促，面色萎白，食少便溏，舌淡苔白，脉虚弱，甚或虚热自汗，或脱肛、子宫脱垂等。代表方剂如四君子汤、参苓白术散、补中益气汤、玉屏风散、生脉散等。

(2) 补血剂　以补血药配补气药为主组成，用于治疗血液亏虚证。症见面色萎黄，头晕目眩，唇爪色淡，心悸，失眠，舌淡，脉细，或妇女月经不调，量少色淡，或经闭不行等。代表方剂如四物汤、当归补血汤、归脾汤等。

(3) 气血双补剂　以补气药和补血药为主组成，用于治疗气血两虚证。症见面色无华，头晕目眩，心悸怔忡，食少倦怠，气短懒言，舌淡，脉虚无力等。代表方剂如八珍汤等。

(4) 补阴剂　以补阴药为主组成，用于治疗阴虚等证。症见形体消瘦，头晕耳鸣，潮热颧红，五心烦热，盗汗失眠，腰酸遗精，咳嗽咯血，口燥咽干，舌红少苔，脉细数。代表方剂如六味地黄丸、左归丸、大补阴丸、炙甘草汤等。

(5) 补阳剂　以补阳药为主组成，用于治疗肾阳虚证。症见面色苍白，形寒肢冷，腰膝酸痛，下肢软弱无力，小便不利或小便频数，尿后余沥，少腹拘急，男子阳痿早泄，女子宫寒不孕，舌淡苔白，脉沉细，尺部尤甚等。代表方剂如肾气丸、右归丸等。

(6) 阴阳并补剂　以补阴药和补阳药为主组成，用于治疗阴阳两虚病证。症见头晕目眩，腰膝酸软，阳痿遗精，畏寒肢冷，自汗盗汗，午后潮热等。代表方剂如地黄饮子等。

四君子汤（《太平惠民和剂局方》）

【组成】 人参 9g　白术 9g　茯苓 9g　炙甘草 6g

【用法】上为细末，每次15g，水煎服。
【功用】益气健脾。
【主治】脾胃气虚证。症见面色㿠白，语音低微，气短乏力，食少便溏，舌淡苔白，脉虚弱。

【配伍意义】方中人参甘温益气，健脾养胃，为君药。白术苦温，健脾燥湿，加强益气助运之力，为臣药。茯苓甘淡，健脾渗湿为佐药。茯苓、白术合用，则健脾祛湿之功更为显著。炙甘草益气和中，调和诸药，为使药。四药合用，共奏益气健脾之效。

四物汤（《仙授理伤续断秘方》）

【组成】熟地黄12g　当归9g　白芍9g　川芎6g
【用法】上为细末，每次15g，水煎服。
【功用】补血和血。
【主治】营血虚滞证。症见头晕目眩，心悸失眠，面色无华，或妇人月经不调，量少或经闭不行，脐腹疼痛，舌淡，脉细涩或细弦。

【配伍意义】方中熟地滋阴养血，为君药；当归补血养肝，和血调经，为臣药；佐以白芍养血柔肝和营，川芎活血行气，调畅气血。四味相伍，补血而不滞血，行血而不破血，和血而不伤血，补中有散，散中有收，血虚可补，血滞可散，对诸种血虚证，皆可以本方为基础，随证化裁。

六味地黄丸（原名地黄丸）（《小儿药证直诀》）

【组成】熟地黄24g　山萸肉12g　山药12g　丹皮9g　茯苓9g　泽泻9g
【用法】上为细末，炼蜜为丸。
【功用】滋阴补肾。
【主治】肾阴虚证。症见腰膝酸软，头晕目眩，耳鸣耳聋，盗汗，遗精，消渴，骨蒸潮热，手足心热，小儿囟门不合，虚火牙痛，舌燥咽痛，牙齿动摇，足跟作痛，小便淋沥，舌红少苔，脉沉细数。

【配伍意义】方中重用熟地黄味甘微温，滋阴补肾，填精益髓，为君药。山萸肉滋肾益肝，并能涩精；山药滋肾补脾，亦能固精，共为臣药。三药配合，补养肾、肝、脾，合称为"三补"，但熟地黄用量是山萸肉和山药两味之和，故仍以补肾阴为主，补其不足以治本。配伍泽泻利湿泄浊，并防熟地黄的滋腻恋邪；丹皮清泄相火，并制山萸肉之温涩；茯苓淡渗脾湿，并助山药之健运，三药合称为"三泻"。六药合用，三补三泻，以补为主，补中寓泻，滋而不腻。

肾气丸（《金匮要略》）

【组成】附子3g　桂枝3g　干地黄24g　山茱萸12g　山药12g　茯苓9g　泽泻9g　丹皮9g
【用法】上为细末，炼蜜为丸。
【功用】补肾助阳。
【主治】肾阳不足证。症见腰痛脚软，畏寒，少腹拘急，小便不利，或小便反多，入夜尤甚，阳痿早泄，舌淡而胖，脉虚弱，尺脉沉细，以及痰饮、水肿、消渴、脚气、转胞等。

【配伍意义】方中重用干地黄，滋阴补肾为君药。臣以山茱萸、山药补肝脾而益精血；加以附子、桂枝之辛热，助命门以温阳化气。君臣相伍，补肾填精，温肾助阳，乃阴中求阳之治。配泽泻，茯苓利水渗湿泄浊，丹皮清泄肝火，三药于补中寓泻，使邪去则补乃得力，并防滋阴药之腻滞。从用量上分析，补肾阴药居多，温阳药较轻，其旨为微微生火，鼓舞肾气，取"少火生气"之义，而非峻补，故名"肾气丸"。其目的在于"益火之源，以消阴翳"。诸药合用，温而不燥，滋而不腻，助阳之弱以化水，滋阴之虚以生气，使肾阳振奋，气化复常，则诸证自除。

<h3 style="text-align:center">地黄饮子（《黄帝素问宣明论方》）</h3>

【组成】熟地黄 12g；巴戟天　山茱萸　石斛　肉苁蓉　各 9g；炮附子　五味子　官桂　茯苓　麦门冬　石菖蒲　远志　各 6g

【用法】上为粗末，取 9g，加生姜 5 片，大枣 1 枚，薄荷 7 叶，水煎服。

【功用】滋肾阴，补肾阳，开窍化痰。

【主治】喑痱。舌强不能言，足废不能用，口干不欲饮，足冷面赤，脉沉细弱。

【配伍意义】方用甘温的熟地黄与酸温的山茱萸相配，补肾填精；肉苁蓉、巴戟天温壮肾阳。配伍附子、肉桂之辛热，以助温养下元，摄纳浮阳，引火归元；石斛、麦冬、五味子滋阴敛液，壮水以济火。石菖蒲与远志、茯苓合用，功能开窍化痰、交通心肾。再加少许薄荷以疏郁而轻清上行，姜、枣以和中调药。综观全方，标本兼顾，上下并治，而以治本治下为主，诸药合用，使下元得以补养，浮阳得以摄纳，水火相济，痰化窍开，则喑痱可愈。

七、固涩剂

凡以固涩药为主组成，具有收敛固涩的作用，以治气、血、精、津液耗散滑脱之证的方剂，统称固涩剂。

本类方剂根据其所治病证的不同，分为固表止汗、敛肺止咳、涩肠固脱、涩精止遗和固崩止带五类，代表方如牡蛎散、四神丸、真人养脏汤、金锁固精丸、固冲汤等。

固涩剂是为正气内虚，气、血、精、津耗散滑脱而设，故在用药上每多配伍补益药。凡属内有实邪所致之病证，如热病多汗、火扰遗泄、食滞泄泻或实热崩带者，均非本类方剂之所宜。

<h3 style="text-align:center">四神丸（《傅青主女科》）</h3>

【组成】肉豆蔻 6g　补骨脂 12g　五味子 6g　吴茱萸 6g

【用法】上药共为细末，生姜 12g，红枣五十枚，用水煮至水干，取枣肉，制丸桐子大。

【功用】温肾暖脾，固肠止泻。

【主治】肾泄。症见五更泄泻、不思饮食、食不消化，或腹痛肢冷、神疲乏力、舌淡，苔薄白，脉沉迟无力。

【配伍意义】方中重用补骨脂辛苦大温，补命门之火以温养脾土，故为君药。肉豆蔻辛温，温脾暖胃，涩肠止泻，配合补骨脂则温肾暖脾，固涩止泻之功益彰，故为臣药。五味子酸温，固肾益气，涩精止泻；吴茱萸辛苦大热，温暖肝脾肾以散阴寒，共为佐药。生姜暖胃散寒，大枣补脾养胃，为使药。诸药合用，使火旺土强肾泄自愈。

八、安神剂

凡以安神药为主组成，具有安神定志作用，以治神志不安疾患的方剂，统称安神剂。

神志不安，首当分辨虚实。实证多因外受惊恐，或肝郁化火，内扰心神所致，表现为惊恐善怒、烦躁不安等，治宜重镇安神。代表方剂如朱砂安神丸等。虚证多因忧思太过，耗伤阴血，心神失养，或心阴不足、心火内扰所致。表现为心悸健忘、虚烦不眠等，治宜养心安神。代表方如酸枣仁汤、天王补心丹等。

朱砂安神丸 (《医学发明》)

【组成】 朱砂 15g　黄连 8g　炙甘草 16g　生地黄 8g　当归 8g

【用法】 上四味为细末，另研朱砂，水飞如尘，阴干，为衣，汤浸蒸饼为丸，如黍米大。

【功用】 重镇安神，清心泻火。

【主治】 心火亢盛，阴血不足证。症见心烦神乱，惊悸怔忡，失眠多梦，舌红，脉细数。

【配伍意义】 方中重用朱砂，质重性寒，重镇、清热安神为君药。黄连苦寒泻火清心，为臣药。两药相合，重镇以安神志，清心以除烦热，共奏清心安神之功。心火亢盛，灼伤阴血，徒清心火而不养阴血，则火终不能除，故用生地黄滋阴清热、当归补养心血，合以补其不足之阴血，共为佐药。使以炙甘草调和诸药，并防朱砂质重碍胃，诸药合用，标本兼治，清中有养，使心火得清，阴血得充，心神得养，则神志安定，标本兼顾，诸症自愈。

酸枣仁汤 (《金匮要略》)

【组成】 酸枣仁 15g　茯苓 6g　知母 6g　川芎 6g　甘草 3g

【用法】 水煎服，先煮酸枣仁，再放余药。

【功用】 养血安神，清热除烦。

【主治】 肝血不足，虚热内扰证。症见虚烦不得眠，心悸，头晕目眩，咽干口燥，舌红，脉弦细。

【配伍意义】 方中重用酸枣仁为君，以其甘酸质润，入心肝之经，养血补肝，宁心安神。茯苓甘平，宁心安神；知母苦寒质润，滋阴清热除烦，共为臣药。佐以辛温之川芎，调畅气机、疏达肝气，与酸枣仁配伍，酸收辛散并用，相反相成，而有养血调肝之妙。甘草和中缓急，为使药。诸药配伍，一则养血以宁心神，一则清内热以除虚烦。共奏养血安神，清热除烦之功。

九、开窍剂

凡以芳香开窍药物为主组成，具有开窍醒神作用，治疗神昏窍闭之证的方剂，称为开窍剂。

神昏窍闭之证，多由邪气壅盛、蒙蔽心窍所致。根据受邪的寒热属性不同，分为热闭与寒闭两类。热闭由温邪热毒内陷心包所致，表现为高热烦躁，神昏谵语等，治宜清热开窍，简称"凉开"，代表方剂如安宫牛黄丸、紫雪、至宝丹等；寒闭是由寒湿痰浊蒙蔽心窍所致，表现为突然昏倒、神昏不语、牙关紧闭、苔白脉迟等，治宜温通开窍，简称"温开"，代表方剂如苏合香丸、紫金锭等。

开窍剂只宜用于邪气盛实之闭证，对于汗出肢冷、呼吸气微、手撒尿遗、口开目合的脱证，即使神志昏迷，也不宜使用。对于阳明腑实证而见神昏谵语者，治宜寒下之法，不宜应用开窍剂。此外，开窍剂中的药物大多为辛散走窜之品，久服易伤元气，故多用于急救，不可久服。本类方剂多制成丸散或注射剂，不宜加热煎煮，以免药性挥发，影响疗效。

安宫牛黄丸 (《温病条辨》)

【组成】 牛黄　郁金　黄连　朱砂　水牛角　山栀　雄黄　黄芩各 30g；冰片　麝香各 7.5g；珍珠 15g

【用法】 上药共研极细末，炼蜜丸，每丸 3 克，金箔为衣。

【功用】 清热开窍，豁痰解毒。

【主治】热陷心包证。症见高热烦躁，神昏谵语，口干舌燥，痰涎壅盛，舌红或绛，脉数，以及中风昏迷，小儿惊厥，属邪热内闭者。

【配伍意义】方中牛黄苦凉，清心解毒，息风定惊，豁痰开窍；麝香辛温，通行十二经，长于开窍醒神，两药合用，清心开窍，共为君药。水牛角清心凉血解毒；黄连、黄芩、山栀清热泻火解毒，助牛黄以清心包之火；冰片、郁金芳香辟秽，通窍开闭，共为臣药，以加强麝香开窍醒神之效。朱砂、珍珠镇心安神，雄黄豁痰解毒，共为佐药。蜂蜜和胃调中，为使药。金箔为衣，取其重镇安神之效，诸药合用，使邪热内陷心包之热毒以清、痰热以除，则心神可以安居其宫。本方为清热开窍的常用代表方剂。

苏合香丸（《太平惠民和剂局方》）

【组成】苏合香　冰片各30g；麝香　安息香　青木香　香附　白檀香　丁香　沉香　荜茇各60g；制乳香30g；白术　煨诃子　朱砂各60g；水牛角60g

【用法】共为细末，入研药匀，用安息香膏并炼白蜜和剂为丸。

【功用】芳香开窍，行气温中。

【主治】寒闭证。突然昏倒，牙关紧闭，不省人事，苔白，脉迟；心腹猝痛，甚则昏厥。亦治中风、中气及感受时行瘴疠之气，属于寒闭证者。

【配伍意义】方中苏合香、麝香、冰片、安息香等均为芳香开窍之品，用为君药。配合木香、白檀香、沉香、乳香、丁香、香附为臣，以行气解郁，散寒止痛，辟秽化浊，活血化瘀。佐以辛热之荜茇，温中散寒，与上述十种辛香之品配合，增强散寒、止痛、开郁的作用。白术补气健脾，燥湿化浊；诃子收涩敛气，两味与诸香药配伍，可以补气收敛，防止辛香太过，耗散正气。并配水牛角以清心解毒，朱砂重镇安神，以上俱为佐药。总之，本方配伍特点是以芳香开窍药为主，重点配伍行气解郁，辟秽化浊，温中止痛之品，并少佐补气及收涩药，如此组方，既可加强芳香开窍与行气止痛之效，又可防止香散耗气伤正之弊，配伍极为精当。

十、理气剂

凡以理气药为主组成，具有行气或降气的作用，以治气滞或气逆病证的方剂，称为理气剂。

气为一身之主，升降出入周行全身，以维持人体的正常生理活动。若因情志失常，或劳倦太过，或寒温失调，或饮食失节，均可使气之升降失常，导致气机郁滞或气逆不降等病证。气机郁滞一般以肝气郁滞和脾胃气滞为多见，肝气郁滞主要症见胸胁胀痛，或疝气痛，或月经不调，或痛经等，脾胃气滞主要症见脘腹胀满，嗳气吞酸，呕恶食少，大便失常等；气逆不降主要症见咳喘、噫气、呕逆等。气机郁滞致病者，须行气以解郁散结，代表方剂如越鞠丸、柴胡疏肝散、瓜蒌薤白白酒汤、半夏厚朴汤等；气逆上冲者，则须降气以降逆平冲，代表方剂如苏子降气汤、旋覆代赭汤等。

使用理气剂首先要辨清虚实，若气滞实证，误用补气则其滞愈增；若气虚证，误用行气，则更伤其气。理气剂多属芳香辛燥之品，易伤津耗气，应适可而止，慎勿过剂，尤其对年老体弱者或阴虚火旺者以及孕妇等均当慎用。

越鞠丸（《丹溪心法》）

【组成】香附　川芎　苍术　神曲　栀子各6g

【用法】上药共研细末，水丸如绿豆大。

【功用】行气解郁。

【主治】郁证。症见胸膈痞闷、脘腹胀痛、嗳腐吞酸、恶心呕吐、饮食不消等。

【配伍意义】方中以香附行气解郁，以治气郁，为君药。川芎为血中气药，既可活血祛瘀，以治血郁，又可助香附行气解郁；栀子清热泻火，以治火郁；苍术燥湿运脾，以治湿郁；神曲消食导滞，以治食郁，共为臣、佐药。诸药合用，使气机调畅，诸郁得解。

旋覆代赭汤（《伤寒论》）

【组成】旋覆花 9g　人参 6g　生姜 10g　代赭石 9g　炙甘草 6g　半夏 9g　大枣 4 枚

【用法】水煎服。

【功用】降逆化痰，益气和胃。

【主治】胃气虚弱，痰浊内阻证。症见心下痞硬，噫气不除，或反胃呕逆，吐涎沫，舌淡，苔白滑，脉弦而虚。

【配伍意义】方中以旋覆花下气化痰，降逆止噫，为君药。代赭石降逆下气，助旋覆花降逆化痰而止呕噫，为臣药。半夏燥湿化痰，降逆和胃；生姜降逆止呕，祛痰散结；人参、大枣、甘草益气补中以治胃虚，且可防金石之品重镇伤胃，均为佐药。甘草调和诸药，兼为使药。诸药合用，使痰涎得消，胃气得复，气逆得平。

十一、理血剂

凡以理血药为主组成，具有活血化瘀或止血作用，治疗瘀血和出血证的方剂，统称理血剂。

血是营养人体的重要物质。在正常生理情况下，周流不息地循行于脉中，以濡养全身；病理情况下，若血行不畅，瘀蓄内停，或离经妄行，均可造成血瘀或出血之证。前者主要表现为身体局部疼痛或起包块，按之坚硬，痛处固定不移，舌紫黯，舌上有青紫斑、紫点等；后者多见吐血、衄血、咯血、尿血、便血、崩漏等各种出血证。治疗上，血瘀须活血祛瘀，出血则须止血。故本类方剂分为活血化瘀和止血两类，活血化瘀代表方剂如血府逐瘀汤、桃核承气汤、补阳还五汤、桂枝茯苓丸等；止血代表方剂如十灰散、小蓟饮子、黄土汤等。

使用活血化瘀剂，当辅以扶正之品，使化瘀而不伤正，使用止血剂，又应适当配伍活血化瘀之品，以防血止留瘀。

血府逐瘀汤（《医林改错》）

【组成】桃仁 12g　红花 9g　当归 9g　生地黄 9g　川芎 5g　赤芍 6g　牛膝 9g　桔梗 5g　柴胡 3g　枳壳 6g　甘草 3g

【用法】水煎服。

【功用】活血祛瘀，行气止痛。

【主治】胸中血瘀证。症见胸痛，头痛日久，痛如针刺而有定处，或呃逆日久不止，或内热烦闷，心悸失眠，急躁易怒，入暮潮热，唇暗或两目暗黑，舌黯红或有瘀斑，脉涩或弦紧。

【配伍意义】方中桃仁、红花、当归、川芎、赤芍活血以化瘀；牛膝祛瘀血，通血脉，引瘀血下行；柴胡疏肝理气，升达清阳，桔梗开宣肺气，载药上行，合枳壳一升一降，开胸行气，使气行则血行；生地养血凉血，与当归相伍又能养阴润燥，使祛瘀而不伤阴血，甘草调和诸药。合而用之即行血分瘀滞，又解气分郁结，活血而不耗血，祛瘀又能生新。瘀去气行，诸证可愈。

十灰散（《十药神书》）

【组成】 大蓟　小蓟　荷叶　侧柏叶　茅根　茜根　山栀　大黄　丹皮　棕榈皮各9g。

【用法】 上药各烧灰存性，研极细末，用藕汁或萝卜汁磨京墨半碗，调服15g，食后服下。

【功用】 凉血止血。

【主治】 血热妄行证。症见吐血、咯血、衄血。

【配伍意义】 方中用大蓟、小蓟、荷叶、茜草、侧柏叶、白茅根等大队凉血止血药为主，配以棕榈皮收涩止血；又用栀子、大黄清热泻火，导热下行，使气火降而血止；以丹皮配大黄凉血祛瘀，使凉血止血而不留瘀。诸药烧炭存性，可加强收涩止血作用；以藕汁或萝卜汁磨京墨调服，意在增强清热凉血止血之功。全方凉血与清降并用，收涩与化瘀兼顾，为急救止血的方剂。

十二、治风剂

凡以辛散祛风或熄风止痉的药物为主组成，具有疏散外风或平息内风的作用，治疗风病的方剂，统称治风剂。

风病分为"外风"和"内风"两大类，在治疗上，外风宜疏散，内风宜平息。因此本类方剂可分为疏散外风和平熄内风两大类。前者代表方剂如川芎茶调散、独活寄生汤、牵正散等；后者代表方剂如羚角钩藤汤、镇肝熄风汤、大定风珠等。

川芎茶调散（《太平惠民和剂局方》）

【组成】 川芎　荆芥各12g　羌活　白芷　甘草各6g　细辛3g　防风4.5g　薄荷12g

【用法】 上为细末，食后清茶调下。

【功用】 疏风止痛。

【主治】 风邪头痛。症见偏正头痛或巅顶作痛，恶寒发热，目眩鼻塞，舌苔薄白，脉浮。

【配伍意义】 方中川芎为"诸经头痛之要药"，用量较重，为君药，长于祛风活血止痛，尤善治少阳、厥阴经头痛。薄荷、荆芥辛散而上行，加强疏风止痛之力，并能清利头目，两味共为臣药。佐以羌活、白芷疏风止痛，其中羌活善于治太阳经头痛；白芷长于治阳明经头痛；细辛散寒止痛，并长于治少阴经头痛；防风辛散，善于祛上部风邪，以上四味共为佐药。炙甘草益气和中，调和诸药为使。用时以清茶调服，取其味苦性凉，不仅可上清头目，又可制约风药过于温燥与升散。诸药合用，共奏疏风止痛的作用。

羚角钩藤汤（《通俗伤寒论》）

【组成】 羚角片4.5g（先煎）钩藤9g　桑叶6g　菊花9g　鲜生地15g　白芍9g　川贝母12g　竹茹15g　茯神木9g　生甘草3g

【用法】 水煎服。

【功用】 凉肝息风，增液舒筋。

【主治】 肝热生风证。症见高热不退，烦闷躁扰，手足抽搐，发为痉厥，甚则神昏，舌绛而干，或舌焦起刺，脉弦而数。

【配伍意义】 方中羚羊角入肝经，凉肝息风；钩藤清热平肝，息风解痉，共为君药。配伍桑叶、菊花辛凉疏泄，清热平肝息风，以加强凉肝息风之效，用为臣药。鲜生地、白芍、生甘草三味相配，酸甘化阴，滋阴增液，柔肝舒筋，此三味与羚羊角、钩藤等清热凉肝息风药并用,标本兼顾,可以加强息风解痉之功;川贝母、鲜竹茹以清热化痰;茯神木平肝、宁心安神,上述药物共为佐药。生甘草调和诸药,又为使药。本方的配伍特点是以凉肝息风药为主,配伍滋阴化痰、安神之品,故为凉肝息风的代表方剂。

十三、治燥剂

凡以轻宣辛散或甘凉滋润的药物为主组成,具有轻宣外燥或滋阴润燥等作用,以治疗燥证的方剂,统称治燥剂。

燥证有外燥和内燥之分。治疗方法,外燥宜轻宣,内燥宜滋润。前者代表方剂如杏苏散、清燥救肺汤等;后者代表方剂如麦门冬汤、养阴清肺汤、玉液汤、增液汤等。

治燥剂多由滋腻之品组成,易于助湿碍气,故素体多湿者忌用,脾虚便溏以及气滞、痰盛者亦应慎用。

清燥救肺汤（《医门法律》）

【组成】桑叶9g 石膏8g 甘草3g 人参2g 胡麻仁3g 阿胶3g 麦门冬4g 杏仁2g 枇杷叶3g

【用法】水煎服。

【功用】清燥润肺。

【主治】温燥伤肺证。症见头痛身热,干咳无痰,气逆而喘,咽喉干燥,口渴鼻燥,心烦,胸膈满闷,舌干无苔,脉虚大而数。

【配伍意义】方中重用桑叶质轻性寒,清透肺中燥热之邪,为君药。以石膏、麦冬为臣,前者清泄肺热,后者养阴润肺。甘草培土生金、人参益胃生津,养肺益气;麻仁、阿胶养阴润肺;杏仁、枇杷叶降泄肺气,共为佐药。甘草兼能调和诸药,以为使。诸药相伍,燥邪得宜,气阴得复,而奏清燥救肺之功。

麦门冬汤（《金匮要略》）

【组成】麦冬70g 半夏10g 人参6g 甘草6g 粳米5g 大枣4枚

【用法】水煎服。

【功用】润肺益胃,降逆下气。

【主治】肺痿。症见咳唾涎沫,短气喘促,咽喉干燥,舌干红少苔,脉虚数。

【配伍意义】方中重用麦冬甘寒清润,养阴生津,滋液润燥,以清虚热,为君药。臣以人参、甘草、粳米、大枣益胃气,养胃阴,使津液上归于肺。肺胃气逆,故佐以少量半夏降逆下气,化其痰涎,麦门冬得半夏则滋而不腻。甘草兼能润肺利咽,调和诸药,以为使。药虽六味,但润降得宜,生胃阴而润肺燥,下逆气而止浊唾,并可补土生金。

十四、祛湿剂

凡以祛湿药物为主组成,具有化湿利水、通淋泄浊的作用,用于治疗水湿为病的方剂,统称为祛湿剂,属于"八法"中的消法范畴。

湿邪为病,常与风、寒、暑、热相合,所犯部位又有上、下、表、里之分,病情发展随个人体质不同,亦有寒化、热化之别。故祛湿之法亦较复杂,一般可分为化湿和胃、清热祛湿、利水渗湿、温化水湿、祛湿化浊五类。代表方剂如平胃散、藿香正气散、茵陈蒿汤、八正散、五苓散、真武汤、独活寄生汤等。

祛湿剂多为芳香温燥或渗利之品,易于耗伤阴津,故对素体阴虚津亏,病后体弱,以及孕妇等，均应慎用。

藿香正气散（《太平惠民和剂局方》）

【组成】藿香15g；大腹皮　白芷　紫苏　茯苓各5g；半夏曲　白术　陈皮　厚朴　桔梗各10g；甘草12g

【用法】共为细末，生姜三片、大枣一枚，煎汤送服。

【功用】解表化湿，理气和中。

【主治】外感风寒，内伤湿滞证。症见霍乱吐泻，发热恶寒，头痛，脘腹疼痛，舌苔白腻，以及山岚瘴疟等。

【配伍意义】方中以藿香为主，取其辛温气香，既可外散风寒，又可芳香化湿，且可辟秽和中，为君药。紫苏、白芷辛温发散，助藿香外散风寒，兼可芳香化湿；半夏曲、陈皮燥湿和胃，降逆止呕；白术、茯苓健脾利湿，和中止泻；厚朴、大腹皮行气化湿，调畅气机；桔梗宣肺利气，宣肺可助解表，利气又可化湿；生姜、大枣、甘草调药和中。诸药相伍，使风寒外散，湿浊内化，气机通畅，脾胃调和则寒热吐泻自愈。

十五、祛痰剂

凡以祛痰药为主组成，具有消除痰饮作用，治疗各种痰病的方剂，统称为祛痰剂。

由于痰的成因及所在部位不同，其治法亦各不相同，一般可将祛痰剂分为燥湿化痰、清热化痰、润燥化痰、温化寒痰、熄风化痰五类。代表方剂如二陈汤、温胆汤、清气化痰丸、小陷胸汤、滚痰丸、贝母瓜蒌散、苓甘五味姜辛汤、半夏白术天麻汤等。

二陈汤（《太平惠民和剂局方》）

【组成】半夏15g　橘红15g　茯苓9g　甘草4.5g

【用法】生姜七片，乌梅一个，水煎服。

【功用】燥湿化痰，理气和中。

【主治】湿痰咳嗽。症见胸脘痞闷，呕恶少食，肢体困倦，或咳嗽痰多，或头眩心悸，舌苔白润，脉滑。

【配伍意义】方中半夏辛温性燥，善能燥湿化痰，且可降逆止呕，为君药；橘红为臣，理气燥湿化痰，使气顺痰消；佐以茯苓健脾渗湿，以治生痰之源；甘草调和诸药，生姜和中止呕，乌梅收敛肺气，共为使药。方中半夏、橘红二药，皆以陈久者良，因陈久者，温中而无燥烈之性，并以汤剂服之，故方名二陈汤。

十六、消食剂

凡以消食药物为主组成，具有消食健脾，消痞化积作用，治疗食积停滞的方剂，统称为消食剂，属于"八法"中的消法。

消食剂分为消食化滞与健脾消食两类。前者具有消食化积作用，适用于食积内停证，症见胸脘痞闷，嗳腐吞酸，恶食呕逆，腹痛泄泻，代表方剂如保和丸、枳实导滞丸等；后者具有消食健脾作用，适用于脾胃虚弱而又食积内停之证，症见脘腹痞满，不思饮食，面黄体瘦，倦怠无力等，代表方剂如健脾丸、肥儿丸等。

消食剂虽较泻下剂缓和，但仍属攻伐之品，不宜长期使用，纯虚无实者禁用。

保和丸（《丹溪心法》）

【组成】山楂18g；神曲6g；半夏　茯苓各9g；陈皮　连翘　莱菔子各6g

【用法】共为细末，水泛为丸。
【功用】消食和胃。
【主治】食积停滞证。症见脘腹胀痛，嗳腐吞酸，恶食呕吐，或大便泄泻，苔黄厚腻，脉滑等。
【配伍意义】方中重用山楂，能消一切饮食积滞，尤善消肉食油腻之积，为君药。神曲消食健脾，善化酒食陈腐之积；莱菔子下气消食，长于消面谷之积，并为臣药。半夏、陈皮行气化滞，和胃止呕；茯苓渗湿健脾，和中止泻；连翘清热而散结共为佐药。诸药相合，食积得化，胃气得和。

十七、驱虫剂

凡以驱虫药为主组成，具有驱虫或杀虫等作用，治疗人体寄生虫病的方剂，统称为驱虫剂。

人体寄生虫病种类很多，本类方剂是以驱除消化道寄生虫为主。代表方剂如乌梅丸、化虫丸、布袋丸等。

服用驱虫剂应忌食油腻，并以空腹为宜。组成驱虫剂药物多为有毒或攻伐之品，对年老体弱者、孕妇等应慎用或禁用。

乌梅丸（《伤寒论》）

【组成】乌梅30g　细辛3g　蜀椒5g　黄柏6g　黄连6g　干姜9g　当归6g　炮附子6g　桂枝6g　人参6g
【用法】乌梅用食醋浸一宿，去核，与米同蒸熟捣烂，余药为末，和蜜为丸，梧桐子大。
【功用】温脏安蛔。
【主治】蛔厥证。症见腹痛时作，心烦呕吐，时发时止，常自吐蛔，手足厥冷。亦治久痢久泻。
【配伍意义】方中重用味酸之乌梅，安蛔止痛，为君药。蜀椒、细辛味辛性温，温脏祛寒而伏蛔；黄连、黄柏味苦性寒，下蛔而清胃热，共为臣药。附子、桂枝、干姜味辛性热，温脏祛寒；人参、当归补气养血，扶助正气，共为佐药。蜂蜜和中为使药。综观全方，酸苦辛并用，清上温下，共奏温中清热，安蛔补虚之功。

十八、涌吐剂

凡以涌吐药为主组成，具有涌吐痰涎、宿食、毒物等作用，以治疗痰厥、食积、误食毒物的方剂，统称为涌吐剂。

涌吐剂作用迅猛，易伤胃气，应中病即止，年老体弱、孕妇、产后均宜慎用。若服后呕吐不止者，可服用姜汁少许，或服用冷粥、冷开水以止之。如吐仍不止，则应根据所服吐药的不同而进行急救；若吐后气逆不止者，宜予和胃降逆以止之；如药后不吐者，则应助其涌吐，常以翎毛或手指探喉，亦可多饮开水，以助其吐。得吐后，须令患者避风，以防吐后体弱而患外感。同时应注意调理脾胃，食以稀粥自养，不可骤进油腻及不易消化之物，以免重伤胃气。

瓜蒂散（《伤寒论》）

【组成】瓜蒂（熬黄）　赤小豆等分
【用法】二味分别捣筛为散，合之，每次2g，用豆豉8g煎汤送服。

【功用】 涌吐痰涎宿食。

【主治】 痰涎宿食，壅滞胸脘。症见胸中痞硬，懊侬不安，欲吐不出，气上冲咽喉不得息，寸脉微浮。

【配伍意义】 方中瓜蒂味苦，善吐痰涎宿食，为君药；赤小豆酸平，能祛湿除烦满，为臣药；二药相伍，酸苦涌泻，相须相益，增强催吐之力；佐以豆豉，安中护胃，和胃气而吐不伤正，又可宣解胸中之邪气。三药合用，涌吐痰涎宿食，宣越胸中邪气，使涌滞之痰食邪气，一并吐出而解，诸症蠲除。

学习小结

本章主要由方剂与治法、方剂的组成与变化、剂型与用法、常用方剂四节构成，前三节介绍了方剂学的总论知识，第四节为方剂知识的各论部分。在总论中主要阐述了方剂学的概念、方剂与治法的关系以及方剂的组方原则与变化形式、方剂的常用剂型与用法等基本知识，学习中应明确方剂学在中医理论体系中的地位及其重要性，重点把握8种常用的治法及方剂的组成与变化原则，并熟悉方剂的常用剂型种类。

在常用方剂一节中则秉持"以法统方"的原则，以方剂的功用主治为主线，将常用方剂分为18类来介绍。这18类方剂中共对40个重点方剂，分别从组成、用法、功用、主治及配伍意义等方面进行了阐述，所选的方剂代表性较强，能基本覆盖辨证诊断中的各个证型。学习代表方剂时应重点掌握该方剂的药物组成、功用及主治，同时也要熟悉其用法及配伍意义。

考点提示

1. 方剂与治法中"汗法、吐法、下法、和法、温法、清法、消法、补法"的含义及其应用。

2. 方剂的组成原则中"君药、臣药、佐药、使药"的含义及区别。

3. 方剂的组方变化形式与常用剂型的种类。

4. 18类方剂的含义、特点、功能主治及使用注意。

5. 各类别方剂中代表方剂的药物组成、功用及主治。

思考练习题

1. 组成方剂的依据是（　　）

A. 药物　　　　B. 证候　　　　C. 治法　　　　D. 病位　　　　E. 病因

2. 以下诸法除哪项外，都属于"八法"的内容（　　）

A. 汗法、吐法　　B. 下法、消法　　C. 清法、补法　　D. 宣法、通法　　E. 温法、和法

3. 臣药的含义，下列哪一项是最贴切的（　　）

A. 辅助君药加强治疗作用

B. 针对兼病和兼证起主要治疗作用

C. 辅助君药加强治疗作用，并治疗次要症状

D. 治疗兼病、兼证和次要症状

E. 辅助君药加强治疗作用和针对兼病和兼证起主要治疗作用

4. 桂枝汤的功效是（　　）

A. 宣肺解表，祛痰止咳　　　　　　B. 宣利肺气，祛风止咳
C. 解肌发表，调和营卫　　　　　　D. 发汗祛湿，兼清里热
E. 发汗解表，宣肺平喘

5. 小柴胡汤中发挥"和解少阳"功用的药物是（　　）
A. 柴胡　　　B. 黄芩　　　C. 半夏　　　D. 柴胡、黄芩　　　E. 黄芩、半夏

6. 白虎汤的组成是（　　）
A. 石膏、知母、甘草、大枣　　　B. 石膏、知母、粳米、甘草
C. 石膏、栀子、粳米、甘草　　　D. 石膏、知母、麦冬、甘草
E. 滑石、知母、粳米、甘草

7. 理中丸与四君子汤中相同的药物是（　　）
A. 人参、白术、茯苓　　　B. 人参、白术、甘草
C. 人参、茯苓、干姜　　　D. 人参、干姜、甘草
E. 人参、茯苓、甘草

8. 六味地黄丸主治证候中，下面哪项不确切（　　）
A. 腰膝酸软　　B. 头晕目眩　　C. 耳鸣耳聋　　D. 盗汗遗精　　E. 舌淡而胖

9. 四神丸的君药是（　　）
A. 肉豆蔻　　B. 五味子　　C. 吴茱萸　　D. 姜、枣　　E. 补骨脂

10. 酸枣仁汤组成药物有（　　）
A. 三味　　B. 四味　　C. 五味　　D. 六味　　E. 七味

11. 安宫牛黄丸中不含有的药物为（　　）
A. 黄芩　　B. 黄柏　　C. 黄连　　D. 郁金　　E. 栀子

12. 越鞠丸所治的郁证成因包括（　　）
A. 风、寒、暑、湿、燥、火　　　B. 风、寒、痰、湿、燥、食
C. 气、血、痰、火、食、湿　　　D. 气、血、痰、热、食、湿
E. 气、血、痰、火、暑、燥

13. 补阳还五汤中的君药是（　　）
A. 桃仁　　B. 红花　　C. 川芎　　D. 当归尾　　E. 黄芪

14. 川芎茶调散主治（　　）
A. 外感风邪头痛　　　B. 肝阳上亢头痛
C. 瘀血阻络头痛　　　D. 血虚不荣头痛
E. 气虚不升头痛

15. 下列药物为麦门冬汤组成部分的是（　　）
A. 人参、生姜、甘草、大枣　　　B. 人参、干姜、甘草、大枣
C. 人参、大枣、甘草、粳米　　　D. 人参、干姜、甘草、粳米
E. 人参、生姜、甘草、粳米

16. 藿香正气散中具有表里同治作用的药物是（　　）
A. 紫苏　　B. 白芷　　C. 桔梗　　D. 藿香　　E. 半夏

17. 二陈汤的主治是（　　）
A. 湿痰咳嗽　　B. 风寒咳嗽　　C. 热痰咳嗽　　D. 燥痰咳嗽　　E. 寒饮咳嗽

18. 保和丸的君药是（　　）
A. 神曲　　B. 陈皮　　C. 山楂　　D. 莱菔子　　E. 半夏

19. 乌梅丸主治证候中可见（　　）
A. 虚烦不寐　　B. 食入吐蛔　　C. 四肢欠温　　D. 胸痛满闷　　E. 嗳气吞酸
20. 涌吐剂作用迅猛，易伤胃气，使用时应注意的是（　　）
A. 中病即止　　　　　　　　B. 年老体弱宜慎用
C. 得吐后令患者避风　　　　D. 孕妇、产后宜慎用
E. 以上均是

第十二章

常用中成药

知识目标

1. 掌握重点中成药的组成、功能及主治和对临床用药的指导意义。
2. 熟悉一般中成药的组成、功能及主治和对临床用药的指导意义。

能力目标

1. 能根据典型适应证及重点中成药的功能及主治，推荐合适的中成药。
2. 能根据典型适应证及中成药的功能、主治，进行药学服务。

课堂互动

患者王某，男，21岁，因外出淋雨，后出现恶寒重、发热轻、无汗、头痛、肢节酸疼、鼻塞声重、咽痒、咳嗽、咳痰稀薄色白、口不渴、舌苔薄白而润、脉浮等症状，请问可选哪类方剂，并请您推荐合适的中成药？

第一节 内科常用中成药

中医内科的常见病众多，主要有外感病证、肺系病证、心脑病证、脾胃病证、肝胆病证、肾系病证、气血津液病证和经络病证等。临床上常用的内科中成药主要包括解表剂、祛暑剂、表里双解剂、泻下剂、清热剂、温里剂、祛痰剂、止咳平喘剂、开窍剂、固涩剂、补虚剂、安神剂、和解剂、理气剂、活血剂、止血剂、消导剂、治风剂、祛湿剂、蠲痹剂等。以下主要从中成药的组成、功能及主治进行阐述。

一、解表剂

解表剂是指以解表药为主而组成，具有发汗解肌、疏达腠理、透邪外出等作用，主治表证的中成药。根据作用的不同，主要有辛温解表剂、辛凉解表剂、解表胜湿剂、祛暑解表剂、扶正解表剂五类。

（一）辛温解表剂

桂枝合剂

【组成】桂枝、白芍、生姜、大枣、甘草。
【功能】解肌发表，调和营卫。

【主治】感冒风寒表虚证，症见头痛发热、汗出恶风、鼻塞干呕。

表实感冒颗粒

【组成】麻黄、桂枝、防风、白芷、紫苏叶、葛根、生姜、陈皮、桔梗、苦杏仁（炒）、甘草。

【功能】发汗解表，祛风散寒。

【主治】感冒风寒表实证，症见恶寒重、发热轻、无汗、头项强痛、鼻流清涕、咳嗽、痰白稀。

感冒清热颗粒（口服液）

【组成】荆芥穗、防风、紫苏叶、白芷、柴胡、薄荷、葛根、芦根、苦地丁、桔梗、苦杏仁。

【功能】疏风散寒，解表清热。

【主治】风寒感冒，头痛发热，恶寒身痛，鼻流清涕，咳嗽，咽干。

（二）辛凉解表剂

银翘解毒丸（颗粒、片、胶囊）

【组成】金银花、连翘、薄荷、荆芥、淡豆豉、牛蒡子（炒）、淡竹叶、桔梗、甘草。

【功能】疏风解表，清热解毒。

【主治】风热感冒，症见发热、头痛、咳嗽、口干、咽喉疼痛。

桑菊感冒片（颗粒、合剂）

【组成】桑叶、菊花、薄荷素油、苦杏仁、桔梗、连翘、芦根、甘草。

【功能】疏风清热，宣肺止咳。

【主治】风热感冒初起，头痛，咳嗽，口干，咽痛。

双黄连口服液（颗粒、片、糖浆、合剂、胶囊）

【组成】金银花、黄芩、连翘。

【功能】疏风解表，清热解毒。

【主治】外感风热所致的感冒，症见发热、咳嗽、咽痛。

羚羊感冒胶囊（片）

【组成】金银花、连翘、羚羊角、牛蒡子、荆芥、淡豆豉、桔梗、淡竹叶、薄荷素油、甘草。

【功能】清热解表。

【主治】流行性感冒属风热证，症见发热恶风、头痛头晕、咳嗽、胸闷、咽喉肿痛。

连花清瘟胶囊

【组成】连翘、金银花、炙麻黄、炒苦杏仁、石膏、板蓝根、绵马贯众、鱼腥草、薄荷脑、广藿香、大黄、红景天、甘草。

【功能】清瘟解毒，宣肺泄热。

【主治】流行性感冒属热毒袭肺证，症见发热、恶寒、肌肉酸痛、鼻塞流涕、咳嗽、头痛、咽干咽痛、舌偏红、苔黄或黄腻。

(三)解表胜湿剂

九味羌活丸(颗粒、口服液)

【组成】羌活、防风、苍术、细辛、川芎、白芷、黄芩、甘草、地黄。
【功能】疏风解表,散寒除湿。
【主治】外感风寒夹湿所致的感冒,症见恶寒、发热、无汗、头重而痛、肢体酸痛。

荆防颗粒(合剂)

【组成】荆芥、防风、羌活、独活、川芎、柴胡、前胡、桔梗、茯苓、枳壳、甘草。
【功能】解表散寒,祛风胜湿。
【主治】外感风寒挟湿所致的感冒,症见头身疼痛、恶寒无汗、鼻塞流涕、咳嗽。

午时茶颗粒

【组成】广藿香、紫苏叶、苍术、陈皮、厚朴、白芷、川芎、羌活、防风、山楂、炒麦芽、六神曲(炒)、枳实、柴胡、连翘、桔梗、前胡、红茶、甘草。
【功能】祛风解表,化湿和中。
【主治】外感风寒、内伤食积证,症见恶寒发热、头痛身楚、胸脘满闷、恶心呕吐、腹痛腹泻。

(四)祛暑解表剂

藿香正气水(片、颗粒、滴丸、口服液、软胶囊)

【组成】广藿香油、苍术、陈皮、厚朴(姜制)、紫苏叶油、白芷、茯苓、大腹皮、生半夏、甘草浸膏。藿香正气水又含乙醇。
【功能】解表化湿,理气和中。
【主治】外感风寒,内伤湿滞或夏伤暑湿所致的感冒,症见头痛昏重、胸膈痞闷、脘腹胀痛、呕吐泄泻;胃肠型感冒见上述证候者。

保济丸

【组成】广藿香、苍术、白芷、化橘红、厚朴、菊花、蒺藜、钩藤、薄荷、茯苓、薏苡仁、广东神曲、稻芽、木香、葛根、天花粉。
【功能】解表,祛湿,和中。
【主治】暑湿感冒,症见发热头痛、腹痛腹泻、恶心呕吐、肠胃不适;亦可用于晕车晕船。

(五)扶正解表剂

参苏丸(胶囊)

【组成】紫苏叶、葛根、前胡、半夏(制)、桔梗、陈皮、枳壳(炒)、党参、茯苓、木香、甘草、生姜、大枣。
【功能】益气解表,疏风散寒,祛痰止咳。
【主治】身体虚弱,感受风寒所致的感冒,症见恶寒发热、头痛鼻塞、咳嗽痰多、胸闷呕逆、乏力气短。

二、祛暑剂

祛暑剂是指以祛暑清热药或祛暑化湿药组成,具有祛除暑邪等作用,主治暑湿证的中成药。根据作用的不同，主要有祛暑除湿剂、祛暑辟秽剂、祛暑和中剂、清暑益气剂四类。

（一）祛暑除湿剂

六一散

【组成】滑石粉、甘草。
【功能】清暑利湿。
【主治】感受暑湿所致的暑湿证，症见发热身倦、口渴、泄泻、小便黄少；外用治痱子。

甘露消毒丸

【组成】滑石、茵陈、黄芩、石菖蒲、豆蔻、藿香、薄荷、射干、川贝母、木通、连翘。
【功能】芳香化湿，清热解毒。
【主治】暑湿蕴结所致的湿温，症见身热肢酸、胸闷腹胀、尿赤黄疸。

（二）祛暑辟秽剂

紫金锭（散）

【组成】人工麝香、山慈菇、雄黄、红大戟、千金子霜、五倍子、朱砂。
【功能】辟瘟解毒，消肿止痛。
【主治】中暑，脘腹胀痛，恶心呕吐，痢疾泄泻，小儿痰厥；外治疔疮疖肿，痄腮，丹毒，喉风。

（三）祛暑和中剂

六合定中丸

【组成】广藿香、香薷、陈皮、姜厚朴、枳壳（炒）、木香、檀香、炒山楂、六神曲（炒）、炒麦芽、炒稻芽、茯苓、木瓜、炒白扁豆、紫苏叶、桔梗、甘草。
【功能】祛暑除湿，和中消食。
【主治】夏伤暑湿，宿食停滞，寒热头痛，胸闷恶心，吐泻腹痛。

十滴水（软胶囊）

【组成】樟脑、干姜、桉油、小茴香、肉桂、辣椒、大黄。
【功能】健胃，祛暑。
【主治】中暑，症见头晕、恶心、腹痛、胃肠不适。

（四）清暑益气剂

清暑益气丸

【组成】黄芪（蜜炙）、人参、炒白术、葛根、苍术（米泔炙）、升麻、麦冬、醋五味子、泽泻、黄柏、陈皮、醋青皮、六神曲（麸炒）、当归、甘草。
【功能】祛暑利湿，补气生津。
【主治】中暑受热，气津两伤，症见头晕身热、四肢倦怠、自汗心烦、咽干口渴。

三、表里双解剂

表里双解剂是指用解表药配合泻下、清热、温里药等组成，具有表里同治等作用，主治表里同病的中成药。根据作用的不同，主要有解表清里剂、解表攻里剂两类。

（一）解表清里剂

葛根芩连丸（微丸）

【组成】 葛根、黄芩、黄连、炙甘草。

【功能】 解肌透表，清热解毒，利湿止泻。

【主治】 湿热蕴结所致的泄泻腹痛、便黄而黏、肛门灼热；以及风热感冒所致的发热恶风、头痛身痛。

双清口服液

【组成】 金银花、连翘、郁金、大青叶、石膏、广藿香、知母、地黄、桔梗、甘草、蜂蜜。

【功能】 疏透表邪，清热解毒。

【主治】 风温肺热，卫气同病，症见发热、微恶风寒、咳嗽、痰黄、头痛、口渴、舌红苔黄或黄白苔相兼、脉浮滑或浮数；急性支气管炎见上述证候者。

（二）解表攻里剂

防风通圣丸

【组成】 麻黄、荆芥穗、防风、薄荷、大黄、芒硝、滑石、栀子、石膏、黄芩、连翘、桔梗、当归、白芍、川芎、白术（炒）、甘草。

【功能】 解表通里，清热解毒。

【主治】 外寒内热，表里俱实，恶寒壮热，头痛咽干，小便短赤，大便秘结，瘰疬初起，风疹湿疮。

四、泻下剂

泻下剂是指以泻下药为主要组成，具有通导大便、荡涤实热、排除积滞、攻逐水饮等作用，主治里实证的一类中成药。根据作用的不同，主要有寒下剂、润下剂、峻下剂和通腑降浊剂等。

（一）寒下剂

通便宁片

【组成】 番泻叶干浸膏粉、牵牛子、砂仁、白豆蔻。

【功能】 宽中理气，泻下通便。

【主治】 肠胃实热积滞所致的便秘，症见大便秘结、腹痛拒按、腹胀纳呆、口干苦、小便短赤、舌红苔黄、脉弦滑数。

当归龙荟丸

【组成】 龙胆（酒炙）、酒大黄、芦荟、酒黄连、酒黄芩、盐黄柏、栀子、青黛、酒当归、木香、人工麝香。

【功能】 泻火通便。

【主治】 肝胆火旺所致的心烦不宁、头晕目眩、耳鸣耳聋、胁肋疼痛、脘腹胀痛、大便秘结。

九制大黄丸

【组成】 大黄。

【功能】泻下导滞。
【主治】胃肠积滞所致的便秘、湿热下痢、口渴不休、停食停水、胸热心烦、小便赤黄。

（二）润下剂

麻仁胶囊（软胶囊、丸）

【组成】火麻仁、大黄、苦杏仁、炒白芍、枳实（炒）、姜厚朴。
【功能】润肠通便。
【主治】肠热津亏所致的便秘，症见大便干结难下、腹部胀满不舒；习惯性便秘见上述证候者。

通便灵胶囊

【组成】番泻叶、当归、肉苁蓉。
【功能】泻热导滞，润肠通便。
【主治】热结便秘，长期卧床便秘，一时性腹胀便秘，老年习惯性便秘。

苁蓉通便口服液

【组成】何首乌、肉苁蓉、枳实（麸炒）、蜂蜜。
【功能】滋阴补肾，润肠通便。
【主治】中老年人、病后产后等人群的虚性便秘及习惯性便秘。

（三）峻下剂

舟车丸

【组成】甘遂（醋制）、红大戟（醋制）、芫花（醋制）、牵牛子（炒）、大黄、青皮（醋制）、陈皮、木香、轻粉。
【功能】行气逐水。
【主治】水停气滞所致的水肿，症见蓄水腹胀、四肢浮肿、胸腹胀满、停饮喘急、大便秘结、小便短少。

（四）通腑降浊剂

尿毒清颗粒

【组成】大黄、黄芪、丹参、川芎、何首乌（制）、党参、白术、茯苓、桑白皮、苦参、车前草、半夏（姜制）、柴胡、菊花、白芍、甘草。
【功能】通腑降浊，健脾利湿，活血化瘀。
【主治】脾肾亏损，湿浊内停，瘀血阻滞所致的少气乏力、腰膝酸软、恶心呕吐、肢体浮肿、面色萎黄；以及慢性肾功能衰竭（氮质血症期或尿毒症早期）见上述证候者。

五、清热剂

清热剂是指以清热药为主要组成，具有清热、泻火、凉血、解毒及清退虚热等作用，主治里热证的一类中成药。根据作用的不同，主要有清热泻火解毒剂和解毒消痈剂等。

（一）清热泻火解毒剂

龙胆泻肝丸（颗粒、口服液）

【组成】龙胆草、黄芩、栀子（炒）、盐车前子、泽泻、木通、酒当归、地黄、柴胡、炙甘草。

【功能】清肝胆，利湿热。

【主治】肝胆湿热所致的头晕目赤、耳鸣耳聋、耳肿疼痛、胁痛口苦、尿赤涩痛、湿热带下。

黄连上清片（丸）

【组成】黄连、黄芩、黄柏（酒炒）、石膏、栀子（姜制）、酒大黄、连翘、菊花、荆芥穗、白芷、炒蔓荆子、川芎、防风、薄荷、旋覆花、桔梗、甘草。

【功能】散风清热，泻火止痛。

【主治】风热上攻、肺胃热盛所致的头晕目眩、暴发火眼、牙齿疼痛、口舌生疮、咽喉肿痛、耳痛耳鸣、大便秘结、小便短赤。

黛蛤散

【组成】青黛、蛤壳。

【功能】清肝利肺，降逆除烦。

【主治】肝火犯肺所致的头晕耳鸣、咳嗽吐衄、痰多黄稠、咽膈不利、口渴心烦。

牛黄上清胶囊（片、丸）

【组成】人工牛黄、黄芩、黄连、黄柏、大黄、栀子、石膏、菊花、连翘、荆芥穗、白芷、薄荷、赤芍、地黄、当归、川芎、冰片、桔梗、甘草。

【功能】清热泻火，散风止痛。

【主治】热毒内盛、风火上攻所致的头痛眩晕、目赤耳鸣、咽喉肿痛、口舌肿痛、口舌生疮、牙龈肿痛、大便燥结。

牛黄解毒胶囊（片、丸、软胶囊）

【组成】人工牛黄、石膏、黄芩、大黄、雄黄、冰片、桔梗、甘草。

【功能】清热解毒。

【主治】火热内盛所致的咽喉肿痛、牙龈肿痛、口舌生疮、目赤肿痛。

芩连片

【组成】黄芩、黄连、黄柏、连翘、赤芍、甘草。

【功能】清热解毒，消肿止痛。

【主治】脏腑蕴热，头痛目赤，口鼻生疮，热痢腹痛，湿热带下，疮疖肿痛。

板蓝根颗粒（茶、糖浆）

【组成】板蓝根。

【功能】清热解毒，凉血利咽。

【主治】肺胃热盛所致的咽喉肿痛、口咽干燥、腮部肿胀；急性扁桃体炎、腮腺炎见上述证候者。

清热解毒口服液

【组成】金银花、连翘、知母、石膏、黄芩、栀子、甜地丁、龙胆、板蓝根、麦冬、地黄、玄参。

【功能】清热解毒。

【主治】热毒壅盛所致的发热面赤、烦躁口渴、咽喉肿痛；流感、上呼吸道感染见上述证候者。

（二）解毒消癥剂

抗癌平丸

【组成】半枝莲、珍珠菜、香茶菜、藤梨根、肿节风、蛇莓、白花蛇舌草、石上柏、兰香草、蟾酥。

【功能】清热解毒，散瘀止痛。

【主治】热毒瘀血壅滞所致的胃癌、食道癌、贲门癌、直肠癌等消化道肿瘤。

西黄丸

【组成】牛黄、乳香（醋制）、没药（醋制）、麝香。

【功能】清热解毒，消肿散结。

【主治】热毒壅结所致的痈疽疔毒、瘰疬、流注、癌肿。

六、温里剂

温里剂是指以温里药为主要组成，具有温中祛寒、回阳救逆、散寒通脉的作用，治疗里寒证的一类中成药。根据作用的不同，主要有温中散寒剂和回阳救逆剂。

（一）温中散寒剂

理中丸（党参理中丸）

【组成】炮姜、党参、白术（土炒）、炙甘草。

【功能】温中散寒，健胃。

【主治】脾胃虚寒，呕吐泄泻，胸满腹痛，消化不良。

小建中合剂

【组成】饴糖、桂枝、白芍、生姜、大枣、炙甘草。

【功能】温中补虚，缓急止痛。

【主治】脾胃虚寒所致的脘腹疼痛、喜温喜按、嘈杂吞酸、食少；胃及十二指肠溃疡见上述证候者。

良附丸

【组成】高良姜、醋香附。

【功能】温胃理气。

【主治】寒凝气滞，脘痛吐酸，胸腹胀满。

香砂养胃颗粒（丸）

【组成】白术、木香、砂仁、豆蔻（去壳）、广藿香、陈皮、姜厚朴、醋香附、茯苓、枳实（炒）、姜半夏、甘草、生姜、大枣。

【功能】温中和胃。

【主治】胃阳不足、湿阻气滞所致的胃痛、痞满，症见胃痛隐隐、脘闷不舒、呕吐酸水、嘈杂不适、不思饮食、四肢倦怠。

香砂平胃丸（颗粒）

【组成】苍术、厚朴（姜制）、木香、砂仁、陈皮、甘草。

【功能】理气化湿、和胃止痛。
【主治】湿浊中阻、脾胃不和所致的胃脘疼痛、胸膈满闷、恶心呕吐、纳呆食少。

（二）回阳救逆剂

四逆汤

【组成】淡附片、干姜、炙甘草。
【功能】温中祛寒，回阳救逆。
【主治】阳虚欲脱，冷汗自出，四肢厥逆，下利清谷，脉微欲绝。

七、祛痰剂

祛痰剂是指以化痰药为主要组成，具有祛除痰饮的作用，治疗各种痰病的一类中成药。根据作用的不同，主要有燥湿化痰剂、清热化痰剂、化痰息风剂、化痰散结剂四类。

（一）燥湿化痰剂

二陈丸

【组成】半夏（制）、陈皮、茯苓、甘草。
【功能】燥湿化痰，理气和胃。
【主治】痰湿停滞导致的咳嗽痰多、胸脘胀闷、恶心呕吐。

橘贝半夏颗粒

【组成】橘红、半夏（制）、川贝母、枇杷叶、桔梗、远志（制）、紫菀、款冬花（炒）、前胡、苦杏仁霜、麻黄、紫苏子（炒）、木香、肉桂、天花粉、甘草。
【功能】化痰止咳，宽中下气。
【主治】痰气阻肺，咳嗽痰多、胸闷气急。

（二）清热化痰剂

礞石滚痰丸

【组成】金礞石（煅）、黄芩、熟大黄、沉香。
【功能】逐痰降火。
【主治】痰火扰心所致的癫狂惊悸，或喘咳痰稠、大便秘结。

清气化痰丸

【组成】胆南星、酒黄芩、瓜蒌仁霜、苦杏仁、陈皮、枳实、茯苓、半夏（制）。
【功能】清肺化痰。
【主治】痰热阻肺所致的咳嗽痰多、痰黄黏稠、胸腹满闷。

（三）化痰息风剂

半夏天麻丸

【组成】法半夏、天麻、人参、炙黄芪、炒白术、苍术（米泔炙）、陈皮、茯苓、泽泻、六神曲（麸炒）、炒麦芽、黄柏。
【功能】健脾祛湿，化痰息风。
【主治】脾虚湿盛、痰浊内阻所致的眩晕、头痛、如蒙如裹、胸脘满闷。

(四）化痰散结剂

消瘿丸

【组成】昆布、海藻、蛤壳、浙贝母、夏枯草、陈皮、槟榔、桔梗。
【功能】散结消瘿。
【主治】痰火郁结所致的瘿瘤初起；单纯型地方性甲状腺肿见上述证候者。

八、止咳平喘剂

止咳平喘剂是指以止咳平喘药为主要组成，具有止咳平喘、理气化痰的作用，治疗各种咳嗽气喘病证的一类中成药。根据作用的不同，主要有散寒止咳剂、清肺止咳剂、润肺止咳剂、发表化饮平喘剂、泄热平喘剂、化痰平喘剂、补肺平喘剂、纳气平喘剂八类。

（一）散寒止咳剂

通宣理肺丸（胶囊、口服液、片、颗粒、膏）

【组成】紫苏叶、麻黄、前胡、苦杏仁、桔梗、陈皮、半夏（制）、茯苓、枳壳（炒）、黄芩、甘草。
【功能】解表散寒，宣肺止嗽。
【主治】风寒束表、肺气不宣所致的感冒咳嗽，症见发热、恶寒、咳嗽、鼻塞流涕、头痛、无汗、肢体酸痛。

杏苏止咳颗粒（糖浆、口服液）

【组成】苦杏仁、前胡、紫苏叶、桔梗、陈皮、甘草。
【功能】宣肺散寒，止咳祛痰。
【主治】风寒感冒咳嗽、气逆。

（二）清肺止咳剂

蛇胆川贝散（胶囊、软胶囊）

【组成】蛇胆汁、川贝母。
【功能】清肺，止咳，祛痰。
【主治】肺热咳嗽，痰多。

急支糖浆

【组成】鱼腥草、金荞麦、四季青、麻黄、前胡、紫菀、枳壳、甘草。
【功能】清热化痰，宣肺止咳。
【主治】外感风热所致的咳嗽，症见发热、恶寒、胸膈满闷、咳嗽咽痛；急性支气管炎、慢性支气管炎急性发作见上述证候者。

强力枇杷露

【组成】枇杷叶、罂粟壳、百部、桑白皮、白前、桔梗、薄荷脑。
【功能】清热化痰，敛肺止咳。
【主治】痰热伤肺所致的咳嗽经久不愈、痰少而黄或干咳无痰；急、慢性支气管炎见上述证候者。

川贝止咳露

【组成】川贝母、枇杷叶、前胡、百部、桔梗、桑白皮、薄荷脑。

【功能】止嗽祛痰。

【主治】风热咳嗽,痰多上气或燥咳。

(三)润肺止咳剂

养阴清肺膏(糖浆、口服液、丸)

【组成】地黄、玄参、麦冬、白芍、牡丹皮、川贝母、薄荷、甘草。

【功能】养阴润燥,清肺利咽。

【主治】阴虚燥咳,咽喉干痛,干咳少痰或痰中带血。

二母宁嗽丸

【组成】知母、川贝母、石膏、炒栀子、黄芩、炒瓜蒌子、蜜桑白皮、茯苓、陈皮、麸炒枳实、五味子(蒸)、炙甘草。

【功能】清肺润燥,化痰止咳。

【主治】燥热蕴肺所致的咳嗽,症见痰黄而黏不易咳出、胸闷气促、久咳不止、声哑喉痛。

蜜炼川贝枇杷膏

【组成】川贝母、枇杷叶、桔梗、陈皮、水半夏、北沙参、五味子、款冬花、杏仁、薄荷脑。

【功能】清热润肺,化痰止咳。

【主治】肺燥咳嗽,痰黄而黏,胸闷,咽喉疼痛或痒,声音嘶哑。

(四)发表化饮平喘剂

小青龙胶囊(合剂、颗粒、糖浆)

【组成】麻黄、桂枝、干姜、细辛、五味子、白芍、法半夏、炙甘草。

【功能】解表化饮,止咳平喘。

【主治】风寒水饮,恶寒发热、无汗、喘咳痰稀。

桂龙咳喘宁胶囊

【组成】桂枝、龙骨、白芍、炒苦杏仁、瓜蒌皮、法半夏、牡蛎、生姜、大枣、黄连、炙甘草。

【功能】止咳化痰,降气平喘。

【主治】外感风寒,痰湿内阻引起的咳嗽、气喘、痰涎壅盛;急、慢性支气管炎见上述证候者。

(五)泄热平喘剂

止嗽定喘口服液

【组成】麻黄、石膏、苦杏仁、甘草。

【功能】辛凉宣泄,清肺平喘。

【主治】表寒里热,身热口渴,咳嗽痰盛,喘促气逆,胸膈满闷;急性支气管炎见上述证候者。

(六)化痰平喘剂

降气定喘丸

【组成】麻黄、葶苈子、桑白皮、紫苏子、白芥子、陈皮。

【功能】降气定喘，祛痰止咳。

【主治】痰浊阻肺所致的咳嗽痰多，气逆喘促；慢性支气管炎、支气管哮喘见上述证候者。

蠲哮片

【组成】葶苈子、黄荆子、青皮、陈皮、大黄、槟榔、生姜。

【功能】泻肺除壅，涤痰祛瘀，利气平喘。

【主治】支气管哮喘急性发作期痰瘀伏肺证，症见气粗痰涌、痰鸣如吼、咳呛阵作、痰黄稠厚。

（七）补肺平喘剂

人参保肺丸

【组成】人参、五味子（醋炙）、罂粟壳、川贝母、苦杏仁（去皮炒）、麻黄、石膏、玄参、枳实、砂仁、陈皮、甘草。

【功能】益气补肺，止嗽定喘。

【主治】肺气亏虚，肺失宣降所致的虚劳久嗽、气短喘促。

（八）纳气平喘剂

苏子降气丸

【组成】炒紫苏子、姜半夏、厚朴、前胡、陈皮、沉香、当归、甘草。

【功能】降气化痰，温肾纳气。

【主治】上盛下虚、气逆痰壅所致的咳嗽喘息、胸膈满闷。

七味都气丸

【组成】熟地黄、醋五味子、山茱萸（制）、山药、茯苓、泽泻、牡丹皮。

【功能】补肾纳气，涩精止遗。

【主治】肾不纳气所致的喘促、胸闷、久咳、气短、咽干、遗精、盗汗、小便频数。

固本咳喘片

【组成】党参、白术（麸炒）、茯苓、盐补骨脂、麦冬、醋五味子、炙甘草。

【功能】益气固表，健脾补肾。

【主治】脾虚痰盛、肾气不固所致的咳嗽、痰多、喘息气促、动则喘剧；慢性支气管炎、肺气肿、支气管哮喘见上述证候者。

蛤蚧定喘丸

【组成】蛤蚧、百合、炒紫苏子、炒苦杏仁、紫菀、瓜蒌子、麻黄、黄芩、黄连、煅石膏、醋鳖甲、麦冬、甘草、石膏。

【功能】滋阴清肺，止咳平喘。

【主治】肺肾两虚、阴虚肺热所致的虚劳欠咳、年老哮喘、气短烦热、胸满郁闷、自汗盗汗。

九、开窍剂

开窍剂是指以开窍药为主要组成，具有开窍醒神的作用，治疗神昏窍闭为主要作用的一类中成药。根据作用的不同，主要有凉开剂和温开剂两类。

（一）凉开剂

安宫牛黄丸（胶囊、散）

【组成】牛黄或人工牛黄、麝香或人工麝香、水牛角浓缩粉、黄连、黄芩、栀子、冰片、郁金、朱砂、珍珠、雄黄。

【功能】清热解毒，镇惊开窍。

【主治】热病，邪入心包，高热惊厥，神昏谵语；中风昏迷及脑炎、脑膜炎、中毒性脑病、脑出血、败血症见上述证候者。

注意：孕妇禁用；寒闭神昏者不宜使用；因其含有毒的朱砂、雄黄，故不宜过量或久服，肝肾功能不全者慎用；在治疗过程中如出现肢寒畏冷、面色苍白、冷汗不止、脉微欲绝，由闭证变为脱证者应立即停药；高热神昏、中风昏迷等口服本品困难者，当鼻饲给药。

紫雪散

【组成】水牛角浓缩粉、羚羊角、人工麝香、石膏、北寒水石、滑石、玄参、升麻、朱砂、磁石、木香、沉香、丁香、玄明粉、硝石（精制）、甘草。

【功能】清热开窍，止痉安神。

【主治】热入心包、热动肝风证，症见高热烦躁、神昏谵语、惊风抽搐、斑疹吐衄、尿赤便秘。

注意：孕妇禁用；虚风内动者不宜使用；因其含有毒的朱砂，故不宜过量或久服，肝肾功能不全者慎用；高热神昏口服本品困难者，可鼻饲给药，并采用综合疗法。

万氏牛黄清心丸

【组成】牛黄、黄连、黄芩、栀子、朱砂、郁金。

【功能】清热解毒，镇惊安神。

【主治】热入心包、热盛动风证，症见高热烦躁、神昏谵语及小儿高热惊厥。

注意：孕妇慎用；虚风内动、脱证神昏者不宜使用；外感热病表证未解时慎用；因其含朱砂，故不宜过量或长期服用；肝肾功能不全或造血系统疾病患者慎用；高热急症者，应采取综合治疗。

（二）温开剂

苏合香丸

【组成】苏合香、安息香、人工麝香、冰片、沉香、檀香、木香、香附、乳香（制）、丁香、荜茇、白术、诃子肉、朱砂、水牛角浓缩粉。

【功能】芳香开窍，行气止痛。

【主治】痰迷心窍所致的痰厥昏迷、中风偏瘫、肢体不利，以及中暑、心胃气痛。

注意：孕妇禁用；热病、阳闭、脱证不宜使用；中风病正气不足者慎用，或配合扶正中药服用；因其含朱砂，且易耗伤正气，故不宜过量或长期服用，肝肾功能不全者慎用；急性脑血管病服用本品，应结合其他抢救措施；对中风昏迷者宜鼻饲给药。服药期间，忌食辛辣、生冷、油腻食物。

十、固涩剂

固涩剂是指以收涩药为主要组成，具有收敛固涩的作用，治疗气、血、精、津液滑脱证所致的各种病证为主要作用的一类中成药。根据作用的不同，主要有益气固表剂、固脬缩尿剂、固精止遗剂、涩肠止泻剂四类。

（一）益气固表剂

玉屏风胶囊（颗粒、口服液）

【组成】黄芪、白术（炒）、防风。
【功能】益气，固表，止汗。
【主治】表虚不固所致的自汗，症见自汗恶风、面色㿠白，或体虚易感风邪者。

（二）固脬缩尿剂

缩泉丸

【组成】益智仁（盐炒）、乌药、山药。
【功能】补肾缩尿。
【主治】肾虚所致的小便频数、夜间遗尿。

（三）固精止遗剂

金锁固精丸

【组成】沙苑子（炒）、芡实（蒸）、莲子、莲须、龙骨（煅）、牡蛎（煅）。
【功能】固肾涩精。
【主治】肾虚不固所致的遗精滑泄、神疲乏力、四肢酸软、腰酸耳鸣。
注意：湿热下注扰动精室所致遗精、早泄者不宜用。慎房事。

（四）涩肠止泻剂

四神丸（片）

【组成】补骨脂（盐炒）、肉豆蔻（煨）、吴茱萸（制）、五味子（醋制）、大枣（去核）、生姜（未列于处该组方中的，制法中有生姜）。
【功能】温肾散寒，涩肠止泻。
【主治】肾阳不足所致的泄泻，症见肠鸣腹胀、五更泄泻、食少不化、久泻不止、面黄肢冷。

固本益肠片

【组成】党参、黄芪、补骨脂、炒白术、麸炒山药、炮姜、酒当归、炒白芍、醋延胡索、煨木香、地榆炭、煅赤石脂、儿茶、炙甘草。
【功能】健脾温肾，涩肠止泻。
【主治】脾肾阳虚所致的泄泻，症见腹痛绵绵、大便清稀或有黏液及黏液血便、食少腹胀、腰酸乏力、形寒肢冷、舌淡苔白、脉虚；慢性肠炎见上述证候者。

十一、补虚剂

补虚剂是指以补虚药为主要组成，具有补虚扶弱的作用，补益人体气、血、阴、阳，治疗各种虚证为主要作用的一类中成药。根据作用的不同，主要有补气剂、助阳剂、养血剂、滋阴剂、补气养血剂、补气养阴剂、阴阳双补剂和补精养血剂等八类。

（一）补气剂

四君子丸（合剂）

【组成】党参、炒白术、茯苓、炙甘草。

【功能】益气健脾。

【主治】脾胃气虚，胃纳不佳，食少便溏。

【方解】该组方中的党参甘补性平，归脾、肺经，善补脾益气，故为君药。

炒白术甘温苦燥，善补气健脾、燥湿止泻；茯苓甘淡渗利兼补，善渗湿、健脾。二者相须为用，既助君药补脾益气，又除中焦之湿而止泻，故共为臣药。

大枣甘温，善补中益气；生姜辛微温，善温中开胃。二者相合，既助君臣药补气健脾，又能开胃以促进药效，故共为佐药。

炙甘草甘平偏温，既补中益气，又调和诸药，故为使药。

全方配伍，甘补兼除湿，故善治脾胃气虚所致的胃纳不佳、食少便溏等。

补中益气丸（口服液、合剂）

【组成】炙黄芪、党参、炒白术、炙甘草、当归、陈皮、升麻、柴胡、大枣、生姜。

【功能】补中益气，升阳举陷。

【主治】脾胃虚弱、中气下陷所致的泄泻、脱肛、阴挺，症见体倦乏力、食少腹胀、便溏久泻、肛门下坠或脱肛、子宫脱垂。

六君子丸

【组成】党参、白术（麸炒）、茯苓、半夏（制）、陈皮、炙甘草。

【功能】补脾益气，燥湿化痰。

【主治】脾胃虚弱，食量不多，气虚痰多，腹胀便溏。

启脾丸

【组成】人参、炒白术、茯苓、山药、莲子（炒）、陈皮、炒山楂、六神曲（炒）、炒麦芽、泽泻、甘草。

【功能】健脾和胃。

【主治】脾胃虚弱，消化不良，腹胀便溏。

（二）助阳剂

桂附地黄丸（胶囊）

【组成】肉桂、附子（制）、熟地黄、酒萸肉、山药、茯苓、泽泻、牡丹皮。

【功能】温补肾阳。

【主治】肾阳不足，腰膝酸冷，肢体浮肿，小便不利或反多，痰饮喘咳，消渴。

右归丸（胶囊）

【组成】肉桂、炮附片、鹿角胶、盐杜仲、菟丝子、酒萸肉、熟地黄、枸杞子、当归、山药。

【功能】温补肾阳，填精止遗。

【主治】肾阳不足，命门火衰，腰膝酸冷，精神不振，怯寒畏冷，阳痿遗精，大便溏薄，尿频而清。

济生肾气丸（片）

【组成】肉桂、附子（制）、牛膝、熟地黄、山茱萸（制）、山药、茯苓、泽泻、车前子、牡丹皮。

【功能】温肾化气，利水消肿。

【主治】肾阳不足、水湿内停所致的肾虚水肿、腰膝酸重、小便不利、痰饮咳喘。

注意：孕妇、湿热壅盛、风水泛溢水肿者慎用；因其所含附子大热有毒，故不可过量或久服。服药期间，饮食宜清淡，宜低盐饮食。

又因其含钾量高，与保钾利尿药螺内酯、氨苯蝶啶合用时，应防止高血钾症；避免与磺胺类药物同时使用。

（三）养血剂

当归补血口服液（丸、胶囊）

【组成】黄芪、当归。

【功能】补养气血。

【主治】气血两虚证。

四物合剂

【组成】熟地黄、当归、白芍、川芎。

【功能】补血调经。

【主治】血虚所致的面色萎黄、头晕眼花、心悸气短及月经不调。

（四）滋阴剂

六味地黄丸（胶囊、颗粒、口服液、片、软胶囊）

【组成】熟地黄、酒萸肉、山药、泽泻、茯苓、牡丹皮。

【功能】滋阴补肾。

【主治】肾阴亏损，头晕耳鸣，腰膝酸软，骨蒸潮热，盗汗遗精，消渴。

左归丸

【组成】熟地黄、龟甲胶、鹿角胶、枸杞子、菟丝子、山茱萸、山药、牛膝。

【功能】滋肾补阴。

【主治】真阴不足，腰酸膝软，盗汗遗精，神疲口燥。

大补阴丸

【组成】熟地黄、醋龟甲、盐知母、盐黄柏、猪脊髓。

【功能】滋阴降火。

【主治】阴虚火旺，潮热盗汗，咳嗽咯血，耳鸣遗精。

玉泉丸

【组成】葛根、天花粉、地黄、麦冬、五味子、甘草。

【功能】清热养阴，生津止渴。

【主治】阴虚内热所致的消渴，症见多饮、多食、多尿；2型糖尿病见上述证候者。

（五）补气养血剂

八珍颗粒（丸）

【组成】熟地黄、党参、当归、白芍（炒）、炒白术、茯苓、川芎、炙甘草。

【功能】补气益血。
【主治】气血两虚，面色萎黄，食欲不振，四肢乏力，月经过多。

十全大补丸（口服液）

【组成】熟地黄、党参、炒白术、茯苓、炙黄芪、当归、酒白芍、肉桂、川芎、炙甘草。
【功能】温补气血。
【主治】气血两虚，面色苍白，气短心悸，头晕自汗，体倦乏力，四肢不温，月经量多。

健脾生血颗粒（片）

【组成】党参、黄芪、茯苓、炒白术、山药、醋南五味子、山麦冬、醋龟甲、大枣、炒鸡内金、龙骨、煅牡蛎、甘草、硫酸亚铁。
【功能】健脾和胃，养血安神。
【主治】脾胃虚弱及心脾两虚所致的血虚证，症见面色萎黄或㿠白、食少纳呆、脘腹胀闷、大便不调、烦躁多汗、倦怠乏力、舌胖色淡、苔薄白、脉细弱；缺铁性贫血见上述证候者。

（六）补气养阴剂

生脉饮（胶囊）

【组成】红参、麦冬、五味子。
【功能】益气复脉，养阴生津。
【主治】气阴两亏，心悸气短，脉微自汗。

人参固本丸

【组成】人参、熟地黄、地黄、山茱萸（酒炙）、山药、麦冬、天冬、泽泻、牡丹皮、茯苓。
【功能】滋阴益气，固本培元。
【主治】阴虚气弱，虚劳咳嗽，心悸气短，骨蒸潮热，腰酸耳鸣，遗精盗汗，大便干燥。

消渴丸

【组成】地黄、葛根、黄芪、天花粉、南五味子、山药、玉米须、格列本脲。
【功能】滋肾养阴，益气生津。
【主治】气阴两虚所致的消渴病，症见多饮、多尿、多食、消瘦、体倦乏力、眠差、腰痛；2型糖尿病见上述证候者。

参芪降糖胶囊（颗粒、片）

【组成】人参茎叶皂苷、黄芪、山药、麦冬、五味子、枸杞子、覆盆子、地黄、天花粉、茯苓、泽泻。
【功能】益气养阴，健脾补肾。
【主治】气阴两虚所致的消渴病，症见咽干口燥、倦怠乏力、口渴多饮、多食多尿、消瘦；2型糖尿病见上述证候者。

（七）阴阳双补剂

龟鹿二仙膏

【组成】龟甲、鹿角、党参、枸杞子。

【功能】温肾补精，补气养血。
【主治】肾虚精亏所致的腰膝酸软、遗精、阳痿。

（八）补精养血剂

七宝美髯丸（颗粒、口服液）

【组成】制何首乌、枸杞子（酒蒸）、菟丝子（炒）、补骨脂（黑芝麻炒）、当归、牛膝（酒蒸）、茯苓。
【功能】滋补肝肾。
【主治】肝肾不足所致的须发早白、遗精早泄、头眩耳鸣、腰酸背痛。

十二、安神剂

安神剂是指以安神药为主要组成，具有安神定志的作用，治疗心神不安病证为主要作用的一类中成药。根据作用的不同，主要有补虚安神剂、解郁安神剂、清火安神剂等三类。

（一）补虚安神剂

天王补心丸

【组成】地黄、天冬、麦冬、玄参、当归、丹参、炒酸枣仁、柏子仁、党参、五味子、茯苓、制远志、石菖蒲、朱砂、桔梗、甘草。
【功能】滋阴养血，补心安神。
【主治】心阴不足，心悸健忘，失眠多梦，大便干燥。
注意：肝肾功能不全者禁用；因其含朱砂，故不宜过量或久服，不可与溴化物、碘化物同服；服药期间，不宜饮用浓茶、咖啡等刺激性饮品；严重心律失常者，需急诊观察治疗。

柏子养心丸（片）

【组成】炙黄芪、党参、当归、川芎、柏子仁、酸枣仁、制远志、醋五味子、肉桂、茯苓、半夏曲、朱砂、炙甘草。
【功能】补气、养血、安神。
【主治】心气虚寒，心悸易惊，失眠多梦，健忘。
注意：肝肾功能不全者禁用；肝阳上亢及阴虚内热者不宜服；服药期间，应保持精神舒畅，劳逸适度，不宜饮用浓茶、咖啡等兴奋性饮品；因其含朱砂，故不可过量、久用，不可与溴化物、碘化物同服。

养血安神丸（片、糖浆）

【组成】熟地黄、首乌藤、墨旱莲、合欢皮、仙鹤草、地黄、鸡血藤。
【功能】滋阴养血，宁心安神。
【主治】阴虚血少所致的头眩、心悸、失眠、健忘。

（二）解郁安神剂

解郁安神颗粒

【组成】柴胡、郁金、龙齿、炒酸枣仁、制远志、百合、炒白术、茯苓、炒栀子、石菖蒲、胆南星、姜半夏、当归、炙甘草、大枣、浮小麦。
【功能】疏肝解郁，安神定志。
【主治】情志不畅、肝郁气滞所致的失眠、心烦、焦虑、健忘；神经官能症、更年期综合征见上述证候者。

（三）清火安神剂

朱砂安神丸

【组成】朱砂、黄连、地黄、当归、甘草。
【功能】清心养血，镇惊安神。
【主治】心火亢盛、阴血不足证，症见心神烦乱、失眠多梦、心悸不宁、舌尖红、脉细数。

注意：孕妇忌服；心气不足、脾胃虚弱者忌服；因其含朱砂，故不宜过量或久服，以防引起中毒；不宜与碘、溴化物并用，以防产生毒副作用。

十三、和解剂

和解剂是指具有和解少阳、调和肝脾的作用，治疗伤寒邪在少阳或肝脾不和等病证为主要作用的一类中成药。根据作用的不同，主要有和解少阳剂、调和肝脾剂两类。

（一）和解少阳剂

小柴胡颗粒（片）

【组成】柴胡、黄芩、党参、大枣、生姜、姜半夏、甘草。
【功能】解表散热，疏肝和胃。
【主治】外感病邪犯少阳证，症见寒热往来、胸胁苦满、食欲不振、心烦喜呕、口苦咽干。

（二）调和肝脾剂

逍遥颗粒（丸）

【组成】柴胡、当归、白芍、炒白术、茯苓、炙甘草、生姜（大蜜丸中无该药）、薄荷。
【功能】疏肝健脾，养血调经。
【主治】肝郁脾虚所致的郁闷不舒、胸胁胀痛、头晕目眩、食欲减退、月经不调。

加味逍遥丸（口服液）

【组成】柴胡、栀子（姜炙）、牡丹皮、薄荷、白芍、当归、白术（麸炒）、茯苓、甘草、生姜。
【功能】疏肝清热，健脾养血。
【主治】肝郁血虚、肝脾不和、两胁胀痛、头晕目眩、倦怠食少、月经不调、脐腹胀痛。

十四、理气剂

理气剂是指以理气药为主要组成，具有行气、降气的作用，治疗不同疾病所致的气滞或气逆证为主要作用的一类中成药。根据作用的不同，主要有理气疏肝剂和理气和中剂两类。

（一）理气疏肝剂

四逆散

【组成】柴胡、白芍、枳壳（麸炒）、甘草。
【功能】透解郁热，疏肝理脾。
【主治】肝气郁结所致的胁痛、痢疾，症见脘腹胁痛、热厥手足不温、泻痢下重。

左金丸（胶囊）

【组成】黄连、吴茱萸。
【功能】泻火，疏肝，和胃，止痛。
【主治】肝火犯胃，脘胁疼痛，口苦嘈杂，呕吐酸水，不喜热饮。

柴胡舒肝丸

【组成】柴胡、青皮（炒）、陈皮、防风、醋香附、麸炒枳壳、木香、乌药、姜半夏、茯苓、桔梗、姜厚朴、紫苏梗、豆蔻、甘草、炒山楂、炒槟榔、六神曲（炒）、酒大黄、酒白芍、当归、醋三棱、醋莪术、黄芩、薄荷。
【功能】疏肝理气，消胀止痛。
【主治】肝气不舒，症见胸胁痞闷、食滞不消、呕吐酸水。

气滞胃痛颗粒（片）

【组成】柴胡、香附（炙）、白芍、延胡索（炙）、枳壳、炙甘草。
【功能】疏肝理气，和胃止痛。
【主治】肝郁气滞、胸痞胀满、胃脘疼痛。

胃苏颗粒

【组成】紫苏梗、香附、陈皮、枳壳、槟榔、香橼、佛手、鸡内金（制）。
【功能】理气消胀，和胃止痛。
【主治】气滞型胃脘痛，症见胃脘胀痛、窜及两胁、得嗳气或矢气则舒、情绪郁怒则加重、胸闷食少、排便不畅、舌苔薄白、脉弦；慢性胃炎及消化性溃疡见上述证候者。

（二）理气和中剂

木香顺气丸（颗粒）

【组成】木香、醋香附、厚朴、青皮、枳壳（炒）、槟榔、陈皮、砂仁、苍术（炒）、生姜、甘草。
【功能】行气化湿，健脾和胃。
【主治】湿阻中焦、脾胃不和所致的湿滞脾胃证，症见胸膈痞闷、脘腹胀痛、呕吐恶心、嗳气纳呆。

越鞠丸

【组成】醋香附、川芎、炒栀子、苍术（炒）、六神曲（炒）。
【功能】理气解郁，宽中除满。
【主治】瘀热痰湿内生所致的脾胃气郁，症见胸脘痞闷、腹中胀满、饮食停滞、嗳气吞酸。

十五、活血剂

活血剂是指以活血药为主要组成，具有活血化瘀的作用，治疗瘀血所致的各种病证为主要作用的一类中成药。根据作用的不同，主要有活血化瘀剂、活血行气剂、益气活血剂、益气补阴活血剂、活血化痰息风剂等五类。

（一）活血化瘀剂

复方丹参片

【组成】丹参、三七、冰片。

【功能】活血化瘀，理气止痛。

【主治】气滞血瘀所致的胸痹，症见胸闷、心前区刺痛；冠心病心绞痛见上述证候者。

注意：孕妇慎用；寒凝血瘀胸痹心痛者不宜使用；脾胃虚寒者慎用。服药期间，忌食生冷、辛辣、油腻食物，忌烟酒、浓茶。治疗期间，如心绞痛持续发作，宜加用硝酸酯类药。如果出现剧烈心绞痛、心肌梗死等，应及时送医院救治。个别人服药后胃脘不适，宜饭后服用。

丹七片

【组成】丹参、三七。

【功能】活血化瘀，通脉止痛。

【主治】瘀血痹阻所致的胸痹心痛、眩晕头痛、经期腹痛。

血塞通颗粒

【组成】三七总皂苷。

【功能】活血祛瘀，通脉活络。

【主治】瘀血阻络所致的中风偏瘫、肢体活动不利、口眼歪斜、胸痹心痛、胸闷气憋；中风后遗症及冠心病心绞痛属上述证候者。

消栓通络胶囊

【组成】川芎、丹参、黄芪、三七、桂枝、郁金、木香、泽泻、槐花、山楂、冰片。

【功能】活血化瘀，温经通络。

【主治】瘀血阻络所致的中风，症见神情呆滞、言语謇涩、手足发凉、肢体疼痛；缺血性中风及高脂血症见上述证候者。

（二）活血行气剂

血府逐瘀口服液（胶囊）

【组成】炒桃仁、红花、地黄、川芎、赤芍、当归、牛膝、柴胡、桔梗、麸炒枳壳、甘草。

【功能】活血祛瘀，行气止痛。

【主治】气滞血瘀所致的胸痹、头痛日久、痛如针刺而有定处、内热烦闷、心悸失眠、急躁易怒。

元胡止痛片（颗粒、胶囊、口服液、滴丸）

【组成】醋延胡索、白芷。

【功能】理气，活血，止痛。

【主治】气滞血瘀所致的胃痛、胁痛、头痛及痛经。

速效救心丸

【组成】川芎、冰片。

【功能】行气活血，祛瘀止痛。增加冠脉血流量，缓解心绞痛。

【主治】气滞血瘀所致的冠心病、心绞痛。

注意：孕妇禁用；气阴两虚、心肾阴虚之胸痹心痛者、有过敏史者及伴中重度心力衰竭的心肌缺血者慎用；服药期间，忌食生冷、辛辣、油腻食物，忌吸烟饮酒、喝浓茶；治疗期间，心绞痛持续发作宜加用硝酸酯类药；如果出现剧烈心绞痛、心肌梗死等，应及时救治。

据报道，有服用本品引起偶有引发口腔溃疡、口唇肿胀、急性荨麻疹及全身性皮疹的不良反应，使用时应注意。

冠心苏合滴丸（丸、软胶囊、胶囊）

【组成】苏合香、冰片、乳香（制）、檀香、土木香。

【功能】理气，宽胸，止痛。

【主治】寒凝气滞、心脉不通所致的胸痹，症见胸闷、心前区疼痛；冠心病心绞痛见上述证候者。

注意：孕妇禁用；阴虚血瘀之胸痹忌用。

心可舒胶囊（片）

【组成】丹参、葛根、三七、山楂、木香。

【功能】活血化瘀，行气止痛。

【主治】气滞血淤引起的胸闷、心悸、头晕、头痛、颈项疼痛；冠心病心绞痛、高血脂、高血压、心律失常见上述证候者。

注意：气虚血瘀、痰瘀互阻之胸痹、心悸者不宜单用。

（三）益气活血剂

麝香保心丸

【组成】人工麝香、人参提取物、肉桂、苏合香、蟾酥、人工牛黄、冰片。

【功能】芳香温通，益气强心。

【主治】气滞血瘀所致的胸痹，症见心前区疼痛、固定不移；心肌缺血所致的心绞痛、心肌梗死见上述证候者。

注意：孕妇忌用；不宜与洋地黄类药物同用；心绞痛持续发作，服药后不能缓解时应加用硝酸甘油等药物；如出现剧烈心绞痛、心肌梗死，应及时救治。

消栓胶囊（口服液）

【组成】黄芪、当归、赤芍，川芎、红花、桃仁、地龙。

【功能】补气活血通络。

【主治】中风气虚血瘀证，症见半身不遂、口舌㖞斜、言语謇涩、气短乏力、面色㿠白；缺血性中风见上述证候者。

注意：孕妇禁服；中风急性期痰热证、风火上扰证者不宜使用；阴虚阳亢证、肝阳上亢证及有出血倾向者慎用；服药期间，饮食宜清淡，忌辛辣食物；病情急重者宜结合相应抢救治疗措施。

通心络胶囊

【组成】人参、水蛭、土鳖虫、赤芍、乳香（制）、降香、全蝎、蜈蚣、檀香、冰片、蝉蜕、酸枣仁（炒）。

【功能】益气活血，通络止痛。

【主治】心气虚乏、血瘀络阻证所致的冠心病心绞痛。症见胸部憋闷、刺痛、绞痛、固定不移、心悸自汗、气短乏力、舌质紫黯或有瘀斑、脉细涩或结代；亦用于气虚血瘀络阻型中风病，症见半身不遂或偏身麻木、口舌㖞斜、言语不利。

注意：该组方中的全蝎、蜈蚣、土鳖虫有毒，水蛭有小毒，故孕妇忌用，不宜多服、久服；出血性疾患、妇女经期及阴虚火旺型中风禁用；宜饭后服用；治疗期间，若心绞痛持续发作，应及时就诊救治。

（四）益气养阴活血剂

稳心颗粒

【组成】 黄精、党参、三七、琥珀、甘松。
【功能】 益气养阴，活血化瘀。
【主治】 气阴两虚、心脉瘀阻所致的心悸，症见心悸不宁、气短乏力、胸闷胸痛；室性期前收缩、房性期前收缩见上述证候者。

参松养心胶囊

【组成】 人参、麦冬、南五味子、山茱萸、酸枣仁（炒）、桑寄生、丹参、赤芍、土鳖虫、甘松、黄连、龙骨。
【功能】 益气养阴，活血通络，清心安神。
【主治】 治疗冠心病室性期前收缩属气阴两虚，心络瘀阻证，症见心悸不安、气短乏力、动则加剧、胸部闷痛、失眠多梦、盗汗、神倦、懒言。

（五）活血化痰息风剂

人参再造丸

【组成】 人参、黄芪、白术（麸炒）、茯苓、制何首乌、当归、熟地黄、醋龟甲、豹骨（制）、桑寄生、骨碎补（炒）、天麻、胆南星、僵蚕（炒）、地龙、全蝎、天竺黄、三七、川芎、赤芍、片姜黄、乳香（醋制）、没药（醋制）、血竭、酒蕲蛇、白芷、羌活、威灵仙、麻黄、防风、葛根、粉萆薢、细辛、母丁香、乌药、青皮、沉香、醋香附、檀香、草豆蔻、豆蔻、橘红、广藿香、六神曲（麸炒）、附子（制）、肉桂、人工麝香、冰片、朱砂、琥珀、牛黄、水牛角浓缩粉、黄连、大黄、玄参、甘草。
【功能】 益气养血，祛风化痰，活血通络。
【主治】 气虚血瘀、风痰阻络所致的中风，症见口眼㖞斜、半身不遂、手足麻木、疼痛、拘挛、言语不清。

华佗再造丸

【组成】 川芎、吴茱萸、冰片等。
【功能】 活血化瘀，化痰通络，行气止痛。
【主治】 痰瘀阻络之中风恢复期和后遗症，症见半身不遂、拘挛麻木、口眼㖞斜、言语不清。

十六、止血剂

止血剂是指以止血药为主要组成，具有止血作用，治疗各种出血病证为主要作用的一类中成药。根据作用的不同，主要有凉血止血剂与化瘀止血剂两类。

（一）凉血止血剂

槐角丸

【组成】 槐角（炒）、地榆炭、防风、黄芩、当归、枳壳（炒）。
【功能】 清肠疏风，凉血止血。
【主治】 血热所致的肠风便血、痔疮肿痛。

（二）化瘀止血剂

三七片

【组成】三七。
【功能】散瘀止血，消肿止痛。
【主治】出血兼瘀血证，症见咯血、吐血、衄血、便血、崩漏、外伤出血、胸腹刺痛、跌扑肿痛。

止血定痛片

【组成】煅花蕊石、三七、海螵蛸、甘草。
【功能】散瘀，止血，止痛。
【主治】十二指肠溃疡疼痛、出血，胃酸过多。

十七、消导剂

消导剂是指以消食导滞药为主要组成，具有消食健脾、化积导滞作用，治疗各种食积停滞证为主要作用的一类中成药。根据作用的不同，主要有消积导滞剂和健脾消食剂两类。

（一）消积导滞剂

保和丸

【组成】焦山楂、六神曲（炒）、炒莱菔子、炒麦芽、半夏（制）、陈皮、茯苓、连翘。
【功能】消食，导滞，和胃。
【主治】食积停滞，脘腹胀满，嗳腐吞酸，不欲饮食。

枳实导滞丸

【组成】枳实（炒）、大黄、六神曲（炒）、黄芩、黄连（姜汁炒）、茯苓、白术（炒）、泽泻。
【功能】消积导滞，清利湿热。
【主治】饮食积滞、湿热内阻所致的脘腹胀痛、不思饮食、大便秘结、痢疾里急后重。

六味安消散（胶囊）

【组成】藏木香、大黄、山柰、北寒水石（煅）、诃子、碱花。
【功能】和胃健脾，消积导滞，活血止痛。
【主治】脾胃不和、积滞内停所致的胃痛胀满、消化不良、便秘、痛经。

（二）健脾消食剂

开胃健脾丸

【组成】白术、党参、茯苓、山药、炒六神曲、炒麦芽、山楂、木香、砂仁、陈皮、煨肉豆蔻、黄连、炙甘草。
【功能】健脾和胃。
【主治】脾胃虚弱、中气不和所致的泄泻、痞满，症见食欲不振、嗳气吞酸、腹胀泄泻；消化不良见上述证候者。

十八、治风剂

治风剂是指具有疏散外风或平息内风作用，治疗风病为主要作用的一类中成药。根据作用的不同，主要有疏散外风剂、平肝息风剂两类。

（一）疏散外风剂

川芎茶调散（丸、颗粒、口服液、袋泡剂）

【组成】川芎、羌活、白芷、荆芥、薄荷、防风、细辛、甘草。

【功能】疏风止痛。

【主治】外感风邪所致的头痛，或有恶寒、发热、鼻塞。

芎菊上清丸

【组成】菊花、川芎、连翘、薄荷、炒蔓荆子、黄芩、栀子、黄连、羌活、藁本、防风、白芷、荆芥穗、桔梗、甘草。

【功能】清热解表，散风止痛。

【主治】外感风邪引起的恶风身热、偏正头痛、鼻流清涕、牙疼喉痛。

注意：肝火上攻、风阳上扰头痛者慎用；服药期间，忌食辛辣、油腻食物。

正天丸（胶囊）

【组成】川芎、当归、桃仁、红花、鸡血藤、附片、麻黄、白芷、防风、独活、羌活、细辛、钩藤、地黄、白芍。

【功能】疏风活血，养血平肝，通络止痛。

【主治】外感风邪、瘀血阻络、血虚失养、肝阳上亢引起的偏头痛、紧张性头痛、神经性头痛、颈椎病型头痛、经前头痛。

注意：婴幼儿、孕妇、哺乳期妇女、肾功能不全及对本品过敏者禁用；高血压、心脏病患者及过敏体质者慎用；不宜过量或长期服用；宜饭后服用；服药期间，忌烟酒及辛辣、油腻食物。

（二）平肝息风剂

天麻钩藤颗粒

【组成】天麻、钩藤、石决明、栀子、黄芩、牛膝、盐杜仲、益母草、桑寄生、首乌藤、茯苓。

【功能】平肝息风，清热安神。

【主治】肝阳上亢所致的头痛、眩晕、耳鸣、眼花、震颤、失眠；高血压病见上述证候者。

注意：血虚头痛者、阴虚动风者忌用；服药期间，饮食宜清淡，戒恼怒，节房事。

脑立清丸（胶囊）

【组成】磁石、珍珠母、赭石、猪胆汁（或猪胆粉）、冰片、薄荷脑、清半夏、牛膝、熟酒曲、酒曲。

【功能】平肝潜阳，醒脑安神。

【主治】肝阳上亢所致的头晕目眩、耳鸣口苦、心烦难寐；高血压见上述证候者。

松龄血脉康胶囊

【组成】鲜松叶、葛根、珍珠层粉。

【功能】平肝潜阳，镇心安神。

【主治】肝阳上亢所致的头痛、眩晕、急躁易怒、心悸、失眠；高血压及原发性高脂血症见上述证候者。

十九、祛湿剂

祛湿剂是指具有化湿行水、通淋泄浊作用，治疗湿证为主要作用的一类中成药。根据作用的不同，主要有清利消肿剂、利尿通淋剂、清肝利胆剂、清热燥湿止泻剂、温化水湿剂五类。

（一）清利消肿剂

肾炎四味片

【组成】细梗胡枝子、石韦、黄芩、黄芪。

【功能】清热利尿，补气健脾。

【主治】湿热内蕴兼气虚所致的水肿，症见浮肿、腰痛、乏力、小便不利；慢性肾炎见上述证候者。

注意：孕妇禁用；脾肾阳虚或风水水肿者慎用；服药期间，宜低盐、低脂饮食，忌食辛辣食物。

肾炎康复片

【组成】人参、西洋参、山药、黑豆、地黄、杜仲（炒）、土茯苓、白花蛇舌草、泽泻、白茅根、丹参、益母草、桔梗。

【功能】益气养阴，健脾补肾，清解余毒。

【主治】气阴两虚，脾肾不足，水湿内停所致的体虚浮肿、症见神疲乏力、腰膝酸软、面目四肢浮肿、头晕耳鸣；慢性肾炎、蛋白尿、血尿见上述证候者。

（二）利尿通淋剂

八正合剂

【组成】川木通、车前子（炒）、瞿麦、萹蓄、滑石、灯心草、栀子、大黄、甘草。

【功能】清热，利尿，通淋。

【主治】湿热下注所致的淋证，症见小便短赤、淋沥涩痛、口燥咽干等。

注意：孕妇禁用；淋证属肝郁气滞或脾肾两虚者慎用；双肾结石或结石直径≥1.5cm，或结石嵌顿时间长的病例不宜使用；服药期间，忌烟酒、油腻食物，注意多饮水，避免劳累；久病体虚、儿童及老年人慎用；中病即止，不可过量或久用。

癃闭舒胶囊

【组成】补骨脂、益母草、金钱草、海金沙、琥珀、山慈菇。

【功能】益肾活血，清热通淋。

【主治】肾气不足、湿热瘀阻所致的癃闭，症见腰膝酸软、尿频、尿急、尿痛、尿线细、伴小腹拘急疼痛；前列腺增生症见上述证候者。

注意：孕妇、出血证、有肝肾功能损害者禁用；肺热壅盛、肝郁气滞、脾虚气陷所致的癃闭慎用；服药期间，忌食辛辣、生冷、油腻食物及饮酒；有慢性肝脏疾病者慎用。

三金片（颗粒、胶囊）

【组成】菝葜、金沙藤、金樱根、羊开口、积雪草。

【功能】清热解毒，利湿通淋，益肾。

【主治】下焦湿热所致的热淋，症见小便短赤、淋沥涩痛、尿急频数；急慢性肾盂肾炎、膀胱炎、尿路感染见上述证候者。

（三）清肝利胆剂

茵栀黄口服液

【组成】茵陈提取物、栀子提取物、黄芩提取物、金银花提取物。

【功能】清热解毒，利湿退黄。

【主治】肝胆湿热所致的黄疸，症见面目萎黄、胸胁胀痛、恶心呕吐、小便黄赤；急、慢性肝炎见上述证候者。

注意：阴黄者不宜使用；服药期间，忌饮酒，忌食辛辣油腻食物。

茵陈五苓丸

【组成】茵陈、茯苓、白术（炒）、泽泻、猪苓、肉桂。

【功能】清湿热，利小便。

【主治】肝胆湿热、脾肺郁结所致的黄疸，症见身目发黄、脘腹胀满、小便不利。

注意：孕妇慎用；服药期间，忌饮酒，忌食辛辣、油腻食物。

消炎利胆片（胶囊、颗粒）

【组成】溪黄草、穿心莲、苦木。

【功能】清热，祛湿，利胆。

【主治】肝胆湿热所致的胁痛、口苦；急性胆囊炎、胆管炎见上述证候者。

（四）清热燥湿止泻剂

香连丸（片）

【组成】萸黄连、木香。

【功能】清热化湿，行气止痛。

【主治】大肠湿热所致的痢疾，症见大便脓血、里急后重、发热腹痛；肠炎、细菌性痢疾见上述证候者。

香连化滞丸

【组成】黄连、黄芩、木香、枳实（麸炒）、陈皮、青皮（醋炙）、厚朴（姜炙）、槟榔（炒）、滑石、当归、白芍（炒）、甘草。

【功能】清热利湿，行血化滞。

【主治】大肠湿热所致的痢疾，症见大便脓血、里急后重、发热腹痛。

（五）温化水湿剂

五苓散（片）

【组成】泽泻、茯苓、猪苓、炒白术、肉桂。

【功能】温阳化气，利湿行水。

【主治】阳不化气、水湿内停所致的水肿，症见小便不利、水肿腹胀、呕逆泄泻、渴不思饮。

萆薢分清丸

【组成】粉萆薢、盐益智仁、乌药、石菖蒲、甘草。

【功能】分清化浊,温肾利湿。
【主治】肾不化气、清浊不分所致的白浊、小便频数。

二十、蠲痹剂

蠲痹剂是指以祛风湿药为主要组成,具有祛风除湿、通痹止痛作用,治疗各种痹证为主要作用的一类中成药。根据作用的不同,主要有祛寒通痹剂、清热通痹剂、活血通痹剂、补虚通痹剂四类。

(一)祛寒通痹剂

小活络丸

【组成】制川乌、制草乌、乳香(制)、没药(制)、胆南星、地龙。
【功能】祛风散寒,化痰除湿,活血止痛。
【主治】风寒湿邪闭阻、痰瘀阻络所致的痹证,症见肢体关节疼痛、或冷痛、或刺痛、或疼痛夜甚、关节屈伸不利、麻木拘挛。
注意:所含制川乌、制草乌有大毒,故孕妇禁用,不可过量或久服;湿热瘀阻或阴虚有热者、脾胃虚弱者慎用。
据报道,有服用本品引起心律失常、药疹、急性胃黏膜出血的不良反应,使用时应引起注意。

木瓜丸

【组成】制川乌、制草乌、白芷、海风藤、威灵仙、木瓜、鸡血藤、川芎、当归、人参、狗脊(制)、牛膝。
【功能】祛风散寒,除湿通络。
【主治】风寒湿闭阻所致的痹病,症见关节疼痛、肿胀、屈伸不利、局部恶风寒、肢体麻木、腰膝酸软。
注意:所含制川乌、制草乌有大毒,故孕妇禁用,不可过量或久服;风湿热痹者慎用。
据报道,有服用本品引起致心律失常、紫癜性胃炎等不良反应,使用时应引起注意。

风湿骨痛丸(胶囊)

【组成】制川乌、制草乌、麻黄、红花、木瓜、乌梅、甘草。
【功能】温经散寒,通络止痛。
【主治】寒湿闭阻经络所致的痹病,症见腰脊疼痛、四肢关节冷痛;风湿性关节炎见上述证候者。

(二)清热通痹剂

四妙丸

【组成】盐黄柏、苍术、薏苡仁、牛膝。
【功能】清热利湿。
【主治】湿热下注所致的痹病,症见足膝红肿、筋骨疼痛。
注意:风寒湿痹、虚寒痿证及孕妇慎用;服药期间,饮食宜用清淡,忌饮酒,忌食鱼腥、辛辣食物。

痛风定胶囊

【组成】秦艽、黄柏、川牛膝、延胡索、赤芍、泽泻、车前子、土茯苓。

【功能】清热祛湿，活血通络定痛。

【主治】湿热瘀阻所致的痹病，症见关节红肿热痛、伴有发热、汗出不解、口渴心烦、小便黄、舌红苔黄腻、脉滑数；痛风见上述证候者。

（三）活血通痹剂

颈复康颗粒

【组成】羌活、川芎、葛根、秦艽、威灵仙、苍术、丹参、白芍、地龙（酒炙）、红花、乳香（制）、黄芪、党参、地黄、石决明、花蕊石（煅）、黄柏、王不留行（炒）、桃仁（去皮）、没药（制）、土鳖虫（酒炙）。

【功能】活血通络，散风止痛。

【主治】风湿瘀阻所致的颈椎病，症见头晕、颈项僵硬、肩背酸痛、手臂麻木。

注意：孕妇忌服；消化道溃疡、肾性高血压患者慎服；服药期间，忌生冷、油腻食物；有高血压、心脏病、肝病、糖尿病、肾病等慢性病严重者应在医师指导下服用。

（四）补虚通痹剂

独活寄生合剂

【组成】独活、桑寄生、防风、秦艽、桂枝、细辛、川牛膝、盐杜仲、当归、白芍、熟地黄、川芎、党参、茯苓、甘草。

【功能】养血舒筋，祛风除湿，补益肝肾。

【主治】风寒湿闭阻、肝肾两亏、气血不足所致的痹病，症见腰膝冷痛、屈伸不利。

注意：孕妇慎用；热痹忌用。

天麻丸（片）

【组成】天麻、羌活、独活、粉萆薢、盐杜仲、牛膝、附子（制）、当归、地黄、玄参。

【功能】祛风除湿，通络止痛，补益肝肾。

【主治】风湿痹阻、肝肾不足所致的痹病，症见肢体拘挛、手足麻木、腰腿酸痛。

注意：所含附子有毒，故孕妇慎用；湿热痹者慎用；服药期间，忌食生冷油腻食物。

仙灵骨葆胶囊

【组成】淫羊藿、续断、补骨脂、丹参、知母、地黄。

【功能】滋补肝肾，活血通络，强筋壮骨。

【主治】肝肾不足，瘀血阻络所致的骨质疏松症，症见腰脊疼痛、足膝酸软、乏力。

尪痹颗粒（片）

【组成】熟地黄、地黄、续断、淫羊藿、骨碎补、狗脊（制）、羊骨、附片（黑顺片）、独活、桂枝、防风、伸筋草、威灵仙、红花、皂角刺、知母、白芍。

【功能】补肝肾，强筋骨，祛风湿，通经络。

【主治】肝肾不足、风湿瘀阻所致的尪痹，症见肌肉、关节疼痛、局部肿大、僵硬畸形、屈伸不利、腰膝酸软、畏寒乏力；类风湿关节炎见上述证候者。

壮腰健肾丸（口服液）

【组成】狗脊、桑寄生、黑老虎、牛大力、菟丝子（盐制）、千斤拔、女贞子、金樱子、鸡血藤。

【功能】壮腰健肾，祛风活络。

【主治】肾亏腰痛，风湿骨痛，症见膝软无力、小便频数。

第二节　外科常用中成药

中医外科的常见病较多，主要有周围血管病、疮疡疾病、皮肤疾病、泌尿系统疾病、肛肠病、外科杂病、乳腺疾病、甲状腺疾病等。临床上常用的外科中成药主要包括清解消疮剂（治疮疡剂）、清解收敛剂（治烧伤剂）、散结消核剂（治瘰核乳癖剂）、清肠消痔剂（治痔肿剂）、祛风止痒剂（治疹痒剂）、接骨疗伤剂等。以下主要从中成药的组成、功能及主治进行阐述。

一、清解消疮剂（治疮疡剂）

（一）解毒消肿剂

连翘败毒丸

【组成】金银花、连翘、蒲公英、紫花地丁、大黄、栀子、黄芩、黄连、黄柏、苦参、白鲜皮、木通、防风、白芷、蝉蜕、荆芥穗、羌活、麻黄、薄荷、柴胡、天花粉、玄参、浙贝母、桔梗、赤芍、当归、甘草。

【功能】清热解毒，消肿止痛。

【主治】热毒蕴结肌肤所致的疮疡，症见局部红肿热痛、未溃破者。

注意：孕妇禁用；疮疡属阴证者慎用；肝功能不良者须在医生指导下使用；忌食辛辣、油腻食物及海鲜等发物。

牛黄醒消丸

【组成】牛黄、麝香、乳香（制）、没药（制）、雄黄。

【功能】清热解毒，活血祛瘀，消肿止痛。

【主治】热毒郁滞、痰瘀互结所致的痈疽发背、瘰疬流注、乳痈乳岩、无名肿毒。

注意：孕妇禁用；疮疡阴证者禁用；脾胃虚弱、身体虚者慎用；不宜长期使用；若用药后出现皮肤过敏反应及时停用；忌食辛辣、油腻、食物及海鲜等发物。

如意金黄散

【组成】黄柏、大黄、姜黄、白芷、天花粉、陈皮、厚朴、苍术、生天南星、甘草。

【功效】清热解毒，消肿止痛。

【主治】热毒瘀滞肌肤所致疮疡肿痛、丹毒流注，症见肌肤红、肿、热、痛，亦可用于跌打损伤。

（二）生肌敛疮剂

生肌玉红膏

【组成】轻粉、紫草、白芷、当归、血竭、甘草、虫白蜡。

【功能】解毒，祛腐，生肌。

【主治】热毒壅盛所致的疮疡，症见疮面色鲜、脓腐将尽或久不收口；亦用于乳痈。

紫草膏

【组成】紫草、当归、地黄、白芷、防风、乳香、没药。

【功能】化腐生肌，解毒止痛。
【主治】热毒蕴结所致的溃疡，症见疮面疼痛、疮色鲜活、脓腐将尽。

拔毒生肌散

【组成】黄丹、红粉、轻粉、龙骨（煅）、炉甘石（煅）、石膏（煅）、冰片、虫白蜡。
【功能】拔毒生肌。
【主治】热毒内蕴所致的溃疡，症见疮面脓液稠厚、腐肉未脱、久不生肌。

（三）清热消痤剂

当归苦参丸

【组成】当归、苦参。
【功能】活血化瘀，燥湿清热。
【主治】湿热瘀阻所致的粉刺、酒皶，症见颜面、胸背粉刺疙瘩、皮肤红赤发热，或伴脓头、硬结，酒皶鼻、鼻赤。

二、清解收敛剂（治烧伤剂）

京万红软膏

【组成】黄连、黄芩、黄柏、苦参、胡黄连、栀子、大黄、地榆、槐米、白蔹、紫草、地黄、赤芍、半边莲、金银花、桃仁、红花、当归、川芎、血竭、木鳖子、土鳖虫、乳香、没药、木瓜、白芷、苍术、罂粟壳、五倍子、乌梅、棕榈、血余炭、冰片。
【功能】活血解毒，消肿止痛，祛腐生肌。
【主治】轻度水、火烫伤，疮疡肿痛、创面溃烂。
注意：烧、烫伤感染者禁用；孕妇慎用；若用药后出现皮肤过敏反应需及时停用；不可内服。不可久用；用药期间忌食辛辣、海鲜食物。

三、散结消核剂（治瘰核乳癖剂）

内消瘰疬丸

【组成】夏枯草、海藻、蛤壳（煅）、连翘、白蔹、大青盐、天花粉、玄明粉、浙贝母、枳壳、当归、地黄、熟大黄、玄参、桔梗、薄荷、甘草。
【功能】化痰，软坚，散结。
【主治】痰湿凝滞所致的瘰疬，症见皮下结块、不热不痛。
注意：疮疡属阳证者禁用；孕妇慎用；忌食辛辣、油腻食物及海鲜等发物。

小金丸（胶囊）

【组成】制草乌、地龙、木鳖子（去壳去油）、酒当归、五灵脂（醋炒）、乳香（制）、没药（制）、枫香脂、香墨、人工麝香。
【功能】散结消肿，化瘀止痛。
【主治】痰气凝滞所致的瘰疬、瘿瘤、乳岩、乳癖，症见肌肤或肌肤下肿块一处或数处、推之能动，或骨及骨关节肿大、皮色不变、肿硬作痛。

阳和解凝膏

【组成】肉桂、生附子、生川乌、生草乌、鲜牛蒡草（或干品）、荆芥、防风、白芷、鲜凤仙透骨草（或干品）、乳香、没药、五灵脂、大黄、当归、赤芍、川芎、续断、桂枝、地龙、僵蚕、人工麝香、苏合香、木香、香橼、陈皮、白蔹、白及。

【功能】温阳化湿，消肿散结。

【主治】脾肾阳虚、痰瘀互结所致的阴疽、瘰疬未溃、寒湿痹痛。

四、清肠消痔剂（治痔肿剂）

地榆槐角丸

【组成】地榆炭、蜜槐角、炒槐花、黄芩、大黄、当归、地黄、赤芍、红花、防风、荆芥穗、麸炒枳壳。

【功能】疏风凉血，泻热润燥。

【主治】脏腑实热、大肠火盛所致的肠风便血、痔疮肛瘘、湿热便秘、肛门肿痛。

注意：孕妇禁用；脾胃虚寒者慎用；忌食辛辣、油腻食物及海鲜等食物。

马应龙麝香痔疮膏

【组成】人工麝香、人工牛黄、珍珠、煅炉甘石、硼砂、冰片、琥珀。

【功能】清热燥湿，活血消肿，祛腐生肌。

【主治】湿热瘀阻所致的各类痔疮、肛裂，症见大便出血、或疼痛、有下坠感；亦用于肛周湿疹。

注意：不可内服；孕妇慎用或遵医嘱；用药后如出现皮肤过敏反应或月经不调者需及时停用；忌食辛辣、油腻食物及海鲜等发物。

五、祛风止痒剂（治疹痒剂）

消风止痒颗粒

【组成】荆芥、防风、石膏、蝉蜕、苍术（炒）、地骨皮、木通、亚麻子、当归、地黄、甘草。

【功能】清热除湿，消风止痒。

【主治】风湿热邪蕴阻肌肤所致的湿疮、风疹瘙痒、小儿瘾疹，症见皮肤丘疹、水疱、抓痕、血痂、或见梭形或纺锤形水肿性风团、中央出现小水疱、瘙痒剧烈；湿疹、皮肤瘙痒症、丘疹性荨麻疹见上述证候者。

消银颗粒（片）

【组成】地黄、玄参、牡丹皮、金银花、大青叶、当归、赤芍、红花、苦参、白鲜皮、防风、牛蒡子、蝉蜕。

【功能】清热凉血，养血润肤，祛风止痒。

【主治】血热风燥型白疕和血虚风燥型白疕，症见皮疹为点滴状、基底鲜红色、表面覆有银白色鳞屑、或皮疹表面覆有较厚的银白色鳞屑、较干燥、基底淡红色、瘙痒较甚。

六、接骨疗伤剂

（一）接骨续伤剂

接骨七厘片

【组成】自然铜（煅）、土鳖虫、骨碎补（烫）、乳香（炒）、没药（炒）、大黄（酒炒）、血竭、当归、硼砂。

【功能】活血化瘀，接骨续筋。

【主治】跌打损伤，闪腰岔气，骨折筋伤，瘀血肿痛。

接骨丸

【组成】土鳖虫、骨碎补、自然铜（煅、醋淬）、续断、马钱子粉、甜瓜子、桂枝（炒）、郁金、地龙（广地龙）。

【功能】活血散瘀，消肿止痛。

【主治】跌打损伤，闪腰岔气，筋伤骨折，瘀血肿痛。

（二）化瘀止痛剂

七厘散（胶囊）

【组成】血竭、乳香（制）、没药（制）、红花、儿茶、冰片、人工麝香、朱砂。

【功能】化瘀消肿，止痛止血。

【主治】跌扑损伤，血瘀疼痛，外伤出血。

云南白药（胶囊、片）

【功能】化瘀止血，活血止痛，解毒消肿。

【主治】跌打损伤、瘀血肿痛、吐血、咯血、便血、痔血、崩漏下血、疮疡肿毒及软组织挫伤、闭合性骨折、支气管扩张及肺结核咯血、溃疡病出血，以及皮肤感染性疾病。

跌打丸

【组成】三七、当归、白芍、赤芍、牡丹皮、北刘寄奴、苏木、桃仁、红花、血竭、乳香（制）、没药（制）、煅自然铜、土鳖虫、骨碎补（烫）、续断、姜黄、醋三棱、甜瓜子、防风、木通、桔梗、枳实（炒）、甘草。

【功能】活血散瘀，消肿止痛。

【主治】跌打损伤，筋断骨折，瘀血肿痛，闪腰岔气。

注意：孕妇禁用；骨折、脱臼者宜手法先复位后，再用本品治疗；饭后服用可减轻肠胃反应，脾胃虚弱者慎用。

活血止痛散（胶囊、片）

【组成】土鳖虫、煅自然铜、当归、三七、乳香（制）、冰片。

【功能】活血散瘀，消肿止痛。

【主治】跌打损伤，瘀血肿痛。

注意：孕妇禁用；宜在饭后半小时服用；脾胃虚弱者慎用；不宜大剂量使用；妇女月经期及哺乳期慎用；服药期间忌生冷、油腻食物。

第三节 妇科常用中成药

中医妇科的常见病主要集中在"经带胎产"，因此临床上常用的妇科中成药主要包括调经剂、止带剂、产后康复剂、活血消癥剂等。以下主要从中成药的组成、功能及主治进行阐述。

一、调经剂

(一) 活血行气调经剂

大黄䗪虫丸

【组成】熟大黄、土鳖虫(炒)、水蛭(制)、虻虫(去翅足,炒)、蛴螬(炒)、干漆(煅)、桃仁、地黄、白芍、黄芩、炒苦杏仁、甘草。

【功能】活血破瘀,通经消癥。

【主治】瘀血内停所致的癥瘕、闭经,症见腹部肿块、肌肤甲错、面色黯黑、潮热羸瘦、经闭不行。

益母草颗粒(膏、胶囊、口服液)

【组成】益母草。

【功能】活血调经。

【主治】血瘀所致的月经不调、产后恶露不绝,症见经水量少、淋沥不净,产后出血时间过长;产后子宫复旧不全见上述证候者。

妇科十味片

【组成】醋香附、当归、醋延胡索、熟地黄、白芍、川芎、赤芍、白术、大枣、甘草、碳酸钙。

【功能】养血舒肝,调经止痛。

【主治】血虚肝郁所致月经不调、痛经、月经前后诸证,症见行经后错、经水量少、有血块,行经小腹疼痛,血块排出痛减,经前双乳胀痛、烦躁,食欲不振。

(二) 补虚扶正调经剂

安坤颗粒

【组成】墨旱莲、牡丹皮、益母草、栀子、当归、白芍、女贞子、白术、茯苓。

【功能】滋阴清热,养血调经。

【主治】阴虚血热所致的月经先期、月经量多、经期延长,症见月经期提前、经量较多、行经天数延长、经色红质稀、腰膝酸软、五心烦热;放节育环后出血见上述证候者。

八珍益母丸(胶囊)

【组成】益母草、熟地黄、当归、酒白芍、川芎、党参、炒白术、茯苓、甘草。

【功能】益气养血,活血调经。

【主治】气血两虚兼有血瘀所致的月经不调,症见月经周期错后、行经量少、淋漓不净、精神不振、肢体乏力。

乌鸡白凤丸(片)

【组成】乌鸡(去毛爪肠)、人参、黄芪、山药、熟地黄、当归、白芍、川芎、丹参、鹿角霜、鹿角胶、鳖甲(制)、地黄、天冬、香附(醋制)、银柴胡、芡实(炒)、桑螵蛸、牡蛎(煅)、甘草。

【功能】补气养血,调经止带。

【主治】气血两虚,身体瘦弱,腰膝酸软,月经不调,崩漏带下。

（三）温经活血调经剂

少腹逐瘀丸（颗粒）

【组成】当归、蒲黄、五灵脂（醋炒）、赤芍、延胡索（醋制）、没药（炒）、川芎、肉桂、炮姜、小茴香（盐炒）。

【功能】温经活血，散寒止痛。

【主治】寒凝血瘀所致的月经后期、痛经、产后腹痛，症见行经后错、经行小腹冷痛、经血紫黯、有血块、产后小腹疼痛喜热、拒按。

艾附暖宫丸

【组成】当归、地黄、白芍（酒炒）、川芎、炙黄芪、艾叶（炭）、制吴茱萸、肉桂、续断、醋香附。

【功能】理气养血，暖宫调经。

【主治】血虚气滞、下焦虚寒所致的月经不调、痛经，症见行经后错、经量少、有血块、小腹疼痛、经行小腹冷痛喜热、腰膝酸痛。

（四）固崩止血剂

固经丸

【组成】酒龟甲、炒白芍、盐关黄柏、酒黄芩、麸炒椿皮、醋香附。

【功能】滋阴清热、固经止带。

【主治】阴虚血热所致的月经先期，症见经血量多、色紫黑，以及赤白带下。

宫血宁胶囊

【组成】重楼。

【功能】凉血止血，清热除湿，化瘀止痛。

【主治】血热所致的崩漏下血、月经过多，产后或流产后宫缩不良出血及子宫功能性出血，以及慢性盆腔炎属湿热瘀结所致者，症见少腹痛、腰骶痛、带下增多。

（五）安坤除烦剂

更年安片

【组成】地黄、熟地黄、制何首乌、玄参、麦冬、茯苓、泽泻、牡丹皮、珍珠母、磁石、钩藤、首乌藤、五味子、浮小麦、仙茅。

【功能】滋阴清热，除烦安神。

【主治】肾阴虚所致的绝经前后诸证，症见烘热出汗、眩晕耳鸣、手足心热、烦躁不安；更年期综合征见上述证候者。

坤宝丸

【组成】何首乌（黑豆酒炙）、地黄、枸杞子、女贞子（酒炙）、墨旱莲、龟甲、覆盆子、菟丝子、南沙参、麦冬、石斛、当归、白芍、鸡血藤、赤芍、地骨皮、白薇、知母、黄芩、桑叶、菊花、珍珠母、酸枣仁（炒）。

【功能】滋补肝肾，养血安神。

【主治】肝肾阴虚所致的绝经前后诸证，症见烘热汗出、心烦易怒、少寐健忘、头晕耳鸣、口渴咽干、四肢酸楚；更年期综合征见上述证候者。

二、止带剂

（一）健脾祛湿止带剂

千金止带丸

【组成】党参、炒白术、盐补骨脂、盐杜仲、续断、当归、白芍、川芎、醋香附、醋延胡索、鸡冠花、椿皮（炒）、煅牡蛎、木香、砂仁、小茴香（盐炒）、青黛。

【功能】健脾补肾，调经止带。

【主治】脾肾两虚所致的月经不调、带下病，症见月经先后不定期、量多或淋沥不净、色淡无块，或带下量多、色白清稀、神疲乏力、腰膝酸软。

（二）清热祛湿止带剂

白带丸

【组成】黄柏（酒炒）、椿皮、当归、白芍、醋香附。

【功能】清热，除湿，止带。

【主治】湿热下注所致的带下病，症见带下量多、色黄、有味。

妇科千金片

【组成】千斤拔、功劳木、单面针、穿心莲、党参、鸡血藤、当归、金樱根。

【功能】清热除湿，益气化瘀。

【主治】湿热瘀阻所致的带下病、腹痛，症见带下量多、色黄质稠、臭秽、小腹疼痛、神疲乏力；慢性盆腔炎、子宫内膜炎、慢性宫颈炎见有上述证候者。

妇炎平胶囊

【组成】苦参、蛇床子、苦木、冰片、珍珠层粉、枯矾、薄荷脑、硼酸、盐酸小檗碱。

【功效】清热解毒，燥湿止带，杀虫止痒。

【主治】湿热下注所致的带下病、阴痒，症见带下量多、色黄味臭、阴部瘙痒；滴虫、霉菌、细菌引起的阴道炎、外阴炎见上述证候者。

消糜栓

【组成】紫草、黄柏、苦参、儿茶、枯矾、冰片、人参茎叶皂苷。

【功能】清热解毒，燥湿杀虫，祛腐生肌。

【主治】湿热下注所致的带下病，症见带下量多、色黄、质稠、腥臭、阴部瘙痒；滴虫性阴道炎、霉菌性阴道炎、非特异性阴道炎、宫颈糜烂见有上述证候者。

三、产后康复剂

（一）化瘀生新剂

生化丸

【组成】当归、川芎、桃仁、干姜（炒炭）、甘草。

【功能】养血祛瘀。

【主治】产后受寒、寒凝血瘀所致的产后病，症见恶露不行或行而不畅、夹有血块、小腹冷痛。

产复康颗粒

【组成】人参、黄芪、白术、益母草、当归、桃仁、蒲黄、黑木耳、何首乌、熟地黄、醋香附、昆布。

【功能】补气养血,祛瘀生新。

【主治】气虚血瘀所致的产后恶露不绝,症见产后出血过多、淋漓不断、神疲乏力、腰腿酸软。

(二)调理通乳剂

下乳涌泉散

【组成】柴胡、当归、白芍、地黄、川芎、王不留行(炒)、穿山甲(烫)、通草、漏芦、桔梗、麦芽、天花粉、白芷、甘草。

【功能】舒肝养血,通乳。

【主治】肝郁气滞所致的产后乳汁过少,症见产后乳汁不行、乳房胀硬作痛、胸闷胁胀。

通乳颗粒

【组成】黄芪、熟地黄、党参、当归、白芍(酒炒)、川芎、漏芦、瞿麦、通草、路路通、穿山甲(烫)、王不留行、天花粉、鹿角霜、柴胡。

【功能】益气养血,通络下乳。

【主治】产后气血亏损,乳少,无乳,乳汁不通。

四、活血消癥剂

桂枝茯苓丸

【组成】桂枝、桃仁、牡丹皮、赤芍、茯苓。

【功能】活血,化瘀,消癥。

【主治】妇人宿有癥块,或血瘀经闭,行经腹痛,以及产后恶露不尽等。

第四节 儿科常用中成药

中医儿科主要关注从胎儿至青少年这一时期小儿的生长发育、生理病理、喂养保健,以及各类疾病的预防和治疗。小儿疾病的发病原因,与成人相似,但又具有儿科自身的特点。小儿多外感于六淫及疫疠之邪,内伤于乳食,先天因素致病是特有的病因,情志失调致病相对略少。小儿的脏腑娇嫩,形气未充,机体的物质和功能均未发育完善,称之为"稚阴稚阳"。这一生理特点决定了他们体质嫩弱、御邪能力不强,不仅容易被外感、内伤等多种病因伤害而致病,而且一旦发病之后,病情变化多而又迅速。与成人相比,小儿易于发病,既病后又易于传变,但小儿患病后,常常病情好转也比成人快,治愈率也比成人高。

以下主要从中医儿科中常用的解表剂、止泻剂、消导剂、止咳喘剂(清宣降气化痰剂)、补虚剂(益气养阴剂)、镇惊息风剂(治急惊剂)等出发,阐述其典型中成药的组成、功能及主治。

一、解表剂

（一）疏散风热剂

小儿热速清口服液

【组成】柴胡、黄芩、金银花、连翘、葛根、板蓝根、水牛角、大黄。
【功能】清热解毒，泻火利咽。
【主治】小儿外感风热所致的感冒，症见高热、头痛、咽喉肿痛、鼻塞流涕、咳嗽、大便干结。

儿感清口服液

【组成】紫苏叶、荆芥穗、薄荷、黄芩、桔梗、化橘红、法半夏、甘草。
【功效】解表清热，宣肺化痰。
【主治】小儿外感风寒、肺胃蕴热证，症见发热恶寒、鼻塞流涕、咳嗽有痰、咽喉肿痛、口渴。

（二）发散风寒剂

解肌宁嗽丸

【组成】紫苏叶、葛根、前胡、苦杏仁、桔梗、浙贝母、陈皮、半夏（制）、茯苓、木香、枳壳、玄参、天花粉、甘草。
【功能】解表宣肺，止咳化痰。
【主治】外感风寒、痰浊阻肺所致的小儿感冒发热、咳嗽痰多。

二、清热剂（清热解毒消肿剂）

小儿咽扁颗粒

【组成】金银花、射干、金果榄、桔梗、玄参、麦冬、人工牛黄、冰片。
【功能】清热利咽，解毒止痛。
【主治】小儿肺卫热盛所致的喉痹、乳蛾，症见咽喉肿痛、咳嗽痰盛、口舌糜烂；急性咽炎、急性扁桃体炎见上述证候者。

小儿化毒散（胶囊）

【组成】人工牛黄、大黄、黄连、珍珠、雄黄、川贝母、天花粉、赤芍、乳香（制）、没药（制）、冰片、甘草。
【功能】清热解毒，活血消肿。
【主治】热毒内蕴、毒邪未尽所致的口疮肿痛、疮疡溃烂、烦躁口渴、大便秘结。

三、止泻剂

（一）清利止泻剂

小儿泻速停颗粒

【组成】地锦草、茯苓、儿茶、乌梅、焦山楂、白芍、甘草。
【功能】清热利湿，健脾止泻，缓急止痛。

【主治】小儿湿热蕴结大肠所致的泄泻，症见大便稀薄如水样、腹痛、纳差；小儿秋季腹泻及迁延性、慢性腹泻见上述证候者。

（二）健脾止泻剂

止泻灵颗粒

【组成】党参、白术（炒）、薏苡仁（炒）、茯苓、白扁豆（炒）、山药、莲子、陈皮、泽泻、甘草。

【功能】健脾益气，渗湿止泻。

【主治】脾胃虚弱所致的泄泻、大便溏泄、饮食减少、腹胀、倦怠懒言；慢性肠炎见上述证候者。

健脾康儿片

【组成】人参、白术（麸炒）、茯苓、山药（炒）、山楂（炒）、鸡内金（醋炙）、木香、陈皮、使君子肉（炒）、黄连、甘草。

【功能】健脾养胃，消食止泻。

【主治】脾胃气虚所致的泄泻，症见腹胀便泻、面黄肌瘦、食少倦怠、小便短少。

四、消导剂

（一）消食导滞剂

小儿消食片

【组成】山楂、六神曲（炒）、炒麦芽、炒鸡内金、槟榔、陈皮。

【功能】消食化滞，健脾和胃。

【主治】食滞肠胃所致的积滞，症见食少、便秘、脘腹胀满、面黄肌瘦。

小儿化食丸

【组成】焦山楂、六神曲（炒焦）、焦麦芽、焦槟榔、醋莪术、三棱（制）、牵牛子（炒焦）、大黄。

【功能】消食化滞，泻火通便。

【主治】食滞化热所致的积滞，症见厌食、烦躁、恶心呕吐、口渴、脘腹胀满、大便干燥。

一捻金

【组成】大黄、炒牵牛子、槟榔、人参、朱砂。

【功能】消食导滞，祛痰通便。

【主治】脾胃不和、痰食阻滞所致的积滞，症见停食停乳、腹胀便秘、痰盛喘咳。

（二）健脾消食剂

健脾消食丸

【组成】白术（炒）、枳实（炒）、木香、槟榔（炒焦）、草豆蔻、鸡内金（醋炙）、荸荠粉。

【功能】健脾，和胃，消食，化滞。

【主治】脾胃气虚所致的疳证，症见小儿乳食停滞、脘腹胀满、食欲不振、面黄肌瘦、大便不调。

肥儿丸

【组成】六神曲（炒）、炒麦芽、使君子仁、槟榔、木香、煨肉豆蔻、胡黄连。
【功能】健胃消积，驱虫。
【主治】小儿消化不良，虫积腹痛，面黄肌瘦，食少腹胀泄泻。

五、止咳喘剂（清宣降气化痰剂）

小儿咳喘灵颗粒（口服液）

【组成】麻黄、石膏、苦杏仁、瓜蒌、金银花、板蓝根、甘草。
【功能】宣肺清热，止咳祛痰，平喘。
【主治】小儿外感风热所致的感冒、咳喘，症见发热、恶风、微有汗出、咳嗽咳痰、咳喘气促；上呼吸道感染、支气管炎、肺炎见上述证候者。

清宣止咳颗粒

【组成】桑叶、薄荷、苦杏仁、桔梗、紫菀、陈皮、白芍、枳壳、甘草。
【功能】疏风清热，宣肺止咳。
【主治】小儿外感风热所致的咳嗽，症见咳嗽、咳痰、发热或鼻塞、流涕、微恶风寒、咽红或痛、苔薄黄等。

鹭鸶咯丸

【组成】麻黄、苦杏仁、石膏、甘草、细辛、炒紫苏子、炒芥子、炒牛蒡子、瓜蒌皮、射干、青黛、蛤壳、天花粉、栀子（姜制）、人工牛黄。
【功效】宣肺，化痰，止咳。
【主治】痰浊阻肺所致的顿咳、咳嗽，症见咳嗽阵作、痰鸣气促、咽干声哑；百日咳见上述证候者。

儿童清肺丸（合剂）

【组成】麻黄、炒苦杏仁、紫苏叶、细辛、薄荷、黄芩、石膏、蜜桑白皮、板蓝根、蜜枇杷叶、天花粉、炒紫苏子、葶苈子、法半夏、橘红、浙贝母、前胡、白前、瓜蒌皮、石菖蒲、煅青礞石、甘草。
【功能】清肺，解表，化痰，止嗽。
【主治】小儿风寒外束、肺经痰热所致的面赤身热、咳嗽气促、痰多黏稠、咽痛声哑。

小儿消积止咳口服液

【组成】枇杷叶（蜜炙）、葶苈子（炒）、瓜蒌、枳实、连翘、桔梗、山楂（炒）、莱菔子（炒）、槟榔、蝉蜕。
【功能】清热肃肺，消积止咳。
【主治】小儿饮食积滞、痰热蕴肺所致的咳嗽、夜间加重、喉间痰鸣、腹胀、口臭。

六、补虚剂（益气养阴剂）

龙牡壮骨颗粒

【组成】党参、黄芪、白术（炒）、山药、茯苓、大枣、炒鸡内金、山麦冬、醋龟甲、龙骨、煅牡蛎、醋南五味子、甘草、乳酸钙、葡萄糖酸钙、维生素 D_2。

【功能】强筋壮骨，和胃健脾。

【主治】治疗和预防小儿佝偻病、软骨病；对小儿多汗、夜惊、食欲不振、消化不良、发育迟缓也有治疗作用。

七、镇惊息风剂（治急惊剂）

琥珀抱龙丸

【组成】琥珀、朱砂、天竺黄、胆南星、枳实（炒）、枳壳（炒）、山药（炒）、茯苓、红参、檀香、甘草。

【功能】清热化痰，镇静安神。

【主治】饮食内伤所致的痰食型急惊风，症见发热抽搐、烦躁不安、痰喘气急、惊痫不安。

牛黄抱龙丸

【组成】牛黄、胆南星、天竺黄、全蝎、炒僵蚕、朱砂、琥珀、人工麝香、雄黄、茯苓。

【功能】清热镇惊，祛风化痰。

【主治】小儿风痰壅盛所致的惊风，症见高热神昏、惊风抽搐。

第五节 五官科常用中成药

中医五官科的常见病主要集中在"眼、耳、鼻、喉、口"等部位，临床上根据疾病发生发展的原因和所治疗的部位，常用的五官科中成药主要包括清热剂、扶正剂、治耳聋耳鸣剂、治鼻鼽鼻渊剂、治咽肿声哑剂、清解消肿剂（治口疮剂）等。以下主要从中成药的组成、功能及主治进行阐述。

一、清热剂

（一）清热散风明目剂

明目蒺藜丸

【组成】蒺藜（盐水炙）、菊花、蝉蜕、决明子（炒）、石决明、薄荷、木贼、密蒙花、蔓荆子（微炒）、连翘、荆芥、防风、白芷、黄连、栀子（姜水炙）、黄芩、黄柏、当归、赤芍、地黄、川芎、旋覆花、甘草。

【功能】清热散风，明目退翳。

【主治】上焦火盛引起的暴发火眼、云蒙障翳、羞明多眵、眼边赤烂、红肿痛痒、迎风流泪。

明目上清片

【组成】菊花、连翘、黄芩、黄连、薄荷脑、荆芥油、蝉蜕、蒺藜、栀子、熟大黄、石膏、天花粉、麦冬、玄参、赤芍、当归、车前子、枳壳、陈皮、桔梗、甘草。

【功能】清热散风，明目止痛。

【主治】外感风热所致的暴发火眼、红肿作痛、头晕目眩、眼边刺痒、大便燥结、小便赤黄。

（二）清热泻火明目剂

黄连羊肝丸

【组成】黄连、龙胆、胡黄连、黄芩、黄柏、密蒙花、木贼、茺蔚子、夜明砂、决明子（炒）、石决明（煅）、柴胡、青皮（醋炒）、鲜羊肝。

【功能】泻火明目。

【主治】肝火旺盛所致的目赤肿痛，视物昏暗，羞明流泪，胬肉攀睛。

二、扶正剂

（一）滋阴养肝明目剂

明目地黄丸

【组成】熟地黄、山茱萸（制）、枸杞子、山药、当归、白芍、蒺藜、石决明（煅）、牡丹皮、茯苓、泽泻、菊花。

【功能】滋肾，养肝，明目。

【主治】肝肾阴虚所致的目涩畏光、视物模糊、迎风流泪。

石斛夜光颗粒（丸）

【组成】石斛、天冬、麦冬、地黄、熟地黄、枸杞子、菟丝子、五味子、肉苁蓉、牛膝、人参、山药、茯苓、甘草、水牛角浓缩粉、羚羊角、决明子、青葙子、黄连、菊花、蒺藜（盐炒）、川芎、防风、苦杏仁、麸炒枳壳。

【功能】滋阴补肾，清肝明目。

【主治】肝肾两亏、阴虚火旺，内障目暗，视物昏花。

障眼明片

【组成】熟地黄、菟丝子、枸杞子、肉苁蓉、山茱萸、蕤仁（去内果皮）、决明子、密蒙花、菊花、车前子、青葙子、蔓荆子、党参、黄芪、黄精、白芍、川芎、石菖蒲、升麻、葛根、关黄柏、甘草。

【功能】补益肝肾，退翳明目。

【主治】肝肾不足所致的干涩不舒、单眼复视、腰膝酸软，或轻度视力下降；早、中期年龄相关性白内障见上述证候者。

（二）益气养阴化瘀明目剂

复方血栓通胶囊

【组成】三七、黄芪、丹参、玄参。

【功能】活血化瘀，益气养阴。

【主治】血瘀兼气阴两虚证的视网膜静脉阻塞，症见视力下降或视觉异常、眼底瘀血征象、神疲乏力、咽干、口干等；以及血瘀兼气阴两虚的稳定型劳累性心绞痛，症见胸闷痛、心悸、心慌、气短、乏力、心烦、口干等。

注意：孕妇及痰瘀阻络、气滞血瘀者慎用；用药期间，不宜食用辛辣厚味、肥甘滋腻食物。

三、治耳聋耳鸣剂

（一）清肝利耳剂

耳聋丸

【组成】龙胆、黄芩、栀子、羚羊角、泽泻、木通、地黄、当归、九节菖蒲、甘草。
【功能】清肝泻火，利湿通窍。
【主治】肝胆湿热所致的头晕头痛、耳聋耳鸣、耳内流脓。

（二）益肾聪耳剂

耳聋左慈丸

【组成】熟地黄、山茱萸（制）、山药、泽泻、茯苓、牡丹皮、竹叶柴胡、磁石（煅）。
【功能】滋肾平肝。
【主治】肝肾阴虚所致的耳鸣耳聋、头晕目眩。

四、治鼻鼽鼻渊剂

（一）清宣通窍剂

鼻炎康片

【组成】野菊花、黄芩、猪胆粉、麻黄、薄荷油、广藿香、苍耳子、鹅不食草、当归、马来酸氯苯那敏。
【功能】清热解毒，宣肺通窍，消肿止痛。
【主治】风邪蕴肺所致的急、慢性鼻炎，过敏性鼻炎。

千柏鼻炎片

【组成】千里光、卷柏、川芎、麻黄、白芷、决明子、羌活。
【功能】清热解毒，活血祛风，宣肺通窍。
【主治】风热犯肺、内郁化火、凝滞气血所致的鼻塞、鼻痒气热、流涕黄稠，或持续鼻塞、嗅觉迟钝；急慢性鼻炎、急慢性鼻窦炎见上述证候者。

（二）清化通窍剂

藿胆丸

【组成】广藿香叶、猪胆粉。辅料为滑石粉、黑氧化铁。
【功能】芳香化浊，清热通窍。
【主治】湿浊内蕴、胆经郁火所致的鼻塞、流清涕或浊涕、前额头痛。

（三）散风通窍剂

鼻渊舒胶囊（口服液）

【组成】辛夷、苍耳子、栀子、黄芩、柴胡、薄荷、川芎、细辛、白芷、茯苓、川木通、桔梗、黄芪。
【功能】疏风清热，祛湿通窍。
【主治】鼻炎、鼻窦炎属肺经风热及胆腑郁热证者。

辛芩颗粒

【组成】 黄芪、白芷、白术、防风、荆芥、细辛、苍耳子、桂枝、石菖蒲、黄芩。
【功能】 益气固表,祛风通窍。
【主治】 肺气不足、风邪外袭所致的鼻痒、喷嚏、流清涕、易感冒;过敏性鼻炎见上述证候者。

五、治咽肿声哑剂

(一)清解利咽剂

冰硼散

【组成】 冰片、硼砂(煅)、朱砂、玄明粉。
【功能】 清热解毒,消肿止痛。
【主治】 热毒蕴结所致的咽喉疼痛、牙龈肿痛、口舌生疮。

桂林西瓜霜(胶囊、含片)

【组成】 西瓜霜、黄芩、黄连、黄柏、射干、山豆根、大黄、浙贝母、青黛、薄荷脑、无患子果(炭)、煅硼砂、冰片、甘草。
【功能】 清热解毒,消肿止痛。
【主治】 风热上攻、肺胃热盛所致的乳蛾、喉痹、口糜,症见咽喉肿痛、喉核肿大、口舌生疮、牙龈肿痛或出血;急性咽炎、慢性咽炎、扁桃体炎、口腔炎、口腔溃疡、牙龈炎见上述证候者及轻度烫伤(表皮未破)者。

复方鱼腥草片

【组成】 鱼腥草、黄芩、板蓝根、连翘、金银花。
【功能】 清热解毒。
【主治】 外感风热所致的急喉痹、急乳蛾,症见咽部红肿、咽痛;急性咽炎、急性扁桃体炎见上述证候者。

(二)滋润利咽剂

玄麦甘桔含片(颗粒)

【组成】 玄参、麦冬、桔梗、甘草。
【功能】 清热滋阴,祛痰利咽。
【主治】 阴虚火旺,虚火上浮,口鼻干燥,咽喉肿痛。

清音丸

【组成】 诃子肉、天花粉、川贝母、百药煎、乌梅肉、葛根、茯苓、甘草。
【功能】 清热利咽,生津润燥。
【主治】 肺热津亏,咽喉不利,口舌干燥,声哑失音。

(三)化腐利咽剂

珠黄散

【组成】 珍珠、人工牛黄。
【功能】 清热解毒,祛腐生肌。

【主治】热毒内蕴所致的咽痛、咽部红肿、糜烂、口腔溃疡久不收敛。

（四）开音利咽剂

黄氏响声丸

【组成】薄荷、浙贝母、桔梗、薄荷脑、蝉蜕、儿茶、胖大海、诃子肉、川芎、连翘、大黄（酒制）、甘草。

【功能】疏风清热，化痰散结，利咽开音。

【主治】风热外束、痰热内盛所致的急、慢性喉瘖，症见声音嘶哑、咽喉肿痛、咽干灼热、咽中有痰，或寒热头痛，或便秘尿赤；急、慢性喉炎及声带小结、声带息肉初起见上述证候者。

清咽滴丸

【组成】薄荷脑、人工牛黄、青黛、诃子、冰片、甘草。

【功能】疏风清热，解毒利咽。

【主治】外感风热所致的急喉痹，症见咽痛、咽干、口渴，或微恶风、发热、咽部红肿、舌边尖红、苔薄白或薄黄、脉浮数或滑数；急性咽炎见上述证候者。

六、清解消肿剂（治口疮剂）

栀子金花丸

【组成】栀子、黄芩、黄连、黄柏、金银花、大黄、知母、天花粉。

【功能】清热泻火，凉血解毒。

【主治】肺胃热盛所致的口舌生疮、牙龈肿痛、目赤眩晕、咽喉肿痛、吐血衄血、大便秘结。

口炎清颗粒

【组成】天冬、麦冬、玄参、山银花、甘草。

【功能】滋阴清热，解毒消肿。

【主治】阴虚火旺所致的口腔炎症。

学习小结 ▶▶

本章介绍常用中成药的组成、功能、主治，学生可掌握中成药的组成、功能、主治及方解和对临床用药的指导意义。

通过本章的学习，学生能根据典型适应证及重点中成药的功能、主治，推荐合适的中成药，并根据实际情况进行有针对性的药学服务。

考点提示

1.临床上常用的中成药，如解表剂、祛暑剂、表里双解剂、泻下剂、清热剂、温里剂、祛痰剂、止咳平喘剂、开窍剂、固涩剂、补虚剂、安神剂、和解剂、理气剂、活血剂、止血剂、消导剂、治风剂、祛湿剂、蠲痹剂等的组成及功能主治。根据各中成药的功能主治及临床病证选择合适的中成药。

2. 20 类中成药的含义及其作用。

思考练习题

1. 表实感冒颗粒中桂枝配伍白芍，散收并举、调和营卫，故为臣药。（　　）
2. 防风通圣丸功能解表通里、清热解毒，主治外寒内热、表里俱实、恶寒壮热、头痛咽干。（　　）
3. 通宣理肺丸主治痰热阻肺所致的咳嗽、痰黄黏稠、口干咽痛、大便干燥。（　　）
4. 七味都气丸中的党参甘补性平，善补中益气以促脾运，培土生金以益肺固表，故为君药。（　　）
5. 朱砂安神丸方中的朱砂甘寒清泄，质重镇怯，专入心经，既镇心安神，又清泻心火，为君药，主要用于心气不足者。（　　）
6. 紫金锭能辟瘟解毒、消肿止痛，主治中暑、脘腹胀痛、恶心呕吐、痢疾泄泻、小儿痰厥等。（　　）
7. 金锁固精丸中的炒沙苑子甘温补涩，善补肾助阳固精，故为君药。（　　）
8. 更年安片中含有茯苓、泽泻，有一定的降糖作用，所以可用于糖尿病患者的绝经前后诸证。（　　）
9. 明目地黄丸能滋肾、养肝、明目，主治肝肾阴虚所致的目涩畏光、视物模糊、迎风流泪。（　　）
10. 越鞠丸中川芎辛香行散温通，善活血祛瘀、行气止痛，以治血郁，为君药。（　　）
11. 四妙丸主要用于湿热下注所致的痹病，而风寒湿痹者慎用。（　　）
12. 云南白药舒筋活络、活血散瘀，主治筋骨疼痛、肢体拘挛、腰背酸痛、跌打损伤。（　　）

下篇 实训篇

实训一

中医脏腑功能的判定

知识目标

掌握中医脏腑的生理功能和病理表现。

能力目标

1. 能准确地写出中医脏腑的生理功能和病理表现。
2. 能根据中医脏腑的生理功能和病理表现判定临床案例中患者脏腑的功能状况。
3. 加深对脏腑功能内容的理解,激发学生学习中医药知识的兴趣。

实训内容

一、五脏功能的判定

1. 总结中医五脏的生理功能和病理表现。

脏腑名称	生理功能	病理表现
心	主血脉,主神明,开窍于舌	面色苍白无华,或晦暗、青紫;脉搏细弱无力或节律不整。心悸、心烦、失眠、多梦等,甚至痴呆、谵妄、神志不清、昏迷。舌质淡白、紫黯或舌尖红等
肺		
脾		
肝		
肾		

2. 通过临床案例中的病理表现来判定患者脏腑的功能状况。

案例1: 徐某,男,42岁,公务员。

患者素有高血压,近日来头痛、头目眩晕加重,耳鸣、眼花、两胁胀痛,头重脚轻,腰膝酸软,失眠、心悸,伴肢体震颤。

来院诊治。检查:舌红苔黄,脉弦细数。

请问:患者出现的是什么脏腑为主的病证?为什么?请结合脏腑的生理特点分析患者临床症状的发生机制。

案例2: 杨某,女,49岁,会计。

患者原有哮喘,每年秋冬时节常犯。因近期天气转凉,两天前突然发作,今日加剧,咳喘难卧,喉中水鸣声,胸闷痰白,胃不思纳,也不欲饮,右胁微痛。

来院就诊。检查:舌苔白,脉细滑。

请问：患者出现的是什么脏腑为主的病证？为什么？请结合脏腑的生理特点分析患者临床症状的发生机制。

二、六腑功能的判定

1.写出中医六腑的生理功能和病理表现。

脏腑名称	生理功能	病理表现
胆		
胃		
小肠		
大肠		
膀胱		
三焦		

2.通过临床案例中的病理表现来判定患者脏腑的功能状况。

案例3：王某，男，32岁，市场销售。

患者昨日因参加应酬，酒肉过度，凌晨2时出现胃脘痞胀疼痛，嗳腐吞酸，呕吐酸腐馊食2次，吐后胀痛得减。今日胃脘仍胀闷不适，嗳气频繁，厌食，大便不畅，排出物酸腐秽臭。

来院就诊。检查：舌苔厚腻，质稍红，脉滑数。

请问：患者出现的是什么脏腑为主的病证？为什么？请结合脏腑的生理特点分析患者临床症状的发生机制。

实训小结

在总结中医五脏六腑的生理功能和病理表现要尽量具体。

结合临床案例中的主要病理表现，判断出是以什么脏腑为主的病证，并结合脏腑的生理特点分析患者临床症状的发生机制。

实训提示

针对特定的脏腑，在总结生理功能时建议完整写出，如心"主神明""主血脉""其华在面""开窍于舌""在志为喜""在液为汗"，即可对应的总结出病理表现"面色苍白无华，或晦暗、青紫；脉搏细弱无力或节律不整；心悸、心烦、失眠、多梦等，甚至痴呆、谵妄、神志不清、昏迷；舌质淡白、紫黯或舌尖红等"。

思考练习题

思考案例：鞠某，男，35岁，企业高管。

患者近半年来腰膝酸软，盗汗，时有遗泄，力不从心，五心烦热，脱发，失眠多梦，头晕，耳鸣。

来院就诊。检查：舌红，脉细。

请问：患者出现的是以什么脏腑为主的病证？为什么？请结合脏腑的生理特点分析患者临床症状的发生机制。

实训二

望舌方法训练及常见舌象的识别

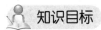 知识目标

1. 掌握正常舌象的特征。
2. 熟悉常见病理舌象的特征。

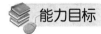 能力目标

1. 熟悉舌诊的基本方法。
2. 初步学会区分常见病理舌象。

实训内容

一、望舌方法训练

1. 在自然光线或白炽灯下，面向光线观察患者的舌。
2. 让患者自然伸舌，舌面舒展平坦。
3. 察舌顺序：先观察舌质，后观察舌苔，由舌尖至舌根观察。

二、常见舌象的识别

1. 播放关于舌诊内容的教学片。
2. 展示正常及病理舌象的图片或模型。
3. 以两人为一组，相互观察舌象。
4. 课后每人写一篇课堂小结或体会。

实训小结

根据舌色、舌形、舌态、苔色、苔质的变化，结合出现异常变化的位置，分析可能的病证。

实训提示

1. 光线：望舌时，应在自然光线或白炽灯下，面向光线观察。
2. 伸舌姿势：伸舌自然，舌面舒展平坦，不宜过分用力或时间过长，以免舌肌疲劳，影响舌色和舌形。
3. 察舌顺序：一般先舌质后舌苔，由舌尖至舌根观察。

4.染苔：察舌苔时应注意染苔，如某些饮食、饮料或药物会使舌苔染上颜色，而掩盖了原有的苔色。

思考练习题

1.下面哪项不会见到淡白舌？（   ）
A.大失血后　　　B.气虚　　　C.阴虚　　　D.阳虚

2.歪斜舌，多为什么情况？（   ）
A.气血两虚　　　B.寒邪盛　　　C.阴虚证　　　D.中风或中风先兆

3.出现舌边红可能是什么证？（   ）
A.风寒袭肺　　　B.心火炽盛　　　C.肾阴虚　　　D.脾阳虚

参考答案

第一章

1. C 2. A 3. C 4. C 5. B 6. C

第二章

1. B 2. D 3. D 4. D 5. A 6. D

第三章

1. C 2. A 3. A 4. C 5. D 6. E 7. E 8. B 9. A 10. C 11. E 12. A 13. D 14. B 15. E 16. D 17. C 18. B 19. B 20. D

第四章

1. A 2. B 3. B 4. C 5. B 6. B

第五章

1. D 2. C 3. B 4. A 5. B 6. D 7. E 8. A 9. C 10. C 11. B 12. A 13. D 14. C 15. B 16. C 17. E 18. A 19. D 20. A

第六章

1. A 2. C 3. D 4. C 5. B 6. D 7. B 8. C

第七章

1. B 2. C 3. D 4. B 5. A 6. C 7. E 8. E 9. A 10. D 11. E 12. D

第八章

1. D 2. A 3. C 4C 5B 6. B 7. D 8. B 9. D 10. A

第九章

1. C 2. A 3. D 4. C 5. B 6. D 7. C 8. A 9. C 10. B

第十章

一、单项选择题

1. C 2. A 3. D 4. C 5. B 6. D 7. A 8. C 9. D 10. B 11. D 12. B 13. C

14. A 15. D 16. C 17. B 18. A 19. B 20. C 21. D 22. D 23. B 24. C 25. A
26. B 27. C 28. B 29. D 30. C 31. A 32. B 33. B 34. C 35. A 36. D 37. C
38. B 39. C 40. B

二、多项选择题

1. AC 2. BC 3. BCD 4. ABC 5. BD 6. ABCD 7. AD 8. AB 9. ABD 10. ABCD

第十一章

1. C 2. D 3. E 4. C 5. D 6. B 7. B 8. E 9. E 10. C 11. B 12. C 13. E
14. A 15. C 16. D 17. A 18. C 19. B 20. E

第十二章

1. × 2. √ 3. × 4. × 5. × 6. √ 7. √ 8. × 9. √ 10. × 11. √ 12. ×

实训一

一、五脏功能的判定

脏腑名称	生理功能	病理表现
心	主血脉,主神明,开窍于舌	面色苍白无华,或晦暗、青紫;脉搏细弱无力或节律不整。心悸、心烦、失眠、多梦等,甚至痴呆、谵妄、神志不清、昏迷;舌质淡白、紫黯或舌尖红等。
肺	主气,司呼吸,朝百脉,主宣发肃降,主通调水道	咳嗽、胸闷、气喘或呼吸无力、气短、语声低怯、体倦乏力;胸闷、短气喘息、唇舌青紫;鼻塞、咳喘气喘,小便不利,水肿,痰饮。
脾	主运化,主统血,主肌肉,开窍于口	食欲不振、腹胀、便溏或痰饮、水肿、出血、肌肉消瘦、痿软、口淡、口腻、口甜,唇色淡白。
肝	主疏泄,主藏血,开窍于目	性情急躁易怒,面红目赤,胁肋胀满,食欲不振,吸气呃逆,口苦,黄疸,月经不调;头晕、视物模糊、肢麻痉挛、出血倾向,妇女月经量少或经闭,两目干涩、视物模糊或夜盲。
肾	主藏精,主水,主骨、生髓,主纳气	小儿生长迟缓智力不全,成人早衰生殖功能障碍,水肿、小便不利或尿量增多、耳鸣、健忘失聪、骨弱无力、牙齿松动,小儿智力发育不全;呼吸表浅,动则气喘。

案例1:徐某,男,42岁,公务员。

患者出现的是以肝为主的病证。

肝气有余,转化为火,火性炎上,上扰清窍,故头晕胀痛,面红目赤,肝与胆为表里,肝热传胆,胆热循经上冲则耳鸣,胆热液泄则口苦,火热伤津则口干,溲黄便秘,肝胆之火偏亢,上扰心神,则心烦易怒,舌红苔黄,脉弦数,均为肝经实火炽盛之征。

案例2:杨某,女,49岁,会计。

患者出现的是以肺为主的病证。

"肺为气之主,肾为气之根"。肺被痰涎阻塞,失于宣降,则气机上逆而为咳;肾虚于下,气不下纳,则为喘。哮喘每冬必发,咳喘难卧,喉中水鸣声,兼舌苔白,脉细滑,证属"冷哮复发,气逆不降",治宜温肺化饮以平喘,蠲肺化饮,平喘止咳。

二、六腑功能的判定

脏腑名称	生理功能	病理表现
胆	贮藏和排泄胆汁	胁痛、口苦、食欲不振、黄疸。

续表

脏腑名称	生理功能	病理表现
胃	受纳、腐熟水谷,主通降	纳呆,胃脘胀痛,便秘,恶心、呕吐、呃逆、嗳气等。
小肠	受盛、化物和泌别清浊	肠鸣、腹痛、腹泻、尿少、小便不利。
大肠	传导糟粕	腹泻或便秘
膀胱	贮藏和排泄尿液	小便不利或尿频、尿多,甚则尿失禁。
三焦	总管人体的气化,水液运行的道路	三焦所在有关脏腑的气化功能异常及水液代谢失常的表现。

案例3：王某，男，32岁，市场销售。

患者出现的是以胃为主的病证。

患者饮食不节，肥甘厚味过量，损伤脾胃，而致胃痛。胃气以降为顺，食停胃脘胃气郁滞，则脘部胀闷疼痛。胃失和降而上逆，故见嗳气吞酸或呕吐酸腐食物。吐后实邪得消，胃气通畅，故胀痛得减，食浊下移，积于肠道，可致矢气频频，臭如败卵，泻下物酸腐臭秽，舌苔厚腻，脉滑为食浊内积之征。

思考案例：鞠某，男，35岁，企业高管。

患者出现的是以肾为主的病证。

患者因肾脏阴液不足，肾滋养及濡润功能减弱所引起，出现以腰膝酸痛、耳鸣多梦为主要表现的证候，常见于遗精、消渴、虚劳。阴虚而阳动，肾失封藏，故遗泄，气不卫外，故盗汗；又因肾阴亏虚，不能上济于心，则心火偏亢，心火内扰，出现心肾不交证，见心烦不寐、失眠多梦等。

实训二

1. C 2. D 3. B

索引

A

艾附暖宫丸　281
艾叶　180
安宫牛黄丸　237，259
安坤颗粒　280

B

八珍颗粒　262
八珍益母丸　280
八正合剂　272
拔毒生肌散　277
白带丸　282
白虎汤　232
白及　179
白芍　192
白芷　145
白术　189
百部　202
百合　193
柏子仁　204
柏子养心丸　264
败毒散　228
板蓝根颗粒　253
半夏　198
半夏天麻丸　255
半夏泻心汤　231
保和丸　242，270
保济丸　249
北沙参　193
鼻炎康片　289
鼻渊舒胶囊　289
萆薢分清丸　273
表实感冒颗粒　248
槟榔　175
冰硼散　290
冰片　206
薄荷　146
补骨脂　196
补中益气丸　261

C

苍术　162
柴胡　148
柴胡舒肝丸　266
蝉蜕　147
产复康颗粒　283
常山　214
车前子　166
沉香　171
陈皮　170
赤芍　155
川贝母　200
川贝止咳露　256
川芎　181
川芎茶调散　240，271
穿心莲　156
苁蓉通便口服液　252

D

大补阴丸　262
大承气汤　229
大黄　158
大黄附子汤　229
大黄䗪虫丸　280
大蓟　177
大青叶　156
黛蛤散　253
丹参　182
丹七片　267
当归　191
当归补血口服液　262
当归苦参丸　277
当归龙荟丸　251
党参　187
地骨皮　157
地黄饮子　236
地龙　211
地榆　178
地榆槐角丸　278
跌打丸　279

丁香　169
冬虫夏草　197
独活　161
独活寄生合剂　275
杜仲　195

E

阿胶　192
莪术　184
儿感清口服液　284
儿童清肺丸　286
耳聋丸　289
耳聋左慈丸　289
二陈汤　242
二陈丸　255
二母宁嗽丸　257

F

番泻叶　159
防风通圣丸　251
防己　161
肥儿丸　286
风湿骨痛丸　274
茯苓　165
妇科千金片　282
妇科十味片　280
妇炎平胶囊　282
附子　167
复方丹参片　266
复方血栓通胶囊　288
复方鱼腥草片　290

G

干姜　167
甘草　189
甘露消毒丸　250
感冒清热颗粒　248
葛根　148
葛根黄芩黄连汤　231
葛根芩连丸　251
蛤蚧定喘丸　258
更年安片　281
宫血宁胶囊　281
钩藤　210
枸杞子　194
谷芽　174
固本咳喘片　258
固本益肠片　260
固经丸　281
瓜蒂　215
瓜蒂散　243
冠心苏合滴丸　268
广藿香　163
龟甲　194
龟鹿二仙膏　263
桂附地黄丸　261
桂林西瓜霜　290
桂龙咳喘宁胶囊　257
桂枝　143
桂枝茯苓丸　283
桂枝合剂　247
桂枝汤　227

H

红花　183
厚朴　163
琥珀抱龙丸　287
华佗再造丸　269
槐花　177
槐角丸　269
黄柏　152
黄连　152
黄连上清片　253
黄连羊肝丸　288
黄芪　188
黄芩　152
黄氏响声丸　291
活血止痛散　279
火麻仁　159
藿胆丸　289
藿香正气散　242
藿香正气水　249

J

鸡内金　174
急支糖浆　256
济生肾气丸　262
加味逍遥丸　265
健脾康儿片　285
健脾生血颗粒　263
健脾消食丸　285
降气定喘丸　257
接骨七厘片　278
接骨丸　279
桔梗　201
解肌宁嗽丸　284
解郁安神颗粒　264
芥子　199
金钱白花蛇　162
金钱草　166
金锁固精丸　260
金银花　155
京万红软膏　277
荆防颗粒　249

索引 303

荆芥 145
颈复康颗粒 275
九味羌活丸 249
九制大黄丸 251
菊花 147
橘贝半夏颗粒 255
蠲哮片 258

K

开胃健脾丸 270
抗癌平丸 254
口炎清颗粒 291
苦楝皮 176
苦杏仁 202
坤宝丸 281

L

莱菔子 174
雷丸 176
理中丸 233，254
连花清瘟胶囊 248
连翘败毒丸 276
良附丸 254
羚角钩藤汤 240
羚羊感冒胶囊 248
羚羊角 210
硫黄 216
六合定中丸 250
六君子丸 261
六味安消散 270
六味地黄丸 235，262
六一散 250
龙胆 153
龙胆泻肝汤 233
龙胆泻肝丸 252
龙牡壮骨颗粒 286
癃闭舒胶囊 272
芦根 150
芦荟 159
炉甘石 216
鹿茸 195
鹭鸶咯丸 286
罗布麻叶 209

M

麻黄 143
麻黄汤 227
麻仁胶囊 252
麻子仁丸 229
马齿苋 156
马应龙麝香痔疮膏 278
麦冬 194

麦门冬汤 241
麦芽 173
芒硝 158
礞石滚痰丸 255
蜜炼川贝枇杷膏 257
明目地黄丸 288
明目蒺藜丸 287
明目上清片 287
牡丹皮 154
牡蛎 208
木瓜丸 274
木香 171
木香顺气丸 266

N

南沙参 193
脑立清丸 271
内消瘰疬丸 277
尿毒清颗粒 252
牛蒡子 146
牛黄抱龙丸 287
牛黄解毒胶囊 253
牛黄上清胶囊 253
牛黄醒消丸 276
牛膝 184

P

炮姜 181
佩兰 164
蒲黄 179

Q

七宝美髯丸 264
七厘散 279
七味都气丸 258
启脾丸 261
气滞胃痛颗粒 266
千柏鼻炎片 289
千金止带丸 282
牵牛子 160
强力枇杷露 256
芩连片 253
青蒿 157
青皮 170
清气化痰丸 255
清热解毒口服液 253
清暑益气丸 250
清宣止咳颗粒 286
清咽滴丸 291
清音丸 290
清燥救肺汤 241
全蝎 211

R

人参　186
人参保肺丸　258
人参固本丸　263
人参再造丸　269
肉桂　168
如意金黄散　276

S

三金片　272
三七　178
三七片　270
桑寄生　161
桑菊感冒片　248
桑螵蛸　214
桑叶　147
砂仁　164
山药　188
山楂　173
山茱萸　213
商陆　160
少腹逐瘀丸　281
蛇胆川贝散　256
麝香　206
麝香保心丸　268
参芪降糖胶囊　263
参松养心胶囊　269
参苏丸　249
神曲　173
肾气丸　235
肾炎康复片　272
肾炎四味片　272
生地黄　153
生化丸　282
生肌玉红膏　276
生姜　144
生脉饮　263
十滴水　250
十灰散　240
十全大补丸　263
十枣汤　230
石菖蒲　207
石膏　149
石斛夜光颗粒　288
石决明　208
使君子　175
熟地黄　190
双黄连口服液　248
双清口服液　251
四君子汤　234
四君子丸　261
四妙丸　274
四逆散　231，265
四逆汤　234，255
四神丸　236，260
四物合剂　262
四物汤　235
松龄血脉康胶囊　271
苏合香丸　238，259
苏子降气丸　258
速效救心丸　267
酸枣仁　204
酸枣仁汤　237
缩泉丸　260

T

桃仁　184
天花粉　150
天麻　210
天麻钩藤颗粒　271
天麻丸　275
天南星　198
天王补心丸　264
葶苈子　202
通便灵胶囊　252
通便宁片　251
通乳颗粒　283
通心络胶囊　268
通宣理肺丸　256
痛风定胶囊　274
土鳖虫　185

W

万氏牛黄清心丸　259
尪痹颗粒　275
威灵仙　161
胃苏颗粒　266
稳心颗粒　269
乌鸡白凤丸　280
乌梅　213
乌梅丸　243
乌药　172
吴茱萸　168
五苓散　273
五味子　212
午时茶颗粒　249

X

西黄丸　254
西洋参　187
犀角地黄汤　232
下乳涌泉散　283
夏枯草　151

仙鹤草　180
仙灵骨葆胶囊　275
香附　171
香连化滞丸　273
香连丸　273
香薷　145
香砂平胃丸　254
香砂养胃颗粒　254
逍遥颗粒　265
消风止痒颗粒　278
消渴丸　263
消糜栓　282
消栓胶囊　268
消栓通络胶囊　267
消炎利胆片　273
消银颗粒　278
消瘿丸　256
小柴胡颗粒　265
小柴胡汤　230
小儿化毒散　284
小儿化食丸　285
小儿咳喘灵颗粒　286
小儿热速清口服液　284
小儿消积止咳口服液　286
小儿消食片　285
小儿泻速停颗粒　284
小儿咽扁颗粒　284
小茴香　169
小活络丸　274
小蓟　177
小建中合剂　254
小金丸　277
小青龙胶囊　257
心可舒胶囊　268
辛芩颗粒　290
杏苏止咳颗粒　256
芎菊上清丸　271
雄黄　215
玄麦甘桔含片　290
玄参　154
旋覆代赭汤　239
旋覆花　199
血府逐瘀口服液　267
血府逐瘀汤　239
血塞通颗粒　267

Y

阳和解凝膏　277
养血安神丸　264
养阴清肺膏　257

一捻金　285
益母草　183
益母草颗粒　280
薏苡仁　165
茵陈　166
茵陈五苓丸　273
茵栀黄口服液　273
银翘解毒丸　248
银翘散　227
淫羊藿　196
右归丸　261
鱼腥草　156
玉屏风胶囊　260
玉泉丸　262
郁金　185
元胡止痛片　267
远志　204
越鞠丸　238，266
云南白药　279

Z

泽泻　165
障眼明片　288
赭石　208
浙贝母　200
正天丸　271
知母　150
栀子　151
栀子金花丸　291
止嗽定喘口服液　257
止泻灵颗粒　285
止血定痛片　270
枳实　170
枳实导滞丸　270
制何首乌　191
舟车丸　252
朱砂　205
朱砂安神丸　237，265
珠黄散　290
竹茹　201
壮腰健肾丸　275
紫草　155
紫草膏　276
紫金锭　250
紫苏叶　144
紫苏子　203
紫雪散　259
左归丸　262
左金丸　266

参考文献

[1] 高学敏.中药学 [M].北京：中国中医药出版社，2002.
[2] 凌一揆.中药学 [M].上海：上海科学技术出版社，1984.
[3] 杨德全.中药学 [M].北京：人民卫生出版社，2018.
[4] 李钟文.中药学 [M].北京：中国中医药出版社，2002.
[5] 侯志英，徐宜兵.中医药学基础 [M].西安：西安交通大学出版社，2017.
[6] 赵珍东.实用中医药基础 [M].重庆：重庆大学出版社，2014.
[7] 杨雄志.中医药基础 [M].郑州：河南科学技术出版社，2014.
[8] 魏睦新.中医学 [M].南京：东南大学出版社，2012.
[9] 杨卫平，王贵英.中药学 [M].北京：中医古籍出版社，2002.
[10] 才钟秀.中药学（M).太原：山西科学技术出版社，1993.
[11] 赵洪钧.近代中西医论争史 [M].合肥：安徽科技出版社，1989.
[12] 梁繁荣，王华.针灸学 [M].北京：中国中医药出版社，2016.
[13] 周媛.中药鉴定与养护 [M].北京：中国农业大学出版社，2019.
[14] 马荣华.中医学 [M].西安：第四军医大学出版社，2006.
[15] 袁德培.简明中医学 [M].武汉：湖北人民出版社，2007.
[16] 赵金铎.中医证候鉴别诊断学 [M].北京：人民卫生出版社，1990.
[17] 韩贵清，李佃贵.中医学 [M].北京：北京大学医学出版社，2004.
[18] 段富津.方剂学 [M].上海：上海科学技术出版社，1995.
[19] 王满恩.中医药学基础 [M].北京：化学工业出版社，2013.
[20] 明广奇.中医药学基础 [M].北京：中国医药科技出版社，2008.
[21] 吕文亮.中医基础理论 [M].北京：人民卫生出版社，2014.
[22] 王敏勇.中医基础理论 [M].北京：中国中医药出版社，2015.
[23] 郑洪新.中医基础理论 [M].北京：中国中医药出版社，2019.
[24] 郭巧生.药用植物栽培学 [M].北京：高等教育出版社，2004.
[25] 赵百孝，马文珠.走进针灸的世界 [M].北京：人民卫生出版社，2017.
[26] 姚春鹏.黄帝内经 [M].北京：中华书局，2014.
[27] 郑洪新.中医基础理论 [M].北京：中国中医药出版社，2016.
[28] 周祯祥."中药"名称源流考析 [J].中药与临床，2014（1）.
[29] 黄林芳，张翔，陈士林.道地药材品质生态学研究进展 [J].世界科学技术-中医药现代化，2019，21（05）：844-853.
[30] 刘莹，封亮，贾晓斌.中药制剂质量的影响因素探析 [J].中国中药杂志，2017，42（09）：1808-1813.
[31] 谢彩香，宋经元，韩建萍，等.中药材道地性评价与区划研究 [J].世界科学技术-中医药现代化，2016，18（06）：950-958.
[32] 孙鑫，钱会南.《神农本草经》中药理论体系框架研究（下）[J].中华中医药杂志，2015，30（07）：2291-2294.
[33] 孟祥才，黄璐琦，陈士林，等.论中药材栽培主产区的形成因素及栽培区划 [J].中国中药杂志，2012，37（21）：3334-3339.
[34] 饶伟文，周文杰.中药产地加工规范化研究进展 [J].中国中医药信息杂志，2012，19（02）：106-109.
[35] 龙全江.论中药材采收与产地加工技术的研究与教育 [J].中国中医药信息杂志，2011，18（11）：3-4.
[36] 陈士林，索风梅，韩建萍，等.中国药材生态适宜性分析及生产区划 [J].中草药，2007（04）：481-487.